Karl Schmidt-Rottluff

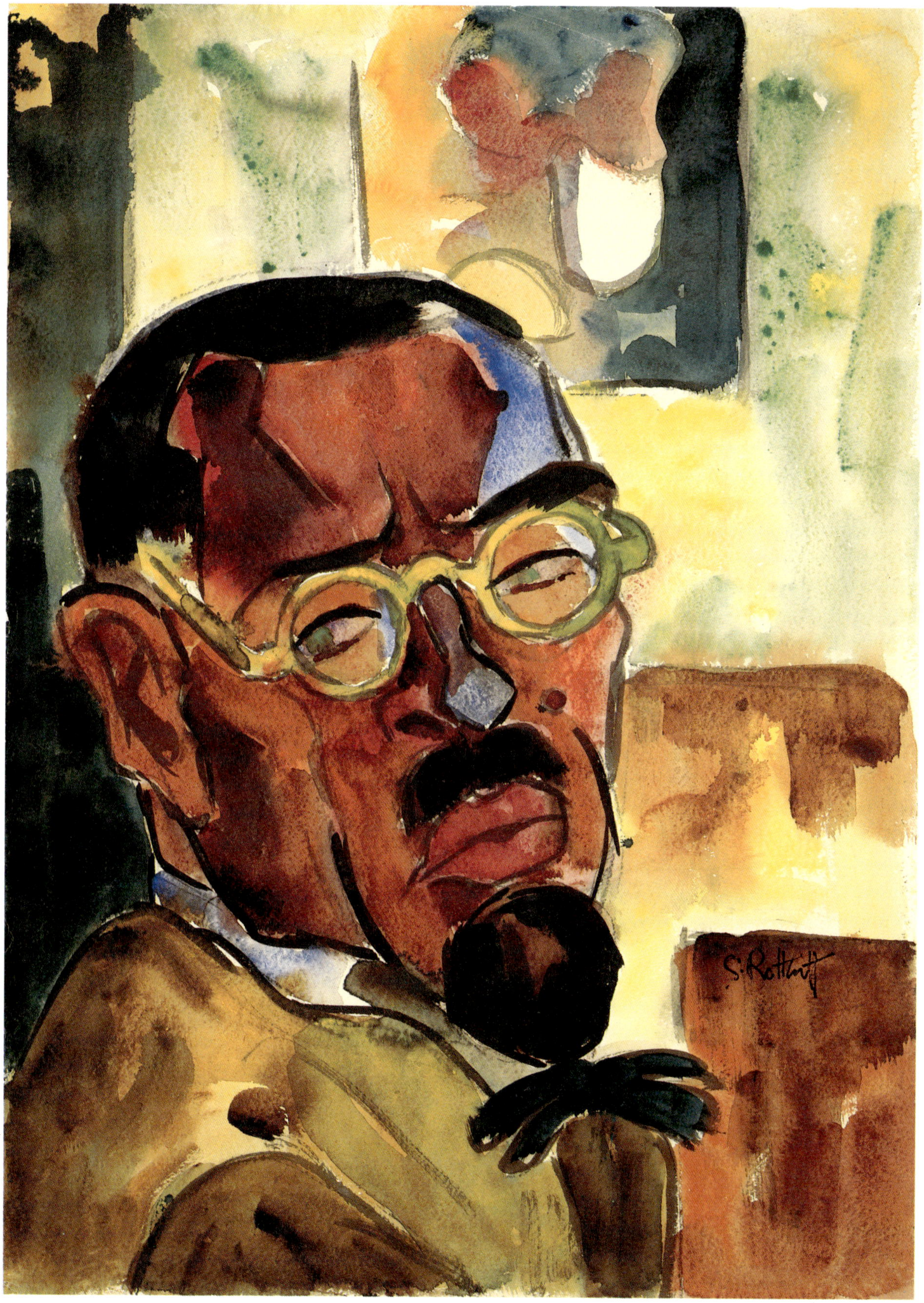
S. Rottluff

Magdalena M. Moeller

Karl Schmidt-Rottluff

Werke aus der Sammlung des Brücke-Museums Berlin

Hirmer Verlag München

Konzeption und Katalogredaktion:
Prof. Dr. Magdalena M. Moeller

Auf der Umschlagvorderseite: Mädchen bei der Toilette, 1912 (Kat. 12)
Auf der Umschlagrückseite: Exlibris SR (Schmidt-Rottluff), 1911 (Kat. 278)
Frontispiz: Selbstbildnis, 1928, Aquarell und Tusche, 68,5 × 48,5 cm

Die Deutsche Bibliothek – CIP-Einheitsaufnahme

Karl Schmidt-Rottluff : Werke aus der Sammlung des Brücke-Museums Berlin ; [Kunsthalle der Hypo-Kulturstiftung, 18. Januar bis 31. März 1997 ; KunstHausWien, 17. April bis 24. August 1997] / Magdalena M. Moeller. – München : Hirmer, 1997
ISBN 3-7774-7350-2
NE: Moeller, Magdalena M.; Schmidt-Rottluff, Karl [Ill.]; Hypo-Kulturstiftung / Kunsthalle

Satz: Max Vornehm, München
Lithographie: Eurolitho, Tarzo
Druck: Passavia, Passau
Bindung: Conzella, Pfarrkirchen
Printed and bound in Germany
ISBN 3-7774-4350-2

Inhalt

Vorwort

Diese Publikation präsentiert zum erstenmal einen breiten Überblick über die im Brücke-Museum vorhandenen Werke von Karl Schmidt-Rottluff: 304 Gemälde, Aquarelle, Zeichnungen, Druckgraphiken und Plastiken. Bis auf wenige Ausnahmen sind alle Werke durch Schenkungen des Künstlers bzw. mit seinem Nachlaß in das Museum gelangt. Die erste Schenkung erfolgte 1964 und gab Anlaß zur Gründung des 1967 eröffneten Brücke-Museums: Schmidt-Rottluff erklärte sich anläßlich seines 80. Geburtstags zu einer Übergabe von 74 Gemälden an das Land Berlin bereit; weitere Schenkungen folgten. Nach seinem Ableben am 10. August 1976 ist außerdem entsprechend seinem Willen der künstlerische Nachlaß in die Karl und Emy Schmidt-Rottluff Stiftung eingegangen, die sämtliche Werke dem Museum als ständige Leihgabe überlassen hat. Heute besitzt das Brücke-Museum den größten Bestand an Werken Schmidt-Rottluffs sowie seine umfassende Sammlung afrikanischer und ozeanischer Kunst.

Die intuitive Kunst Schmidt-Rottluffs, die mit ihrer Wucht von Form und Farbe vehement zum expressiven Ausdruck drängt, war lange Zeit für das Publikum schwer zugänglich und schwerer zu deuten als die poetische Kunst Heckels oder der nervös-vibrierende Stil Kirchners. Schon 1921 schrieb Wilhelm Niemeyer, einer der frühen Förderer Schmidt-Rottluffs, in der Zeitschrift »Kündung«: »Die Formzüge gerade, welche befremden, sind die Stilzeichen, Stilzüge einer neuen Zeit. Das Ganze, die volle Zeitgestalt ist den Lebenden fremd. Kunst aber, indem sie in jener inneren Ebene des Sein wurzelt, wo das Sein erst wird, sich gebärt, sich überblüht mit großen sichtbaren Zeichen diesen noch unschaubaren Lebensgrund, überwölbt die Scheinwahrheit des Tages mit gestalthaften Spiegelungen des tieferen Wesens, die nun deutbar werden, Aussagen werden, Kündungen werden vom Sinn der Zeit.«

Karl Schmidt-Rottluff muß als der große Einzelgänger im Kreis der 1905 von ihm mitbegründeten »Brücke« gesehen werden. Zwar trug er die neuen Gedanken und Ziele mit, doch ging er in einer gewissen Unabhängigkeit von den anderen Mitgliedern seinen künstlerischen Weg. Nie sah er die Notwendigkeit oder hatte das innere Bestreben, eine künstlerische Seilschaft bzw. eine enge Verbindung einzugehen, so wie es in den Jahren 1909 bis 1911 zwischen Kirchner und Heckel der Fall war oder nach der Übersiedlung nach Berlin zwischen Kirchner und Pechstein und schließlich zwischen Kirchner und Otto Mueller. Schmidt-Rottluff verfolgte seine Kunst mit der ihm eigenen Ausschließlichkeit. Die Eindrücke, die er von außen empfing – so etwa die Malerei van Goghs oder die außereuropäische Plastik –, integrierte er fast unmerklich in seine eigene Sprache, ohne sich den von den anderen »Brücke«-Künstlern gefundenen Ausdrucksmöglichkeiten anzugleichen.

Schmidt-Rottluff gilt heute als einer der Klassiker der Moderne, als einer der Hauptvertreter des Expressionismus. Werke aus dieser ersten großen Phase seines Schaffens sind in der Sammlung des Brücke-Museums zahlreich vertreten. Gemälde wie BILDNIS ROSA SCHAPIRE oder der DEICHDURCHBRUCH gehören zu den Inkunabeln der Moderne. Das von Anfang an konsequente Beharren auf der eigenen Bildvorstellung und der eigenen Position ließ Schmidt-Rottluff auch später Werke von großer Unabhängigkeit und künstlerischer Selbständigkeit hervorbringen. Als einzigem der ehemaligen »Brücke«-Künstler gelang es ihm, die Stilmöglichkeiten des Expressionismus vollständig auszuschöpfen bzw. im Spätwerk sogar noch einmal zu steigern. Dank dieses innovativen Schaffensdrangs und der ihm eigenen großartigen künstlerischen Phantasie konnte Schmidt-Rottluff zu allen Zeiten seine Position innerhalb der

Kunstszene und der sich ständig wandelnden Kunstanschauungen behaupten.

In der vorliegenden Publikation werden zahlreiche Werke zum erstenmal veröffentlicht.

Magdalena M. Moeller

Karl Schmidt-Rottluff – Zu Leben und Werk

Künstlerische Anfänge

Karl Schmidt, der später zu den Hauptvertretern des Expressionismus gehören sollte, wird am 1. Dezember 1884 in Rottluff bei Chemnitz geboren. Schmidt-Rottluff nennt er sich mit Gründung der »Brücke« seit Juni 1905. Er ist das dritte Kind des Mühlenwerkführers Friedrich August Schmidt (1852-1914) und dessen Frau Auguste Marie, geb. Haase (1856-1936). Drei weitere Geschwister sollten noch folgen. Am 18. Januar 1885 wird er im Nachbarort Rabenstein auf den Namen Karl Friedrich Schmidt getauft. In Rottluff besucht Karl Schmidt von 1891 bis 1895 die Volksschule; anschließend schicken ihn die Eltern in Rabenstein auf die Kandidatenschule, eine private Schule, die der Vorbereitung der Dorfkinder auf den Besuch eines Gymnasiums dient.

Schon früh entwickelt sich bei ihm ein Interesse am Zeichnen und Malen. Das künstlerische Talent ist, wie Karl Brix schreibt, wohl ererbt, denn auch der jüngste Bruder Kurt besitzt diese Begabung.[1] Von 1897 bis 1905 ist Karl Schmidt Schüler des Königlichen Gymnasiums in der 7 km entfernten Industriestadt Chemnitz. Es handelte sich um ein humanistisches Gymnasium, das eher klassische Bildungsideale vermittelte. Außerdem gab es in Chemnitz noch das Realgymnasium mit den Schwerpunkten neuere Sprachen, Mathematik und Naturwissenschaften, wo zur gleichen Zeit Ernst Ludwig Kirchner und Erich Heckel Schüler waren, sowie eine Realschule, eine Handelsschule und die Technischen Staatslehranstalten. Die musische bzw. künstlerische Erziehung wurde an allen diesen Einrichtungen vernachlässigt, wie auch die Stadt Chemnitz kaum kulturelle Anregungen bot. Ein Mitschüler Karl Schmidts, der spätere Musikkritiker und -historiker Dr. Max Unger, schreibt dazu: »Verhältnismäßig noch am besten stand es damals um die Pflege der Tonkunst. Vor allem bemühte sich der ›Musikverein‹, dessen aktive Mitglieder einen Chor stellten der anderen Großstädten zum Muster dienen konnte, um die Organisierung guter Konzerte, doch hatte die breite Masse vielfach keinen Vorteil davon. Diese Veranstaltungen vorwiegend privaten Charakters wurden durch die Konzerte der städtischen Kapelle ergänzt, die, weil öffentlich, sehr in die Breite zu wirken vermochten; doch erhoben sich ihre Leistungen nicht über den guten Durchschnitt, zumal da ihr Leiter kein überragender Kopf, sondern ein aus dem Militärkapellmeisterstand hervorgegangener bloßer Routinier war. Etwas lau auch der Theaterbetrieb. Dieses Urteil traf ebenso auf die Oper wie auf das Schauspiel zu. Ich erinnere mich denn aus den Jahren um 1900 nicht einer einzigen Chemnitzer Uraufführung, die einen stärkeren Nachhall gefunden hätte. Allerdings fielen dabei sowohl die engen Verhältnisse des alten Theaters, damals der einzigen Chemnitzer Bühne ernster Richtung, sowie die Tatsache mit ins Gewicht, daß in jenen Tagen auch die meisten sonstigen Provinztheater Sachsens keinen rechten Unternehmungsgeist bekundeten. Am meisten vernachlässigt war jedoch offenbar die bildende Kunst. Die ›Kunsthütte‹ im Süden der Stadt war im Vergleich mit den Kunsttempeln vieler anderer deutscher Großstädte wahrhaftig nur eine Hütte; sie barg nur eine kärgliche Anzahl sehenswerter Bildwerke. Wohl wechselten von Zeit zu Zeit die Ausstellungen von Werken zeitgenössischer Maler in der dafür bestimmten Abteilung, doch erinnere ich mich, in dem kleinen Kunsthause nur ganz selten Arbeiten von namhaften Meistern der Zeit begegnet zu sein; Werken von solchen ersten Ranges wie Klinger und Liebermann aber überhaupt nicht. Allerdings gab es auch einen Kunstverein, der durch Verlosungen von Bildern, die er alljährlich unter seinen Mitgliedern veranstaltete, für Kunst und Künstler etwas zu tun bestrebt war; doch scheint bei den Ankäufen für

[1] Karl Brix, Biographie, in: Karl Schmidt-Rottluff, Malerei und Graphik, Bestandskatalog I der Sammlung Malerei und Plastik und des Graphik-Kabinetts der Städtischen Kunstsammlungen Chemnitz, hrsg. von Susanne Anna, Chemnitz 1993, S. 323.

diese Einrichtung ebenfalls ein recht konservativer Geist maßgebend gewesen zu sein.«[2]

Ein Museum existierte damals noch nicht. In der 1860 gegründeten »Kunsthütte« fanden seit 1903 Kunstausstellungen statt, in denen neben Werken des Naturalismus auch Pleinair-Arbeiten zu sehen waren. Karl Schmidt, der 1901 seine ersten signierten Aquarelle und 1902 seine ersten signierten Ölbilder malt, besucht die Ausstellungen und beginnt, die hier vorhandenen modernen Werke zu kopieren. Max Unger berichtet: »Ich erinnere mich beispielsweise seiner Kopie der impressionistischen Landschaft mit einer Gänsehorde, eines der ersten Blätter, die ich je im Kunsthaus ausgehängt gesehen habe; der Name des Malers ist mir leider entfallen. Die Kopie war noch breiter und flotter hingelegt als das Original. Selbstverständlich waren jeder unserer freien Nachmittage und die Ferien der Kunst gewidmet, insbesondere den Landschaften.« 1902 unternehmen Karl Schmidt und Max Unger in den Herbstferien eine Studienreise nach Nordböhmen, die vorrangig dem Anfertigen von Landschaftsaquarellen dienen sollte. Es kam Karl Schmidt schon damals »hauptsächlich darauf an . . ., mit dem Pinsel eigenartige Naturstimmungen zu erhaschen, auch wenn sich die Landschaften in gegenständlichem Betracht noch so wenig reizvoll darboten. Ein schummrig Stückchen Waldrand mit lang herabhängenden schimmeligen Bartflechten, ein fern in diesiger Luft verschwimmender Zug von Baum- und Strauchwerk genügten ihm schon damals zur Verbildlichung.«

In der Oberstufe, d. h. ab der Obersekunda, bestand für die Schüler des Königlichen Gymnasiums am Mittwochnachmittag die Möglichkeit, Zeichenunterricht zu erhalten. Die Schulleitung hatte für den fakultativen Unterricht den Kunsterzieher Prof. Dr. Otto Uhlmann von den Technischen Staatslehranstalten ausgeliehen, »einen alten Herrn in weißem Vollbart, eine(n) Lehrmeister alter Schule, nicht ohne künstlerische Qualitäten und gewisse(n) pädagogischen Fähigkeiten«.[3] Wenngleich die Kunstauffassung Otto Uhlmanns sehr konservativ gewesen sein muß, wurde Karl Schmidt doch durch ihn mit einer professionellen Aquarell- und Zeichentechnik vertraut gemacht. Man arbeitete in Blei, Feder und Pinsel, mit Sepia, Tusche und Aquarell. Auf das Kopieren nach Werken alter Meister, z. B. Rethel oder Ludwig Richter, folgte das Abzeichnen der Natur. Durch seine freiere Auffassung besaßen Schmidt-Rottluffs Aquarelle schon früh eine besondere Eigenständigkeit. Otto Uhlmann, der die außergewöhnliche Begabung seines Schülers erkannt hatte und förderte, konnte ihm 1904 die Ausstellung einiger Landschaftsaquarelle in der »Kunsthütte« vermitteln. »Es war wohl das erste Mal, daß einem Schüler des Chemnitzer Gymnasiums eine solche Ehre zuteil wurde«, erinnert sich Max Unger. Und es war Schmidt-Rottluffs erste öffentliche Ausstellung eigener Werke.

In der Öltechnik unterrichtete Uhlmann nicht. Diese Technik erlernte Karl Schmidt eher autodidaktisch zusammen mit seinen Freunden. Zum Zweck gemeinsamer Ausübung künstlerischer Interessen – wozu auch die Auseinandersetzung mit moderner Dichtung gehörte – hatten er und seine Klassenkameraden Paul Holstein und Max Unger 1902 eine Vereinigung gegründet, für die sich bald der Name »Vulkan« fand. ». . . wir suchten in alle geistigen und künstlerischen Gebiete vorzudringen, die uns der Mittelschulbetrieb vorenthielt. Wir lasen mit verstellten Rollen Schauspiele, soweit wir ihrer in billigen Ausgaben habhaft wurden . . .; ältere Stücke, an die wir in den Schulen nicht herangeführt wurden, wie neuere, die uns somit sowieso versagt waren, deutsche wie übersetzte ausländische. Hier die wohl ziemlich vollständige Reihe der Verfassernamen: Grillparzer, Hebbel, Ohnet, Felix Philippi, Otto Ludwig, Ibsen, Björnson, Strindberg, Tschechow, Gogol, Tolstoi, Schegarey, Calderon, Lope de Vega, Kalidasa . . . Mörike, Gottfried Keller, Conrad Ferdinand Meyer, Storm, Schopenhauer, Nietzsche, Hugo von Hofmannsthal, Hermann Bahr, Stefan George, Ellen Kuf, Selma Lagerlöf, Dostojewsky . . . Maxim Gorki, dann Bernhard Shaw, Poe, Wilde und Walt Whitmann.« Außerdem lasen die Mitglieder des »Vulkan« regelmäßig die »Jugend« und den »Simplicissimus«. Zur Beschäftigung mit der bildenden Kunst schreibt Max Unger: ». . . doch tauschten wir uns häufig auch über sonstige künstlerische Fragen aus. Um davon eine Vorstellung zu vermitteln: wir erörterten die Malweisen der Primitiven, der Naturalisten, der Vertreter

2 Max Unger, Der Vulkan, Zur Vorgeschichte des bildkünstlerischen Expressionismus, Nachlaß Dr. Max Unger, Beethoven-Archiv Bonn. Den Hinweis auf den Nachlaß Max Unger erhielt ich von Frau Ruth Schulz-Anker, wofür ich ihr an dieser Stelle nochmals ganz herzlich danke. Auch die folgenden Zitate Ungers und bisher unbekannte Fakten sind den Erinnerungen Ungers entnommen.

3 Zitat Max Unger nach Karl Brix, op. cit. (Anm. 1), S. 324. Auch in den Städtischen Kunstsammlungen Chemnitz befindet sich eine Niederschrift von Dr. Max Unger über die frühen Jahre in Chemnitz.

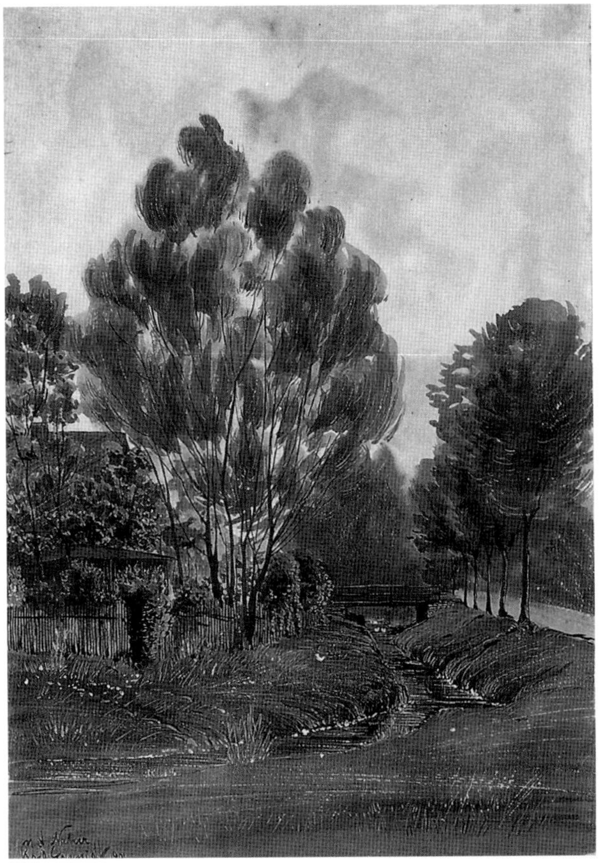

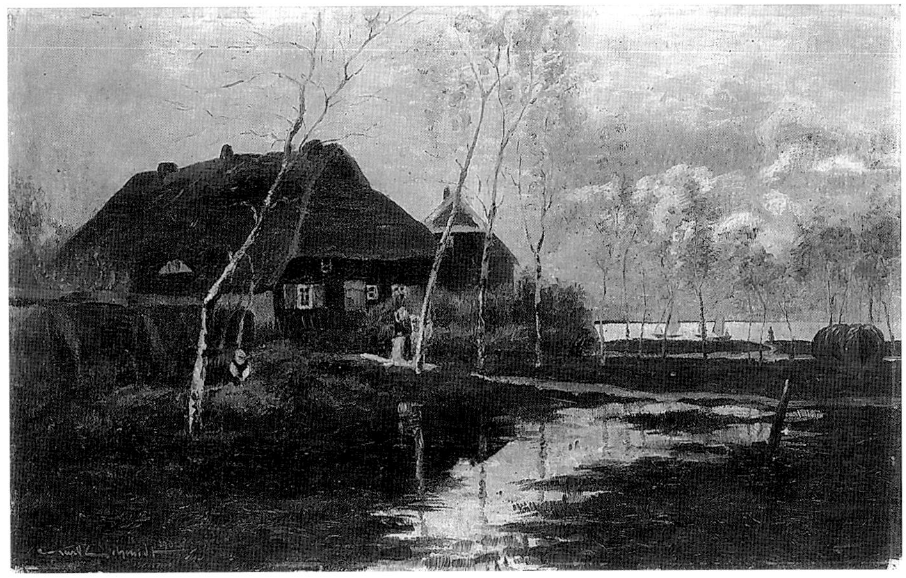

1 Bach unter Bäumen mit Steg, 1901
Aquarell und Gouache
36,5 × 24,5 cm
Schleswig-Holsteinisches Landesmuseum, Schloß Gottorf, Schleswig

2 Ohne Titel, 1902
Öl auf Leinwand
27 × 41,7 cm
Städtische Kunstsammlungen Chemnitz

der ›art pour l'art‹, der ›Genremaler‹ und ihre notwendige Überwindung; wir besprachen die unterschiedliche Beurteilung von Menzel, Böcklin, Lenbach, Klinger, noch lebender oder noch nicht lange verstorbener Träger großer Namen; weiterhin die Nazarener, natürlich auch den französischen Expressionismus und seine Meister; sodann rein technische Fragen des Zeichnens, des Aquarellierens, der Oel- und Pastellmalerei ... Über die Kunstbetrachtungen hinaus nahmen unsere Aussprachen auch zu Kultur- und politischen Fragen Stellung.«

Schon bald nach Gründung des »Vulkan« konnte Max Unger zwei neue, gleichgesinnte Mitglieder finden: vom Realgymnasium schlossen sich Erich Heckel und Fritz Cohn an. Heckel war nach der Schilderung Ungers in erster Linie Dichter, überraschte die anderen aber dann durch seine großformatigen Zeichnungen. Ostern 1903 legten Heckel und Paul Holstein das Abitur ab und gingen zum Studium nach Dresden bzw. nach Leipzig. 1904 endete für Fritz Cohn und Max Unger die Schulzeit; auch sie verließen Chemnitz, und Karl Schmidt blieb allein zurück. Der »Vulkan« hatte sich damit aufgelöst. Ostern 1905 machte Karl Schmidt sein Abitur. Der Vater hätte gern einen Theologen aus ihm gemacht, doch der Sohn entschied sich für das Studium der Architektur an der Technischen Hochschule in Dresden. Sicherlich war hierfür ausschlaggebend, daß Erich Heckel, zu dem sich eine engere Freundschaft entwickelt hatte, dort ebenfalls Architektur studierte. Daß Karl Schmidt der Architektur jedoch kein echtes Interesse entgegenbrachte, sondern für ihn weiterhin die Kunst im Vordergrund stand, sollte sich schon bald zeigen. Bereits in Chemnitz hatte das Malen und Zeichnen, der Umgang mit künstlerischen Dingen eine große Rolle gespielt. Der alle Mitglieder eng verbindende »Vulkan« mit seiner speziellen Ausrichtung hatte seine Affinität zur Kunst verstärkt, ebenso wie die Bestätigung und Förderung durch Otto Uhlmann ihm ein Ansporn war, künstlerisch zu arbeiten. In einer kulturell wenig aufgeschlossenen Stadt, in der die Industrie, der Maschinenbau und die Textilherstellung dominierten, war seine außergewöhnliche Begabung nicht unentdeckt geblieben. Karl Schmidt hatte es bereits als Schüler zu einem souveränen technischen Können und einer Sicherheit im Ausdruck gebracht. Die wenigen aus der Zeit vor 1905 erhaltenen Arbeiten bestätigen dies. Die 1901 und 1902 vor der Natur geschaffenen Aquarelle und Ölbilder zeigen eine konventionelle Auffassung und technische Handhabung (Abb. 1, 2).

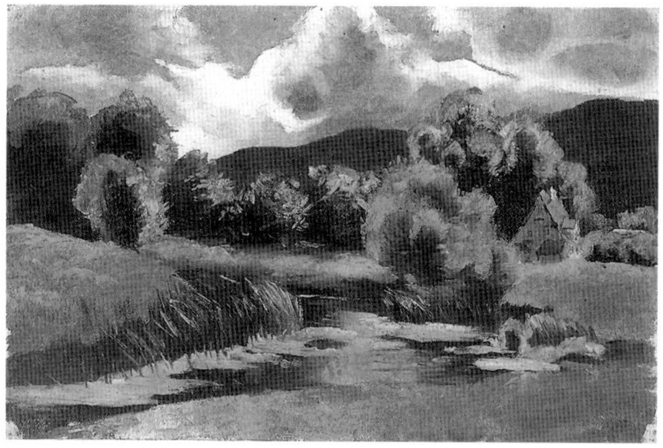

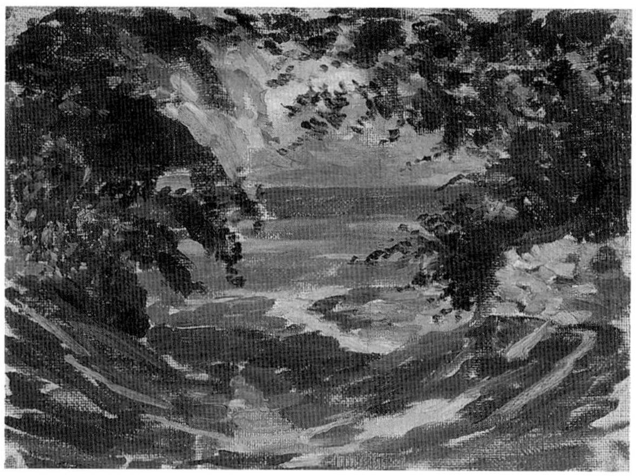

3 Am Waldrand, 1903
Aquarell
17,8 × 25,6 cm
Schleswig-Holsteinisches Landesmuseum, Schloß Gottorf, Schleswig

4 Sonniger Blick aufs Meer, 1904
Öl auf Leinwand
23,4 × 31,5 cm
Städtische Kunstsammlungen Chemnitz

Ab 1903, seit die »Kunsthütte« Werke moderner Künstler wie Eugen Bracht, Charles Palmié oder Gotthard Kuehl zeigte, lockern sich die Ausdrucksmittel. Karl Schmidt entwickelt einen neuartigen, freieren Umgang mit Form und Farbe. Aber wohl auch durch seine freundschaftlichen Kontakte zu dem Maler Robert Sterl, der einen pleinairistischen Realismus vertrat, ist er mit den neuen Tendenzen der Kunstentwicklung konfrontiert worden (Abb. 3, 4). Die strenge Kunstanschauung und akademische Orientierung seines Lehrers Otto Uhlmann läßt er weit hinter sich. Auch die gedeckte Farbgebung durchbricht er, indem er starke Töne einsetzt. Heckel erinnert sich hierzu: »Schmidt-Rottluff brachte dazu eines Tages Aquarelle mit, die er draußen in Rottluff gemacht hatte, und die waren damals schon – das ist eben ein Faktum, das mich an den festen Faden im Leben glauben läßt – sehr stark farbig. Schmidt-Rottluff behauptet zwar heute, daß ich diese Feststellung getroffen hätte. Er selbst glaubte gar nicht so sehr daran, daß sie so farbig gewesen wären, diese wunderschönen Aquarelle. Sie waren aber eben farbig im Gegensatz zu dem, was sonst an Aquarellen zu sehen war, und andererseits entsprachen sie durchaus einer neuen Konzeption der Farbe.«[4] Neben impressionistisch orientierten Aquarellen und Ölbildern entstehen auch Pastelle (Tafel 132).

Dresden – Dangast – Nidden

Am 17. April 1905 meldet sich Karl Schmidt zum Eintritt in die Königlich Sächsische Technische Hochschule in Dresden an und immatrikuliert sich zum Sommersemester. Er nimmt zunächst eine Wohnung in der Rosenstraße 64. Zwei Semester lang belegt er pflichtbewußt die Veranstaltungen. Im April zieht er in die Seminarstraße 8 in Dresden-Friedrichstadt um. Zum Sommer 1906 bittet er um Beurlaubung, was ihm am 1. Mai 1906 vom Rektor der Hochschule, Dr. Drude, genehmigt wird. Das künstlerische Arbeiten hat für ihn nun vorrangige Bedeutung. Am 15. Oktober 1906 bittet er um weitere Beurlaubung für das Wintersemester 1906/07. Am 20. April 1907 erhält die Hochschule seinen Antrag auf Exmatrikulation. Schmidt-Rottluff hatte sich endgültig entschlossen, freier Künstler zu werden.

Schon kurz nach seiner Ankunft in Dresden lernt er durch Erich Heckel zwei weitere Studenten der Architektur kennen, die sich in ihrer Freizeit ebenfalls intensiv der Kunst widmen: Ernst Ludwig Kirchner und Fritz Bleyl. Die vier Architekturstudenten bilden sehr bald eine ähnliche Gemeinschaft wie die Mitglieder des »Vulkan«. Man besucht die Gemäldegalerie und die aktuellen Kunstausstellungen, diskutiert über moderne Malerei und Dichtung, vor allem aber wird gemeinsam gemalt und gezeichnet. Auch Kirchner und Bleyl spielten mit dem Gedanken, Künstler zu werden. In seinen Erinnerungen schreibt Bleyl: »Seit frühen Knabenjahren lag es mir im Blute und schwebte mir das Wunschbild vor, dereinst einmal Maler zu werden. Dies Wunschbild beherrschte mich zeitweilig sehr stark . . .«[5] Für Kirchner war das Architekturstudium von Anfang an nur ein Vorwand gewesen, wie das in München verbrachte Wintersemester 1903/04 bestätigt, wo er das private »Lehr- und Ver-

[4] Zitiert nach Roman Norbert Ketterer, Dialoge, Bildende Kunst, Kunsthandel, Stuttgart, Zürich 1988, S. 36.
[5] Zitiert aus Brücke-Archiv 18/1993, Fritz Bleyl 1880-1966, Brücke-Museum 1993, S. 206.

suchsatelier für Angewandte und Freie Kunst« von Wilhelm von Debschitz und Hermann Obrist besuchte und ansonsten die Kunst in den Museen und Ausstellungen studierte. In München erlernte Kirchner auch die Technik des Holzschnitts. Später sollte der Holzschnitt für ihn und seine Dresdener Freunde ein entscheidendes Ausdrucksmittel werden.

Am 7. Juni 1905 schließen sich Kirchner und Bleyl – beide hatten gerade ihr Architekurstudium mit dem Diplom abgeschlossen –, Heckel und Karl Schmidt zur Künstlergemeinschaft »Brücke« zusammen. Wie Heckel später berichtet, war es Schmidt-Rottluff, der den Namen fand: »Wir haben natürlich überlegt, wie wir an die Öffentlichkeit treten könnten. Eines Abends sprachen wir auf dem Nachhauseweg wieder davon. Schmidt-Rottluff sagte, wir könnten das Brücke nennen – das sei ein vielschichtiges Wort, würde kein Programm bedeuten, aber gewissermaßen von einem Ufer zum anderen führen. Wovon wir weg mußten, war uns klar – wohin wir kommen würden, stand allerdings weniger fest.«[6] Aber auch Nietzsches »Zarathustra«, ein Werk, das alle »Brücke«-Mitglieder sehr gut kannten und aus dem vor allem Heckel gern zitierte, kann für die Namengebung eine Rolle gespielt haben. »Was groß ist am Menschen, das ist, daß er eine Brücke und kein Zweck ist: was geliebt werden kann am Menschen, das ist daß er ein Übergang und kein Untergang ist«, heißt es hier an einer Stelle, und etwas weiter läßt Nietzsche Zarathustra als Geist »gern über die Brücke« gehen. Zarathustra ist »ein Seher und Wollender, ein Schaffender, eine Zukunft – und ach, auch noch gleichsam ein Krüppel an dieser Brücke«.[7]

Fritz Bleyl schreibt zur Gründung: »Ursprünglich war die Bezeichnung ›Künstlergruppe‹ vorgeschlagen und stand zur Entscheidung. Wir kamen jedoch davon ab und wählten ›Künstlervereinigung‹. Mit von Selbstvertrauen getragener Begeisterung wurde die Einrichtung der neuen Künstlervereinigung beraten und in Angriff genommen, mit großem Mut und jugendlicher Rücksichtslosigkeit und Keckheit der zunächst fast aussichtslos erscheinende Kampf wider die gegnerischen Kräfte begonnen.«[8] Wahrscheinlich noch 1905 formulierte Kirchner das Programm der »Brücke«, das als gedrucktes Handblatt verteilt und

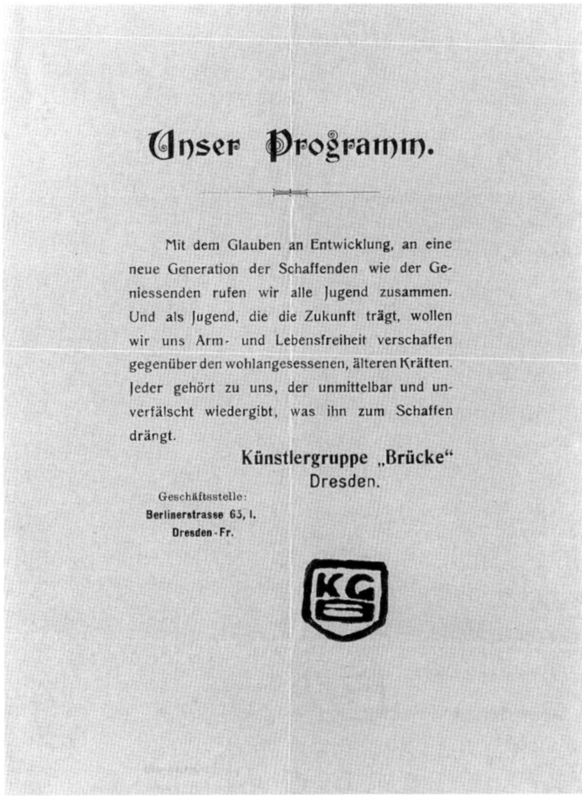
Unser Programm.

Mit dem Glauben an Entwicklung, an eine neue Generation der Schaffenden wie der Geniessenden rufen wir alle Jugend zusammen. Und als Jugend, die die Zukunft trägt, wollen wir uns Arm- und Lebensfreiheit verschaffen gegenüber den wohlangesessenen, älteren Kräften. Jeder gehört zu uns, der unmittelbar und unverfälscht wiedergibt, was ihn zum Schaffen drängt.

Künstlergruppe „Brücke"
Dresden.

Geschäftsstelle:
Berlinerstrasse 65, I.
Dresden-Fr.

5 Künstlergruppe »Brücke«, Unser Programm, 1905/06
Brücke-Museum Berlin

von ihm 1906 auch in Holz geschnitten wurde (Abb. 5, 6): »Mit dem Glauben an Entwicklung, an eine neue Generation der Schaffenden wie der Geniessenden rufen wir alle Jugend zusammen. Und als Jugend, die die Zukunft trägt, wollen wir uns Arm- und Lebensfreiheit verschaffen gegenüber den wohlangesessenen, älteren Kräften. Jeder gehört zu uns, der unmittelbar und unverfälscht wiedergibt, was ihn zum Schaffen drängt.« Ein stilunabhängiger Wille zum Schaffen klingt hier an. Bezeichnend ist auch, daß die Brücke die »Schaffenden« wie die »Genießenden« in ihr Programm einbezieht. Von Anfang an bemühte man sich um sogenannte passive Mitglieder, die die Gruppe durch einen Jahresbeitrag unterstützen sollten. Als Gegengabe erhielten sie eine Mappe mit druckgraphischen Arbeiten. Erich Heckel übernahm die Funktion des Geschäftsführers. Ein gedruckter Aufruf zur passiven Mitgliedschaft trägt seine Unterschrift (Abb. 7). Außerdem kümmerte sich Heckel um die Organisation der Ausstellungen, die die »Brücke« veranstaltete.

Zu den ersten passiven Mitgliedern, die sich der »Brücke« anschlossen, gehörten Paul Holstein und

6 Hans Kinkel, Aus einem Gespräch mit Erich Heckel, in: Das Kunstwerk, XII, Baden-Baden 1958, H. 3, S. 24.

7 Friedrich Nietzsche, Also sprach Zarathustra, Werke, Erster Band, Leipzig 1930, S. 296.

8 Op. cit. (Anm. 5), S. 215.

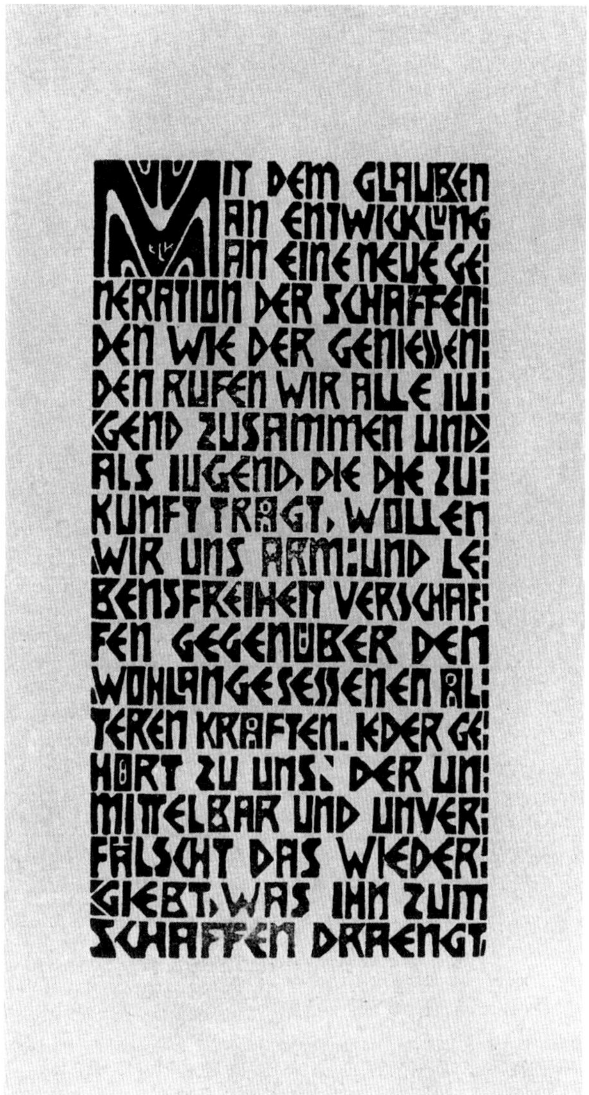

6 Ernst Ludwig Kirchner
Programm der »Brücke«,
1906
Holzschnitt,
15,2 × 7,5 cm
Brücke-Museum Berlin

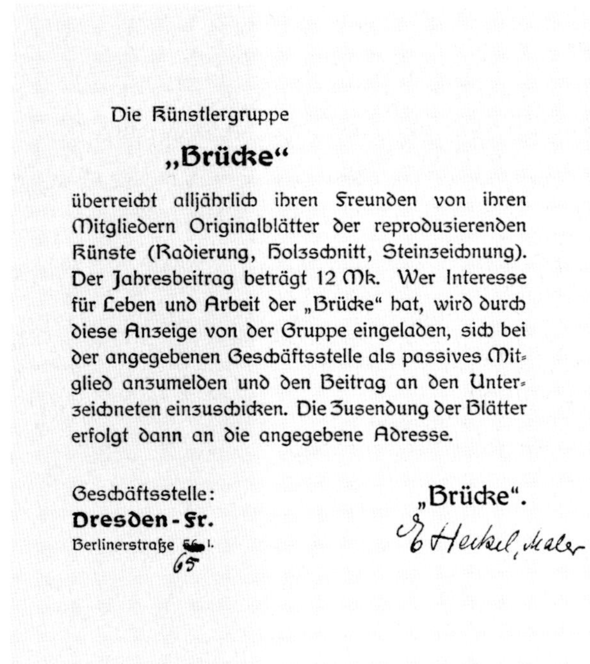
Die Künstlergruppe

„Brücke"

überreicht alljährlich ihren Freunden von ihren Mitgliedern Originalblätter der reproduzierenden Künste (Radierung, Holzschnitt, Steinzeichnung). Der Jahresbeitrag beträgt 12 Mk. Wer Interesse für Leben und Arbeit der „Brücke" hat, wird durch diese Anzeige von der Gruppe eingeladen, sich bei der angegebenen Geschäftsstelle als passives Mitglied anzumelden und den Beitrag an den Unterzeichneten einzuschicken. Die Zusendung der Blätter erfolgt dann an die angegebene Adresse.

Geschäftsstelle:
Dresden-Fr.
Berlinerstraße 65 I.

„Brücke".
E Heckel, Maler

7 Die Künstlergruppe
»Brücke«, 1905/06
Privatbesitz

Max Unger, die beiden Freunde Schmidt-Rottluffs aus dem »Vulkan«. Vor allem zu Paul Holstein bestanden nach dessen Weggang aus Chemnitz noch sehr enge Kontakte. So ist es nicht verwunderlich, daß Schmidt-Rottluff ihn in einem seiner ersten Holzschnitte darstellte. Das EXLIBRIS PAUL HOLSTEIN (Tafel 270) ist somit eine seiner frühesten druckgraphischen Äußerungen. Auch die beiden EXLIBRIS FÜR HELENE WEISKE (Tafel 267, 269) und das EXLIBRIS GUENTHER WEISKE (Tafel 268) gehören zu der frühen, kurz vor der Gründung der »Brücke« geschaffenen Gruppe. Wie den Erinnerungen Max Ungers deutlich zu entnehmen ist, sind zur Zeit des »Vulkan« keine Holzschnitte entstanden. Es ist daher sehr wahrscheinlich, daß sich Schmidt-Rottluff, nachdem er in Dresden kurz nach seiner Übersiedlung im April 1905 von Heckel mit Kirchner und Bleyl bekannt gemacht worden war, den Holzschnitt für sich entdeckte und innerhalb kurzer Zeit eine größere Anzahl von Arbeiten in der für ihn neuen und offensichtlich faszinierenden Technik ausführte. An den wöchentlich stattfindenden abendlichen Sitzungen, an denen die Freunde nach dem Modell zeichneten, d. h. ihre sogenannten Viertelstundenakte schufen, bei denen etwa alle 15 Minuten die Position gewechselt werden mußte, hat Schmidt-Rottluff wohl nicht regelmäßig teilgenommen. Zeichnungen von seiner Hand existieren nicht mehr; einziger Beleg ist das EXLIBRIS HELENE WEISKE II, die nachweislich erste Aktdarstellung Schmidt-Rottluffs. Wie die erhaltenen Holzschnitte zeigen, stand die Landschaftsdarstellung nach wie vor für ihn an erster Stelle (Tafel 196 - 205). Der Stil Schmidt-Rottluffs, auch seine Hinwendung zur Gebrauchsgraphik, ist ganz angepaßt an die jugendstilartigen Tendenzen, die auch Kirchners und Bleyls Schaffen sowie das von Heckel beherrschten. Kirchner hatte, wie bereits erwähnt, den Holzschnitt in München studiert und sich nach seiner Rückkehr nach Dresden mit Begeisterung dieser Technik gewidmet. Auch innerhalb der »Brücke« kam dem Holzschnitt eine außergewöhnliche Bedeutung zu.

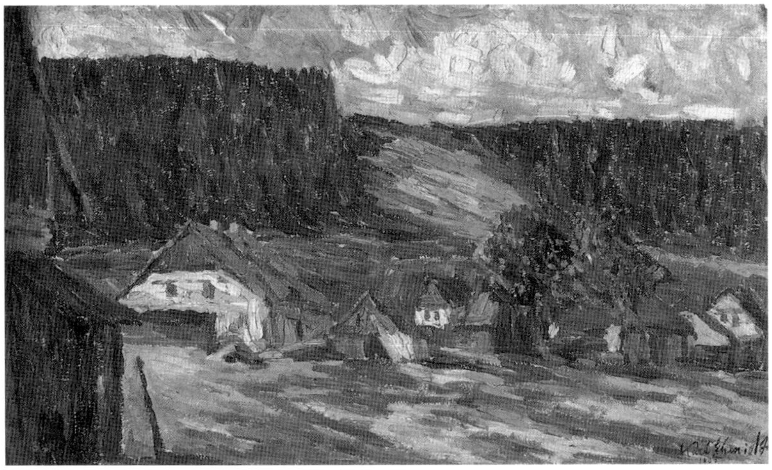

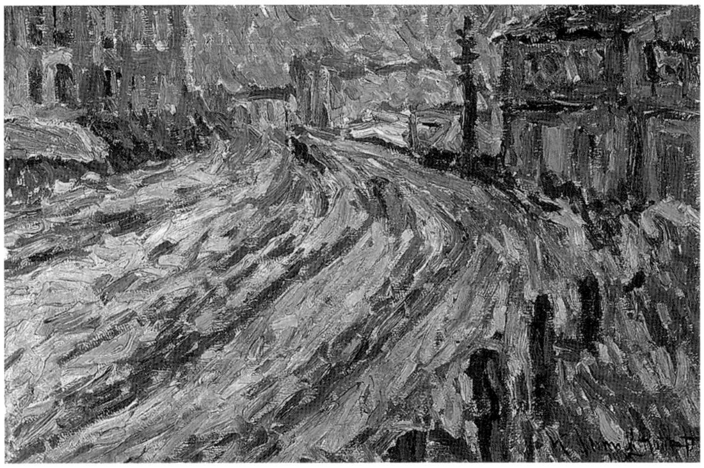

8 Augustvormittag im Gebirge, 1905
Öl auf Pappe,
43,5 × 70,6 cm
Privatbesitz

9 Bahndamm im Winter, 1905/06
Öl auf Pappe,
48×70,5 cm
Städtische Kunstsammlungen Chemnitz

Nicht nur das gemeinsame Arbeiten intensivierte sich nach Gründung der »Brücke«, sondern auch die stilistische Entwicklung machte rasche Fortschritte. Man studierte die aktuellen Kunstzeitschriften und besuchte intensiv die Ausstellungen, die in Dresden zu sehen waren. In den privaten Dresdener Galerien fanden im Vergleich zu anderen deutschen Städten schon früh progressive Kunstausstellungen statt. Im November 1905 zeigte die Galerie Arnold die erste van Gogh-Ausstellung in Deutschland mit ca. 50 Gemälden; im November 1906 folgten über 100 Werke belgischer und französischer Neoimpressionisten, unter anderem von Signac, Seurat, Cross, Bernard, Denis, daneben Werke von Gauguin und Vallotton. 1907 präsentierte der Sächsische Kunstverein eine größere Anzahl von Werken des norwegischen Malers Edvard Munch. 1907 bot sich auch die Gelegenheit, Arbeiten der Impressionisten Claude Monet, Alfred Sisley und Camille Pissarro zu sehen. Im April/Mai 1908 fand erneut eine van Gogh-Ausstellung statt: der Kunstsalon Richter zeigte eine Retrospektive von 100 Gemälden. Im selben Jahr stellten dort auch die Fauves aus. Van Dongen, Vlaminck, Guérin und Friesz waren erstmals in Dresden zu sehen.

Für alle »Brücke«-Künstler waren diese Ausstellungen von wegweisender Bedeutung und bestimmten entscheidend die Entwicklung vom Jugendstil über eine am Neoimpressionismus und van Gogh orientierte Ausdrucksweise hin zu einem eigenständigen Stil, dem Expressionismus. Vor allem die van Gogh-Ausstellung 1905 wirkte wie eine Offenbarung. Gezeigt wurden vorwiegend Werke der letzten Schaffensjahre des Künstlers in Arles, Saint-Rémy und Auvers. Zum erstenmal sieht hier auch Schmidt-Rottluff Originalwerke des Holländers, die ihm bisher nur in Abbildungen zugänglich gewesen waren. Ene intensive Hinwendung zur Malerei ist die unmittelbare Folge dieses Eindrucks. An die Stelle der atmosphärischen Naturschilderung tritt eine ausdrucksvolle, erregte Bildsprache mit pastosem Farbauftrag. Fritz Schumacher, der als Städteplaner an der Technischen Hochschule lehrte, berichtet, daß die »Brücke«-Künstler angesichts der Werke van Goghs »außer Rand und Band« geraten seien.[9]

Für Schmidt-Rottluff setzt nun eine Phase des zielgerichteten Experimentierens ein. Während Gemälde wie AUGUSTVORMITTAG IM GEBIRGE (Abb. 8), ERZGEBIRGSDORF (Tafel 1) oder KAUERNDER AKT (Tafel 2) die Farben noch mit Weiß gemischt zeigen, ist der BAHNDAMM IM WINTER (Abb. 9) ganz aus reinen Farben aufgebaut. Der mit spontanen Pinselhieben erfaßte Bahndamm und die skizzenhaft gegebenen Häuser zeigen, daß das Bild rasch, in einem gesteigerten Schaffensprozess heruntergemalt worden ist. Die Malerei van Goghs besaß etwas, was für den jungen, von keiner Tradition eingeengten Schmidt-Rottluff eine fundamentale Selbstverständlichkeit in der Kunst bedeutete: Ausdruck und Form. Das hohe Maß an Expressivität, der bewegte Formalismus, der mit Vitalismus gleichzusetzen ist, sprechen ihn ganz direkt an. Schmidt-Rottluff findet in van Gogh ein Vorbild, das für ihn eine neue Freiheit in der Kunst verkörpert, eine Loslösung von

[9] Fritz Schumacher, Stufen des Lebens, Erinnerungen eines Baumeisters, Stuttgart und Berlin 1935, S. 283.

10 Der Garten, 1906
Öl auf Holz, 84 × 65 cm
Privatbesitz

Jugendstil und Impressionismus. Auch auf den Begriff der Kraft, der im Schaffen van Goghs eine zentrale Rolle spielt, reagiert er intensiv. Schmidt-Rottluffs Bildern sollte in Zukunft eine gewisse Kraft und Monumentalität eigen sein, ein gleiches Ringen um eine ausdrucksvolle Sprache.

Von Januar bis März 1906 zeigte die Galerie Arnold Werke des noch kaum bekannten Emil Nolde. Auch auf diese Arbeiten mit ihrer unorthodoxen, in eine neue Richtung weisenden Sprache reagiert Schmidt-Rottluff spontan. Am 4. Februar – Schmidt-Rottluff hatte vorübergehend die Funktion des Schriftführers der »Brücke« übernommen – fordert er Nolde zur Mitgliedschaft in der »Brücke« auf: »Sehr geehrter Herr Nolde! Daß ich gleich mit der Sprache herausrücke – die hiesige Künstlergruppe ›Brücke‹ würde es sich zur Ehre anrechnen, Sie als Mitglied begrüßen zu können. Freilich – Sie werden ebensowenig von der Brücke wissen, als wir vor Ihrer Ausstellung bei Arnold von Ihnen wußten. Nun, eine der Bestrebungen der Brücke ist, alle revolutionären und gärenden Elemente an sich zu ziehen – das besagt der Name Brücke. Die Brücke besorgt außerdem jährlich mehrere Ausstellungen, die sie in Deutschland tournieren läßt, so daß damit der Einzelne der Geschäfte enthoben wird. Ein weiteres Ziel ist die Schaffung eines eigenen Ausstellungsraumes – vorläufig ideal, denn es fehlt noch das Geld. – Nun, geehrter Herr Nolde, denken Sie, wie und was Sie wollen, wir haben Ihnen hiermit den Zoll für Ihre Farbenströme entrichten wollen. Ergebenst und huldigend die Künstlergruppe Brücke, i. A. Karl Schmidt.«

Die Begegnung mit Nolde sollte für die weitere Entwicklung Schmidt-Rottluffs bedeutsam sein. Wohl Ende Mai, Anfang Juni 1906 reist er nach Guderup auf der Ostseeinsel Alsen, einer Einladung von Emil und Ada Nolde folgend, die dort seit 1903 ein Fischerhaus bewohnten. Dieser Aufenthalt auf Alsen, der am Anfang von Schmidt-Rottluffs jährlichen Sommeraufenthalten auf dem Land steht, wird von dem Maler intensiv genutzt. Seine neuen Ausdrucksmöglichkeiten, die er hauptsächlich am Landschaftsstil erprobt, versucht er zu erweitern. Ein lockerer, brillanter Stil entsteht, eine neue Freiheit im Umgang mit reinen Tönen. Er verwendet die Farbe direkt aus der

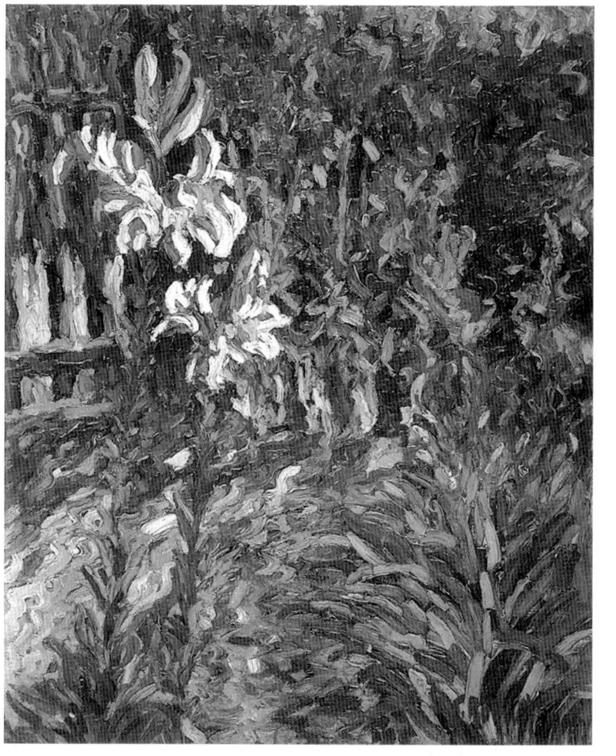

Tube. Die Farbstriche stehen nicht mehr hart und unbeweglich nebeneinander, sondern sind geschlängelt, berühren oder überlagern sich. Die technische Virtuosität wird zum Äußersten getrieben. Nie wieder wird Schmidt-Rottluff die Ölfarbe so dick, regelrecht reliefartig auftragen. Bilder wie AM MEER (Tafel 3) belegen das gesteigerte Erlebnis des Schaffens. Eine emotionale Aufladung ist allen Gemälden des Alsener Aufenthalts eigen. Auch Bilder wie LEUCHTENDER NACHMITTAG (Tafel 4) und DER GARTEN (Abb. 10) sind auf Alsen entstanden und zeigen den ersten Höhepunkt in Schmidt-Rottluffs malerischem Schaffen. Nolde malte zur gleichen Zeit seine ersten Blumen- und Gartenbilder, ebenfalls in leuchtenden Farben mit stark pastosem Auftrag. Wie sich Nolde hier stilistisch von der Ausdrucksvehemenz des 16 Jahre jüngeren Schmidt-Rottluff mitreißen ließ, so hat Schmidt-Rottluff seinerseits von Nolde Anregungen aufgenommen. Veranlaßt durch dessen Tuschzeichnungen, wendet sich auch Schmidt-Rottluff dieser Technik zu (Tafel 133).

Weit wichtiger ist jedoch zunächst die Auseinandersetzung mit der Lithographie. Vermutlich hat Schmidt-Rottluff schon kurz vor seiner Reise nach Alsen unter Anleitung des Dresdener Malers Robert

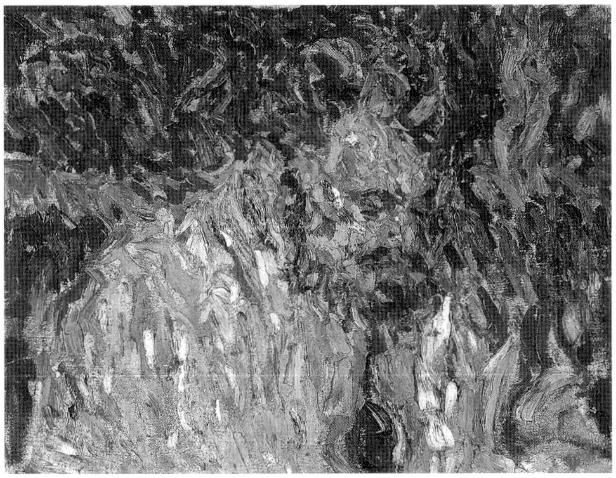

Sterl diese Drucktechnik kennengelernt, aber erst durch Nolde wird er angeregt, in größerem Umfang Lithographien zu schaffen. Durch Schmidt-Rottluff sind dann auch die anderen »Brücke«-Künstler mit der Lithographie-Technik vertraut gemacht worden, wie Kirchner in der »Chronik KG Brücke« schreibt. So wie Schmidt-Rottluff in den Tuschzeichnungen den vehementen, nervösen Duktus der Gemälde aufgreift, so ist auch den Lithographien weitgehend eine unruhige Formensprache eigen. Das neue Medium fasziniert Schmidt-Rottluff so sehr, daß er den Holzschnitt vorübergehend, d. h. bis 1909, ganz aufgibt.

Nach der Rückkehr von Alsen entstehen in Dresden und in Schmidt-Rottluffs Heimatort Rottluff weitere Gemälde und Lithographien (Tafel 6, 7) sowie auch das DER HOLZSCHNEIDER betitelte Portrait Erich Heckels (Abb. 11). Schmidt-Rottluff gibt sich weiter dem gesteigerten Ausdrucksverlangen hin. Lediglich als kurzes Experiment versteht sich die Beschäftigung mit dem Neoimpressionismus. Das Gemälde AM PLEISSEBACH (Tafel 5), das ein Motiv aus dem Erzgebirge zeigt, ist eine Reaktion auf die Ausstellung von Werken belgischer und französischer Neoimpressionisten in der Galerie Arnold in Dresden im November 1906. Doch die kleinteilige Technik entspricht nicht Schmidt-Rottluffs Streben nach unmittelbarem Ausdruck.

Von 1907 bis 1912 datieren die Aufenthalte Schmidt-Rottluffs in Dangast bzw. Dagastermoor am Südrand des Jadebusens im Oldenburger Land. Erich Heckel, der ihn in den ersten Jahren begleitete, hatte den Ort Dangast, ein aus wenigen Häusern bestehendes Nordseebad, auf einer Spezialkarte entdeckt, als beide Künstler nach geeigneten Standorten für Aufenthalte am Meer suchten. Nach einem Besuch auf Sylt 1904 und dem Sommer 1906 auf Alsen besaß Schmidt-Rottluff eine besondere Vorliebe für das Meer und sollte von nun an bis ins hohe Alter die Sommer in Seenähe verbringen. Die Vielseitigkeit der norddeutschen Landschaft mir ihrer ursprünglichen Natur, dem Wechsel der Gezeiten, dem weiten Himmel, den Deichen und Marschen und dem sich nach Süden erstreckenden Moor hat ihn vom ersten Aufenthalt an gefesselt. Er konnte hier ungestört in gewollter Abgeschiedenheit arbeiten. Sogar seinen Hauptwohnsitz verlegt Schmidt-Rottluff nach Aufgabe des Architekturstudiums zum Sommersemester 1907 von Dresden in das Großherzogtum Oldenburg. So wird verständlich, warum er in verschiedenen Ausstellungskatalogen dieser Zeit mit dem Wohnort »Dangast« oder »Dangastermoor« angegeben ist. Fern von der Großstadt und auch fern von den »Brücke«-Kollegen entwickelt sich Schmidt-Rottluffs Kunst völlig unabhängig. Er wird nun der große Einzelgänger im Kreis der »Brücke«, der durch konsequentens Herausarbeiten seiner Bildvorstellungen zu eigenständigen Positionen vordringt, während sich die Stile von Kirchner und Heckel wie auch in gewisser Hinsicht von Pechstein in den Jahren 1909 bis 1911 einander zum Verwechseln annähern können. Schmidt-Rottluff nimmt auch nie an deren gemeinsamen Arbeitsaufenthalten in Goppeln, Moritzburg oder auf Fehmarn teil, beteiligt sich als Gruppenmitglied jedoch regelmäßig an den diversen Ausstellungen der »Brücke«. Mit einer Wucht von Form und Farbe, einem Verlangen nach expressivem Ausdruck findet Schmidt-Rottluff in den Jahren der Dangaster Aufenthalte zu sich selbst. Kompromißlos geht er seinen Weg.

Der Aufenthalt 1907 bringt Gemälde hervor wie WINDIGER TAG (Abb. 12) oder MORGENSTILLE (DAS BLAUE HAUS) (Abb. 13), in denen zunächst weiterhin der erregte Farbauftrag dominiert und die mit dem Pinsel oder dem Spachtel aufgetragene Farbe eine dichte, vibrierende Textur bildet. Alles scheint von einer immanenten Dynamik ergriffen zu sein. Aber es entsteht 1907 auch das Gemälde DORF-

11 Der Holzschneider (Lampenlicht), 1906/07
Öl auf Leinwand,
53,3 × 67,4 cm
Städtische Kunstsammlungen Chemnitz

12 Windiger Tag, 1907
Öl auf Leinwand,
71 × 91 cm
Privatbesitz

13 Morgenstille
(Das blaue Haus), 1907
Öl auf Leinwand,
74 × 70,5 cm
Privatbesitz

14 Dorfhaus mit Weiden,
1907
Öl auf Leinwand,
85 × 75 cm
Staatliche Museen zu
Berlin, Nationalgalerie

15 Am Bahnhof, 1908
Öl auf Leinwand,
70 × 92 cm
Museum des 20. Jahrhunderts, Wien

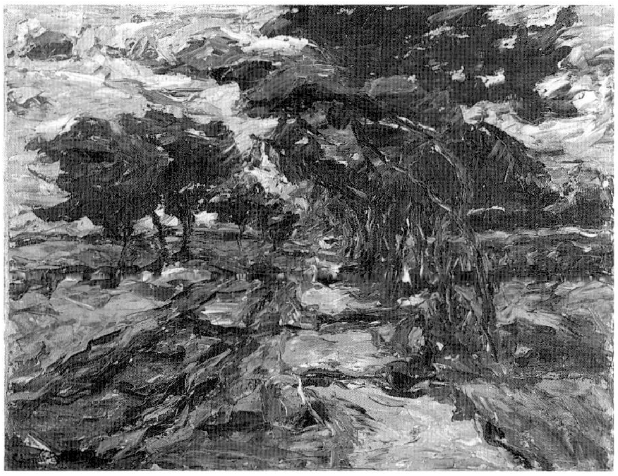

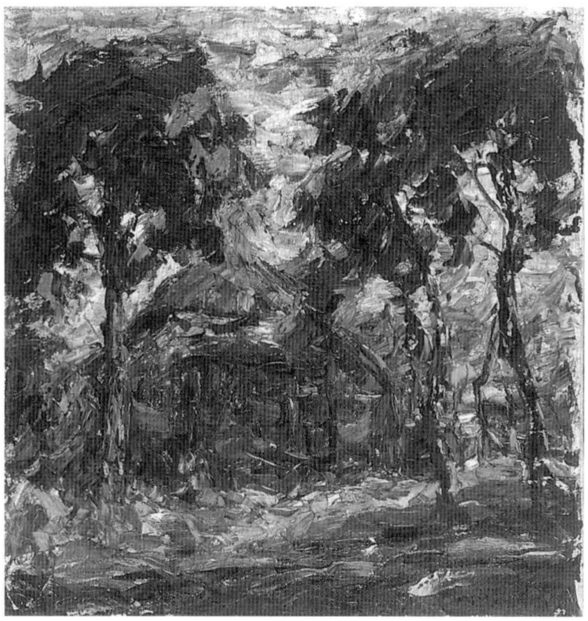

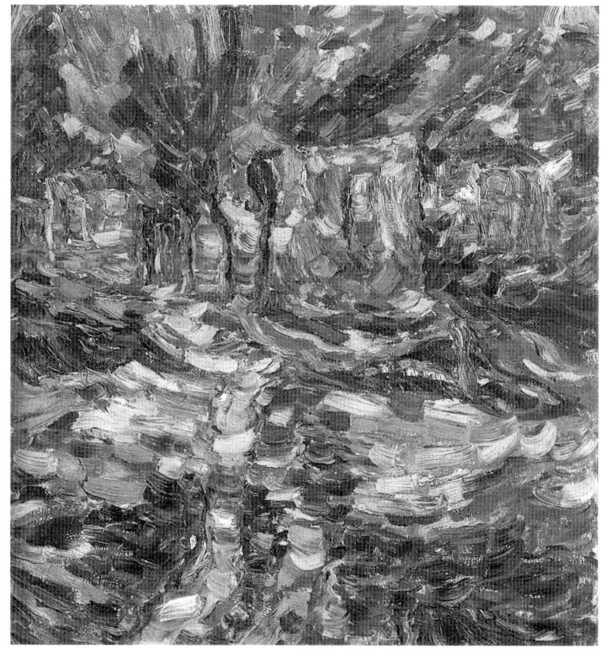

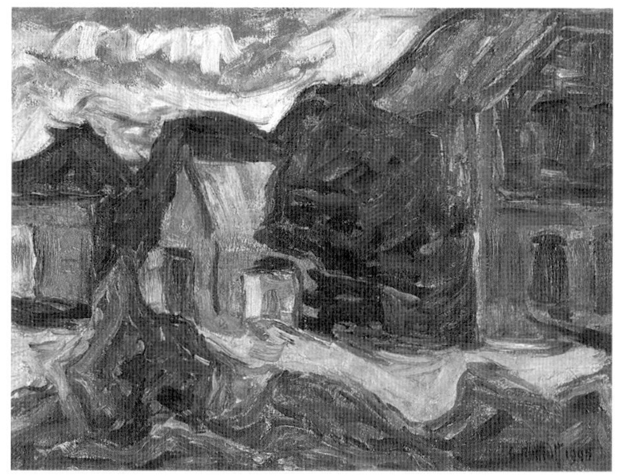

HAUS MIT WEIDEN (Abb. 14), das den künftigen Weg vorgibt: die einzelnen Pinselstriche sind hier zusammengezogen zugunsten einer stabileren Bildordnung. 1908 wird diese Entwicklung stärker greifbar. Gemälde wie MITTAG IM MOOR oder AM BAHNHOF (Abb. 15) erscheinen flächiger und ruhiger im Farbauftrag, während die Linien summarischer gegeben und zu größeren Flächenkomplexen verbunden sind. Teile der Leinwand bleiben erstmals stehen. In einem Brief vom 25. September 1908 an Luise Schiefler schreibt Schmidt-Rottluff: »Meine malerischen Anschauungen haben sich dies Jahr in einer Weise geändert und einen neuen Weg genommen, von dem ich selbst nicht weiß, wohin er eigentlich führen soll. Mit dieser Verwandlung war aber auch verbunden, daß ich wenig gemalt habe und das Wenige tastend und suchend.«[10]

Auch 1909 klingt van Gogh nach. In diesem Jahr tritt allerdings die Malerei zugunsten des Aquarells in den Hintergrund. Sicherlich hat Schmidt-Rottluff gespürt, daß er an einem Punkt seiner Entwicklung angelangt war, an dem es vor allem darum ging, das Problem des Bildbaus zu klären, d. h. das Problem der Verspannung der Darstellungsgegenstände in der Zweidimensionalität der Bildfläche. Er hofft, mit dem ihm geläufigen Aquarell, das ein rascheres – und billigeres – Arbeiten zuließ, die Untersuchungen leichter durchführen zu können. Mit bewegten Pinsel-

10 Zitiert nach Karl Brix, op. cit. (Anm. 1), S. 326.

zügen voller Leichtigkeit und Transparenz erfaßt Schmidt-Rottluff Landschaften und Stilleben; daneben wendet er sich dem Portrait zu (Tafel 80, 81). Eine Verknappung der Formen findet statt, ohne daß deren Dynamik aufgegeben wird. In verschiedenen Aquarellen setzt Schmidt-Rottluff erstmals Konturlinien ein zur Begrenzung und Festigung der einzelnen Bildeinheiten. Alle Teile der Darstellung, Nähe und Ferne, Vorder- und Hintergrund werden in einer Ebene zusammengezogen. Alles vibriert und ist sinnlich spürbar. Die freien Stellen, die das Papier durchscheinen lassen, werden zum festen Bestandteil der Komposition. Die 1909 geschaffenen Aquarelle gehören zu Schmidt-Rottluffs großartigsten Leistungen.

1910 überträgt er den Aquarellstil auf die Malerei. Die Ölfarbe wird jetzt stark verdünnt aufgetragen. Der Künstler scheint mit dem Pinsel eher zu zeichnen als zu malen. Die dünne Farbe erlaubt ein leichtes Auftragen und rasches Arbeiten. Eine große Anzahl von Gemälden entsteht in der neuen Technik. Schmidt-Rottluff schafft in dichter Folge ein Meisterwerk nach dem anderen. Souverän beherrscht er nun alle Mittel. Die Farben sind strahlend, leuchtend, die Formen klarer definiert und trotzdem voller Energie vibrierend. Die bisherigen Linienbänder wandeln sich in kürzere, gestische Pinselzüge, die oftmals summarisch zu Flächenstrukturen zusammengezogen werden. Zackige Konturen begrenzen mitunter solche Flächenelemente. Schmidt-Rottluffs neue gestische Sprache spiegelt die Emotion des Schaffensprozesses und die Inspiration des Augenblicks wider. Wie im Aquarell werden Teile der Leinwand bewußt stehengelassen. Gemälde wie EINFAHRT (Abb. 16) oder LANDSCHAFT IM HERBST (Abb. 17) dokumentieren diese Stilstufe. Trotz aller Vehemenz der Pinselschrift ist den Bildern ein zunehmendes Ordnungsprinzip eigen. Schmidt-Rottluff ist einer der ganz wenigen Künstler des 20. Jahrhunderts, denen es gelingt, die ungebrochene Intention mit dem formalen Wollen, mit einer formästhetischen Zielsetzung in Einklang zu bringen.

Im Laufe des Jahres 1910 verstärkt sich die Tendenz zur Vereinfachung der Komposition und zum Arbeiten mit Flächenzonen. Dunkle Konturen als Gleichgewicht zum stehengelassenen Weiß der Lein-

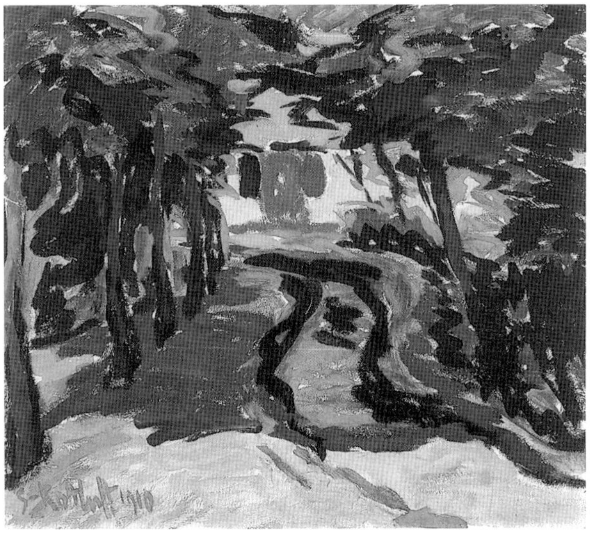

16 Einfahrt, 1910
Öl auf Leinwand,
76 × 84 cm
Privatbesitz

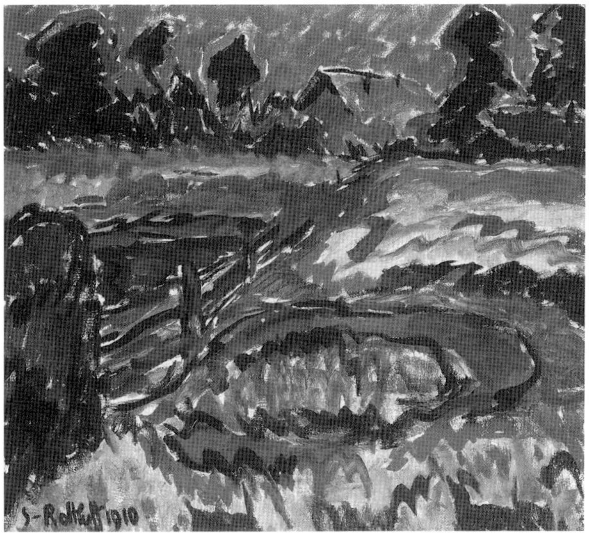

17 Landschaft im Herbst, 1910
Öl auf Leinwand,
87,7 × 95,6 cm
Städtische Kunstsammlungen Chemnitz

wand gewinnen immer mehr Bedeutung als ordnendes Element. Doch innerhalb der auf diese Weise definierten Flächen findet sich nach wie vor der lockere Pinselduktus und die eruptive Präsenz der Farben. DORFECKE (Tafel 8) und DEICHDURCHBRUCH (Tafel 9) sind herausragende Beispiele für diese Stilstufe. Das Streben nach Vereinfachung verbindet sich mit einer subjektiven Interpretation der Landschaft. Schmidt-Rottluff ahmt die Natur nicht mehr nach, er läßt sie neu entstehen. Durch die Reduktion auf das Wesentliche und die Gegenüberstellung komplementär ausgerichteter Kontraste wird auch die intensive, eindringliche Wirkung erzielt, die das SELBSTBILDNIS MIT EINGLAS (Abb. 18) besitzt. Streng, einfach und gleichzeitig monumental gibt

18 Selbstbildnis mit Einglas, 1910
Öl auf Leinwand,
84 × 76,5 cm
Staatliche Museen zu Berlin, Nationalgalerie

19 Akt, 1909
Holzschnitt,
38,9 × 24,7 cm
Schapire 21

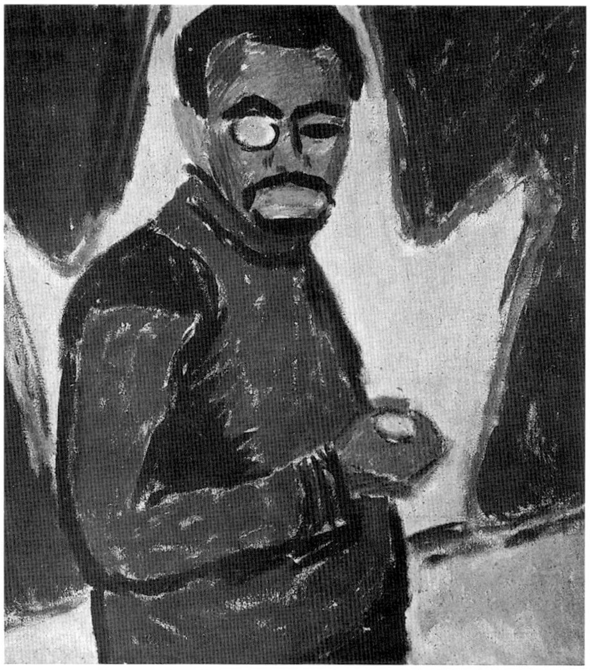

sich die kompositorische Anlage. Die künftige Kargheit von Schmidt-Rottluffs Stil ist greifbar. Deutlich belegen aber auch die 1909 und 1910 geschaffenen Holzschnitte seine konsequente Stilentwicklung. Das wichtigste Thema ist auch hier die Landschaft, wobei wie in der Zeichnung das Motiv des Aktes plötzlich eine stärkere Berücksichtigung findet (Abb. 19). Die Tendenz zur Formvereinfachung und die darin implizierte Steigerung des Ausdrucks ist all diesen Arbeiten eigen. Während die Holzschnitte 1909 ähnlich den Aquarellen dieses Jahres und den anschließend geschaffenen Gemälden einen lockeren Duktus aufweisen (Tafel 206), wird die Gestaltung 1910 zunehmend strenger. Konturierte Flächen, durch die Schnitttechnik in jetzt reduzierter Weise dynamisiert, bestimmen die Komposition (Tafel 207). Der Holzschnitt als die von nun an bevorzugte Drucktechnik sollte für Schmidt-Rottluffs weiteres Schaffen von stilbildender Kraft sein.

Zu ähnlichen Bildlösungen wie Schmidt-Rottluff waren auch Kirchner, Pechstein und Heckel vorgestoßen. Schon 1909, also früher als der allein im Oldenburger Land arbeitende Schmidt-Rottluff, lösten bei ihnen präzise, weich geschwungene Linien den an van Gogh angelehnten Stil ab. Konturen und Flächen folgten einem Streben nach Ordnung und Rhythmus. Der Einfluß des Fauvismus hat hier eine Rolle gespielt. Auf Vermittlung Pechsteins, der 1908 für mehrere Monate in Paris gelebt und dort den fauvistischen Maler Kees van Dongen als »Brücke«-Mitglied gewonnen hatte, konnte im Kunstsalon Richter in Dresden im September 1908 eine Ausstellung mit Werken der Fauves parallel zur Ausstellung der »Brücke« gezeigt werden. In der Winterausstellung der »Berliner Secession« und in der Galerie Cassirer in Berlin wurden im Januar 1909 Werke von Matisse präsentiert. Schmidt-Rottluff hat keine dieser Ausstellungen gesehen. Als Heckel im August 1909 vom Moritzburger Aufenthalt nach Dangast kam, brachte er seinen neuen Stil mit, der den Bildlösungen Schmidt-Rottluffs stark verwandt war. Schmidt-Rottluff sah sich in der Richtigkeit seiner Intentionen somit bestätigt.

Spätestens 1910 hatte die »Brücke« einen Kollektivstil entwickelt, eine eigenständige Ausdrucksweise, deren Erscheinungsbild völlig neuartig war. Parallel zur

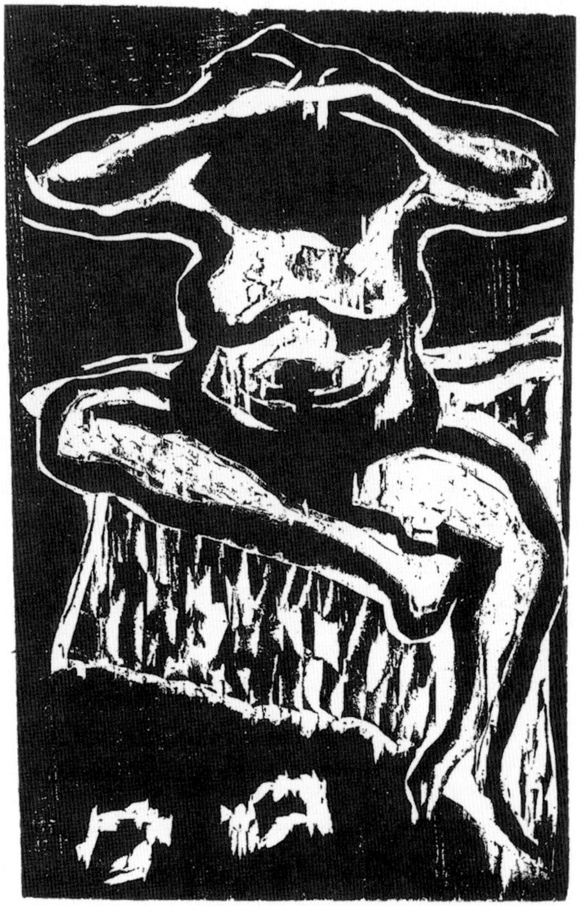

Ausprägung ihrer innovativen Kunst war die »Brücke« auch um ein Wirksamwerden in der Öffentlichkeit bemüht. Diese Initiativen bezogen sich nicht nur auf das Werben von Passivmitgliedern – 1910 waren es bereits 68 –, sondern auch auf das Ausrichten von Ausstellungen und Ausstellungstourneen. Keine Künstlergruppe vor der »Brücke« war hier so aktiv gewesen. Vor allem in Dresden trat die »Brücke« mehrmals mit Ausstellungen hervor. Die erste, nur wenig beachtete Veranstaltung fad im September/Oktober 1906 in der Lampenfabrik Seifert in Dresden-Löbtau statt. Hervorzuheben sind gleichfalls die Ausstellungen jeweils im September 1907 und 1908 im Kunstsalon Richter sowie vor allem die große Ausstellung im September 1910 in der Galerie Arnold in Dresden, die in komprimierter Weise den zu dieser Zeit voll herauskristallisierten »Brücke«-Stil vorstellte. Aber auch diese für die Geschichte des Expressionismus heute so wichtige Ausstellung stieß bei den Zeitgenossen weitgehend auf Unverständnis. »Im allgemeinen wird man über diese Ausstellungen das gleiche zu sagen haben wie über die bisherigen ... Was sie bringen, ist im wesentlichen das gleiche«, schrieb Paul Fechter in den Dresdener Neuesten Nachrichten.[11]

Nur einige wenige begeisterten sich für die Kunst der »Brücke«. Schon 1906 hatte der Hamburger Landgerichtsdirektor Gustav Schiefler Lithographien von Schmidt-Rottluff erworben. Durch seine Vermittlung wurden auch andere Hamburger Sammler auf ihn aufmerksam, so das Ehepaar Rauert, das Ehepaar Rohlsen sowie Ludwig Delbanco. 1907 hatte Schmidt-Rottluff auch die Kunsthistorikerin Rosa Schapire kennengelernt, die sich anfangs sehr für Nolde engagierte. »Als sie dann Schmidt-Rottluff kennenlernte, war dessen Kunst für sie das große Erlebnis«, äußerte sich Erich Heckel 1958.[12] Rosa Schapire setzte sich in Vorträgen und Aufsätzen begeistert für Schmidt-Rottluff ein. 1923 veröffentlichte sie das Werkverzeichnis seiner Druckgraphik. In zahlreichen Gemälden und Holzschnitten hat Schmidt-Rottluff die erste Interpretin seiner Kunst festgehalten.

Hamburg war somit die erste Stadt, in der Schmidt-Rottluffs Kunst auf Resonanz stieß. Im November 1910 nimmt er sich in der Kleinen Johannisstraße 6 eine Atelierwohnung. Von Dresden distanziert er sich immer mehr. Schon 1908 hatte er sich in einem Brief an Cuno Amiet geäußert: »Es ist unbegreiflich, daß Dr. den Ruf einer Kunststadt außerhalb genießt, ganz unbegreiflich.«[13] Nach einem kurzen Zwischenaufenthalt in Dresden arbeitet Schmidt-Rottluff von Januar bis März 1911 in Hamburg. Ab dem 4. Mai ist er dann wieder im Oldenburger Land. Nachdem 1910 sein Atelier im Gasthof Krake in Dangastermoor, zwei kleine Stuben und ein größerer Dachboden, ausgebrannt war und ca. 80 Werke vernichtet wurden, läßt sich Schmidt-Rottluff 1911 in Dangast nieder.

Die Ausarbeitung des flächigen Stils wird 1911 weiter vorangetrieben. Die lockeren Pinselstriche ver-

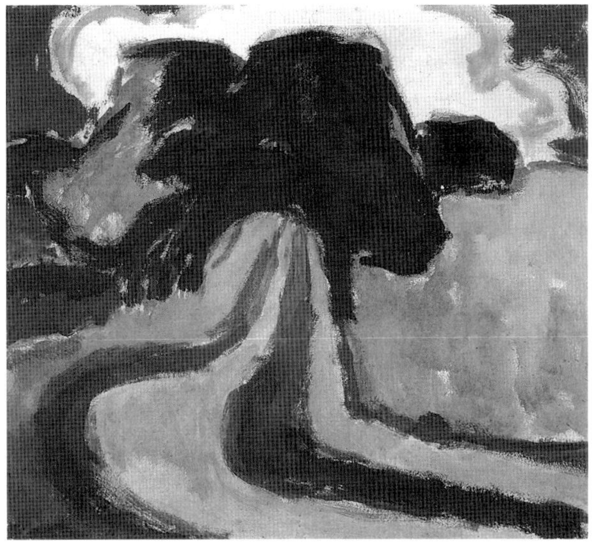

20 Allee, 1911
Leimfarbe auf Leinwand, 87,5 × 95 cm
Landesmuseum Oldenburg

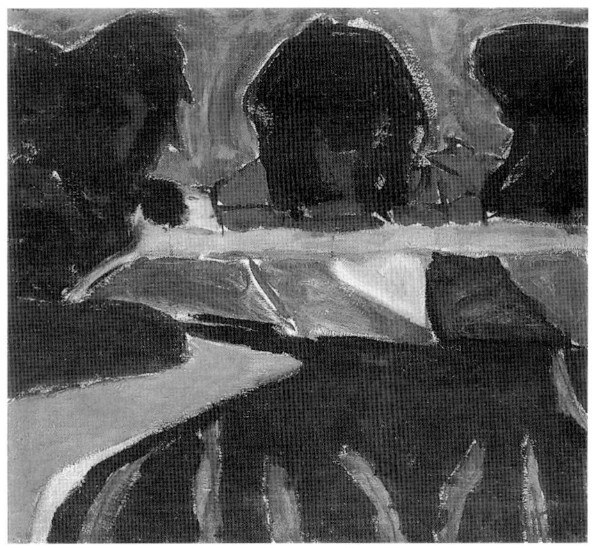

21 Landschaft mit Feldern, 1911
Öl auf Leinwand, 88 × 96 cm
Wilhelm Lehmbruck Museum Duisburg

11 Paul Fechter, Die Ausstellung der »Brücke«, in: Dresdener Neueste Nachrichten, XVIII, Ausg. Nr. 249, 13. 9. 1910, S. 1.

12 Vgl. Anm. 4, S. 43.

13 Ausst.-Kat. Cuno Amiet und die Brücke, Kunsthaus Zürich, Brücke-Museum Berlin, 1979, Einleitung.

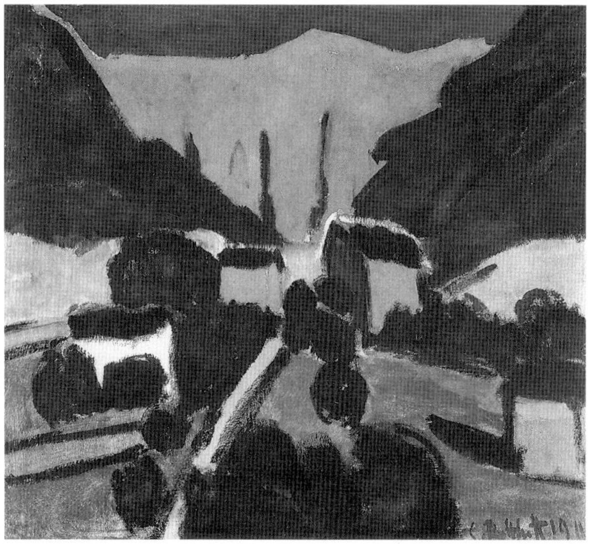

22 Norwegische Landschaft (Skrygedal), 1911
Öl auf Leinwand,
87 × 97,5 cm
Sammlung Buchheim

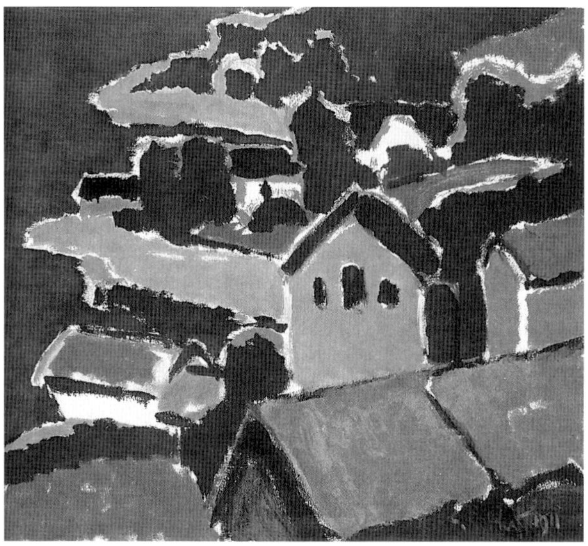

23 Lofthus, 1911
Öl auf Leinwand,
87,2 × 95,8 cm
Hamburger Kunsthalle

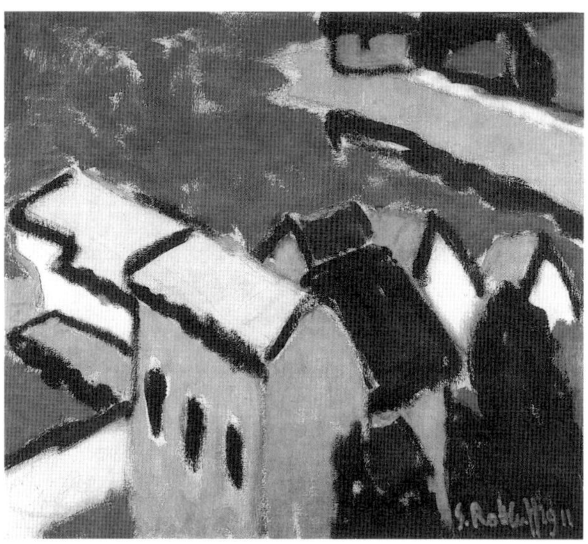

24 Oppedal (Hardanger Fjord), 1911
Öl auf Leinwand,
76,5 × 84,5 cm
Staatsgalerie Stuttgart

schwinden jetzt zugunsten einer Formraffung. Details werden vermieden. Logisch geordnete Flächen bestimmen die Komposition. Beispiele für diesen farbigen Flächenstil sind Gemälde wie ROTER GIEBEL (Tafel 11), ALLEE (Abb. 20) oder auch LANDSCHAFT MIT FELDERN (Abb. 21). Vor allem dieses Gemälde zeigt deutlich, daß Schmidt-Rottluff nach geometrischen Umschreibungen für die Formen der Natur sucht. Das Sichtbare wandelt er in eine selbständige Bildorganisation. Vom 8. Juli bis 10. August ist Schmidt-Rottluff auf Einladung des Hamburger Sammler-Ehepaars Rohlsen in Lofthus am Hardanger Fjord. Dieser Aufenthalt im nördlichen Norwegen, in der Nähe von Bergen, bringt Bilder hervor, in denen sich Schmidt-Rottluff einem Gestalten aus der Abstraktion heraus nähert. Nur drei in Norwegen entstandene Gemälde haben sich erhalten: NORWEGISCHE LANDSCHAFT (SKRYGEDAL) (Abb. 22), LOFTHUS (Abb. 23) und OPPEDAL (HARDANGER FJORD) (Abb. 24). Mit den großen gegeneinandergestellten Flächen gelingt es dem Künstler, den bildnerischen Ausdruck noch weiter zu steigern. Die flächige Bildanordnung resultiert aus der Ruhe der leuchtenden Farbzonen und der Sprache der Linien. Ruhe und Spannung stehen sich gegenüber, ebenso kontrastieren große und kleinteilige Formelemente. Wichtiger als das Erfassen der Realität ist das harmonische Ausbalancieren der Bildform und die Gewichtung der Farbwerte. Schmidt-Rottluff schafft eine bildimmanente Gegenwirklichkeit. Mit den norwegischen Bildern erreicht die farbige Flächenmalerei eine absolute Steigerung.

Noch eindringlicher kann Schmidt-Rottluff in seinen Holzschnitten aus dem Jahr 1911 die Realität umbilden. Die Konzentration auf den Schwarzweiß-Kontrast ermöglicht einen radikaleren Umgang mit der Form, die jetzt scharf herausgeschnitten ist. Holzschnitte wie WEG MIT BÄUMEN (Abb. 25) und VILLA MIT TURM (Abb. 26) sind treffende Beispiele für das Umbilden der Natur in geometrische Zeichen.

Das Jahr 1912 konfrontiert Schmidt-Rottluff mit der Kunst des Kubismus und des italienischen Futurismus. Ein Experimentieren mit den neuen Stilmöglichkeiten dominiert vorübergehend und bringt den Maler nach dem strengen Zuordnen farbiger Flächen zu einer für

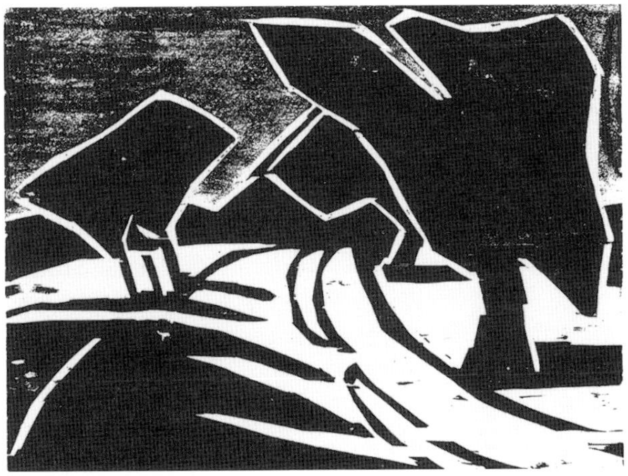

25 Weg mit Bäumen, 1911
Holzschnitt,
39,3 × 50 cm
Schapire 69

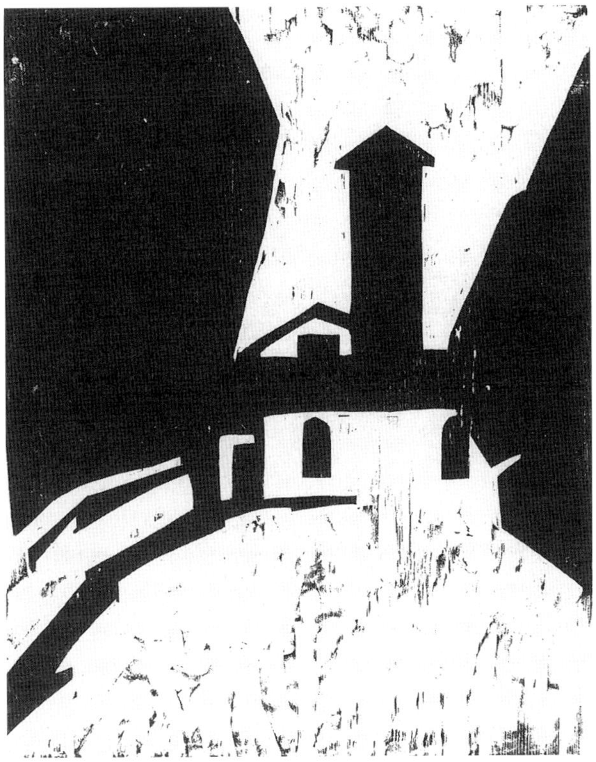

26 Villa mit Turm, 1911
Holzschnitt,
50 × 39,4 cm
Schapire 68

ihn bisher nicht gekannten Auseinandersetzung mit dem Volumen. Geänderte Lebensumstände werden mitbestimmend für die stilistische Neuorientierung. Ende Oktober 1911 war Schmidt-Rottluff als letztes Mitglied der »Brücke« nach Berlin übergesiedelt und hatte in der Niedstraße 14 in der Nähe des Friedrich-Wilhelm-Platzes in Friedenau eine Atelierwohnung bezogen. In der Reichshauptstadt Berlin hatte sich seit 1871 eine rasante Entwicklung zu einer modernen Metropole vollzogen. Das aufblühende Zentrum von Handel und Gewerbe, Standort von Maschinenbau- und Elektroindustrie, hatte einen enormen Bevölkerungszuwachs zu verzeichnen, der allerdings auch gravierende soziale Probleme mit sich brachte. Parallel dazu begann Berlins Aufstieg zu einer Hauptstadt von Kunst und Kultur. Progressive Theater führten Stücke von Ibsen, Strindberg oder Hauptmann auf. Zahlreiche Dichter und Schriftsteller ließen sich in Berlin nieder und bereicherten das kulturelle Klima. Ebenso hatten sich Zentren eines literarischen Expressionismus herausgebildet, so der »Sturm«-Kreis um Herwarth Walden, der »Aktion«-Kreis um Franz Pfemfert oder der von Kurt Hiller gegründete »Neue Club«, dem Dichter wie Georg Heym, Ernst Blass und Jakob van Hoddis angehörten. Zu diesen Kreisen hatte die »Brücke« ebenso Kontakt gefunden wie zum »Neopathetischen Cabaret«, einem literarischen Kabarett. Für die beiden letzten Programme des »Neopathetischen Cabaret« im Dezember 1911 und im April 1912 gestaltete Schmidt-Rottluff die Kopfleisten. Durch den Umgang mit der Bohème, mit Personen, die außerhalb der Gesellschaft standen, bildet sich bei ihm wie auch bei den anderen »Brücke«-Mitgliedern ein neues Bewußtsein heraus, die Bereitschaft zu gewagteren Bildlösungen nimmt in Berlin zu.

Auch die moderne Kunst hatte in Berlin einen Siegeszug angetreten. Die 1900 gegründete Berliner Secession unter Max Liebermann verhalf dem Impressionismus zum Durchbruch gegen die konservative Geschmacksdiktatur des Kaisers. Galerien wie die von Paul Cassirer und Fritz Gurlitt stellten sich hinter die Avantgarde und förderten sie durch Ausstellungen. Berlin genoß den Ruf einer Kunststadt, in der man dem Neuen aufgeschlossen gegenüberstand. Ab März 1912 sollte auch Herwarth Walden mit der Gründung seiner »Sturm«-Galerie zu einem Wegbereiter der Moderne werden. Er hat durch seine Aktivitäten dem Berliner Kunstleben in den Jahren vor Ausbruch des Krieges die wichtigsten Impulse gegeben. Von dem Wechsel von Dresden nach Berlin erhofften sich die »Brücke«-Künstler mehr Anerkennung ihres künstlerischen Schaffens und eine verstärkte Aufmerksamkeit. Verkäufe an Sammler sollten darüber hinaus eine bessere Existenzgrundlage ermöglichen.

Während bei Kirchner, Heckel und Pechstein jetzt inhaltliche Fragestellungen und eine zeitbezogene Thematik zum Zuge kommen, Bilder von Tanz, Varieté und Zirkus zu Metaphern für das Leben in der Großstadt werden oder die Kokottendarstellungen Kirchners neben der Hektik auch die Einsamkeit und das Verlorensein des Menschen in der Großstadt symbolisieren, findet das Erlebnis der Großstadt im Werk von Schmidt-Rottluff keinen thematischen Niederschlag. Für die weitere Entwicklung seiner Kunst sollte vielmehr die Begegnung mit neuen Denkweisen und neuen Stilrichtungen entscheidend werden. Vor allem der sich um Herwarth Walden sammelnde Künstlerkreis, zu dem auch Schmidt-Rottluff gehört, übt nun Einfluß auf sein Werk aus. Anfang Januar 1912 lernt er Franz Marc kennen, der unter anderem nach Berlin gekommen war, um für die 2. Ausstellung des »Blauen Reiter« Arbeiten der »Brücke«-Künstler auszusuchen. Auf diese Weise erfährt Schmidt-Rottluff unmittelbar von der künstlerischen Zielsetzung des »Blauen Reiter«, der durch die Beschäftigung mit Robert Delaunay und mit dem Kubismus neue stilistische Wege beschritten hatte, von denen die »Brücke« bisher nichts wußte. Marc begann damals, seine Bilder konstruktiv aus kristallinen, geometrischen Formen aufzubauen und keinen Unterschied mehr zu machen zwischen organischer und anorganischer Materie.

Vom 12. März bis 10. April 1912 eröffnet Herwarth Walden mit der 1. Ausstellung des »Blauen Reiter« seine neue »Sturm«-Galerie in Berlin. Hier hat Schmidt-Rottluff, der sich nach einem längeren Aufenthalt in Hamburg und vor seinem Sommeraufenthalt in Dangast den ganzen April über in Berlin aufhält, zum ersten Mal Gelegenheit, Originale der Münchener sowie zwei Bilder von Delaunay zu sehen. Vom 12. April bis 31. Mai 1912 folgt eine noch weit bedeutendere Ausstellung, von der sich Schmidt-Rottluff stark angesprochen fühlt: Herwarth Walden zeigt nach der Präsentation in Paris und London die 1. Wanderausstellung der italienischen Futuristen, bestehend aus Werken der Künstler Umberto Boccioni, Giacomo Balla, Carlo Carrà, Luigi Russolo und Gino Severini. Die schon 1908 entstandene Bezeichnung »Futurismus« umschrieb die revolutionäre Kunstrichtung der Italiener, die von 1909 bis zum Ausbruch des Ersten Weltkriegs zahlreiche Anhänger in ganz Europa fand. Ihre Zielbenennung und Zweckbestimmung war bewußt auf das »Künftige« gerichtet. Die Dynamik des modernen Lebens wurde vor allem dort gepriesen, wo sie sich zum Exzeß steigerte. Der Wortführer und geistige Urheber der Bewegung, der Schriftsteller F. T. Marinetti, propagierte die Umwertung aller Dinge; er wandte sich mit Vehemenz gegen alle Tradition, gegen die Vergangenheit und proklamierte die Schönheit der Technik, der Geschwindigkeit, verherrlichte Krieg und Gewalttaten als Ausgangspunkt für Neues. Marinettis Theorien wurden zuerst von der Malerei rezipiert. Was die futuristischen Maler anstrebten, war ein ungehemmtes Sich-Mitteilen, unbehindert von ästhetischer Bevormundung. Ihr Drang zur Selbstdarstellung rückt oft in die Nähe eines subjektiven Ausdrucksverlangens, das mit dem der deutschen Expressionisten zu vergleichen ist. Um die Dynamik des modernen Lebens bildnerisch zu erfassen, gelangten sie jedoch zu formal neuen Lösungen, wobei oftmals in der ersten Stilphase Bewegungswellen und sichtbar gemachte Kraftlinien die futuristischen Darstellungsinhalte bezeichnen. Vor allem die zweite Stilphase des Futurismus seit etwa 1911 ist zu einem großen Teil geprägt von der Auseinandersetzung mit dem Kubismus und mit dem Orphismus von Robert Delaunay. Die aus geometrischen Grundformen bestehenden Gegenstände werden in den Kontext der dynamischen Kraftlinien integriert. Wie im Kubismus, so wird auch im Futurismus trotz aller formalen Experimente der gegenständliche Inhalt in den Vordergrund gestellt, ebenso wie das Festhalten an der Wirklichkeit und an einer starken Farbigkeit.

Die Futurismus-Ausstellung, die erste in Deutschland, war das große Ereignis in Berlin. Sie wurde begleitet von einer fast aufdringlichen, lautstarken Werbekampagne. Marinetti war hierfür eigens nach Berlin gereist, ebenso wie Umberto Boccioni. Tausende von Flugblättern wurden in Berlin verteilt, an Wände und Litfaßsäulen geklebt oder aus dem offenen, fahrenden Auto geworfen. Darüber hinaus begleiteten Vorträge die Ausstellung. Schon vor der Eröffnung hatte Herwarth Walden zahlreiche Repro-

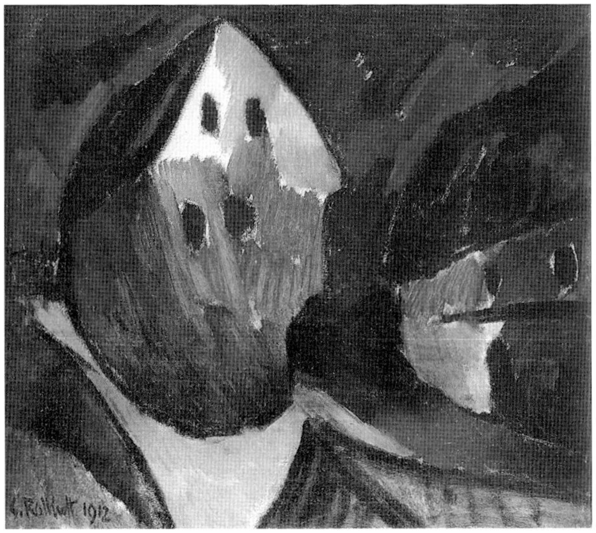

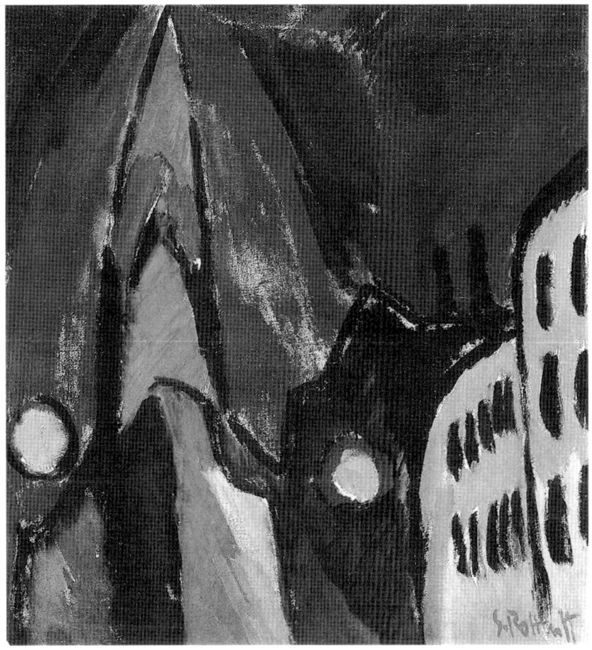

27 Häuser bei Nacht, 1912
Öl auf Leinwand, 76,2 × 84,3 cm
Staatliche Museen zu Berlin, Nationalgalerie

28 Petriturm in Hamburg, 1912
Öl auf Leinwand, 84 × 76 cm
Privatbesitz

duktionen von futuristischen Bildern verteilen lassen und in seiner »Sturm«-Zeitschrift die Manifeste der Futuristen abgedruckt. Im Kreis der »Brücke«-Künstler ist die Futurismus-Ausstellung, wie überhaupt das künstlerische Wollen des Futurismus, heftig diskutiert worden.

Abgesehen von den »Straßenszenen« Kirchners schlägt sich der Einfluß des Futurismus am ausgeprägtesten im Werk von Karl Schmidt-Rottluff nieder. Mit den Norwegen-Bildern, d. h. seinem farbigen Flächenstil, war Schmidt-Rottluff zu Abstrahierungstendenzen vorgestoßen, die den Abschluß seiner ersten großen Phase expressionistischer Malerei bedeuteten. Die formalen und bildnerischen Lösungen der Futuristen eröffneten ihm neue Perspektiven, Dynamik und Energie auf andere Weise als es die von van Gogh geprägten Arbeiten zum Ausdruck bringen. Er konnte dem Futurismus für sein weiteres Schaffen wichtige Kenntnisse entnehmen. Das Gemälde HÄUSER BEI NACHT (Abb. 27), das wahrscheinlich ein Motiv aus Oldenburg festhält, wandelt die strenge Bildarchitektur von 1911 um: Konturen und Flächen geraten in Bewegung, sind von einem übernatürlichen Rhythmus ergriffen. Innere Kräfte und Energien beginnen zu wirken. Die Häuser scheinen wie aufgeblasen. Auch PETRITURM IN HAMBURG (Abb. 28) zeigt diese Stilstufe. In Gemälden wie LESENDE (Abb. 29) oder PHARISÄER (Abb. 30) geht Schmidt-Rottluff einen entscheidenden Schritt weiter. Hier findet der über den Futurismus vermittelte Kubismus zum erstenmal Eingang in sein Schaffen. Schmidt-Rottluff gliedert die Oberflächen der Dinge und Erscheinungen in geometrisch orientierte Flächenzonen. Sichtbar gemachte Kraftlinien und kosmische Strahlen durchdringen die Formen. Es dominiert nicht die quasi farblose Palette der Kubisten, Schmidt-Rottluff hält sich vielmehr an seinen kräftigen Farben fest, was auch der betonten Farbgebung der futuristischen Bilder entspricht. Seine Vorbilder müssen hier in erster Linie die jüngsten Werke von Boccioni und Severini von Ende 1911, Anfang 1912 gewesen sein. Aber auch die kristallinen kosmischen Bilder von Franz Marc, die Schmidt-Rottluff kannte, dürfen nicht außer acht gelassen werden. In ganz enger Verbindung zu den futuristisch geprägten Arbeiten Schmidt-Rottluffs stehen auch seine ersten Metallplastiken VIER EVANGELISTEN. Es handelt sich um vier teils farbig gefaßte Reliefs (Tafel 288-291), die der Künstler für die Internationale Ausstellung des Sonderbunds Westdeutscher Kunstfreunde und Künstler in Köln geschaffen hat. Zum erstenmal wird hier außerdem ein Einfluß afrikanischer Kunst deutlich. Nachdem die Kunst Afrikas und der Südsee von seinen »Brücke«-Kollegen Kirchner, Heckel und Pechstein schon 1909 entdeckt worden war, beginnt Schmidt-Rottluff erst mit großer Verspätung, sich mit den Stileigenarten primitivistischer Kunst zu befassen.

29 Lesende, 1912
Öl auf Leinwand,
102 × 76 cm
Schleswig-Holsteinisches
Landesmuseum,
Schloß Gottorf, Schleswig

30 Pharisäer, 1912
Öl auf Leinwand,
76 × 112 cm
The Museum of Modern
Art, New York

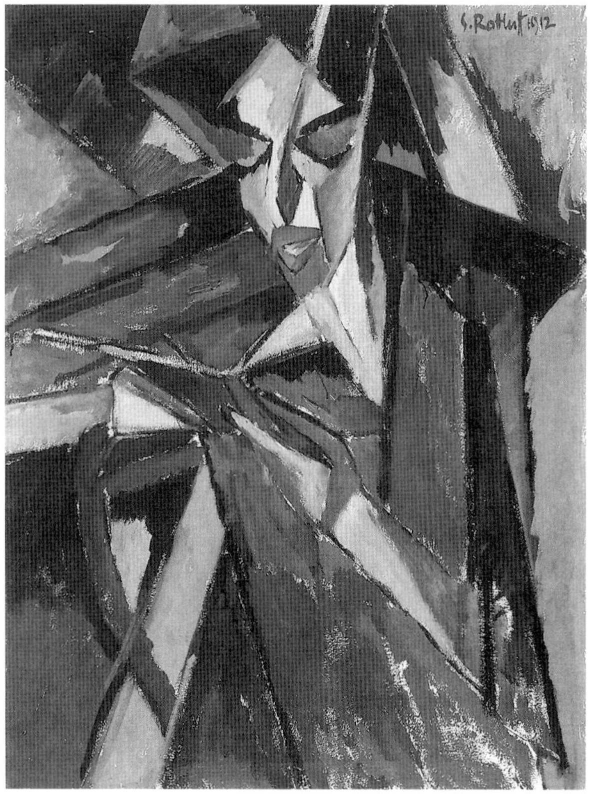

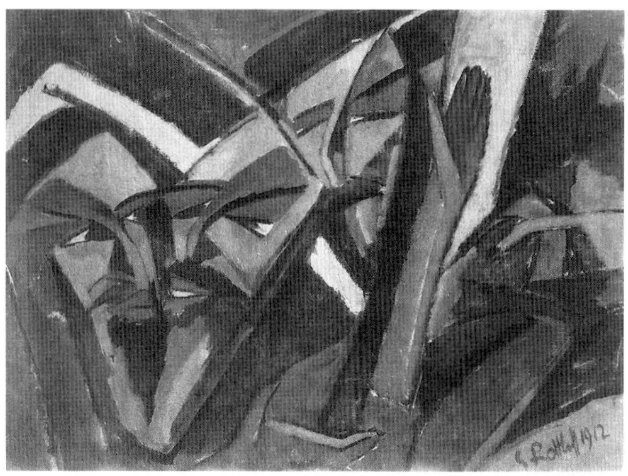

Ende September 1912 fährt er von Dangast nach Köln, um die Sonderbund-Ausstellung zu sehen, auf der drei Gemälde von ihm ausgestellt sind. Die vier Reliefs waren von der Jury abgelehnt worden. In Köln bietet sich ihm die Möglichkeit, Werke sowohl des Proto- als auch des Analytischen Kubismus von Picasso und Braque zu studieren. Doch wie der Kubismus in der Berliner Kunstszene nie eine Rolle gespielt hat, so reagiert auch Schmidt-Rottluff nicht mit der gleichen Vehemenz wie auf den durch seine Emotionalität mit dem Expressionismus letztlich verwandten Futurismus. Das Herausarbeiten des Volumens mit der dem Kubismus eigenen intellektuellen Vorgehensweise bleibt ihm fremd. Dagegen kommt das vollplastische Gestalten der Naturvölker, das komprimierte Erfassen der einzelnen Körperteile in einer aus der Intuition entwickelten Formensprache seinen Stilvorstellungen und seinem Empfinden mehr entgegen.

Gegen Ende 1912, wohl in Berlin oder Hamburg, sind einige Aktbilder entstanden, in denen das Problem der Volumengestaltung im Vordergrund steht. Nach der Phase des Experimentierens kehrt Schmidt-Rottluff nun wieder zu einer individuell geprägten Malerei zurück. Das Aktmotiv, das bisher vorrangig in der Zeichnung und Druckgraphik auftaucht, findet jetzt unmittelbaren Eingang in sein malerisches Schaffen. Gemälde wie MÄDCHEN BEI DER TOILETTE (Tafel 12), ZWEI FRAUEN (Abb. 31) oder NACH DEM BADE (Abb. 32) zeigen die Akte voller Volumen und doch in der Fläche verhaftet. Die formabbreviativen Konturen und Binnenstrukturen sind deutlich gegeben, die Farbe hat modellierenden Charakter. Sie ordnet sich mehr als bisher der Form unter. Ausdrucksstärke und sinnliche Harmonie sind mit einfachen Mitteln erreicht. Schmidt-Rottluff hat durch die Erfahrungen mit Futurismus, Kubismus und in bedingter Weise auch durch die beginnende Beschäftigung mit afrikanischer Plastik eine neue Stilstufe seines Expressionismus erreicht.

Von Januar bis Mai 1913 lebt Schmidt-Rottluff vorwiegend in Berlin, ist aber zeitweilig auch in Hamburg. Am 27. Mai wird die Künstlergruppe »Brücke« offiziell aufgelöst. Pechstein war bereits 1912 ausgeschieden. Den äußeren Anlaß für die Auflösung gibt der von Kirchner verfaßte Text für die »Chronik KG Brücke«, mit dem Heckel, Schmidt-Rottluff und Otto Mueller nicht einverstanden sind. Im Grunde war der ehemals enge Zusammenhalt damals schon lange nicht mehr existent. Die einzelnen Künstler hatten sich mit ihrer Übersiedlung nach Berlin im Herbst 1911 individuell entwickelt und jeweils eigene Förderer und Sammler ihrer Kunst gefunden.

Wohl unmittelbar nach dem Bruch reist Schmidt-Rottluff nach Nidden auf die Kurische Nehrung. »In

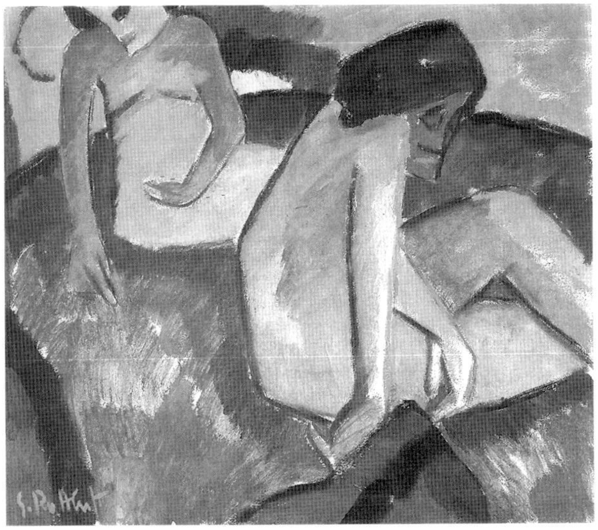

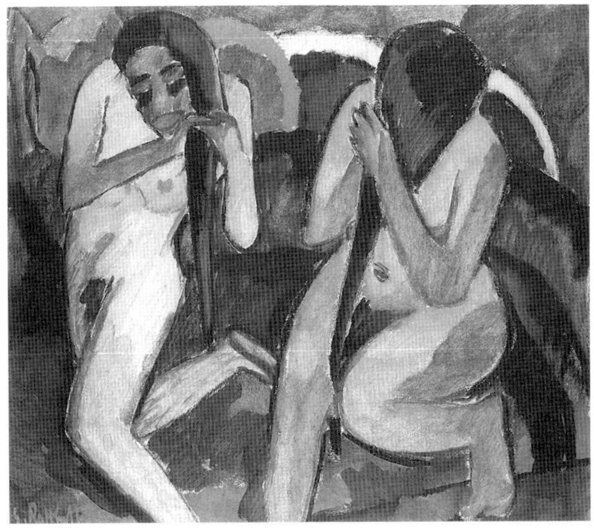

31 Zwei Frauen, 1912
Öl auf Leinwand,
76,5 × 84,5 cm
Tate Gallery, London

32 Nach dem Bade,
1912
Öl auf Leinwand,
87 × 95 cm
Staatliche Kunstsammlungen Dresden, Gemäldegalerie Neue Meister

diesem Jahr bin ich Dangast einmal untreu geworden u. bin nach der Kurischen Nehrung gegangen. Diesen riesig interessanten Winkel unseres Landes wollte ich schon lange kennenlernen«, schreibt er am 3. Juni 1913 an Theodor Francksen nach Oldenburg. Der mitten in der Natur, zwischen Haff und Ostsee gelegene, von Kiefern- und Birkenwäldern und riesigen Wanderdünen umgebene Ort war 1909 von Pechstein entdeckt worden. Schmidt-Rottluff wohnte wie Pechstein in einer Hütte am Strand, die dem Fischer Martin Sakuth gehörte. Hier konnte er fern von jeglicher Zivilisation ungestört arbeiten. Die neue, ursprüngliche Umgebung sollte ihn zu einer außergewöhnlichen Steigerung seiner Kunst führen. Die in Nidden geschaffenen Gemälde, Zeichnungen und Holzschnitte gehören zu den herausragenden Werken expressionistischer Kunst schlechthin.

Den Niddener Bildern vorausgegangen war ein zunehmend intensives Vertiefen in das Verständnis afrikanischer Plastik. Beleg hierfür sind verschiedene Gemälde, die Objekte afrikanischer Kunst – nämlich Pfeifenköpfe, eine Fruchtbarkeitspuppe und Schalen – als Motive vortragen: STILLEBEN MIT NEGERPLASTIK (Abb. 33), STILLEBEN MIT STRANDDISTELN (Abb. 34) und STILLEBEN MIT STRANDDISTEL (Abb. 35). In den Völkerkundemuseen in Dresden und vor allem Berlin konnte Schmidt-Rottluff die Eigenarten afrikanischer Kunst studieren, die sich von den Werken europäischer Plastik grundlegend unterscheiden. Afrikanische Plastiken stellen Analogien menschlicher Körper dar. Sie setzen die Natur in eine knappe Form um, die jedoch ihre Wesensart erfassen und in ihrer Funktion als Kultobjekt oder kultischer Gebrauchsgegenstand eine geheime Wirksamkeit entfalten soll. Afrikanische Plastik manifestiert sich in erster Linie als Gestaltgliederung von gewaltiger innerer Kraft. Schmidt-Rottluff hat das besondere Wesen afrikanischer Kunst, ihren Vitalismus, mit damals seltenem Verständnis erfaßt. Analog zur afrikanischen Plastik suchte er auch in seiner eigenen Bildsprache nach radikaler und ausschließlicher Form, die mit dem Ausdruck identisch sein sollte; der Begriff der inneren Kraft war bei ihm gleichfalls von entscheidender Bedeutung. Es ist vor allem die Stammeskunst der Elfenbeinküste, also des Schwarzen Afrika, die ihn fasziniert und deren besondere Suggestivkraft und formale Ausprägungen er seinem eigenen Schaffen zugänglich macht. Die Gemälde, die Schmidt-Rottluff in den Monaten Juni bis September in Nidden schafft, tragen zum erstenmal das Thema des Aktes in der Landschaft vor; es entstehen aber auch reine Landschaftsbilder. Wie aus einem Guß scheinen alle diese Gemälde. Schmidt-Rottluff hat zu neuer künstlerischer Selbständigkeit gefunden und produziert aus einem einzigartigen Schaffensdrang heraus. Seine Kunst wirkt wie befreit von allem Ballast des Jahres 1912.

Monumental gestaltet er die Akte, die entweder stehend oder liegend wiedergegeben sind zwischen Dünen oder zwischen Bäumen und Sträuchern

33 Stilleben mit Negerplastik, 1913
Öl auf Leinwand,
73 × 68,3 cm
Museum Ludwig, Köln

34 Stilleben mit Stranddisteln, 1912
Öl auf Leinwand,
76,5 × 91 cm
Kunsthalle Bremen

35 Stilleben mit Stranddistel, 1912
Öl auf Leinwand,
76,5 × 91 cm
Privatbesitz

36 Drei rote Akte, 1913
Öl auf Leinwand,
98 × 106,5 cm
Staatliche Museen zu Berlin, Nationalgalerie

37 Sommer, Akte im Freien, 1913
Öl auf Leinwand,
88 × 102,2 cm
Sprengel Museum Hannover

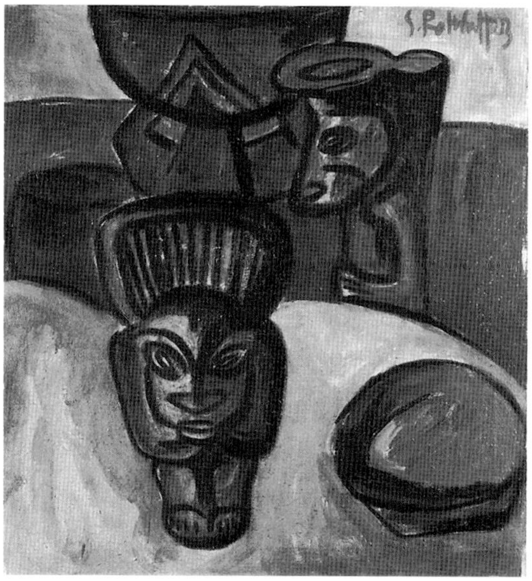

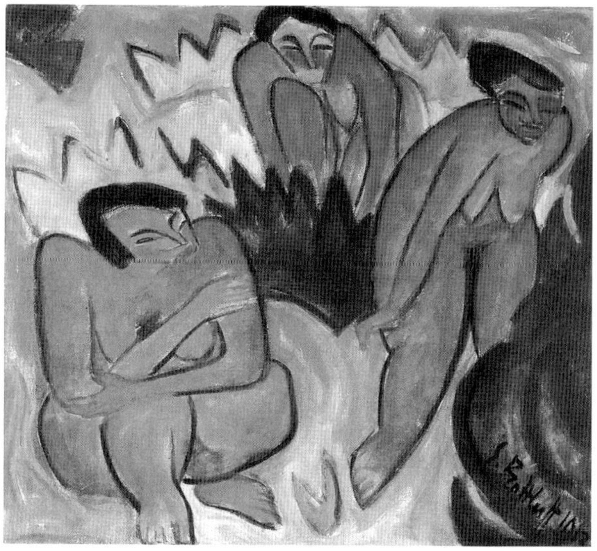

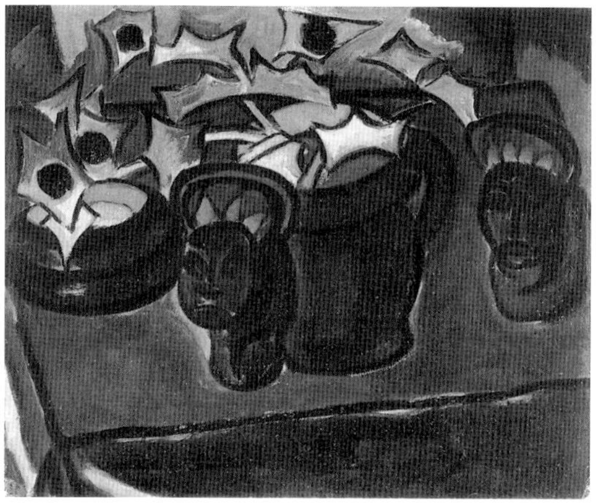

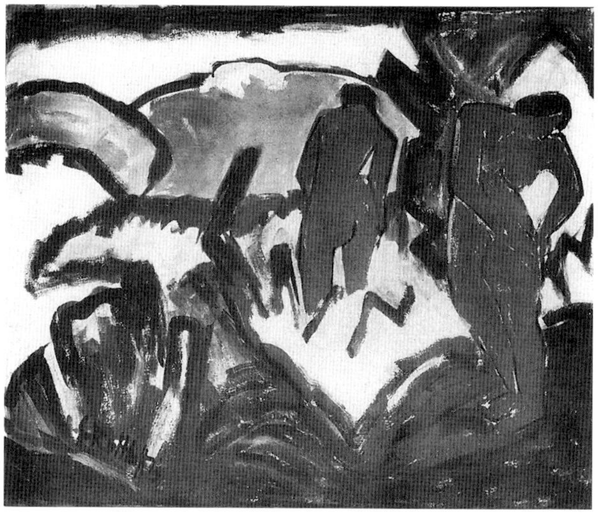

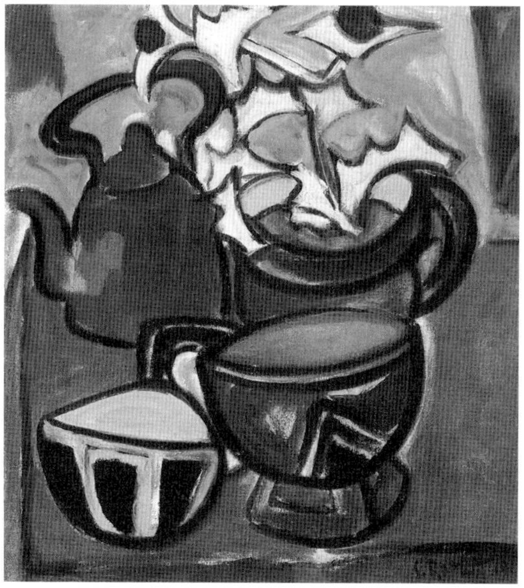

(Abb. 36, 37, Tafel 14). Sie sind ebenso rudimentär erfaßt wie die Umgebung. Die Natur wird von Schmidt-Rottluff in knappe, klare Formen umgewandelt. Oft nehmen die Akte die ganze Höhe der Leinwand ein; sie beherrschen monumental die Komposition. Kräftige Konturen versetzen die Formen in Schwingung. Bewegung antwortet auf Gegenbewegung: der Eindruck von Plastizität wird erweckt. Völlig unabhängig von der Orientierung an der Wirklichkeit verändert Schmidt-Rottluff Proportionen, Farbgebung und Form. Die Köpfe sind mitunter ganz klein, die Körper dafür um so gewaltiger gegeben. Das Inkarnat glüht in kräftigem Rot-Orange. Diese Akte drücken Lebensfreude und Sinnlichkeit aus. Sie wirken wie kreatürliche Wesen, wie feste Bestandteile

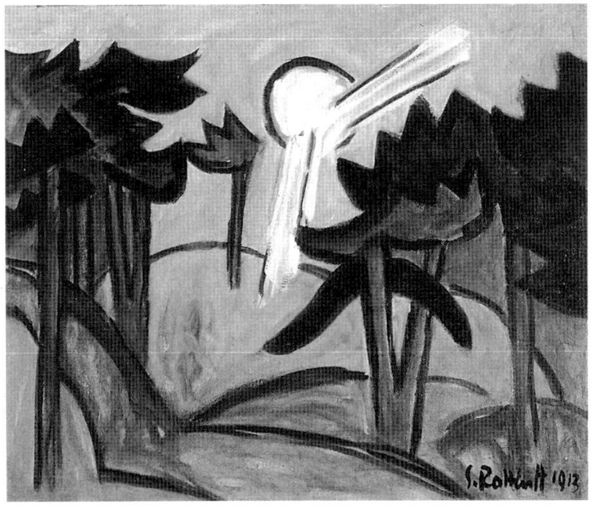

38 Sonne im Kiefernwald, 1913
Öl auf Leinwand,
76 × 89,5 cm
Sammlung Thyssen-Bornemisza

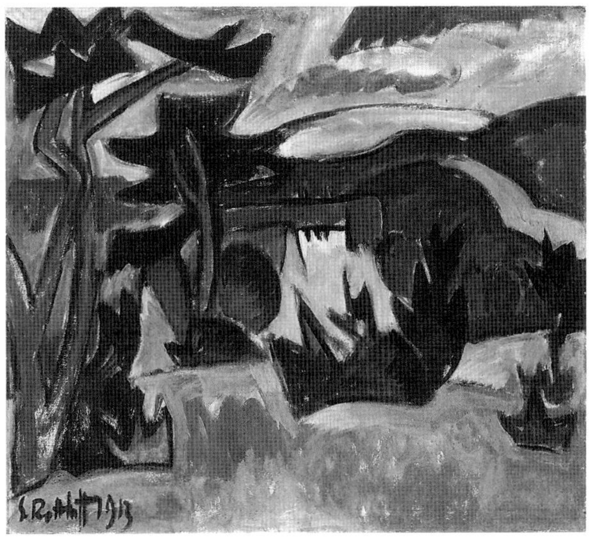

39 Nehrungslandschaft, 1913
Öl auf Leinwand,
87 × 95 cm
Sammlung Buchheim

der sie umgebenden wilden Landschaft. Schmidt-Rottluff gelingt hier auf großartige Weise die Synthese von Ausdruck und Form. Vitalität und Expressivität sind eins. Wie die afrikanische Plastik definieren sich seine Figuren, indem ihr Vitalismus, den sie ausstrahlen, aus dem Formalismus ihres Erscheinungsbildes resultiert. Proportionsverschiebungen, die einen formalen Rhythmus produzieren, dienen der Sichtbarmachung der inneren Kraft. Diese Kraft wird zum festen Bestandteil der ästhetischen Wirkung.

Eine radikale formale Verknappung kennzeichnet auch die Landschaftsbilder. Höhepunkt sind Gemälde wie SONNE IM KIEFERNWALD (Abb. 38) und NEHRUNGSLANDSCHAFT (Abb. 39). Wie in den Aktbildern wird auch hier die Natur in große Zeichen umgewandelt, erfüllt von Symbolgehalt. So scheinen die Bäume wie Analogien von geistigen Kräften.

Parallel zu den Ölbildern hat Schmidt-Rottluff in Nidden auch die Technik der Tuschpinselzeichnung nach längerer Unterbrechung wieder für sich entdeckt. Aus kräftigen Konturen aufgebaut, wird der Akt zu noch größerer Eindringlichkeit gesteigert (Tafel 145). Die Köpfe sind mitunter überdimensional, die weiblichen Körperformen extrem herausgearbeitet, als solle das Wesenhafte des Weiblichen schlechthin erfaßt werden. Schmidt-Rottluff gestaltet seine Akte hier als Symbole, als Metaphern für Fruchtbarkeit, für gesteigerte Erotik. Und auch im Holzschnitt, der einzigen 1913 ausgeübten Drucktechnik, ist die neue Ausdrucksweise spürbar. Hier dominieren ebenfalls Akte und Landschaften, denen dieselbe Wucht des Ausdrucks eigen ist (Tafel 212-214). Von Ende 1913 datiert ein Brief Schmidt-Rottluffs an seinen Sammler Gustav Schiefler, in dem er sich in seltener Weise über die Intentionen seiner letzten Arbeiten, vorzugsweise seiner Holzschnitte, äußert: »Ich würde Ihnen ja gern ›Erläuterndes‹ zu den neuen Sachen sagen, wenn ich selber nicht zu sehr davon überzeugt wäre, daß es ein Unding ist, ganz davon abgesehen, daß Ihnen kaum damit geholfen ist. Außerdem verliere ich mich bei allen gedanklichen Auseinandersetzungen leicht in vage Gebiete, was mir bei der bildnerischen Tätigkeit so leicht nicht passiert, da habe ich eine fast reale Welt unter den Fingern. Ich bin verschiedentlich zu einer Steigerung der Form gekommen, die zwar den naturwissenschaftlich gefundenen Proportionen widerspricht, die aber in ihren geistigen Beziehungen ausgeglichen und proportioniert ist. Köpfe habe ich oft im Verhältnis zu den anderen Körperformen ins Ungeheure gesteigert, als einen Sammelpunkt aller Psyche, allen Ausdrucks. Aber alle anderen Körperformen tendieren in ihren geistigen Bewegungen nach dem Kopf, sammeln sich darin und so wächst die Form ganz von selbst ins Große. Es ist nicht anders mit den Brüsten. Sie sind ein erotisches Moment. Aber ich möchte es loslösen von der Flüchtigkeit des Erlebnisses, gewissermaßen eine Beziehung herstellen zwischen dem Kosmischen und dem irdischen Augenblick. Vielleicht kann man sagen, es ist eine ins

40 Akt, 1914
Öl auf Leinwand
90,5 × 76 cm
Privatbesitz

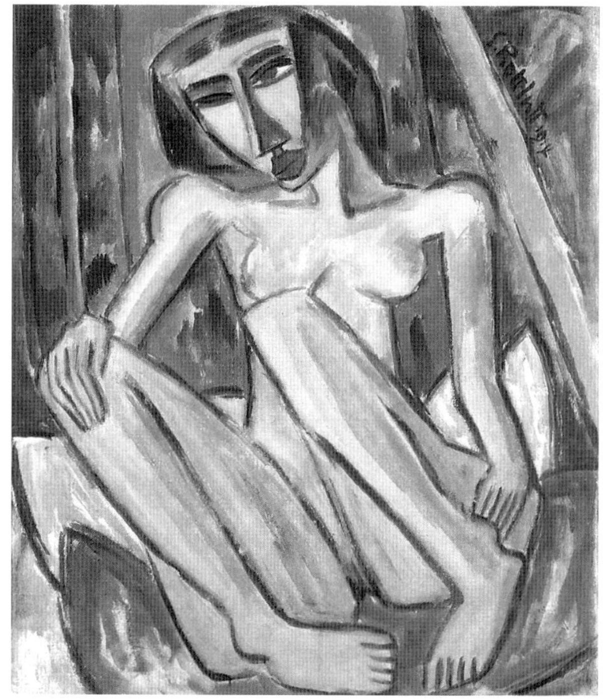

Transzendentale gesteigerte Erotik. Das klingt in unserer mit Zynismen durchsetzten Zeit etwas mystisch, aber was uns so im Laufe der Zeit an Kunst der Vergangenheit übriggeblieben ist – Ägypten, Michelangelo, – was diesen ihre Unvergänglichkeit verleiht: es ist das Erlebnis transzendentaler Dinge im Irdischen.«[14]

Vor und nach dem Ersten Weltkrieg

Im Dezember 1913 fand in Berlin in der »Neuen Galerie« wohl unmittelbar nach der 6. Ausstellung der »Neuen Secession«, an der Schmidt-Rottluff mit 7 Gemälden, 2 Holzschnitten und 2 Zeichnungen seiner jüngsten Produktion beteiligt war, eine bisher in der Literatur kaum beachtete Ausstellung statt mit Werken von Picasso und mit Negerplastiken. Man muß davon ausgehen, daß Schmidt-Rottluff diese Ausstellung gesehen hat, denn nach der Rückkehr aus Nidden verbrachte er den Rest des Jahres in Berlin. Es handelte sich um die erste große Einzelausstellung Picassos in Berlin und um die erste große Ausstellung afrikanischer Plastik: Laut Katalog wurden 53 Gemälde und 13 Zeichnungen Picassos aus den Jahren 1907 bis 1913 gezeigt sowie eine nicht bekannte Anzahl von Negerplastiken; der Besuchererfolg dieser Ausstellung muß beachtlich gewesen sein.

Bei Schmidt-Rottluff wird nun das Figurenthema immer wichtiger; die über viele Jahre hinweg dominierende Landschaft tritt völlig in den Hintergrund. Es ist davon auszugehen, daß die erneute unmittelbare Konfrontation mit afrikanischer Kunst Schmidt-Rottluffs Erarbeiten eines zunehmend haptischen Stils verstärkte. Sicherlich waren aber auch die Werke Picassos nicht ohne Wirkung auf ihn; zumindest die Reduzierung auf dunklere Töne, das Ende 1914 und 1915 Vorherrschen monochromer Farbwerte mag hierauf zurückzuführen sein. Picassos Aufsplittern der Formen und ihre Neubewertung in der Zweidimensionalität der Bildfläche interessierten Schmidt-Rottluff nach wie vor nicht. Nach den emotionsgeladenen, spontanen Bildern des Niddener Aufenthalts erfolgt nun ein kalkuliertes Erfassen des Bildmotivs. 1914 ist es auch nicht mehr nur der Akt, sondern der bekleidete Mensch, mit dem sich Schmidt-Rottluff auseinandersetzt. Die Menschen werden nun zu Personifikationen des Melancholischen, Nachdenklichen. Sie verharren still, warten, so als hätten sie eine leidende Situation zu bewältigen. Schmidt-Rottluff gibt einer neuen geistigen Vision Gestalt. Die Bilder scheinen wie eine Vorahnung des Krieges. Im Werk von Heckel tauchen bereits 1912/13 Kranke, Leidende oder auch Genesende auf, während Kirchner 1913/14 das Morbide der Gesellschaft einfängt, sich Kokotten und Gestalten im Zwielicht als Motiv wählt. Auch in der Literatur und Dichtung der Zeit sind vergleichbare Tendenzen greifbar.

Stilistisch dringt Schmidt-Rottluff 1914 zu einer stereometrischen Gestaltungsweise vor, zu einer asketischen Formreduzierung, die den bisher auf der geschwungenen Linie aufgebauten Volumenstil weiterführt. Formveränderungen, Formstilisierungen und -verzerrungen, wie sie in der afrikanischen Plastik anzutreffen sind, werden von Schmidt-Rottluff aufgegriffen und dem eigenen Schaffen zugänglich gemacht. Die Köpfe seiner Figuren sind jetzt generell überproportioniert gegeben, Gliedmaßen und Körper verkümmert. Die Kunst des Reduzierens und gleichzeitigen Steigerns des Ausdrucks findet eine vollkommene Lösung. Ein Gemälde wie AKT (Abb. 40) zeigt die Ausbildung dieses neuen Stils. Analog zur afrikani-

[14] Zitiert nach Karl Brix, op. cit. (Anm. 1), S. 329-330.

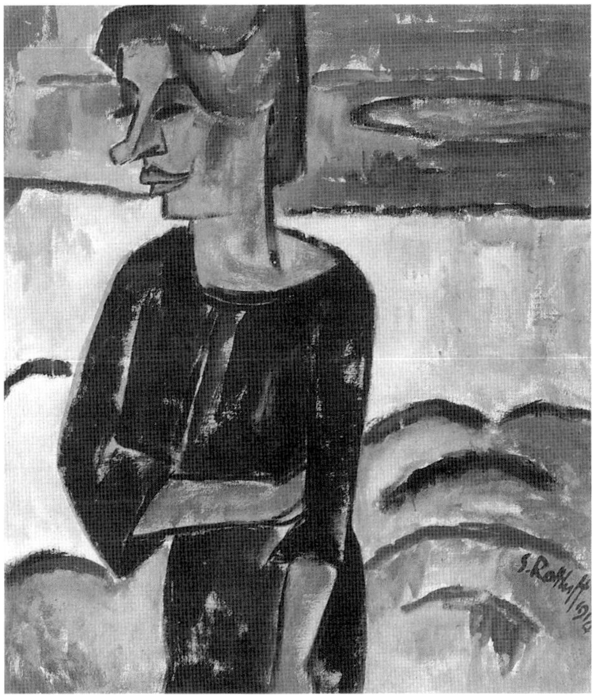

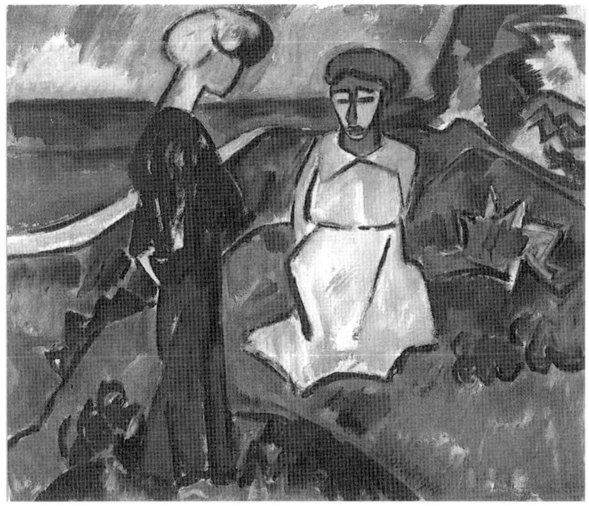

41 Frau am Meer, Hohwacht, 1914
Öl auf Leinwand,
84 × 76 cm
Privatbesitz

42 Frauen am Meer, 1914
Öl auf Leinwand,
87 × 101 cm
Kaiser Wilhelm Museum,
Krefeld

schen Plastik steigert Schmidt-Rottluff die in der Natur wurzelnde Form zu einer Bildform. Dieses Stilwollen legitimiert jegliches Deformieren des Körpers. Im März 1914 wird in der Zeitschrift »Kunst und Künstler« eine Antwort Schmidt-Rottluffs auf die Umfrage »Das neue Programm« abgedruckt. Es ist eine der wenigen Äußerungen Schmidt-Rottluffs zu seiner Auffassung von Kunst. Wie Heckel drückt auch er sich eher zurückhaltend aus, doch definiert er eindeutig die Motivation für sein Schaffen: »Ich kenne kein ›neues Künstlerprogramm‹: Ich weiß auch absolut nicht, was das sein könnte. Wenn man überhaupt von etwas derartigem wie einem ›Kunstprogramm‹ sprechen könnte, so ist das meiner Meinung nach uralt und ewig dasselbe. Nur daß Kunst sich immer wieder in neuen Formen manifestiert, da es immer wieder neue Persönlichkeiten gibt – ihr Wesen kann sich, glaube ich, nie ändern. Möglich, daß ich mich täusche. Aber von mir weiß ich, daß ich kein Programm habe, nur die unerklärliche Sehnsucht, das zu fassen, was ich sehe und fühle, und dafür den reinsten Ausdruck zu finden. Ich weiß nur noch, daß das Dinge sind, denen ich mit den Mitteln der Kunst nahe kommen kann, aber weder gedanklich noch durch das Wort. Im Stillen und ganz privatim bin ich sogar der Meinung, daß sich über Kunst überhaupt nichts sagen läßt. Bestenfalls ist alles Gesagte nur wieder eine Umschreibung, eine Umdichtung – ja – und das Dichten überlasse ich den Berufenen.«

Auf den Sommeraufenthalt, den Schmidt-Rottluff von Juni bis August 1914 in Hohwacht an der Ostseeküste verbringt, geht eine Anzahl von Gemälden mit bekleideten Frauen am Strand zurück. In Bildern wie FRAU AM MEER, HOHWACHT (Abb. 41) oder FRAUEN AM MEER (Abb. 42) verharren die Figuren wortlos in Betrachtung der Natur. Die Freude am Dasein ist einer Einkehr nach innen gewichen. Tragische Stimmung, die Sehnsucht nach dem Unbekannten, die Erwartung von etwas, das unausweichlich kommen wird, werden sichtbar gemacht.

Gleiche Motive wie in der Malerei tauchen auch im Holzschnitt auf. Auch hier gelingen Schmidt-Rottluff Kunstwerke von tiefer Eindringlichkeit. Das Holzschnittschaffen erfährt in den Jahren 1914 bis 1916 einen absoluten Höhepunkt, der dann in den Arbeiten von 1918 seine Fortsetzung findet. Das Streben nach Plastizität ist hier ebenfalls greifbar. Schmidt-Rottluff schneidet tief in das Holz hinein und arbeitet scharfe Kontraste heraus. Am Anfang des Jahres 1914 stehen seine Darstellungen müßiger Akte und Hetären (Tafel 218). Voluminös, zu eckigen Formen tendierend, sind diese Figuren erfaßt. Auf fast brutale Weise, mit krassen Deformierungen, wird ihre elementare Sinnlichkeit herausgestellt. Die Inspiration durch afrikanische Plastik ist offensichtlich. Schmidt-Rottluff weist sogar selbst darauf hin, indem er afrika-

43 Grünes Mädchen, 1915
Öl auf Leinwand, 85 × 76 cm
Staatliche Museen zu Berlin, Nationalgalerie

44 Frau bei der Toilette, 1915
Öl auf Leinwand, 91 × 76,5 cm
Hamburger Kunsthalle

45 Frau mit Tasche, 1915
Öl auf Leinwand, 95,5 × 87,5 cm
Tate Gallery, London

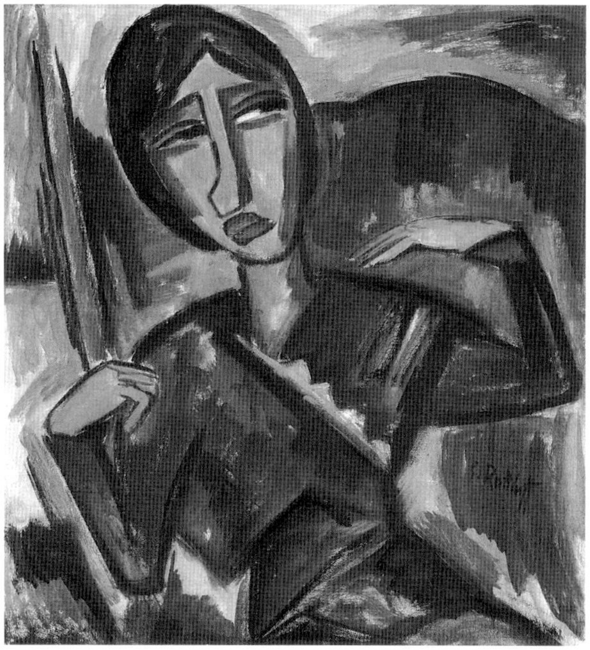

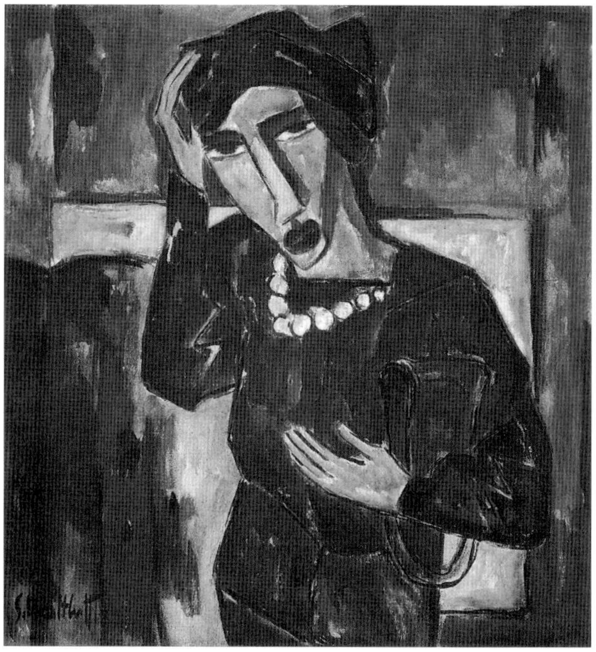

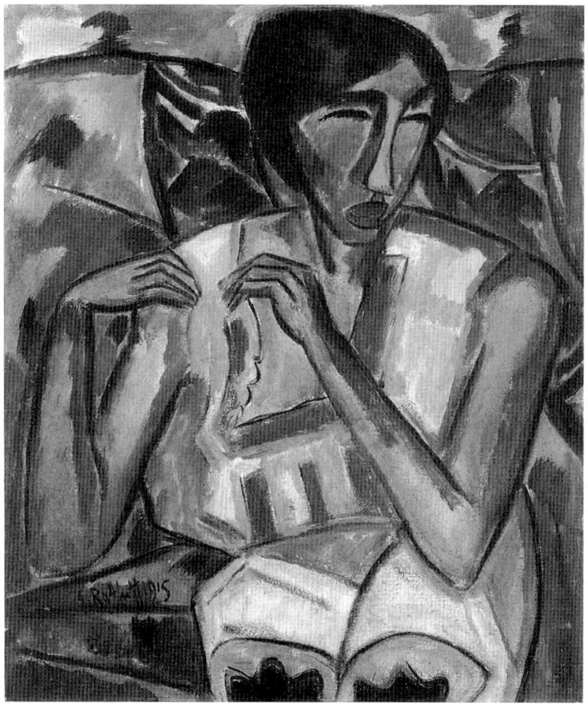

nische Masken in den Darstellungen auftauchen läßt. Von gewaltiger Wucht sind die ebenfalls großformatigen Holzschnitte bekleideter Figuren sowie die Portraits (Tafel 215, 216). Harte Kontraste, große schwarze Flächen, in die das Messer tiefe Schraffuren einschneidet, bestimmen den Ausdruck.

1915 gelingen Schmidt-Rottluff auch in der Malerei mehrere überzeugende Bildnisdarstellungen: GRÜNES MÄDCHEN (Abb. 43), FRAU BEI DER TOILETTE (Abb. 44), HANDSCHUHANZIEHENDE, BILDNIS LYONEL FEININGER oder auch FRAU MIT TASCHE (Abb. 45), ein Portrait Rosa Schapires. Die Farbgebung ist dunkel, Brauntöne dominieren; alles ist auf die Herausarbeitung der Form konzentriert. Unbeweglich und verhärtet, unfähig äußerer Regungen wirken die Figuren. Sie sind tektonisch aufgefaßt, die Einzelformen sind plastisch isoliert. Dünne Arme, langgezogene Hände, eine gesuchte Gestik sind auffallend. Besonders aber die Art, wie Schmidt-Rottluff die Gesichter baut, kann die afrikanischen Vorbilder nicht verleugnen. Schlitzartige Augen, der kantige, zur Dreiecksform tendierende Kopf und vor allem die stegartige, gebogene Nase, die von den »Sprungschanzennasen« afrikanischer Masken herrührt, sind eindeutige Hinweise.

Am 12. Mai 1915 erhält Schmidt-Rottluff die Einberufung zum Kriegsdienst. Er gehört zu einem Armierungsbataillon und wird in Litauen, im russischen Nordwesten eingesetzt, im Gebiet um Wilna und Kowno, wo er bis zum Ende des Krieges bleibt. Zuerst ist er direkt an der Front, hebt u. a. Schützengräben aus und baut Unterstände. Dann wird er dank der Vermittlung des Dichters Richard Dehmel im

Oktober 1916 zum »Buchprüfungsamt der Presse-Abteilung im Stab Ober-Ost in Kowno« abkommandiert. Vereinzelt entstehen jetzt wieder Holzschnitte (Tafel 226, 227). 1917 schneidet Schmidt-Rottluff seine erste religiöse Darstellung **DIE HEILIGEN DREI KÖNIGE** (Tafel 231), und er beginnt mit der Arbeit an der Holzschnittmappe **KRISTUS**, die im Dezember 1918 nach seiner Entlassung aus dem Kriegsdienst mit 9 Blättern im Kurt Wolff-Verlag erscheint (Tafel 232-234). Diese Mappe ist der Auftakt zu einer erneuten intensiven Beschäftigung mit dem Holzschnitt. Bis Ende 1919 entstehen 70 Arbeiten, die etwa ein Viertel seines gesamten Holzschnittwerks ausmachen. Formal knüpft Schmidt-Rottluff an seinen Stil von 1914 an, doch vereinfacht er die Form noch stärker, ist zu noch radikaleren Deformierungen bereit und kann den Ausdruck ein weiteres Mal steigern. Es entstehen Holzschnitte, die zu den künstlerisch herausragendsten Arbeiten Schmidt-Rottluffs gehören, so das **MÄDCHEN AUS KOWNO** (Tafel 235), **JÜNGER** (Tafel 234) oder **RUSSISCHE LANDSCHAFT MIT SONNE** (Tafel 237). Die religiösen Themen, die als Resultate seiner Kriegserlebnisse Formulierungen für Brüderlichkeit, Duldsamkeit und Gewaltlosigkeit sind, verschwinden nach 1919 wieder aus seinem Schaffen.

1916/17 gestaltet Schmidt-Rottluff analog zur Wiederaufnahme des Holzschnitts seine ersten vollplastischen Arbeiten. Es handelt sich in erster Linie um aus Holz geschnitzte Köpfe und Masken, wie aber auch ganzfigurige Akte und bekleidete Figuren entstanden sind, die eine bis 1921 andauernde Auseinandersetzung mit der Plastik bedeuten. Die Plasiken sind Schmidt-Rottluffs logische Weiterentwicklung seines stereometrischen Vorkriegsstils. Schon in den 1914 und 1915 geschaffenen Holzschnitten und Gemälden wirkten die Köpfe und Körper seiner Figuren wie aus Holz herausgearbeitet. Wie diese Arbeiten, so müssen auch die Holzplastiken vor dem Hintergrund der Kenntnis afrikanischer Kunst gesehen werden. 1915 war außerdem das grundlegende Buch »Negerplastik« von Carl Einstein erschienen, das Schmidt-Rottluff besaß und aus dem er seine Anregungen nahm. Dieses Buch war das erste überhaupt zu diesem Thema. Es ist nicht auszuschließen, daß Schmidt-Rottluff Einstein auch persönlich kannte. Beide arbeiteten vor dem Krieg für die von Franz Pfemfert herausgegebene Zeitschrift »Die Aktion«. Auch an dem Zustandekommen der parallel zu den Werken Picassos gezeigten Ausstellung der Negerplastiken in der »Neuen Galerie« war Carl Einstein vermutlich beteiligt.[15]

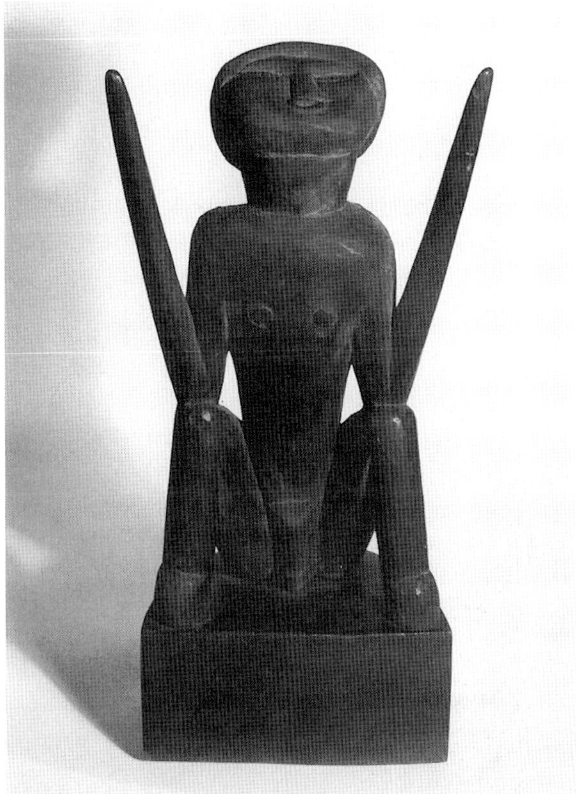

46 Adorant, 1917
Holz, bemalt,
37,5 × 18,1 × 10,2 cm
Städelsches Kunstinstitut
Frankfurt a. M.

Zwei der 1917 entstandenen Köpfe befinden sich heute im Besitz des Brücke-Museums: **BLAUROTER KOPF (PANISCHER SCHRECKEN)** (Tafel 293) und **GRÜNER KOPF** (Tafel 292). Schmidt-Rottluff findet hier eine eigenständige Form analog der Ausdrucksweise afrikanischer Stammeskunst. Die Köpfe sind sorgfältig aus dem Holz herausgearbeitet. Während der **BLAUROTE KOPF** mit der konkav geschwungenen Gesichtsform, den runden Augen, der organisch geformten Frisur, der nach vorn gebogenen Nase und der runden Mundöffnung eine gewisse Dynamik besitzt, ist der **GRÜNE KOPF** stark blockartig aufgefaßt. Wie im Relief sind Haartracht, Augen, Nase und Lippen gegeben. Zu den ganzfigurigen Arbeiten des Jahres 1917 gehört der **ADORANT** (Abb. 46), der in seiner formalen Art wieder ganz anders, aber ebenso

[15] Vgl. hierzu auch: John Richardson, Picasso und Deutschland vor 1914, in: Kunst des 20. Jahrhunderts, 20 Jahre Wittrock Kunsthandel, 20 Werke, Düsseldorf o. J., S. 19.

47 Juniabend, Hohwacht, 1919
Öl auf Leinwand,
86,5 × 100 cm
Kunstmuseum Düsseldorf

48 Selbstbildnis mit Cigarre, 1919
Öl auf Leinwand,
73 × 65 cm
Museum Wiesbaden

eigenwillig ist. Wie die Köpfe belegt der ADORANT Schmidt-Rottluffs starke Reaktion auf den Aufbau afrikanischer Plastik. Doch wird die vorgegebene Form auf äußerst erfinderische Weise variiert. So bringt denn auch der Hinweis auf bestimmte Vorbilder – die in Einsteins Buch durchaus zu finden wären – nur eine mittelbare Annäherung an Schmidt-Rottluffs Werke. Was er der afrikanischen Kunst entnommen hat, ist die Intensivierung der Aussage, die Identität von Gehalt, Aussage und Ausdruck sowie die Art, diesen bildimmanenten Ausdruck zu steigern. Trotz der Eigenständigkeit seiner Plastiken, wozu auch die farbige Fassung gehört, hatte Schmidt-Rottluff gegen die direkte Konfrontation seiner eigenen Werke mit afrikanischer Kunst nichts einzuwenden. Im Frühjahr 1920, in einer Einzelausstellung in der Kestner-Gesellschaft Hannover, sind neben seinen Gemälden, Aquarellen, Druckgraphiken und Plastiken gleichzeitig auch Werke afrikanischer Kunst zu sehen. Im Katalogvorwort weist Paul Erich Küppers auf die engen Verbindungen hin: Auch in Schmidt-Rottluffs Kunst ist für ihn »wieder dies Ringen um das Göttliche lebendig«, das ein vorrangiges Kennzeichen primitivistischer Kunst ist.

Noch ein anderer Aspekt mag Schmidt-Rottluff an der afrikanischen Plastik fasziniert haben: die kultische bzw. religiöse Komponente. In seinem Buch über die »Negerplastik« hat Einstein ein Kapitel »Religion und afrikanische Kunst« betitelt. Er schreibt hier: »Die Kunst des Negers ist vor allem religiös bestimmt. Die Bildwerke werden verehrt, wie bei irgendeinem antiken Volke. Der Verfertiger arbeitet sein Werk als die Gottheit oder ihr Bewahrer, das heißt, er besitzt von Beginn an Distanz zum Werk das der Gott ist oder ihn festhält. Seine Arbeit ist entfernte Adoration und somit das Werk a priori etwas Selbständiges, mächtiger als der Verfertiger …«[16] Die religiösen Holzschnitte entstehen zur gleichen Zeit wie die Holzplastiken. Eine Wechselbeziehung ist naheliegend. 1920 datieren die letzten Holzplastiken Schmidt-Rottluffs, wozu auch das Relief TRAUERNDER (Tafel 295) und der ARBEITER MIT BALLONMÜTZE (Tafel 294) gehören. Insgesamt hat Schmidt-Rottluff in den Jahren 1915/16 bis 1920 mindestens 40 Plastiken geschaffen.[17]

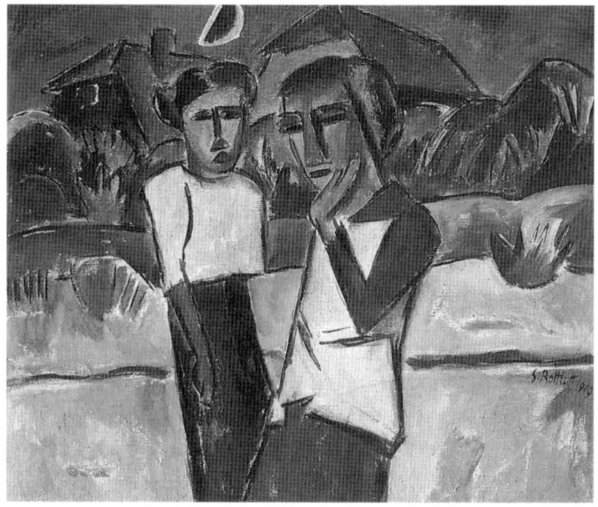

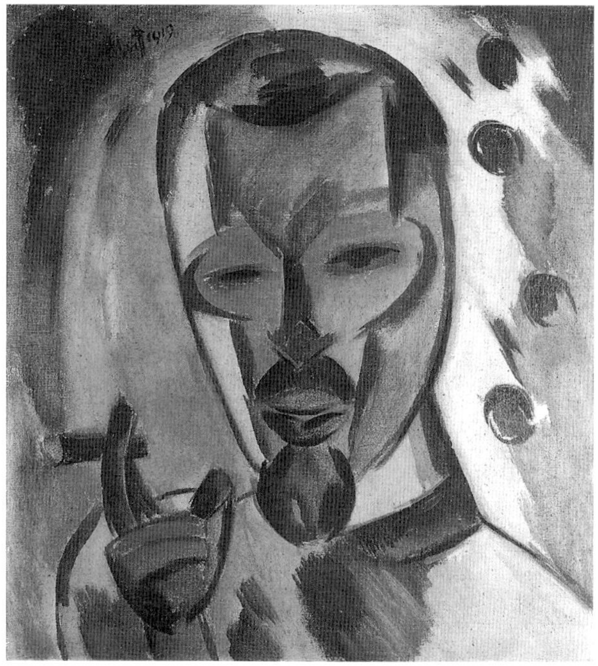

1919 verbringt Schmidt-Rottluff die Sommermonate wie schon 1914 in Hohwacht an der Lübecker Bucht. Die Gemälde, die hier entstehen, besitzen einen offeneren, freieren Charakter als vor dem Krieg. Die strenge Stereometrie wird gelockert, die Farbgebung ist freundlicher. Für zahlreiche Bilder stehen dem Künstler seine Frau Emy, die er 1918 geheiratet hatte, und seine Schwester Gertrud als Modelle zur Verfügung. JUNIABEND, HOHWACHT (Abb. 47) ist ein Werk, das den Stilwandel dokumentiert. KÄMMENDES MÄDCHEN (Tafel 16) zeigt ebenfalls, daß die Farbe nun eine neue Rolle zu spielen beginnt. Komplementärkontraste füllen in changierenden Abstufun-

16 S. XIII.
17 Vgl. hierzu Gerhard Wietek, Karl Schmidt-Rottluff, in: Ausst.-Kat. Skulptur des Expressionismus, Josef-Haubrich-Kunsthalle Köln, 1984, S. 172.

gen die einzelnen, von der kantigen zu einer weicheren Formensprache tendierenden Flächen. Auch das berühmte SELBSTBILDNIS MIT CIGARRE (Abb. 48) zeigt den neuen künstlerischen Aufbruch Schmidt-Rottluffs. Der farbige, Räumlichkeit suggerierende Flächenstil der nächsten Jahre kündigt sich hier bereits an.

Die zwanziger Jahre

In den Jahren 1919/1920 war der Expressionismus Allgemeingut geworden. Zahlreiche Künstler der jüngeren Generation griffen den Stil auf und waren bemüht, ihn vor dem Hintergrund der sozialen und gesellschaftlichen Probleme der ersten Phase der Weimarer Republik neu zu interpretieren. Vor allem eine seelisch-geistige Dimension expressionistischer Kunst kristallisierte sich schon bald heraus, in deren Mittelpunkt der Mensch als einzelnes und soziales Wesen trat. Aus einem neuen Weltgefühl heraus wurde jetzt der Mensch geformt. Die Kunst wollte einen anderen Anspruch verfolgen als nur Ausdruck äußerlicher Handfertigkeit zu sein; sie sollte mehr bieten als unreflektiert-schwärmerische Interpretation einer inneren Empfindung. Ein neuer, gesellschaftlich und politisch engagierter Kunstgeist setzte eine neue Auffassung von Kunst voraus. Zusammenschlüsse wie die »Novembergruppe« oder der »Arbeitsrat für Kunst« entstanden, die enthusiastisch eine Menschenverbrüderung, einen weltumgreifenden Sozialismus proklamierten. Dieser neue Schwerpunkt wird auch im Schaffen von Schmidt-Rottluff greifbar. Schon die 1919 in Hohwacht entstandenen Figurenbilder deuten darauf hin. 1920 verbringt der Künstler erstmals die Sommermonate in dem kleinen Fischer- und Bauerndorf Jershöft an der Ostseeküste in Hinterpommern. Der abgeschiedene Ort bot ihm die notwendige Ruhe zum Arbeiten, die er in dem immer stärker besuchten Hohwacht nicht mehr finden konnte. Bis 1931 sollte er alljährlich nach Jershöft zurückkehren.

Die bevorzugten Motive, die Schmidt-Rottluffs Schaffen nun bis etwa 1924 bestimmen, gehen auf die Aufenthalte in Jershöft zurück. Bilder mit Arbeitern, Handwerkern, Bauern oder Fischern folgen der Tendenz der Zeit, Menschliches, Gesellschaftliches und Geistiges zu verschmelzen. Parallel zu den Figurenbildern entstehen allerdings auch Landschaften. Inhaltlich setzt Schmidt-Rottluff völlig neu an. Stellten die 1915 und 1919 geschaffenen Portraits bzw. die Darstellungen bekleideter Figuren Menschen aus seinem Bekannten- und Freundeskreis dar, so wird nun der Mensch schlechthin bei der Verrichtung seiner täglichen Arbeit, bei der Ausübung seines Berufs eingefangen. Das Figurenbild Schmidt-Rottluffs verliert den privaten Charakter und wird allgemeingültig. Diese neue ikonographische Ausrichtung verläuft parallel zu einer neuen Ausprägung der Form- und Farbensprache. Schmidt-Rottluff führt in den nun entstehenden, ausdrucksstarken Arbeiten seine unterschiedlichen Stilphasen expressionistischer Kunst zu einer Synthese. Gemälde wie HANDWERKER AM HAUS (Tafel 18), DIE ZUGBRÜCKE (Tafel 19) und SPAZIERGANG (Tafel 20) gehören zu den stiltypischen Werken, die Schmidt-Rottluff bis Mitte der zwanziger Jahre hervorbringt. Besonders hervorzuheben ist jedoch das Gemälde FISCHERSONNTAG (Tafel 21), das Hauptwerk aus der Reihe der Arbeiter- und Handwerkerbilder. Die Monumentalität, die Kirchner schon bei den frühen, 1906 auf Alsen geschaffenen Gemälden Schmidt-Rottluffs zu erkennen glaubte, wie er es in der »Chronik KG Brücke« formuliert, ist in allen diesen Werken wieder deutlich greifbar. Großzügige, vereinfacht wiedergegebene Formen und große Flächenzonen bestimmen den Charakter der Komposition. Schmidt-Rottluff erfaßt die Umrisse der Figuren und Gegenstände mit raschem, beinahe skizzierendem Pinselstrich. Fast immer sind die Konturen in Schwarz angelegt. Innerhalb der flächenbestimmenden Begrenzungen entwickelt die Farbe ein Eigenleben. Es sind immer wieder dieselben Töne, die nun bevorzugt eingesetzt und zu einem harmonischen Ganzen verschmolzen werden. Ein kräftiges Blau, ein olivfarbenes Ocker und ein Rotbraun dominieren. Die Figuren und Gegenstände nehmen mitunter willkürliche Formen an, die expressiv gesteigert sind. Der Begriff »Ausdruckshieroglyphe« läßt sich anwenden. Die Komposition ist nun fest gefügt, die Formen scheinen tekto-

49 Schwertlilien, 1925
Öl auf Leinwand,
90 × 76,5 cm
Brücke-Museum Berlin

nisch aufgebaut. Schmidt-Rottluff arbeitet nicht mit Tiefenräumlichkeit, er respektiert die Zweidimensionalität der Bildfläche und läßt alles sich in der Fläche abspielen. Räumlichkeit wird durch den Übereinanderbau der einzelnen Bildteile erzielt. Er entwickelt in den Arbeiter-, Handwerker- und Fischerbildern eine farbige Flächenmalerei, die seiner Kunst neue Impulse verleiht. Zonen reiner Farbigkeit greifen ineinander und versetzen die Oberfläche in einen schwingenden Rhythmus. Mitunter scheinen sich die Formen sogar in der Farbfläche aufzulösen. Auch die schwarzen Konturen sind verschiedentlich ambivalent: sie können unterschiedlichen Formgebilden zu deren Definition zugeordnet werden. Schmidt-Rottluff erreicht einen hohen Grad an formaler und farblicher Abstraktion, wobei er jedoch den Bezug zur sichtbaren Wirklichkeit nicht verläßt. Will Grohmann hat in seiner 1956 erschienen Monographie über Schmidt-Rottluff die 1921 bis 1923 geschaffenen Werke mit der Kapitel-Überschrift »Farbige Fläche und Zonenmalerei« charakterisiert.

Die neue Stilausprägung findet sich auch im Aquarellschaffen Schmidt-Rottluffs, das 1921 nach längerer Unterbrechung vehement einsetzt und das Gemäldeschaffen nun bis zur Aufgabe der Malerei im Jahr 1964 gültig ergänzt und bereichert. Der farbige Flächenzonenstil bestimmt auch bei den Aquarellen die Bildsprache. Auch hier gelten dieselben Kriterien wie für die Gemälde. Es findet sich ebenfalls der vertikal orientierte Aufbau der Komposition und der dünne, leichte Farbauftrag. Bei genauer Betrachtung könnte der Flächenzonenstil seinen Ursprung sogar im Aquarell haben und vom Künstler auf das Gemäldeschaffen übertragen worden sein. Der Aquarellstil hätte somit auf den Gemäldestil eingewirkt; denn tatsächlich erscheinen die Gemälde in der Schwarzweiß-Reproduktion wie Aquarelle. Die Bildtitel der Aquarelle wie SCHNITTER (Tafel 84), MAURER I (Tafel 85), SCHNITZENDER BAUER (Tafel 87) oder AUS DEM GASTHAUS HEIMKEHRENDER BAUER (Tafel 88) verweisen wie die Gemälde auf die Ikonographie der Zeit: der Mensch als soziales Wesen steht im Mittelpunkt der Gestaltung.

Auch in der Druckgraphik taucht der arbeitende Mensch auf. In etwa 30 Radierungen, Lithographien

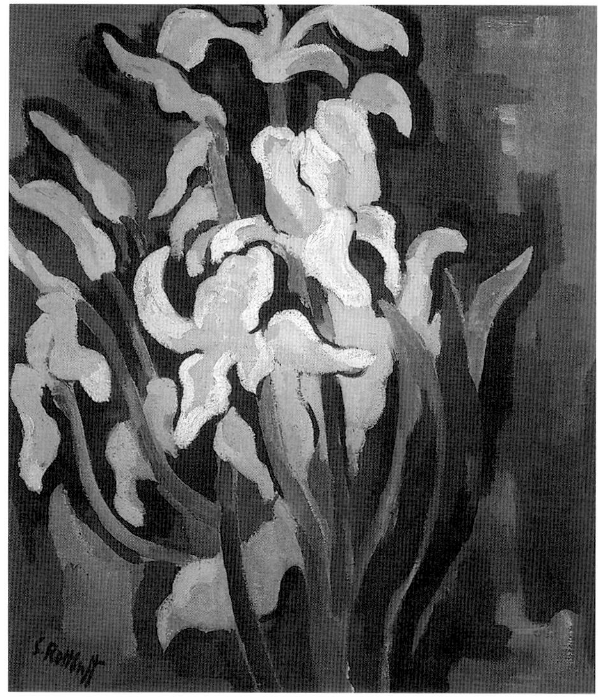

und Holzschnitten, die Anfang der zwanziger Jahre entstehen, setzt sich Schmidt-Rottluff mit Bauern, Fischern oder Handwerkern auseinander. Als Schmidt-Rottluff den Auftrag erhält, die II. Mappe der Kestner-Gesellschaft in Hannover zu gestalten, wählt er das Thema der Fischer, das er schon einmal 1921 in einem Holzschnitt FISCHER BEIM AALSTECHEN formuliert hat. Die sechs Lithographien der 1923 in einer Auflage von 50 Exemplaren erschienenen Mappe greifen somit ihm aus Jershöft vertraute Motive wieder auf: ABSTOSSENDES BOOT, AUSFAHRENDE FISCHER, FISCHERBOOT, NACH DEM FANG (Tafel 263), BOOTE AUSSER DIENST und HEIMKEHR DER FISCHER II (Tafel 264) lauten die Titel. Das einfache Leben und Tun findet in der Kestner-Mappe noch einmal eine konzentrierte Aussage. Schmidt-Rottluff schafft Bilder von zeitloser Existenz, die – abgesehen von drei 1927 entstandenen Arbeiten – sein lithographisches Werk vorerst abschließen. Erst 1953/54 wird er sich noch einmal in einer Folge von zehn großformatigen Lithographien (Tafel 265, 266) mit dieser Technik auseinandersetzen.

Mitte der zwanziger Jahre gibt Schmidt-Rottluff auch die intensive Beschäftigung mit dem Holzschnitt und der Radierung auf. Es entstehen jetzt nur noch vereinzelte Arbeiten in dieser Technik (Tafel 239, 240, 241). Ölmalerei und Aquarell sowie seit 1927 die Tuschpinselzeichnung sind künftig die bevorzugten Techniken, die sein Werk prägen und die er bis zum Ende seines Schaffens stilistisch in vielfältiger Hinsicht erprobt.

In den Jahren 1923 bis 1926 erlebt Schmidt-Rottluffs Kunst einen Umbruch. Die Formen beginnen, plastischer zu werden, die Orientierung am Naturvorbild nimmt zu; die Konturen schließen sich und erhalten einen weichen, schwingenden Duktus. Das Aufreißen der Form in der Fläche wird aufgegeben, wie auch die bisher leuchtende Farbe in eine subtilere Farbgestaltung gewandelt wird. Ein Gemälde wie SCHWERTLILIEN (Abb. 49) von 1925 läßt den Stilumbruch deutlich erkennen. Trotz dieses Neuansatzes in Schmidt-Rottluffs Kunst gibt es dennoch eine enge Verbindung und Kontinuität zwischen den Flächenzonenbildern und den plastisch aufgefaßten Darstellungen: Das Konstruktive des Bildaufbaus, die vertikale Orientierung der Komposition, ist geblieben. Diese Intention zu einem streng gebauten Bildkonzept verbindet alle in den zwanziger Jahren entstandenen Arbeiten Schmidt-Rottluffs.

Es ist naheliegend, daß die engen Kontakte zu Bildhauerkollegen die Hinwendung zum Plastischen gefördert haben. 1923 reist Schmidt-Rottluff zusammen mit Georg Kolbe und Richard Scheibe nach Italien, im Frühjahr 1924 mit Kolbe nach Paris. 1926 ist der plastische Stil dann voll ausgeprägt, und es setzt eine umfangreiche künstlerische Produktion ein. Stilleben, Landschaften, Bildnisse und Akte präsentieren eine breitere Motivpalette, die nun wieder der persönlichen Welt Schmidt-Rottluffs entspringt und nicht mehr dem sozial engagierten Zeitgeist. Gemälde wie NACH DEM BADE (Tafel 23) und FREUNDINNEN (Tafel 24) mit voluminös herausgearbeiteten Figuren entstehen 1926. Die Farbigkeit ist zurückgenommen zugunsten der Form; die Tonwerte sind erdiger und gedämpfter – malerisch empfundene, vom Licht umspielte Partien sind gegen dunklere abgegrenzt. 1927 malt Schmidt-Rottluff den KARTON MIT WOLLE (Tafel 25), 1928 die SONNENBLUMEN AUF GRAUEM GRUND (Abb. 50) und ANTIQUITÄTEN (Tafel 26), Bilder, in denen die Gegenstände greifbar nah an den vorderen Bildrand gerückt sind. Ebenso wie die Form, die nicht mehr Kürzel oder Zeichen ist, ist auch die Farbe nicht mehr abstrakt. Ruhe und Gelassenheit anstelle von expressiver Steigerung ist den Arbeiten eigen. Diese Charakteristik trifft auch auf die gleichzeitig geschaffenen Landschaften zu wie ABENDLICHER WALD (Abb. 51) oder BAUMLANDSCHAFT (Abb. 52). 1929 dominieren wieder das Figurenbild und das Aktmotiv. SOMMERMORGEN (Abb. 53), FRAU UND MÄDCHEN (Abb. 54), KARTENSPIEL (Tafel 28), FRAU BEI DER TOILETTE (Tafel 27), ein Portrait seiner Frau Emy, und vor allem auch DOPPELBILDNIS (Abb. 55), das den Künstler zusammen mit seinem Bruder Kurt zeigt, gehören zu den herausragenden Werken dieses wichtigen Schaffensjahres. Schmidt-Rottluff beherrscht souverän alle künstlerischen Ausdrucksmittel. Seine Kunst hat wie schon vor dem Ersten Weltkrieg eine Phase höchster Kreativität erreicht. Auch vor dem Hintergrund der Neuen Sachlichkeit wird die Aktualität und Kreativität von Schmidt-Rottluffs Werk deutlich. Er gehört nun zu den führenden deutschen Gegenwartskünstlern, deren Arbeiten von Galerien und Museen immer wieder ausgestellt werden. 1929 zeigt er seine jüngsten Gemälde und Aquarelle in der »Kunsthütte« seiner

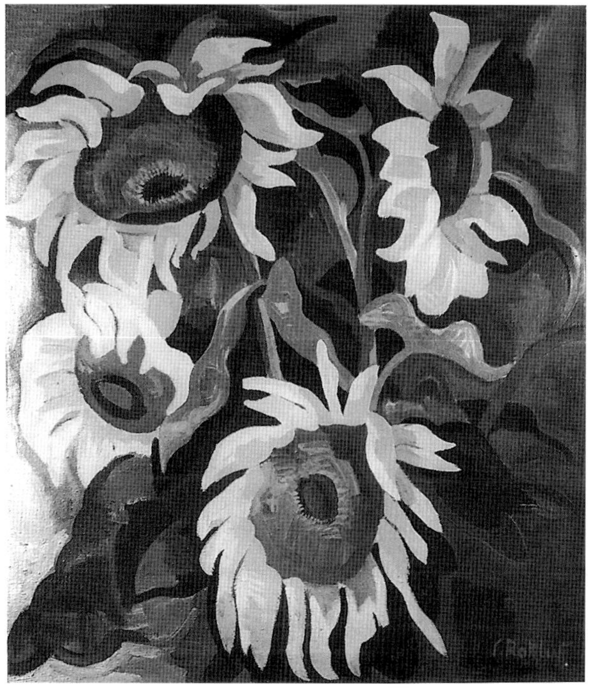

50 Sonnenblumen auf grauem Grund, 1928
Öl auf Leinwand,
90 × 76 cm
Brücke-Museum Berlin,
Karl und Emy Schmidt-Rottluff Stiftung

51 Abendlicher Wald, 1928
Öl auf Leinwand, 98 × 112 cm
Georg-Kolbe-Museum, Berlin

52 Baumlandschaft, 1928
Öl auf Leinwand, 98,5 × 112 cm
Staatliche Kunstsammlungen Dresden, Gemäldegalerie Neue Meister

53 Sommermorgen, 1929
Öl auf Leinwand, 112 × 98 cm
Privatbesitz

54 Frau und Mädchen, 1929
Öl auf Leinwand, 124 × 104 cm
Verbleib unbekannt

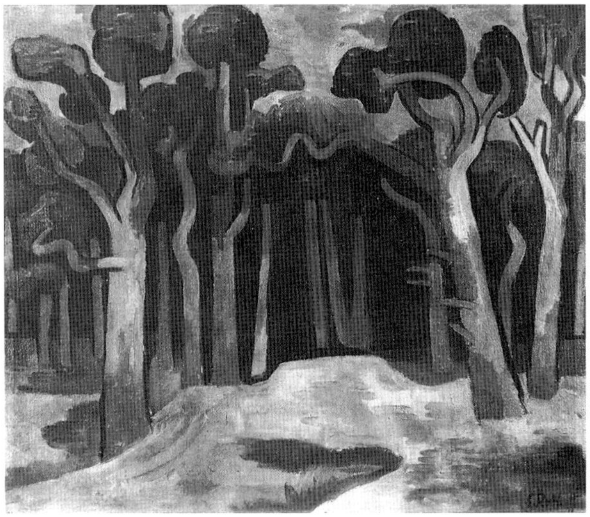

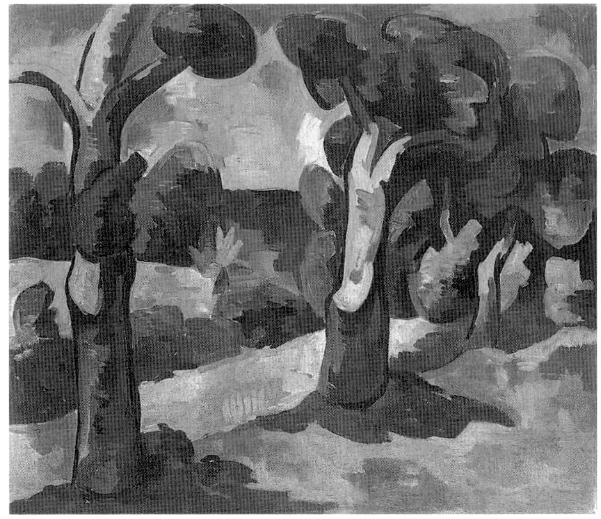

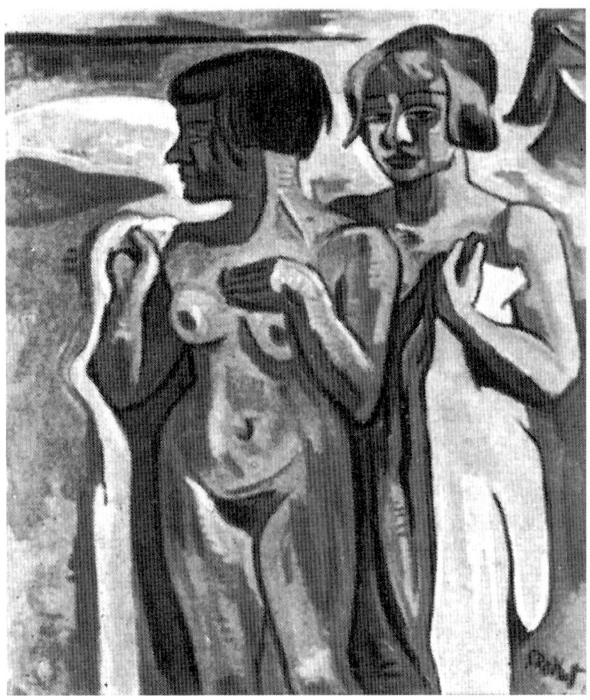

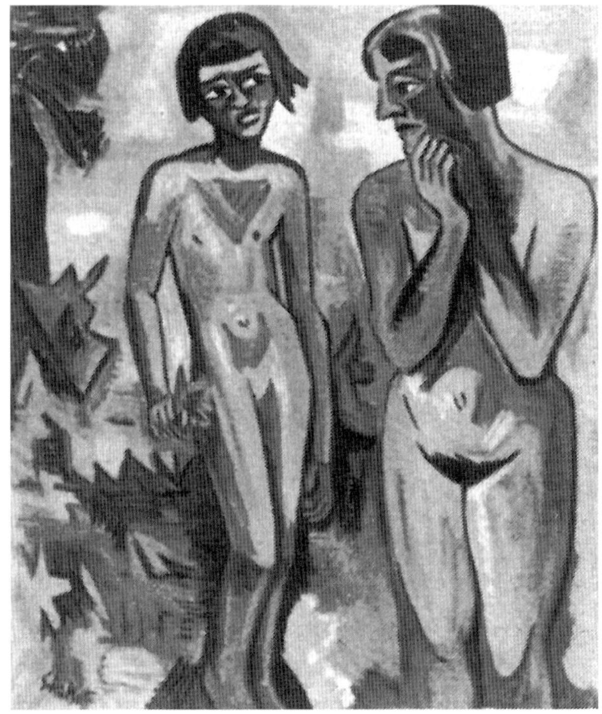

Heimatstadt Chemnitz. Im Katalog schreibt die Kunsthistorikerin Rosa Schapire, die Schmidt-Rottluffs Werk seit den Dangaster Jahren genau kennt, sehr treffend: »In den Bildern der letzten Jahre offenbart sich, ebenso frei vom Naturalismus wie von Kunstdogma, eine größere Naturnähe. Anders als der Jüngling steht der reife Mann dem Leben gegenüber. Gesteigerte menschliche und künstlerische Einsicht, verhaltene Ruhe, reife Güte und Weisheit haben die Form gewandelt. Die Bilder sind farbig noch reicher, gestufter, differenzierter als in den Vorjahren. Neben der machtvollen Kontur ist Farbe das Wesenselement von Schmidt-Rottluffs Ölbildern und Aquarellen, sie schwingt je nach dem Gebot der Stunde in rauschenden, jubelnden oder schwermütigen Akkorden.«

Von April bis Juni 1930 nimmt Schmidt-Rottluff ein Stipendium an der Villa Massimo in Rom wahr. In den Bildern, die hier entstehen, steigert er noch einmal seinen Stil. Er malt fast ausschließlich Architektur-

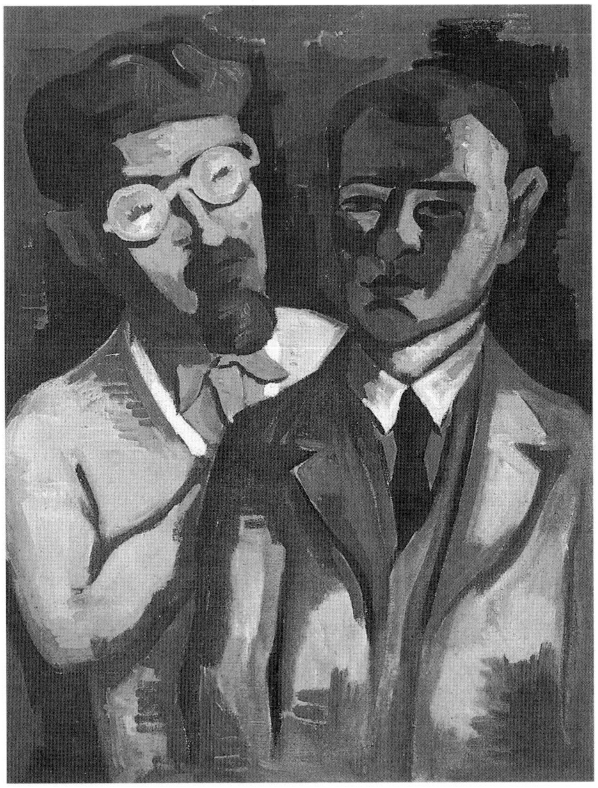

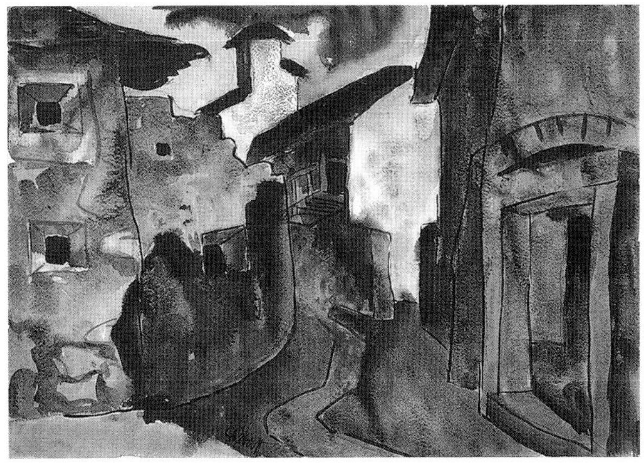

55 Doppelbildnis, 1929
Öl auf Leinwand,
101,6 × 76,4 cm
Städtische Kunstsammlungen Chemnitz, Leihgabe aus Privatbesitz

56 Gasse in Arcegno, 1929
Aquarell und Tuschfeder,
49,5 × 68,5 cm
Brücke-Museum Berlin

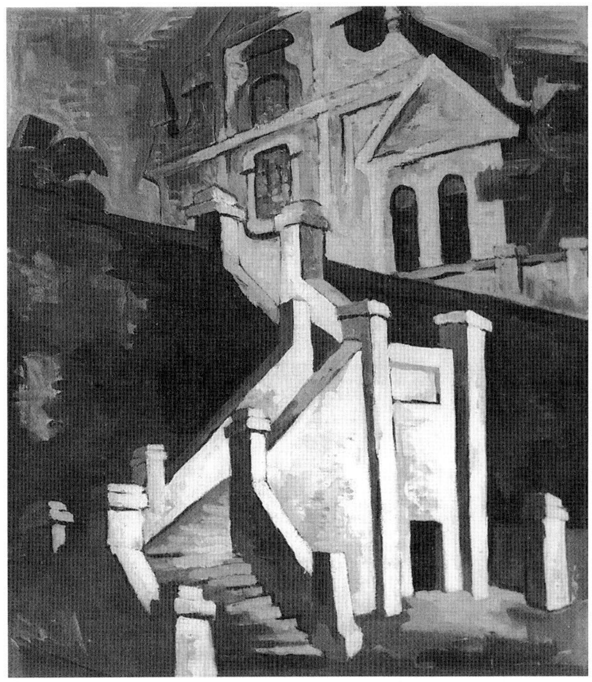

57 Die weiße Treppe, 1929
Öl auf Leinwand,
102 × 87,5 cm
Staatliche Kunsthalle Karlsruhe

darstellungen und Architekturlandschaften. Architektonische Motive hatten Schmidt-Rottluff als ehemaligen Studenten der Technischen Hochschule Dresden bisher kaum interessiert; lediglich aus der frühen Phase der »Brücke« gibt es vereinzelte Beispiele. Erst 1928 und 1929 tauchen mit den Aufenthalten im Tessin wieder Architekturmotive auf. Es entstehen 1929 unter anderem die Aquarelle GASSE IN ARCEGNO (Abb. 56), TESSINER DORFWINKEL (Tafel 95) sowie auch das großartige Gemälde DIE WEISSE TREPPE (Abb. 57), das die römischen Bilder von 1930 geradezu vorwegnimmt. Schon hier ist die Architektur menschenleer; alles ist auf die streng gebaute Treppe und die sich mächtig darüber erhebende klassische Fassade konzentriert.

Es sind vor allem die Überreste der Antike, die Schmidt-Rottluff zu bildnerischer Gestaltung herausfordern. Gemälde und Aquarelle wie ZERSTÖRTES HAUS (Tafel 29), RÖMISCHER PARK (Tafel 30), MONTE PALATINO (Tafel 33), ANTIKE SUBSTRUKTION (Abb. 58) oder TRAJANSÄULE BEI NACHT (Tafel 96) gehören zu der in Rom geschaffenen, einzigartigen Werkgruppe, aus der insbesondere das

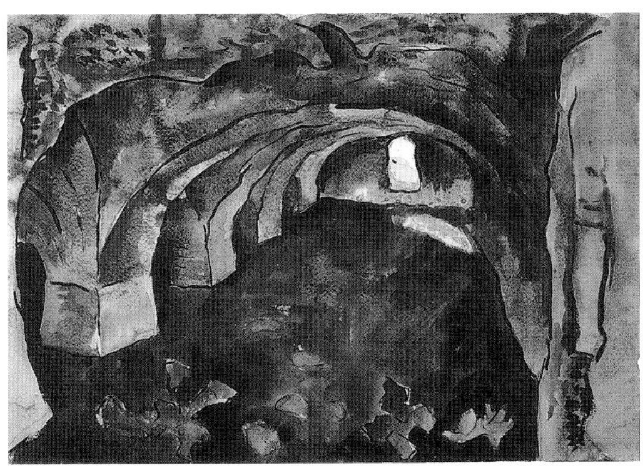

58 Antike Substruktion, 1930
Aquarell und Tuschfeder,
49,5 × 69,5 cm
Brücke-Museum Berlin

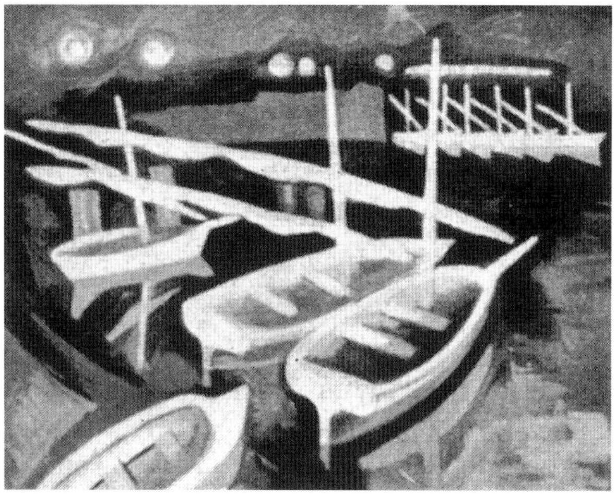

59 Nächtlicher Mittelmeerhafen I, 1930
Öl auf Leinwand,
98 × 112 cm
Zerstört

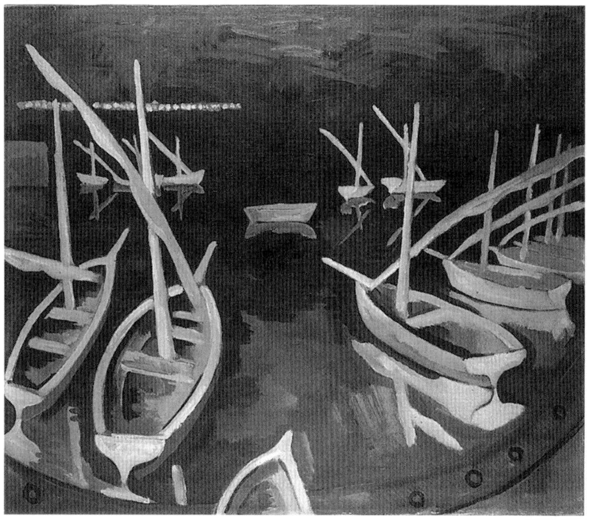

60 Nächtlicher Mittelmeerhafen II, 1930
Öl auf Leinwand,
97 × 112 cm
Museum Wiesbaden

Gemälde VILLA HADRIANA (Tafel 32) herausragt. Schmidt-Rottluff sieht die antiken Denkmäler und Bauwerke mit den Augen eines deutschen Expressionisten. Das Klassische und Erhabene einer vergangenen Kultur einzufangen, ist nicht sein Anliegen. Er will vielmehr das Metaphysische und Transzendente, das hinter den Dingen liegt, aufspüren. Alle Bilder besitzen eine distanzierte Stille, etwas Hermetisches, das den unmittelbaren Zugang versperrt. Dieses Phänomen ist auch den beiden in Rom geschaffenen Gemälden mit dem Titel NÄCHTLICHER MITTELMEERHAFEN (Abb. 59, 60) eigen, die in ein übernatürliches, verfremdendes Licht getaucht zu sein scheinen. Das Gemälde RÖMISCHES STILLEBEN (Tafel 31), das 1932 von Ludwig Justi für die Berliner Nationalgalerie erworben wurde, zeigt einige wenige Gegenstände auf einer merkwürdig in der Bildfläche verkeilten Tischplatte. Auch dieses streng konturierte und in gedeckten Farben wiedergegebene Bild wirkt hermetisch. Es zählt heute zu den Hauptwerken Schmidt-Rottluffs.

Mit den römischen Bildern findet der Stil der zwanziger Jahre seinen Abschluß. Sie sind wie ein Zäsur in Schmidt-Rottluffs Schaffen. Die dunklere, geheimnisvoll wirkende Farbgebung und das Haptische der Bildsprache gibt Schmidt-Rottluff von nun an auf zugunsten einer Malerei, die ganz auf der Farbe aufgebaut ist und aus der Farbe heraus Räumlichkeit entwickelt. Der Künstler knüpft wieder an seine expressionistische Flächenmalerei, an die Farbzonenbilder vom Anfang der zwanziger Jahre an.

Jahre der Diffamierung

In den dreißiger Jahren gelingt es Schmidt-Rottluff, das früher erworbene Vokabular zu neuen Ansätzen zu bringen. Die Bilder werden immer farbiger, die starke Körperlichkeit und die enge Raumbühne verlieren sich zugunsten einer intensiver durchgearbeiteten Flächigkeit. Eine neue Harmonie entsteht, die die metaphysische Gedankenschwere vorerst ablegt. Kein anderer Künstler, mit Ausnahme von Emil Nolde, hat die Sprache des Expressionsmus so konsequent fortentwickelt wie Schmidt-Rottluff. Die Bildwirkung erhält eine klassischere, ausgeglichenere Note, die Liebe zum Detail nimmt zu.

Bereits 1932 sind die neuen Ansätze voll ausgeprägt. Die Bilder mit Menschen und Architekturmotiven werden jetzt seltener, statt dessen beginnen Landschaften und Stilleben zu dominieren. Ganz sicher hat die neue Umgebung in Rumbke am Lebasee zur Stiländerung entscheidend beigetragen. »Hier malt Schmidt-Rottluff, was er sieht und erlebt, es beginnt die Zeit seiner großartig stillen Bilder, seiner monumentalen Landschaften«, schreibt Karl Brix.[18] In dem kleinen Fischerort Rumbke in der Nähe von Leba in Hinterpommern wird Schmidt-Rottluff nun regelmäßig bis 1942 die Sommer- und Herbstmonate verbringen. Jershöft war inzwischen Badeort geworden und zu stark überlaufen. Die Ruhe, derer Schmidt-Rottluff für sein Schaffen bedurfte, fand er in

[18] Karl Brix, Karl Schmidt-Rottluff, Leipzig 1972, S. 44.

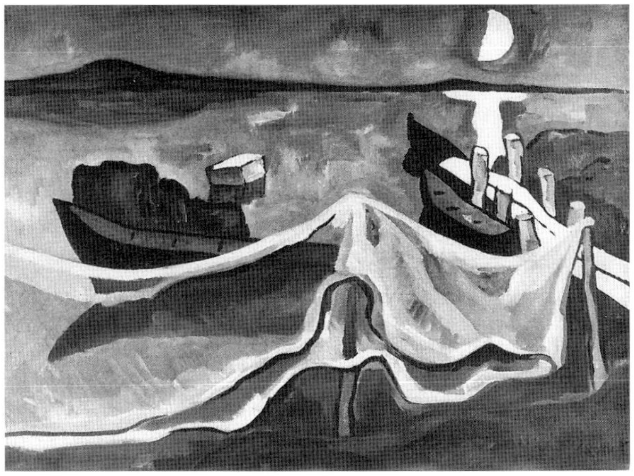

61 Abend am Haff,
Öl auf Leinwand,
91 × 124 cm
Privatbesitz

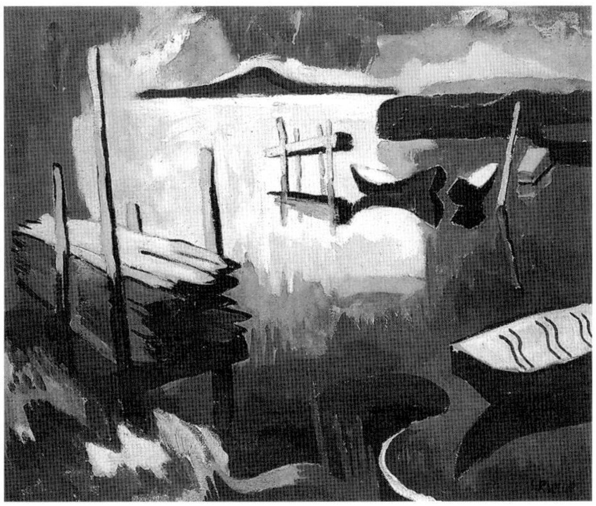

62 Am Belasee, 1932
Öl auf Leinwand,
87,7 × 101,1 cm
Städtische Kunstsammlungen Chemnitz

dem abgelegenen Rumbke: »Hier ist es fabelhaft einsam – zwischen Lebasee und Ostsee gelegen – eine außerordentliche Dünenlandschaft, ich möchte sagen – großartiger als auf der Kurischen Nehrung. Leider gibt's wenn nicht gerade Wind ist, anscheinend ein vergnügtes Mückenvolk. In Leba kann man alles bekommen, was man zum Leben braucht, und billiger als in Jershöft . . . Ich komme etwas schwer in Arbeit – doch ich denke – bald das richtige Ende gefaßt zu haben«, äußert sich Schmidt-Rottluff am 28. Juni 1932 in einem Brief an Friedrich Schreiber-Weigand, den Direktor des Chemnitzer Museums.[19] Im Frühjahr ist er jetzt meist in Hofheim im Taunus bei Hanna Bekker vom Rath, die sich sehr für seine Kunst einsetzt.

Während des ersten Aufenthalts in Rumbke sind u. a. die Gemälde ABEND AM HAFF (Abb. 61) und AM BELASEE (Abb. 62) entstanden. Sie zeigen Schmidt-Rottluffs neues, befreites Verhältnis zur Natur. Wie Will Grohmann schreibt, ahmt Schmidt-Rottluff die Natur nicht nach, sondern er übersetzt sie.[20] Die Farben, energiegeladen und nicht immer wirklichkeitsnah, evozieren Raum und entfalten sich doch gleichzeitig still in der Fläche; grenzüberschreitend verbinden sie alles, Wasser und Himmel, Vorder- und Hintergrund. Eine einzigartige Ruhe und kompositorische Ausgeglichenheit ist das Ergebnis, eine innere Monumentalität des Bildausdrucks. Eine in den zwanziger Jahren nicht gekannte Unbeschwertheit des Ausdrucks besitzen jetzt auch die Stilleben, so das 1932 geschaffene KÜCHENFENSTER (Abb. 63) oder das STILLEBEN IM ATELIER (Abb. 64), die die neue Beziehung zum Detail erkennen lassen.

Die neuen Stilmittel behält Schmidt-Rottluff auch bei, als die Zeitumstände seine persönliche Situation mehr und mehr verschlechtern. Die Jahre des Dritten Reichs vermögen jedoch seine künstlerische Kraft nicht zu beeinträchtigen, wenngleich die Produktion mangels Malmaterialien und nicht zuletzt wegen des

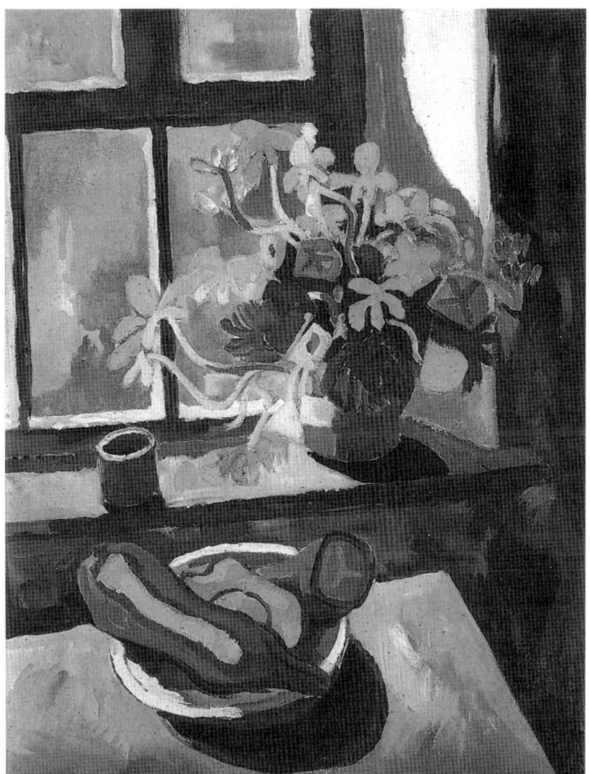

63 Küchenfenster, 1932
Öl auf Leinwand,
101,2 × 76 cm
Städtische Kunstsammlungen Chemnitz

19 Zitiert nach Karl Brix, in: Ausst-Kat. Karl Schmidt-Rottluff. Der Maler, Städtische Kunsthalle Düsseldorf, Städtische Kunstsammlungen Chemnitz, Brücke-Museum Berlin, 1992/93, S. 264.

20 Will Grohmann, Karl Schmidt-Rottluff, Stuttgart 1956, S. 122.

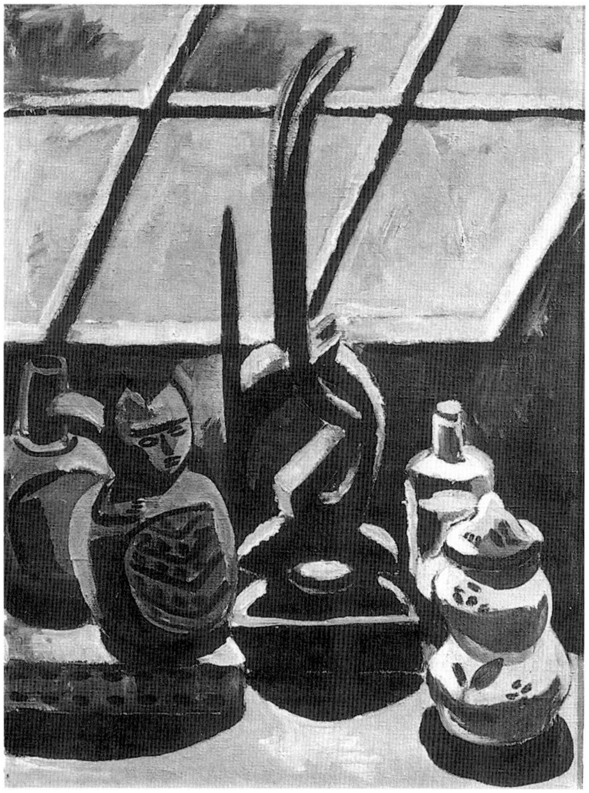

64 Stilleben im Atelier, 1932
Öl auf Leinwand, 90 × 65 cm
Israel-Museum, Jerusalem

Malverbots abnimmt. Erst 1931 war Schmidt-Rottluff – zusammen mit Ernst Ludwig Kirchner – zum Mitglied der »Preußischen Akademie der Künste« ernannt worden. Doch gleichzeitig setzt die Diffamierung der modernen Kunst in Deutschland ein. Seit 1930 existierte bereits der nazistische »Kampfbund für deutsche Kultur«, der die ersten Beschlagnahmungen veranlaßte. Auch die Entlassungen von Museumsdirektoren und Akademieprofessoren begannen 1930. So wurden die mit Schmidt-Rottluff eng befreundeten Museumsdirektoren Max Sauerlandt (Hamburg) und Friedrich Schreiber-Weigand (Chemnitz) aus ihren Ämtern entfernt. Im gleichen Jahr fand in Schmidt-Rottluffs Heimatstadt Chemnitz die Ausstellung »Kunst, die nicht aus unserer Seele kam« statt, in der vor allem auch die »Brücke« verhöhnt wurde.

1933 wird Schmidt-Rottluff aus der »Preußischen Akademie der Künste« ausgeschlossen. Von 1933/34 an reduzieren sich auch zunehmend die Möglichkeiten, Bilder zu verkaufen. Seine letzte Einzelausstellung, die ausschließlich Aquarelle zeigt, wird 1937 in der Galerie von Karl Buchholz in Berlin veranstaltet. Erst neun Jahre später, nämlich 1946, sollte es wieder eine Einzelausstellung Schmidt-Rottluffs geben. Ein entscheidendes Ereignis war am 30. Oktober 1936 die Schließung der Neuen Abteilung der Nationalgalerie im Kronprinzenpalais in Berlin. In dieser bedeutenden Sammlung befanden sich vier Gemälde von Schmidt-Rottluff, darunter das in Rom gemalte RÖMISCHE STILLEBEN (Tafel 31). Am 19. Juli 1937 wurde die Ausstellung »Entartete Kunst« in München eröffnet, die von Schmidt-Rottluff 25 Gemälde, 2 Aquarelle und 24 Druckgraphiken enthielt. Anschließend ging die Ausstellung noch nach Dortmund und Berlin. Die von Schmidt-Rottluff ausgestellten Arbeiten gehörten zu den insgesamt 608 Werken, die von ihm aus deutschen Museumssammlungen beschlagnahmt worden waren. Diese Werke wurden von den Nazis teils ins Ausland verkauft, teils zerstört.

1941 sollte sich die Situation für Schmidt-Rottluff nochmals erheblich verschlechtern: Mit dem Datum vom 3. April 1941 wird er aus der »Reichskammer der bildenden Künste« ausgeschlossen, und es wird ihm, wie es in dem von Adolf Ziegler unterzeichneten Schreiben heißt, »mit sofortiger Wirkung jede berufliche – auch nebenberufliche – Betätigung auf den Gebieten der bildenden Künste« untersagt (Abb. 65).

Während Schmidt-Rottluff 1932 noch eine größere Anzahl von Gemälden schafft, die hauptsächlich Motive aus Rumbke zeigen, sind nach Brix[21] für 1933 nur drei Gemälde nachweisbar. Für die Jahre 1934 bis 1936 schätzt er knapp 20 Gemälde, 1937 sollen 15 Gemälde entstanden sein, von 1938 bis 1940 ebenfalls nur ganz wenige Gemälde, 1941 wohl nur ein einziges, nämlich das Stilleben FLASCHE MIT GLÄSERN. Erst 1944 sollte Schmidt-Rottluffs malerische Produktion wieder einsetzen.

In stilistischer Hinsicht besitzen die Gemälde der Jahre 1932 bis 1941 eine große Einheitlichkeit. Die Farbgebung ist kraftvoll, die Kontraste wirken oftmals sehr stark, ein weich fließender, souverän und locker geführter Pinselduktus füllt und belebt die Flächen. Dennoch scheinen einige Bilder symbolisch befrachtet zu sein, tragen verschlüsselt die persönliche Situation und innere Befindlichkeit des Künstlers vor. Das 1933 geschaffene Gemälde MOND IM FENSTER

21 Op. cit. (Anm. 19), S. 265 ff.

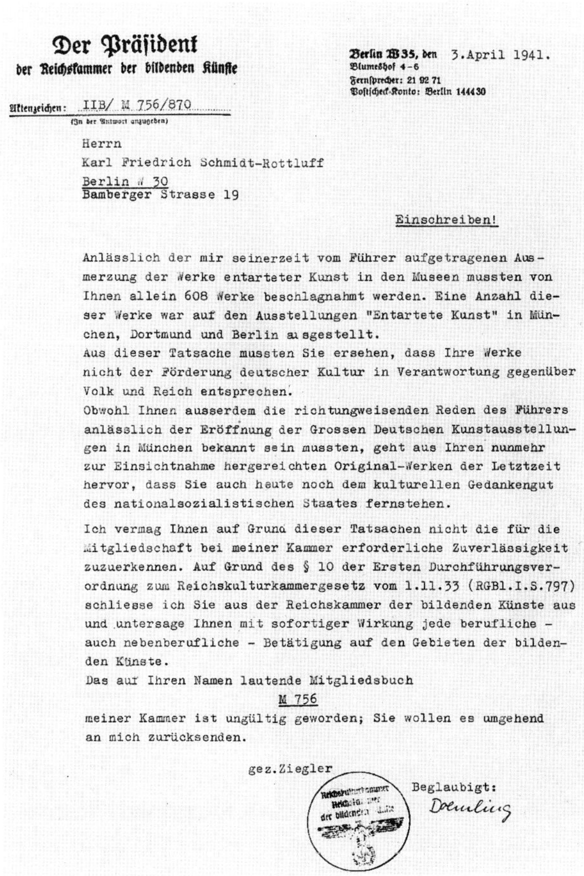

Der Präsident
der Reichskammer der bildenden Künste

Berlin W35, den 3.April 1941.
Blumeshof 4-6
Fernsprecher: 21 92 71
Postscheck-Konto: Berlin 144430

Aktenzeichen: IIB/ M 756/870
(In der Antwort anzugeben)

Herrn
Karl Friedrich Schmidt-Rottluff
Berlin W 30
Bamberger Strasse 19

Einschreiben!

Anlässlich der mir seinerzeit vom Führer aufgetragenen Ausmerzung der Werke entarteter Kunst in den Museen mussten von Ihnen allein 608 Werke beschlagnahmt werden. Eine Anzahl dieser Werke war auf den Ausstellungen "Entartete Kunst" in München, Dortmund und Berlin ausgestellt.
Aus dieser Tatsache mussten Sie ersehen, dass Ihre Werke nicht der Förderung deutscher Kultur in Verantwortung gegenüber Volk und Reich entsprechen.
Obwohl Ihnen ausserdem die richtungweisenden Reden des Führers anlässlich der Eröffnung der Grossen Deutschen Kunstausstellungen in München bekannt sein mussten, geht aus Ihren nunmehr zur Einsichtnahme hergereichten Original-Werken der Letztzeit hervor, dass Sie auch heute noch dem kulturellen Gedankengut des nationalsozialistischen Staates fernstehen.

Ich vermag Ihnen auf Grund dieser Tatsachen nicht die für die Mitgliedschaft bei meiner Kammer erforderliche Zuverlässigkeit zuzuerkennen. Auf Grund des § 10 der Ersten Durchführungsverordnung zum Reichskulturkammergesetz vom 1.11.33 (RGBl.I.S.797) schliesse ich Sie aus der Reichskammer der bildenden Künste aus und untersage Ihnen mit sofortiger Wirkung jede berufliche – auch nebenberufliche – Betätigung auf den Gebieten der bildenden Künste.
Das auf Ihren Namen lautende Mitgliedsbuch
M 756
meiner Kammer ist ungültig geworden; Sie wollen es umgehend an mich zurücksenden.

gez.Ziegler

Beglaubigt:
Doemling

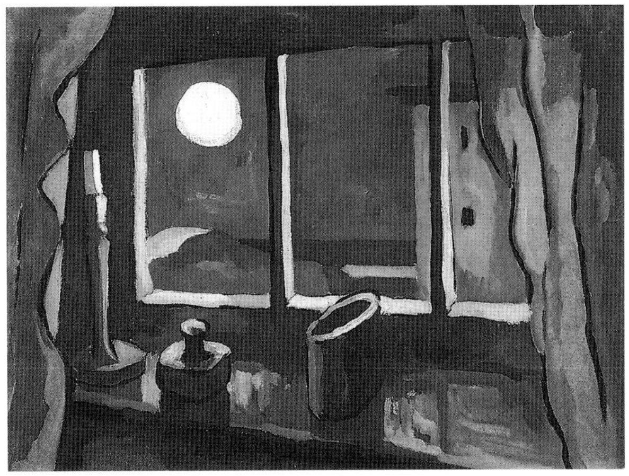

65 Schreiben des Präsidenten der Reichskammer der bildenden Künste an Karl Schmidt-Rottluff, 3. April 1941
Brücke-Museum Berlin

66 Mond im Fenster, 1933
Öl auf Leinwand, 76 × 101 cm
Wilhelm-Hack-Museum, Ludwigshafen am Rhein

(Abb. 66) ruft aufgrund der Kargheit der auf der Fensterbank stehenden Gegenstände und des trostlosen Ausblicks ein beklemmendes Gefühl hervor, eine gewisse Hoffnungslosigkeit. Auch das Gemälde ENTWURZELTE BÄUME von 1934 (Tafel 34) ist schon häufiger dahingehend gedeutet worden, daß der Künstler und seine Frau hier gesehen werden können, die »zwar den Boden unter den Füßen verloren haben, sich aber so ineinander verzahnt haben, daß sie sich gegenseitig stützen«.[22] 1937 ist eine Reihe großartiger Landschaftsdarstellungen entstanden. Bilder wie LANDSCHAFT AN DER NAB (Tafel 38), FISCHERBUCHT (Tafel 36), VERSCHNEITE TANNEN (ERZGEBIRGE) (Tafel 40) oder LANDSCHAFT HINTER DEN DÜNEN (Tafel 37) zeigen einen hohen Grad an Intensität des Ausdrucks. Trotz der Zeitumstände gelingt es Schmidt-Rottluff, seine Kunst noch einmal zu steigern. Die beiden letztgenannten Gemälde können wieder ganz persönlich interpretiert werden. Auch das im gleichen Jahr entstandene Bild DAS OFFENE FENSTER (Tafel 39) ist unzweifelhaft ein Hinweis auf Schmidt-Rottluffs seelische Befindlichkeit. 1939 malt er DAS KLEINE ZIMMER (Tafel 42). Der Blick nach draußen, der bisher noch möglich war, ist nun versperrt. Ein Rückzug ins Innere, eine Abkehr von allem, was draußen geschieht, findet statt.

Schon 1938 setzt ein intensives Aquarellschaffen ein, das 1939 seinen Höhepunkt erlebt. Auch hier läßt Schmidt-Rottluff, wie Will Grohmann formuliert, Darstellungen im Sinne einer »bildhaften Wahrheit«[23] entstehen. Schmidt-Rottluff aquarelliert zahlreiche Stilleben wie STILLEBEN MIT ÄPFELN (Tafel 105) oder DAHLIEN UND ASCHANTIFIGUR (Tafel 104) sowie eine größere Gruppe von Landschaften. WESTZIPFEL DES LEBASEES II (Tafel 102), UFERSTELLE MIT SEEROSEN (Tafel 103) und TOTER WALD IN DEN DÜNEN I (Tafel 106) gehören dazu. Zur stilistischen Ausprägung der Aquarelle schreibt Karl Brix: »In den Wasserfarbenbildern von Schmidt-Rottluff ziehen schwarze getuschte Linien Umgrenzungen. Doch sie fügen sich nicht, wie in den Arbeiten von 1922, zu einem festen zeichnerischen Grundgerüst zusammen, das primär und vor der Farbe zu existieren scheint. Die Blätter . . . sind räumlich und aus der Farbe heraus angelegt wie die Gemälde. Die getuschten Linien umhüllen leuchtend farbige Gebilde und umreißen das Körperliche ihrer Formen.«[24] Die Ikonographie dieser Aquarelle ist wie bei den Gemälden oftmals von sehr persönlicher Natur; auch diese Arbeiten beinhalten eine existentielle Aussage.

22 Evmarie Schmitt, in: Ausst.-Kat. Karl Schmidt-Rottluff, Der Maler, op. cit. (Anm. 19), S. 156.
23 Will Grohmann, op. cit. (Anm. 20), S. 127.
24 Karl Brix, op. cit. (Anm. 18), S. 59.

67 Zimmerecke, 1948
Öl auf Leinwand,
87 × 101 cm
Brücke-Museum Berlin,
Karl und Emy Schmidt-Rottluff Stiftung

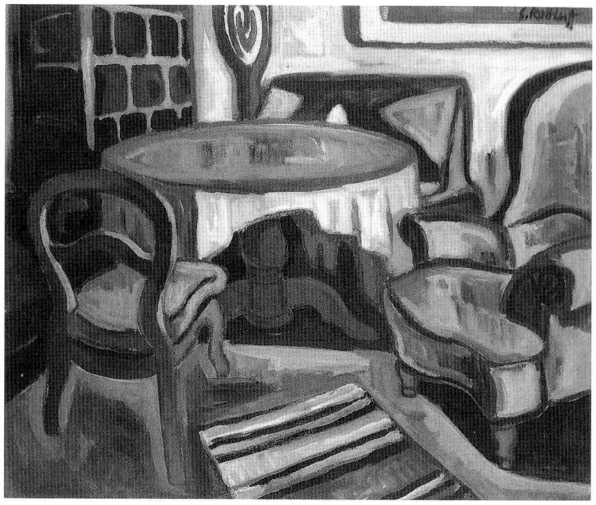

Wenn das Berufsverbot dazu führt, daß Schmidt-Rottluff in den Jahren 1941 bis einschließlich 1943 nicht mehr malt, so entstehen doch weiterhin Aquarelle (Tafel 108-112). Außerdem wendet sich der Künstler der Pastelltechnik zu. Die zahlreichen Pastelle kleineren Formats werden oftmals als seine »ungemalten Bilder« bezeichnet. Wie in den Aquarellen sind auch hier die Konturen stärker betont. Auffallend ist die heitere Farbgebung vieler dieser Arbeiten, mit der sich Schmidt-Rottluff bewußt der Zeitsituation entgegensetzt (Tafel 150-161).

Neuanfang

Nachdem sein Atelier in der Bamberger Straße 19 im Jahr 1943 ausgebombt worden war, lebte der Künstler einige Jahre in seinem Geburtsort Rottluff, um erst im Herbst 1946 nach Berlin zurückzukehren. Anlaß ist die ihm von Karl Hofer angetragene Professur an der neugegründeten Hochschule für Bildende Kunst. 1947 nimmt er seine Lehrtätigkeit auf. Obwohl er hierdurch stark in Anspruch genommen wird, setzt parallel dazu, nach den Jahren der Unterbrechung, ein intensives malerisches Schaffen ein. Schmidt-Rottluff malt nun vorwiegend Stilleben (Tafel 43, 45, 46), aber auch Landschaften aus der Erinnerung wie WANDERDÜNE AM HAFF (Tafel 44). Die Farbe besitzt nach wie vor den stärksten Anteil in der Gesamtentwicklung der Komposition. Sie ist auf wenige kräftige Töne konzentriert, die zu Harmonien oder Kontrasten zusammengeführt werden. Eine knappe Formensprache und Dingbeschreibung und das Umgrenzen der einzelnen Teile mit farbigen Konturen bzw. Schatten sind weitere Merkmale des neuen Bildstils. Das Gemälde KOHLRABI (Tafel 46) steht am Anfang des neuen Aufbruchs in der Kunst von Schmidt-Rottluff. Will Grohmann hat in seiner 1956 erschienen Monographie über Schmidt-Rottluff den Stil der Jahre 1945 bis 1955 mit »Zonenmalerei« überschrieben und charakterisiert auf diese Weise die sich in der Fläche abspielende Aufteilung und Unterteilung der Bildgegenstände.

Am 26. Juni 1948 beginnt die einjährige Blokkade West-Berlins durch die Sowjetunion. In einigen Bildern hat Schmidt-Rottluff unmittelbar auf die erneut widrigen Zeitumstände reagiert. Es entsteht nicht nur das berühmte BLOCKADESTILLEBEN (Tafel 48) mit seiner hermetischen Darstellungsweise und beklemmenden Atmosphäre, das Schmidt-Rottluff zudem als Pastell festgehalten hat (Tafel 162), auch Gemälde wie DER STUHL (Tafel 47) oder ZIMMERECKE (Abb. 67) gehören in diesen Zusammenhang. Diese Innenraumdarstellungen vermitteln ein Gefühl der Isolation und des Verlorenseins, das an die Interieurs aus den Jahren der Verfemung denken läßt.

1950 findet Schmidt-Rottluff allmählich zu seinem früheren Lebensrhythmus zurück. Im Sommer ist er erstmals seit 1943 wieder bei Hanna Bekker vom Rath in Hofheim im Taunus. 1951 verbringt er die Sommermonate zum erstenmal in Sierksdorf an der Lübecker Bucht. Dieser Ort sollte bis 1973 sein Sommerdomizil bleiben. Zu diesem ersten Aufenthalt schreibt er an Rosa Schapire: ». . . uns ging es bisher unverdient gut, das Wetter hat geradezu geblufft. Nach so langer Seeferne war Luft und Wasser (dies freilich nur betrachtungsweise) ein besonderes Erlebnis. Es ist freilich keine offene See hier und mit der großen Weite Pommerns nicht zu vergleichen. Die Steilküste hat den gleichen Charakter wie in Jershöft . . .«[25] Mit Beginn der fünfzigerJahre setzt ein reiches Schaffen ein. Die Gemäldeproduktion erreicht einen Umfang, der mit dem früherer Jahre vergleichbar ist. Es entstehen vorwiegend Stilleben wir auch Taunus- und Ostseelandschaften. Das Figurenbild ist

[25] Zitiert nach Karl Brix, op. cit. (Anm. 19), S. 271.

bis auf ganz wenige Ausnahmen (Tafel 54, 55) kaum von Bedeutung.

Eines der herausragenden Werke bis 1954, dem Jahr seiner Emeritierung als Lehrer an der Hochschule für Bildende Kunst, ist das Gemälde MOND GROSS IM OSTEN (Tafel 56). Wenngleich Schmidt-Rottluff der abstrakten und der informellen Malerei ablehnend gegenübersteht, gelingt ihm hier durch extreme Reduzierung und Abstrahierung der Naturformen eine unerhörte Steigerung des Ausdrucks. Hieroglyphenhaft sind alle Formen vereinfacht. Die Farbgebung ist verfremdet: ein violettes Licht über der Landschaft, ein grüner Himmel, blau-gelbe Wolken, violette Flecken am Himmel. Die Kühnheit von Form und Farbe ist kaum noch zu übertreffen. Mit Bildern wie diesem zeigt Schmidt-Rottluff deutlich, daß er seine Position in der deutschen Nachkriegskunst behaupten kann, daß die Stilmittel des Expressionismus auch einem neuen Zeitgeist standhalten können. MOND GROSS IM OSTEN fordert Vergleiche heraus mit früheren Gemälden des Künstlers, zum Beispiel mit SONNE IM KIEFERNWALD von 1913 (Abb. 38). Hier findet sich die gleiche Verknappung und Monumentalisierung der Form, derselbe hieroglyphenartige Charakter.

Anfang der fünfziger Jahre wird Schmidt-Rottluffs Schaffen auch durch die Aufenthalte im Tessin bestimmt. 1949 fährt er erstmals seit 1929 dorthin. Auch im Herbst 1950, im Winter 1951 und im Herbst 1953 ist er im Tessin. Neben Gemälden wie SÜDLICHER GARTEN IM REGEN (Tafel 57), VILLA CEDRO (Abb. 68), HANGWEGE IM TESSIN (Abb. 69) oder KIRCHE IN PRATO, MAGGIATAL (Abb. 70) entsteht auch eine größere Anzahl von Zeichnungen (Tafel 163, 172, 173) und Aquarellen (Tafel 119, Abb. 71-73). Sicherlich haben die Aufenthalte im Süden Schmidt-Rottluffs Entwicklung hin zu einer farbenfrohen, farbintensiven Palette gefördert. Er sieht die südlichen Landschaften nun weitläufiger, in strahlend hellem Licht, und gibt nicht mehr wie in den zwanziger Jahren die engen Gassen und Winkel in düsteren Farben wieder.

Die nach den Jahren der Diffamierung und der Zeit der Berlin-Blockade wiedergefundene Freiheit bewirkt einen neuen Optimismus, der seinen Niederschlag auch in den nun entstehenden Stilleben wie AFRIKANISCHES (Tafel 60) oder GELBE PALETTE (Tafel 59) findet. Nach langer Unterbrechung wendet sich Schmidt-Rottluff 1953 wieder der Technik der Lithographie zu (Tafel 265, 266). Es sind die letzten druckgraphischen Arbeiten, die er schaffen sollte. Und plötzlich findet auch die Beschäftigung mit der Plastik wieder sein Interesse. Es sind gefundene Kalksteine, die er durch Bearbeitung, durch Glättung

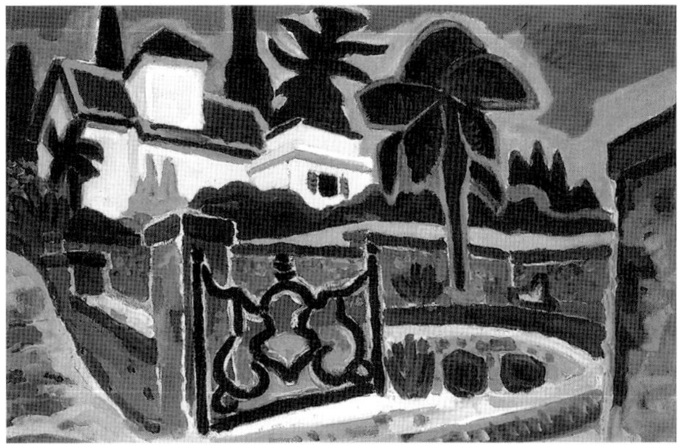

68 Villa Cedro, 1953
Öl auf Leinwand,
76 × 112 cm
Brücke-Museum Berlin,
Karl und Emy Schmidt-Rottluff Stiftung

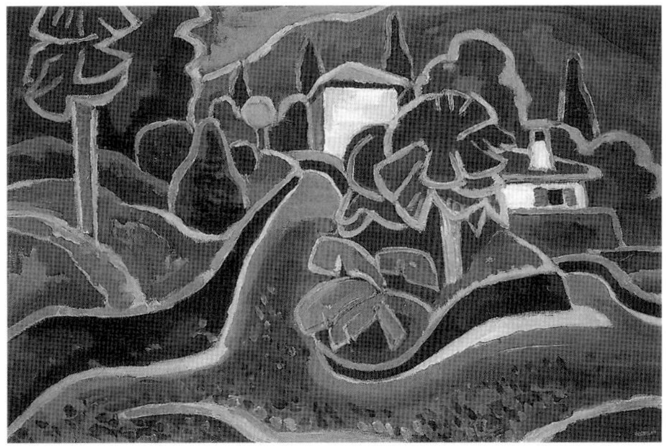

69 Hangwege im Tessin, 1953
Öl auf Leinwand,
76 × 112 cm
Brücke-Museum Berlin,
Karl und Emy Schmidt-Rottluff Stiftung

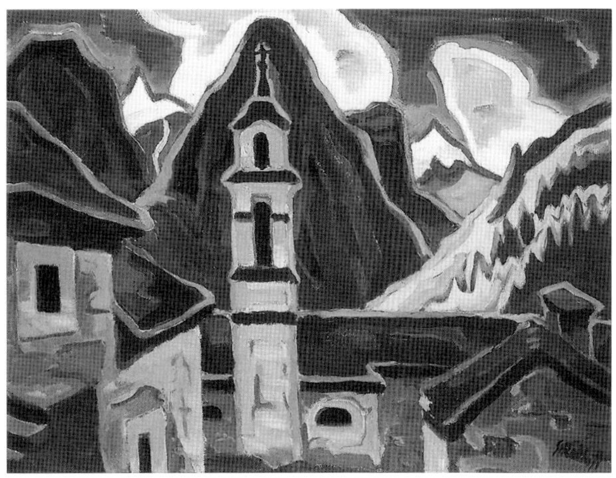

70 Kirche in Prato, Maggiatal, 1954
Öl auf Leinwand,
87 × 112 cm
Brücke-Museum Berlin,
Karl und Emy Schmidt-Rottluff Stiftung

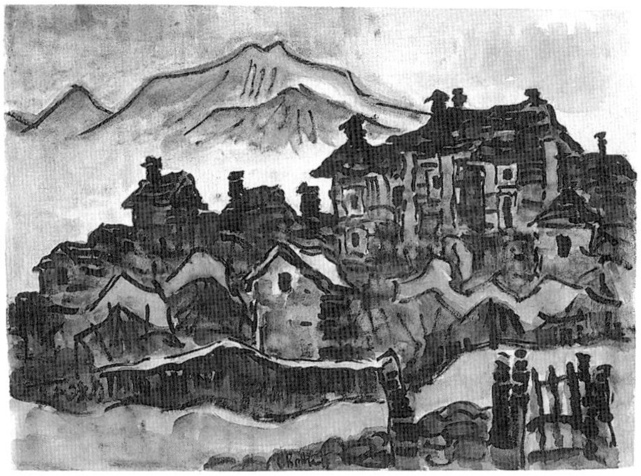

71 Häuser in Losone, 1949
Aquarell und Tuschpinsel, 50 × 70 cm
Brücke-Museum Berlin

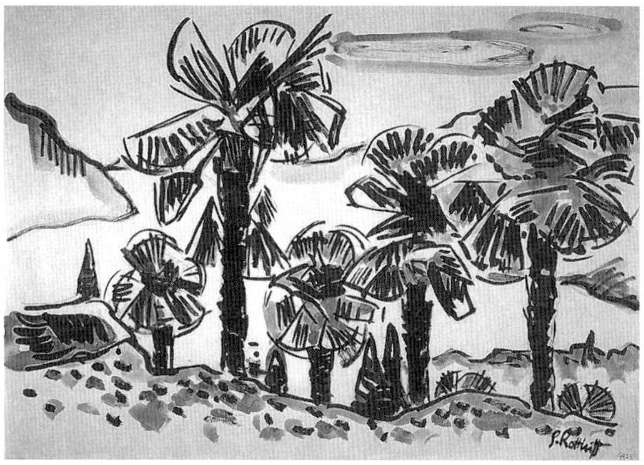

72 Palmengruppe – Palmen am Lago Maggiore, 1949
Aquarell und Tuschpinsel, 50 × 70 cm
Brücke-Museum Berlin

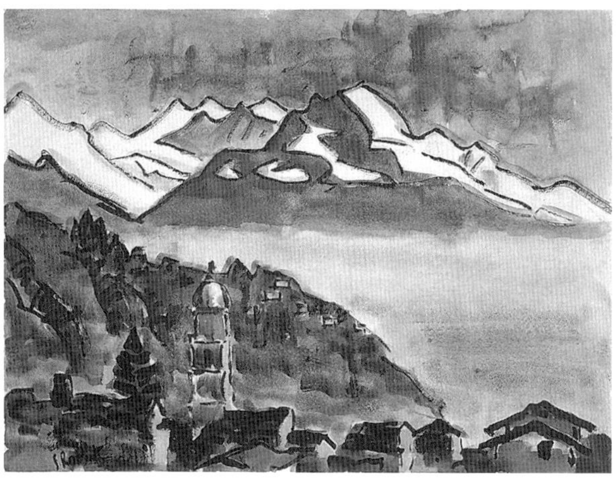

73 Tessiner Morgen, 1949
Aquarell und Tuschpinsel, 50 × 70 cm
Brücke-Museum Berlin

und Einschnitte, zu Köpfen, Figuren oder Figurenpaaren werden läßt (Tafel 297-304).

Schmidt-Rottluff zeigt in seinem Werk der Jahre 1950 bis 1954 eine ungeheure Kreativität und geht in vielem auf überraschende Weise innovativ vor. Sein 1955 einsetzendes Spätwerk schließt sich nahtlos an diese Entwicklung an.

Spätwerk

Das Spätwerk ist bestimmt durch eine intensivere Zwiesprache mit den erfaßten Gegenständen. Die große Anzahl von Stilleben ist auffallend. Schmidt-Rottluffs Kunst wird abgeklärter. Schon Will Grohmann hat 1956 die ersten Ansätze dieser Tendenz erkannt; so schreibt er: »Was geschieht, ist die Vertiefung des instinktiv Geahnten von ehedem, wobei die Spannung von Ich und Welt einmal zum naturferneren Sinnbild führt, ein andermal zur naturnäheren Definition.«[26]

1956 nimmt die Gemäldeproduktion noch einmal stark zu. Auch den in Sierksdorf geschaffenen Landschaften ist etwas Stillebenhaftes eigen. Es sind Ausschnitte der Natur, die abgekürzt gegeben sind. Zahlreiche Mondlandschaften entstehen, denen eine gewisse Schwermut nicht abzusprechen ist. FERNER MOND (Tafel 62), MOND ÜBER DER KÜSTE (Tafel 63) oder MONDAUFGANG (Abb. 74) sind Beispiele dafür. Die Verwendung von Schwarz spielt eine immer größere Rolle, wodurch die Bilder eine bisher nicht gekannte geistige Tiefe erhalten, gleichzeitig aber auch eine geheimnisvolle, düstere Ausstrahlung, etwas Hintergründiges. Dies ist ebenfalls im Stilleben ganz offensichtlich, so in dem Gemälde DIE SCHWARZE MASKE (Tafel 64). Schmidt-Rottluffs Kunst wird nüchterner und strenger. Die verschiedenen Gegenstände wie Maske, Kerzenständer und Muscheln scheinen ein magisches Eigenleben zu führen.

1964 gibt Schmidt-Rottluff die Ölmalerei, die ihm allmählich zu anstrengend wird, auf. Eines der letzten, 1963 entstandenen Gemälde ist MOND IM AUGUST (Tafel 70). In diesem Hauptwerk des späten Schaffens bringt Schmidt-Rottluff die Farbe noch einmal zum Leuchten; es ist ein Leuchten aus einer geheimnisvollen Tiefe, ein mystisches Aufflackern und Vibrieren der Form. Das Aquarell sowie vor allem die Tuschpinselzeichnung werden von 1964 an die Hauptausdrucksmittel des Künstlers, begleitet von einer Anzahl in Mischtechnik – Pastell und Tusche – ausgeführten Zeichnungen. Schmidt-Rottluff hat inzwischen sein 80. Lebensjahr erreicht. Auch in den späten Aquarellen und Zeichnungen wird die früher

[26] Will Grohmann, op. cit. (Anm. 20), S. 144.

so sinnenstark erlebte Wirklichkeit umgewandelt. Schmidt-Rottluff beginnt mehr und mehr hinter seinem Werk zurückzutreten. Die Konturen werden mit breitem, trockenem Pinsel gezogen; kraftvoll wird der Ausdruck gesteigert. Vor allem in den Tuschpinselzeichnungen werden noch einmal die expressiven Ausdrucksmittel intensiviert. Mit großartiger Konsequenz weiß er alle in dieser speziellen Technik liegenden Möglichkeiten zu nutzen. Schmidt-Rottluff selbst hat seine späten Tuschpinselzeichnungen als »Schwarzblätter« bezeichnet, da die Tusche hier nicht mehr verdünnt, sondern tiefschwarz eingesetzt wird.

Die Tuschpinselzeichnung hat Schmidt-Rottluffs Schaffen von Anfang an begleitet. 1906 sind die ersten von Emil Nolde angeregten Blätter entstanden (Tafel 133), die eine Vibration und Unruhe sowie eine Kleinteiligkeit der Form besitzen. 1909 und 1910 wird der kleinteilige Stil durch ein Agieren mit der bildbeherrschenden Linie abgelöst (Tafel 136). Die Akte von 1913 stellen einen ersten Höhepunkt innerhalb der Tuschpinselzeichnungen dar (Tafel 143-145). Nach längerer Unterbrechung folgen dann 1927/28 im Tessin weitere Arbeiten (Tafel 146). In den dreißiger und vierziger Jahren ist der Stil entsprechend den Gemälden großflächiger und weicher. Schmidt-Rottluff arbeitet stark mit Lasuren (Tafel 148, 149). Ende der fünfziger Jahre beginnt er dann, die Gegenstände und Dinge durch Vereinfachung und durch feste, tiefschwarze Konturierung zu verfremden und zu einem Gleichnis der Natur werden zu lassen. Insbesondere die tiefschwarzen Tuschpinselzeichnungen der sechziger Jahre sind in ihrem Charakter geradezu asketisch zu nennen. Diese Zeichnungen bedeuten einen Höhepunkt in Schmidt-Rottluffs spätem Schaffen. Sie sind in Technik und Bildsprache einzigartig. Der Künstler führt hier ein Selbstgespräch mit den Dingen aus souveräner Distanz. Er vollendet damit den Expressionismus auf seine Weise (Tafel 175-180). Künstlerische Abgehobenheit und Altersweisheit manifestieren sich hier. 1968 entstehen die letzten Tuschpinselzeichnungen. Blumen, Pflanzen, Gegenstände des täglichen Lebens, Erinnerungsstücke wie Muscheln, Steine usw. sind auf den späten Blättern zu sehen.

Der Stil der Tuschpinselzeichnungen hat auf den

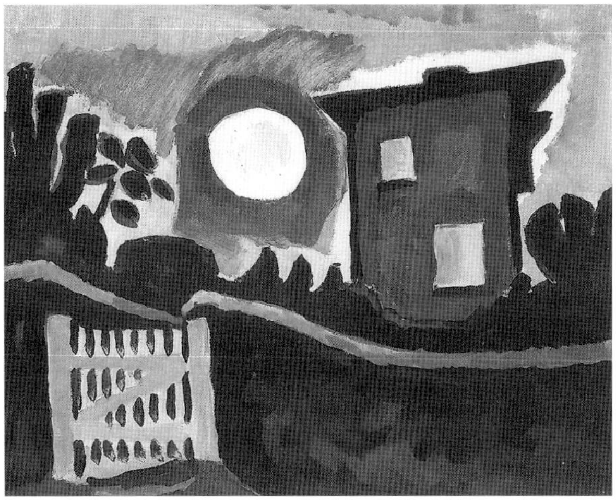

74 Mondaufgang, 1956
Öl auf Leinwand,
76 × 90 cm
Staatliche Museen zu
Berlin, Nationalgalerie

Stil der letzten Aquarelle eingewirkt. Die Sprödigkeit des Ausdrucks wird auch hier greifbar. Auffallend ist besonders der Einsatz des breiten, trockenen Pinsels, mit dem nach Auftrag der Farben zuletzt die akzentuierenden Konturen gesetzt werden. Dennoch sind die Farbtöne hell und strahlend. Die Aquarellfarbe wird mit viel Wasser aufgetragen, so daß die einzelnen Töne auf dem Papier ineinanderfließen. Etwas Unbeständiges, Vergängliches der Form kommt auf diese Weise zum Vorschein, sowohl bei den Stillleben als auch bei den Landschaften. Die Existentialität einer jenseitigen Sphäre und fremden Wirklichkeit manifestiert sich in den letzten Aquarellen. Auffallend sind auch die zahlreichen Selbstbildnisse des Künstlers, die seit 1960 im Aquarell entstehen (Tafel 126). Sie sind nicht mehr wie die früheren Selbstbildnisse geprägt von Selbstbewußtsein und Zukunftsglauben, sondern es sind Konfrontationen mit sich selbst, Befragungen, Gegenüberstellungen, die mitunter schmerzvoll gestimmt scheinen, Bekenntnisse am Ende einer langen Künstlerlaufbahn.

Parallel zu den letzten Aquarellen sind auch die letzten, teilweise mit dem Tuschpinsel kombinierten Farbstiftzeichnungen entstanden (Tafel 181-185). Die Suche nach der bildhaften Form hat Schmidt-Rottluffs Schaffen bis zuletzt bestimmt. Bis zuletzt war er Expressionist und hat diesen Stil in einer sich verändernden, nun von Abstraktion, Informel, Pop- und Op-Art geprägten Kunstwelt verteidigt. Sein Programm war stets, wie er 1914 formuliert hat, »das zu fassen, was ich sehe und fühle und dafür den reinsten Ausdruck zu finden«.

Abbildungen

Gemälde

Kat. 1-70

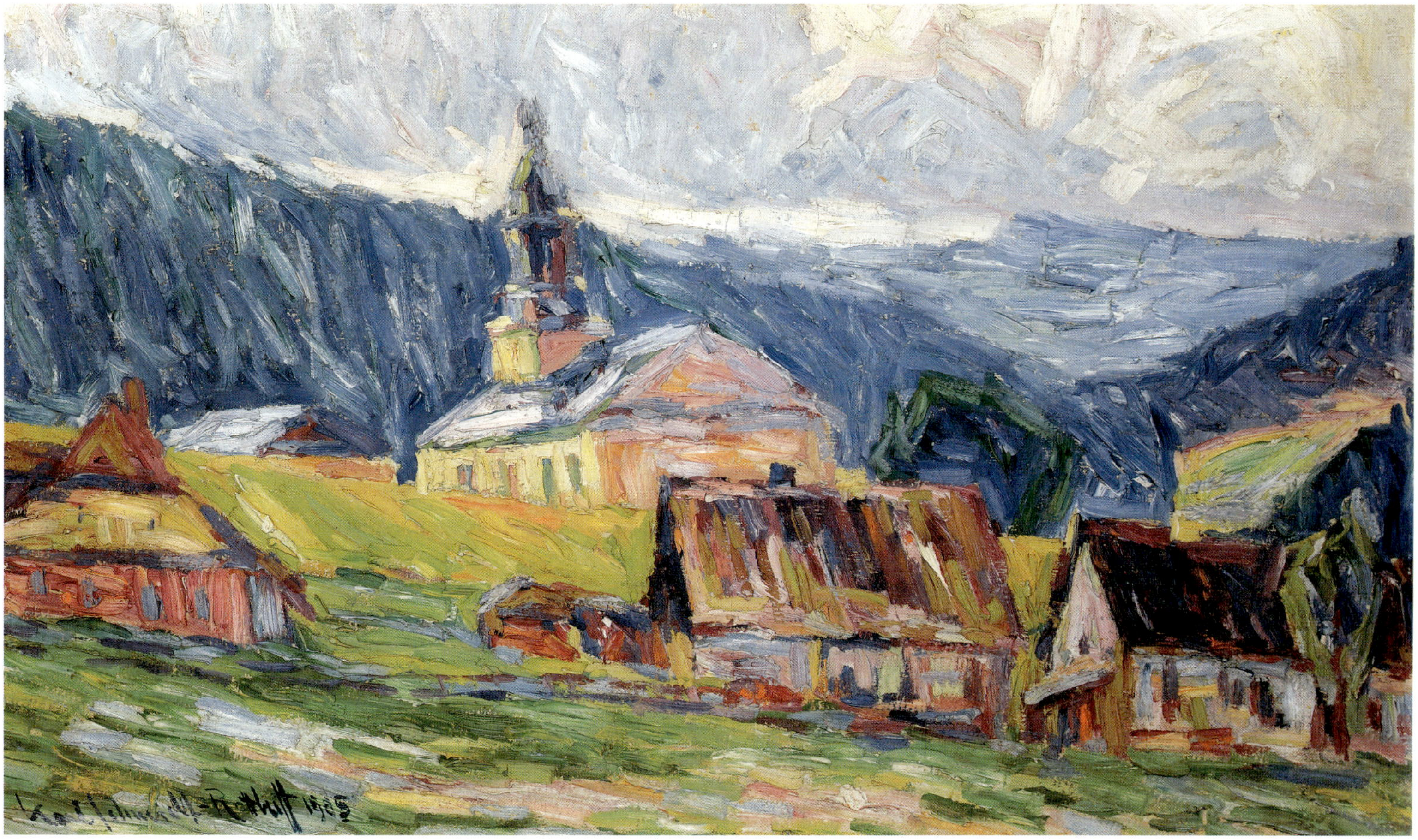

1 Erzgebirgsdorf, 1905

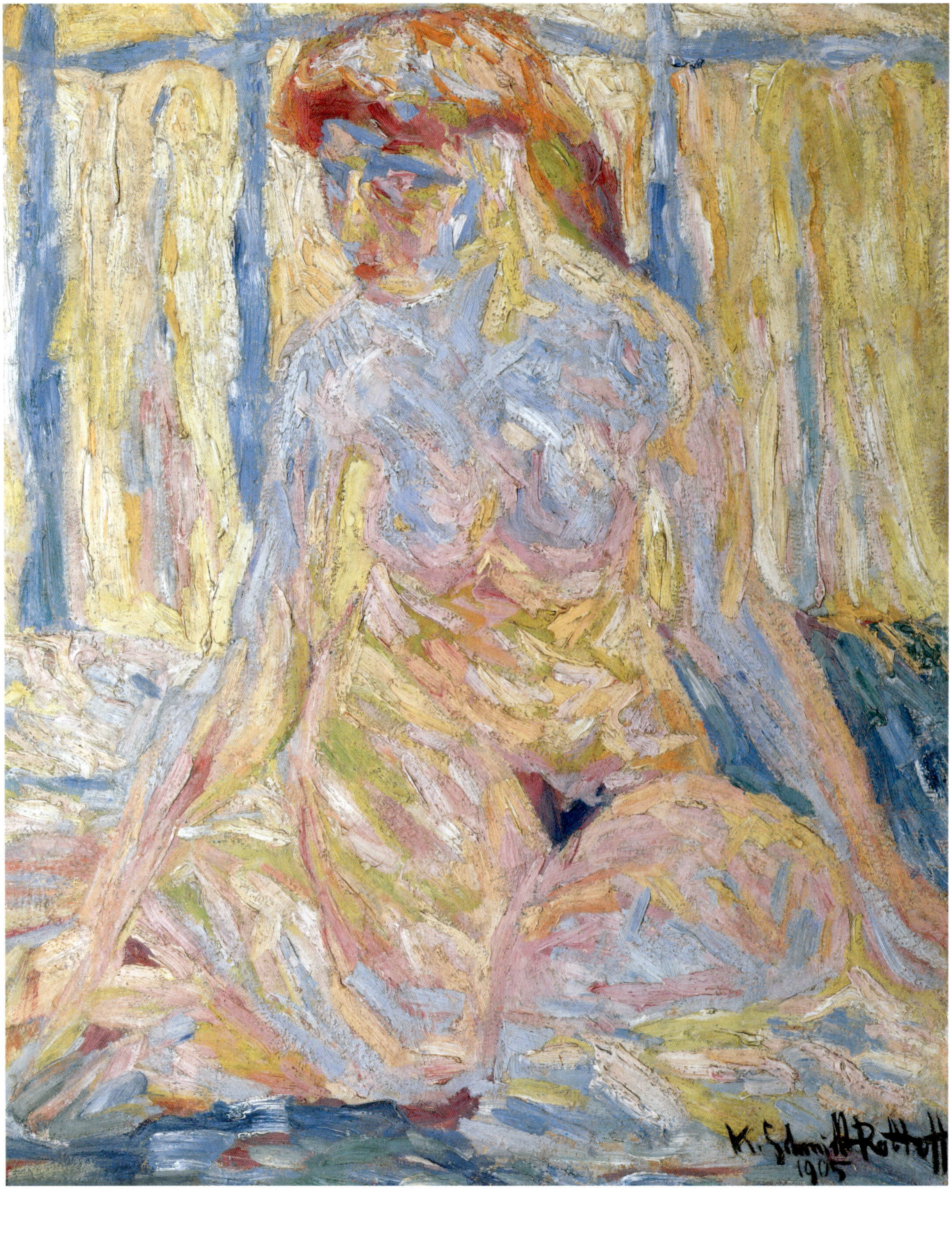

2 Kauernder Akt, 1905

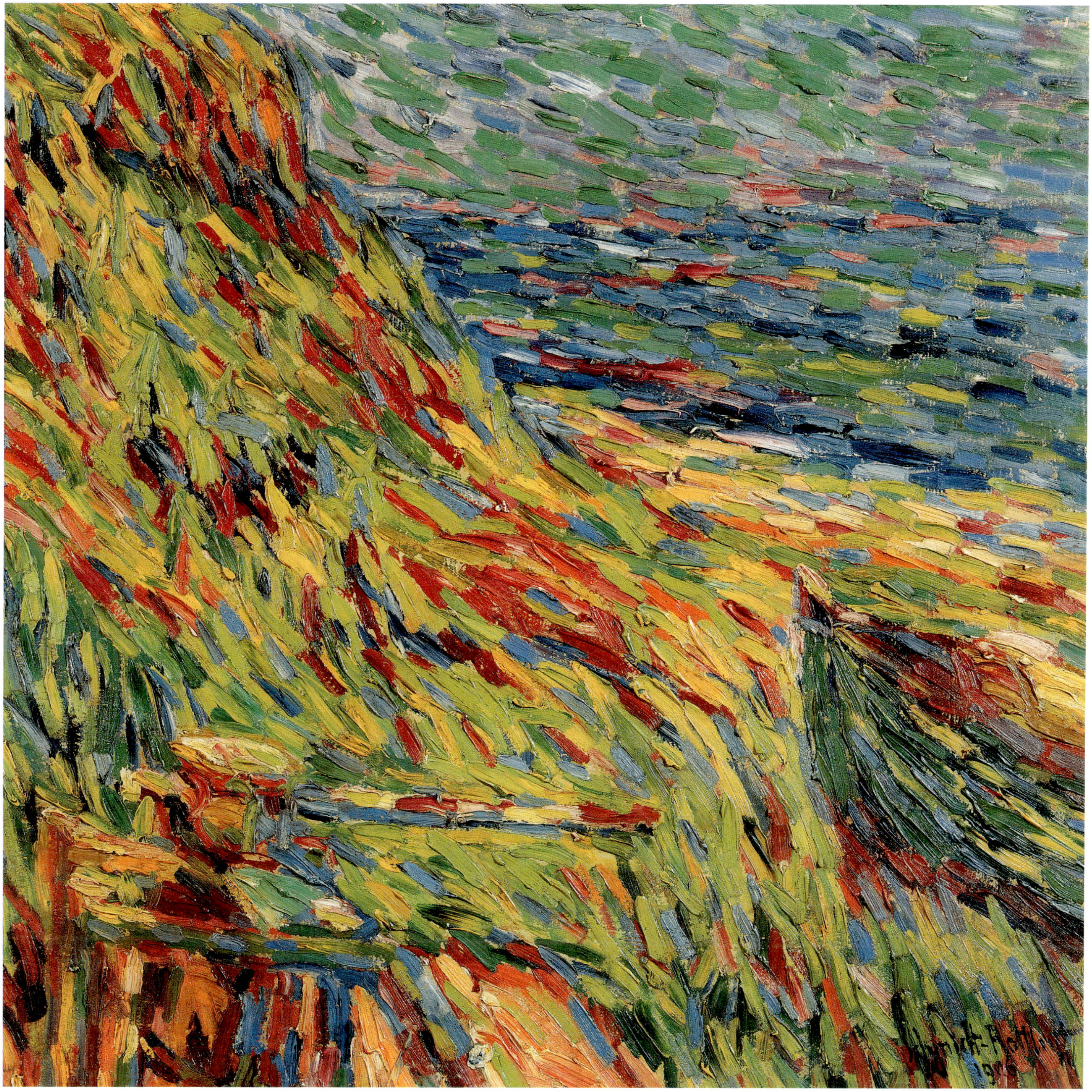

3 Am Meer, 1906

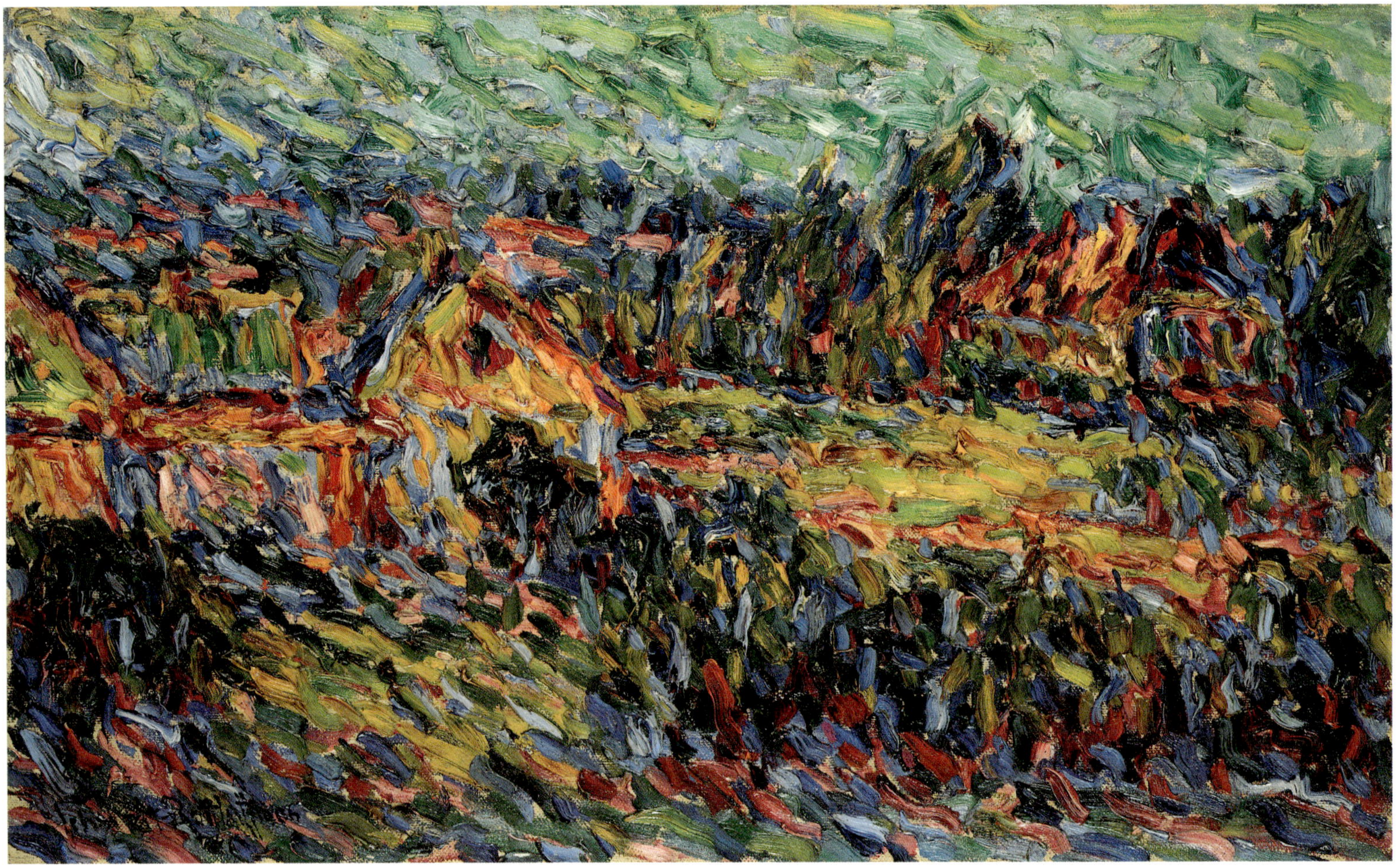

4 Leuchtender Nachmittag, 1906

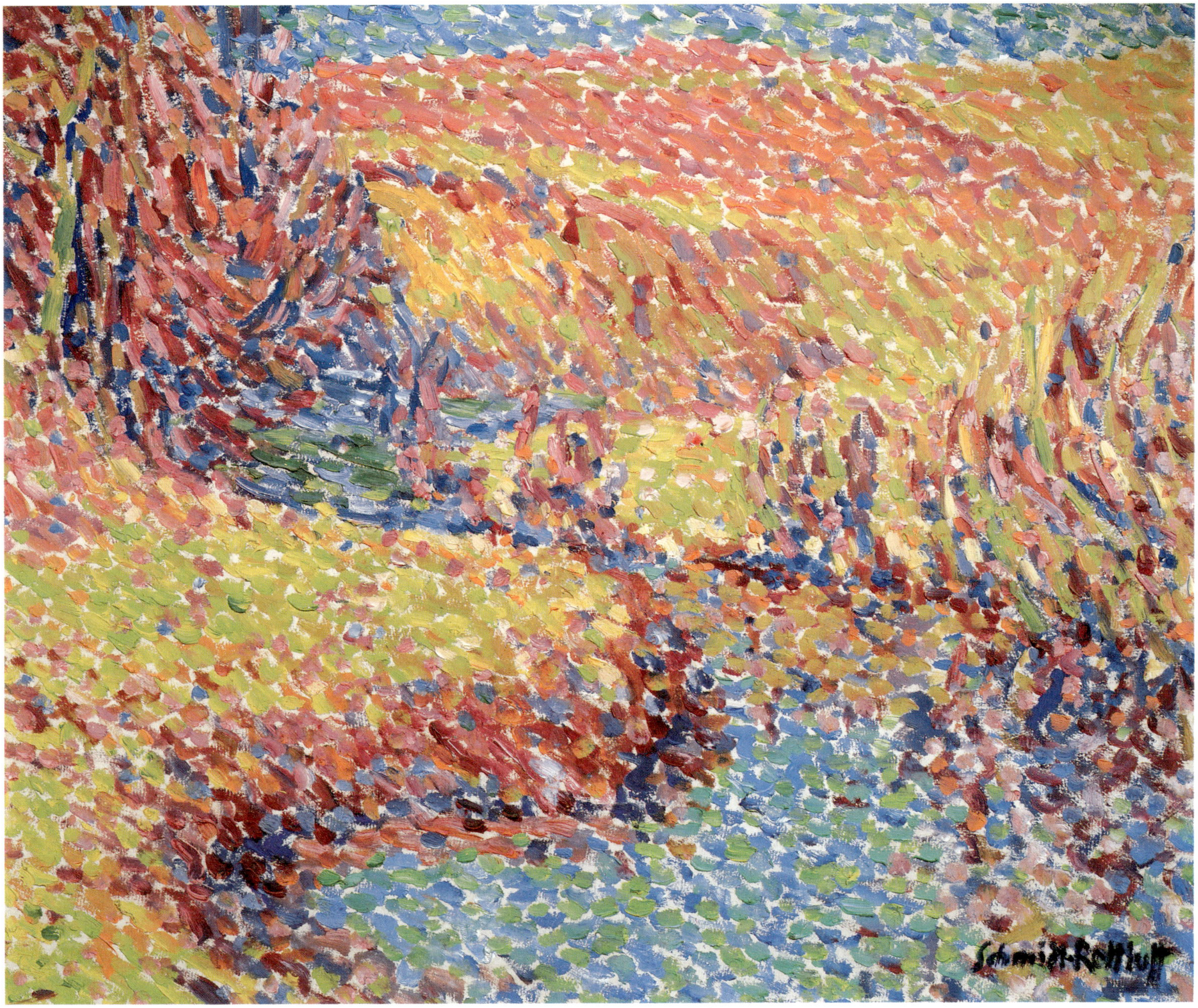

5 Am Pleißebach, 1906

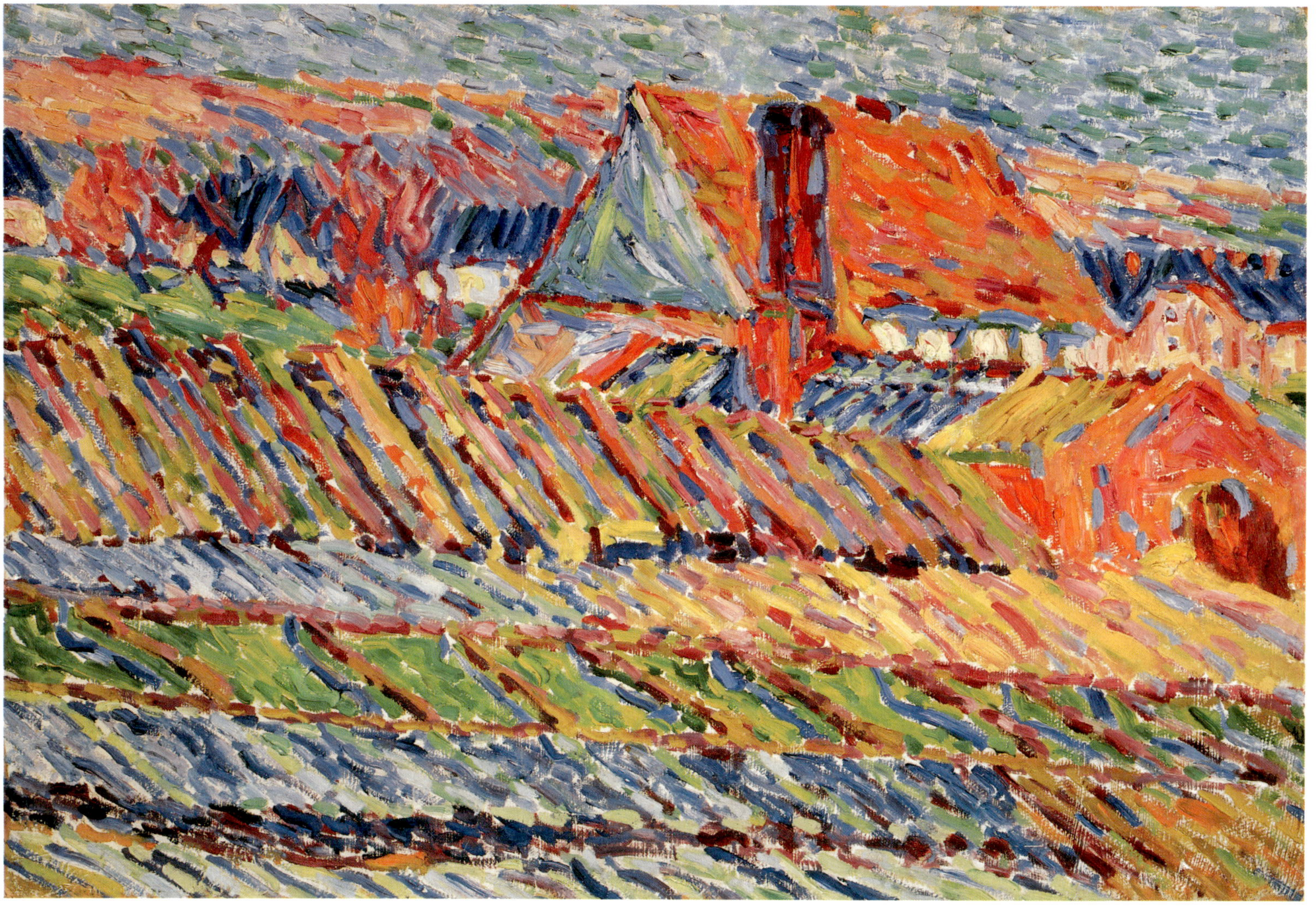

6 Gärtnerei, 1906

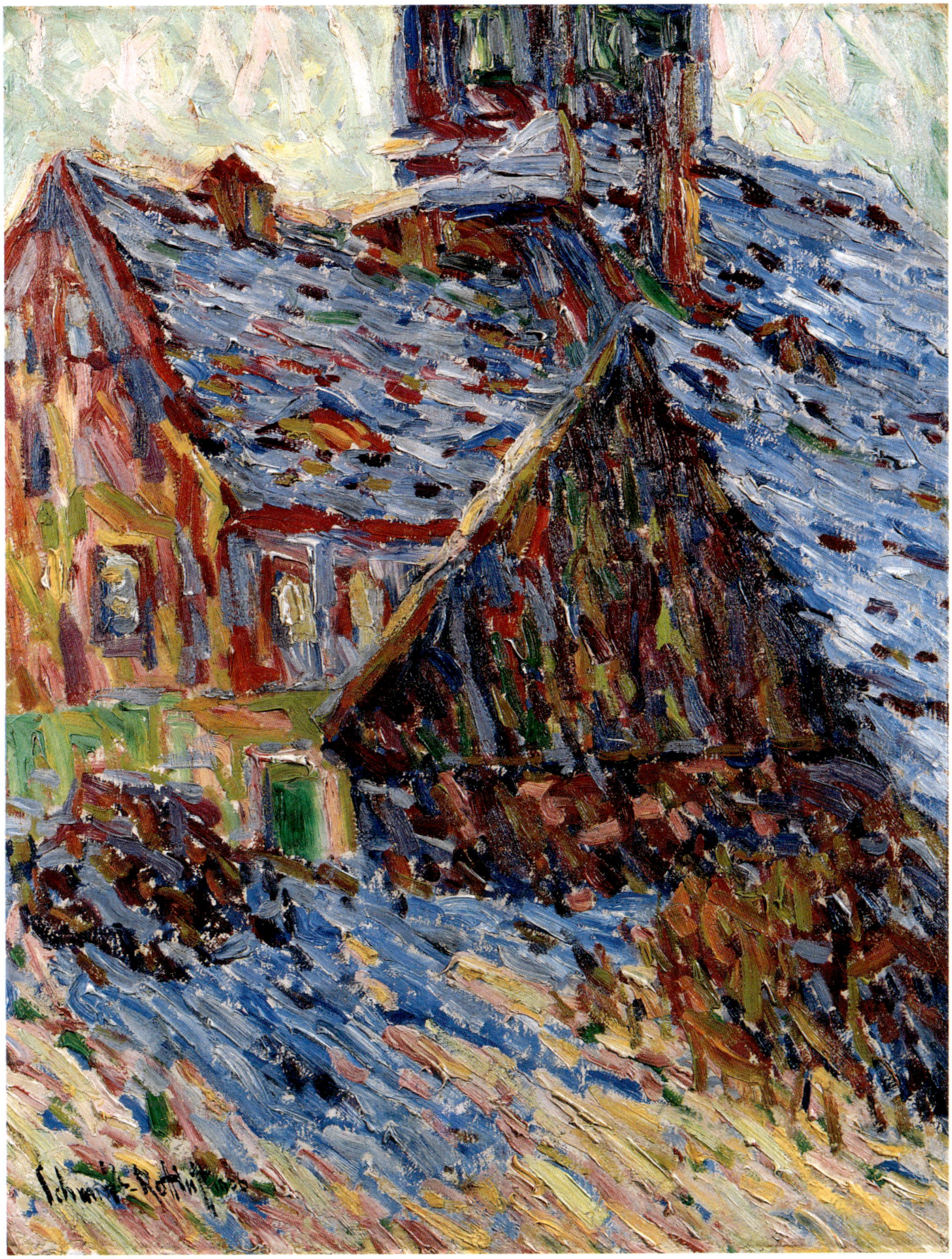

7 Winter, 1906

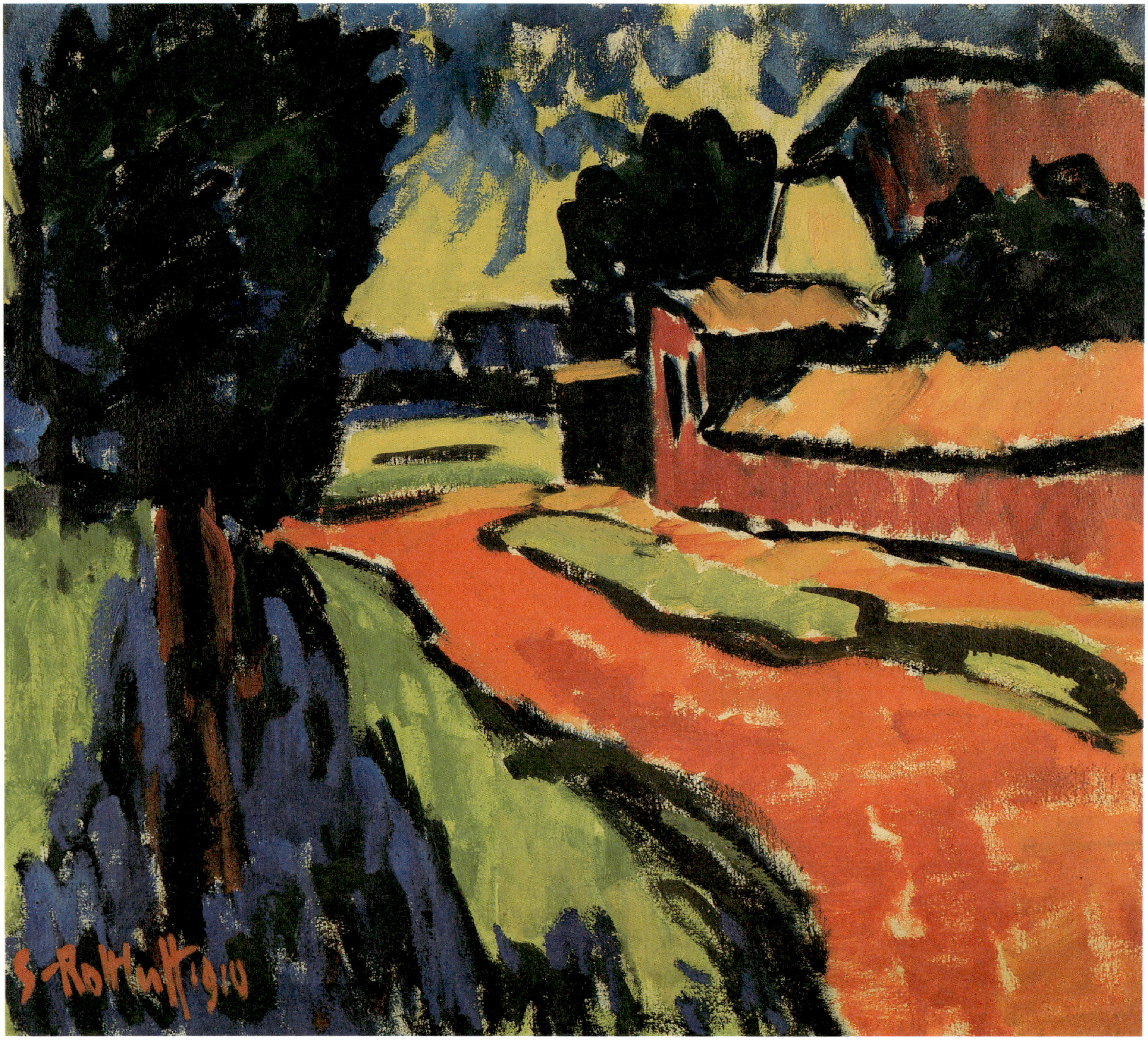

8 Dorfecke, 1910

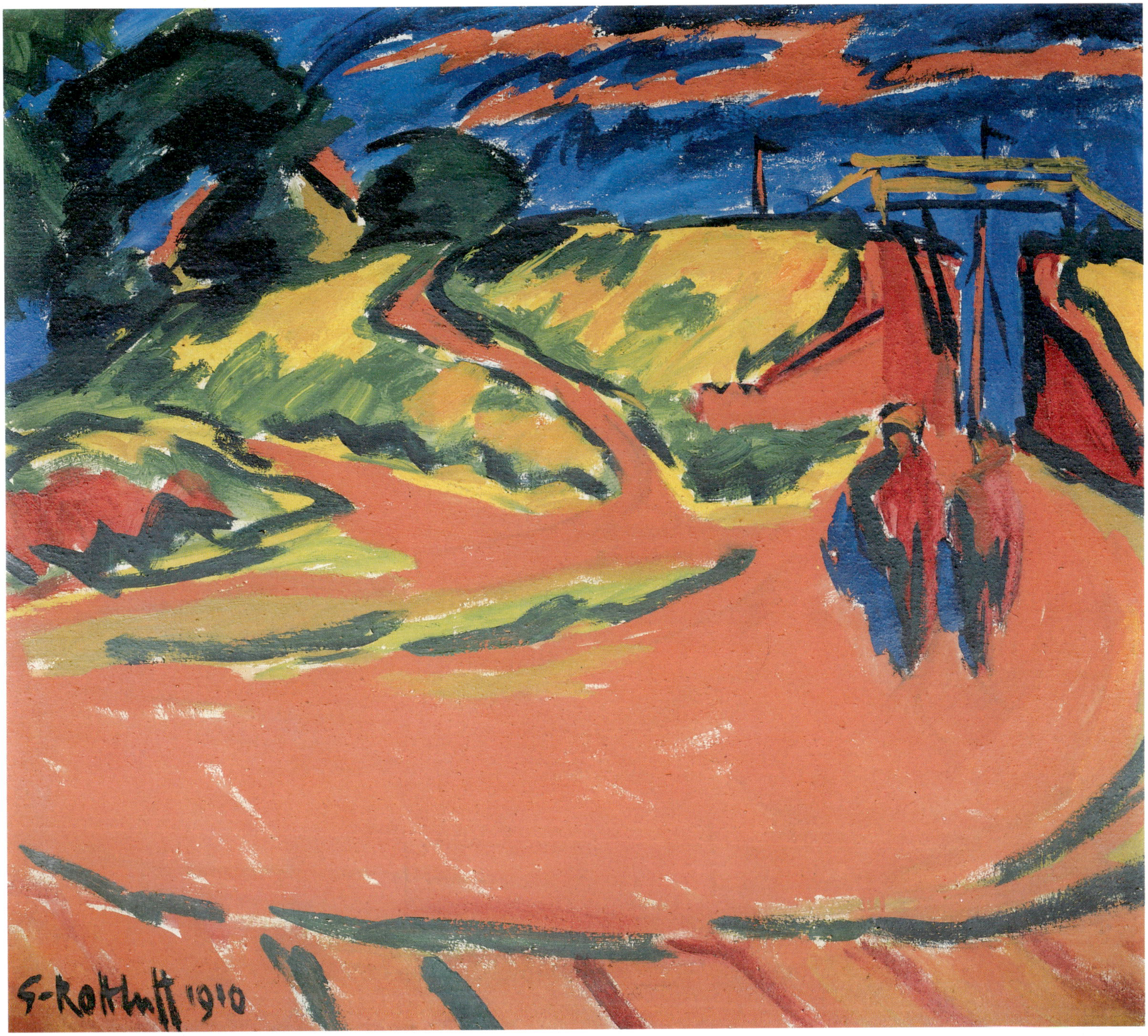

9 Deichdurchbruch, 1910

10 Bildnis Rosa Schapire, 1911 ▷

11 Roter Giebel, 1911 ▷▷

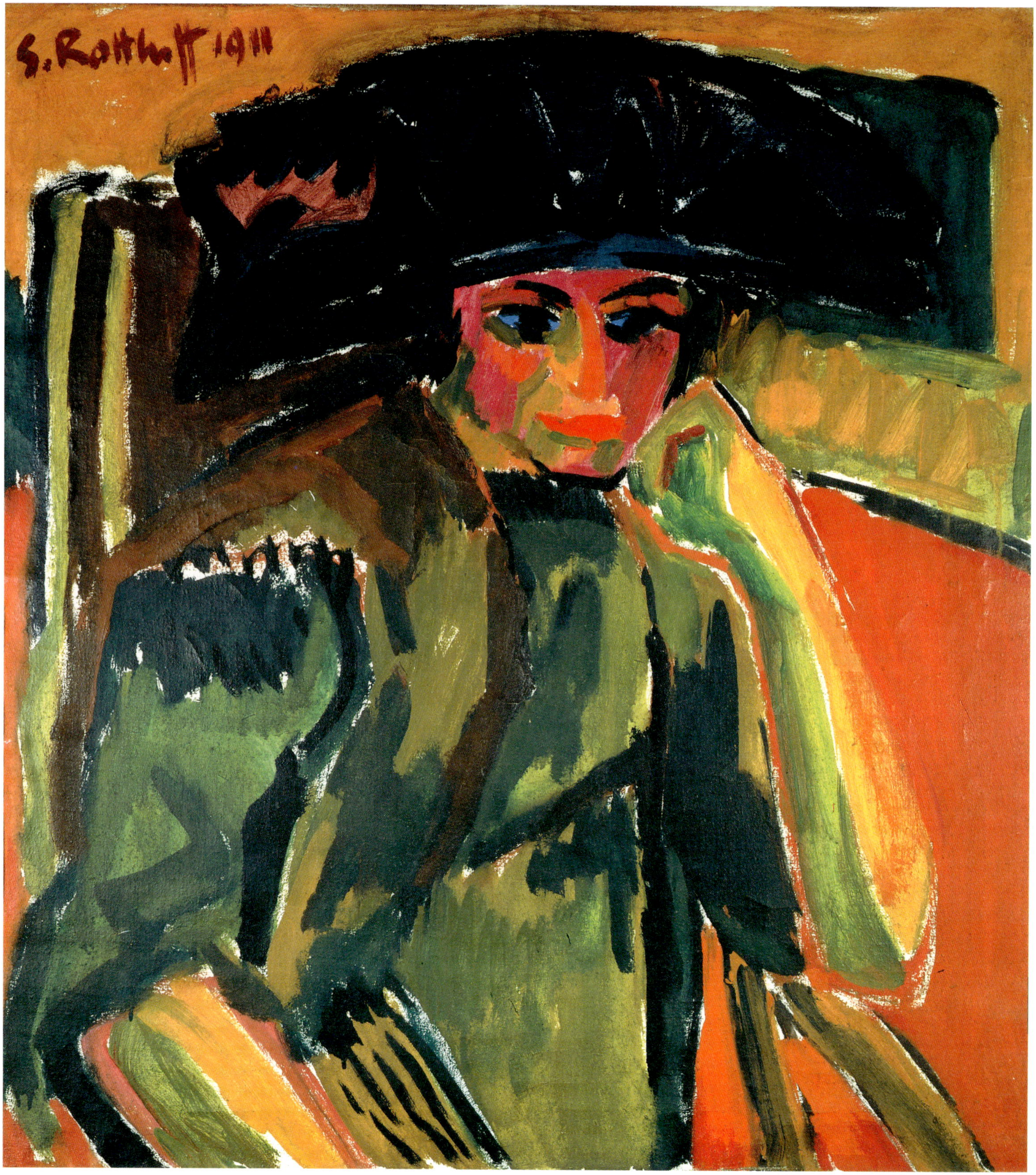
S. Rottluff 1911

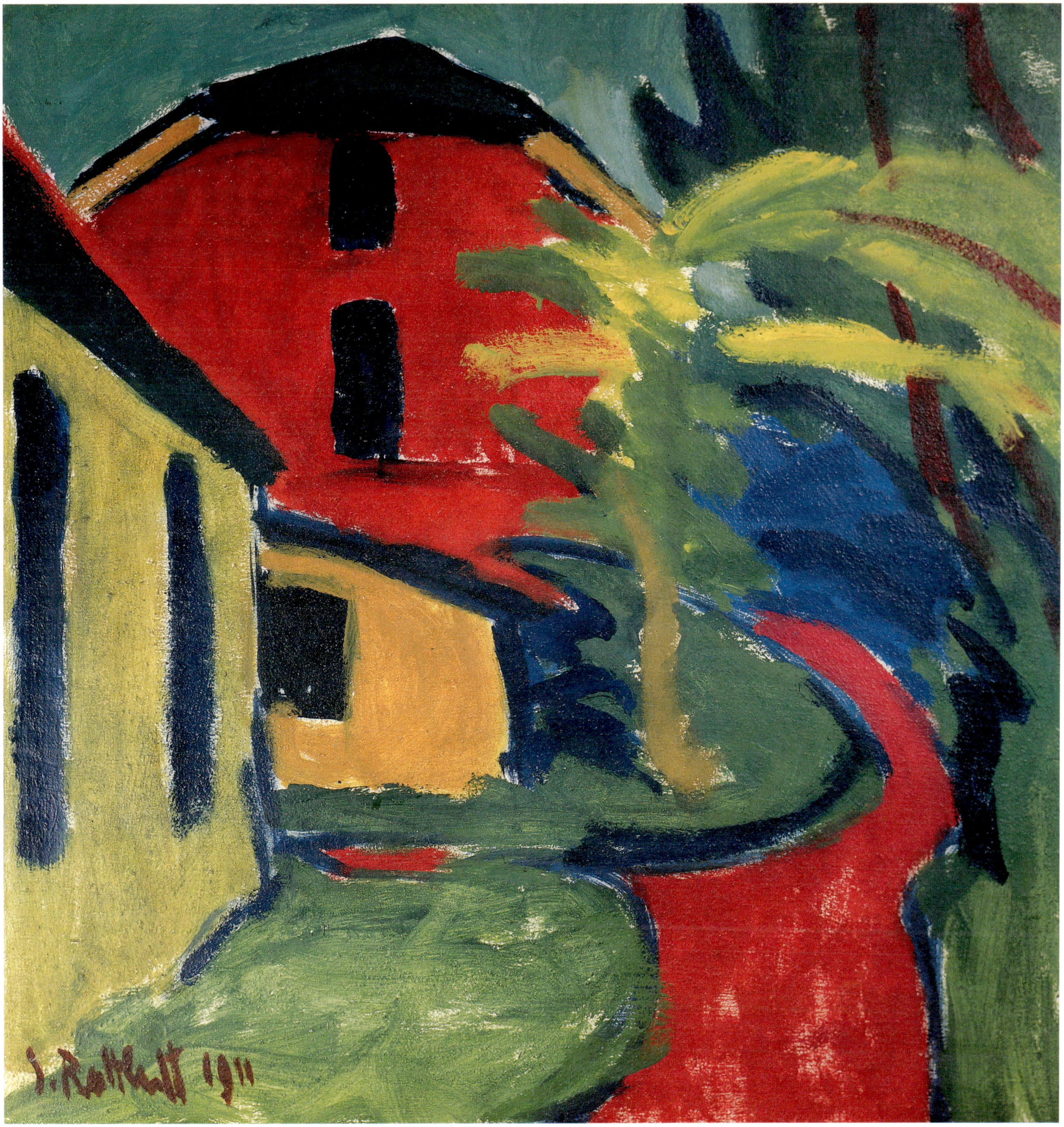

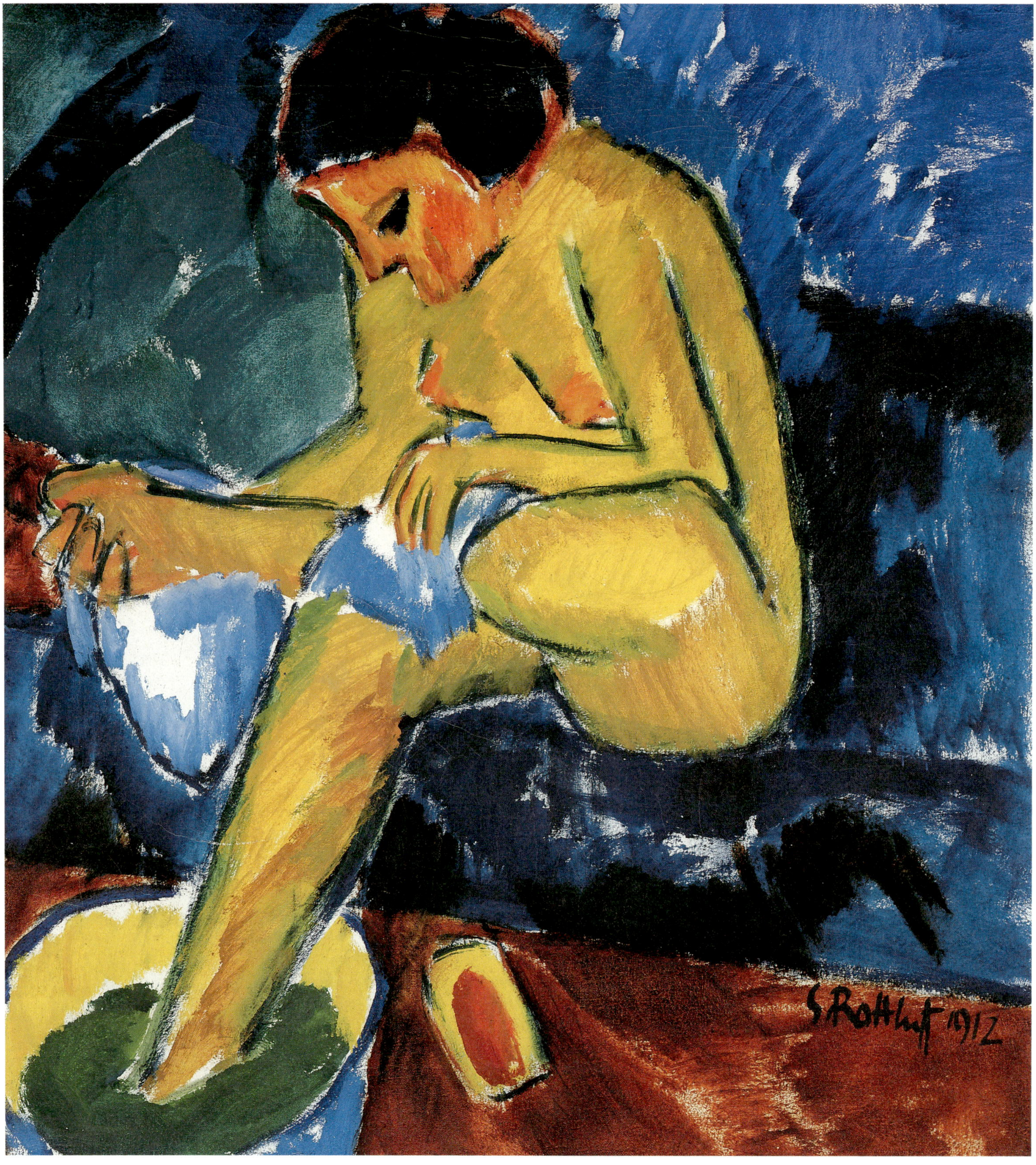
S.Rottluff 1912

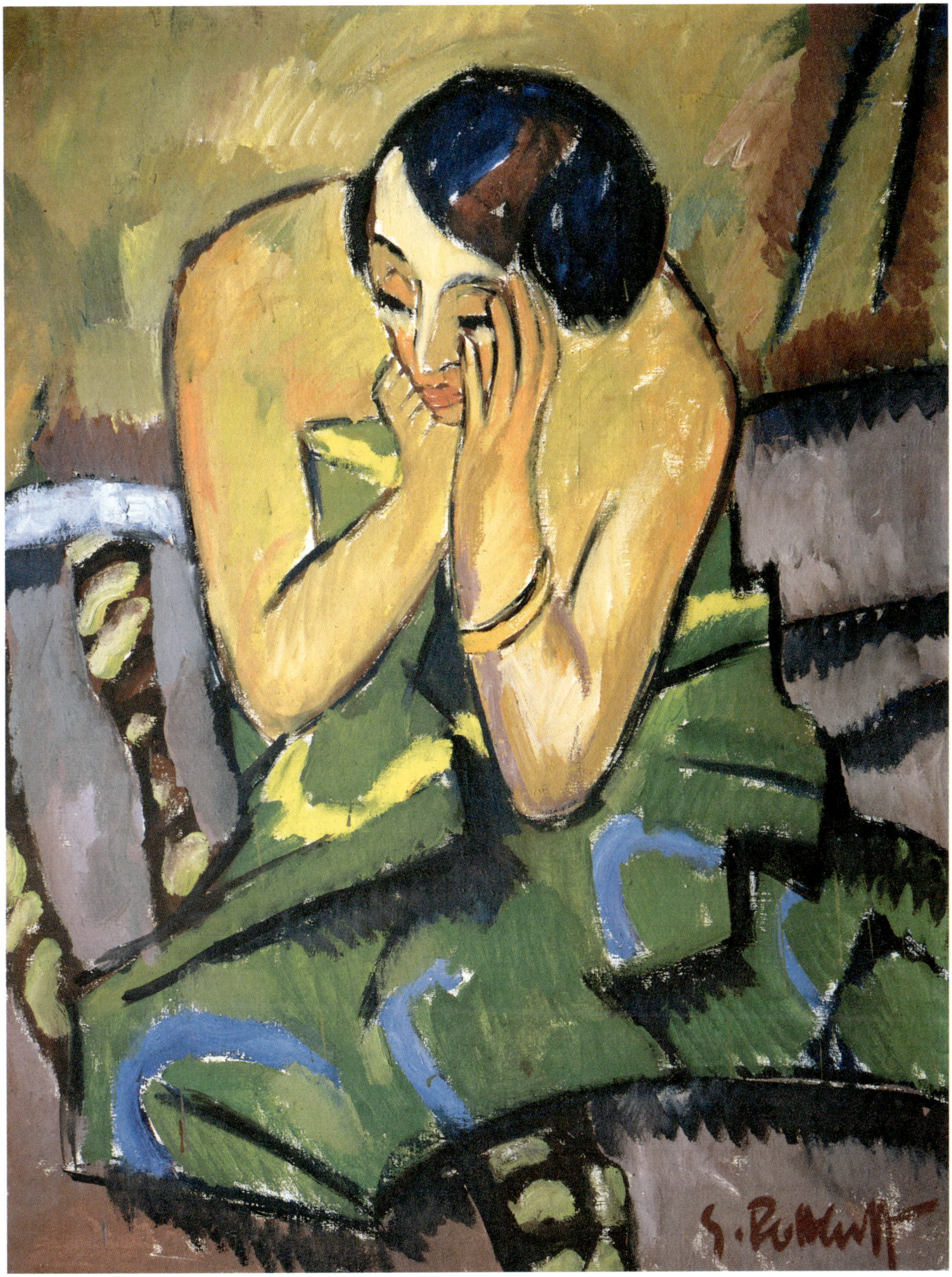

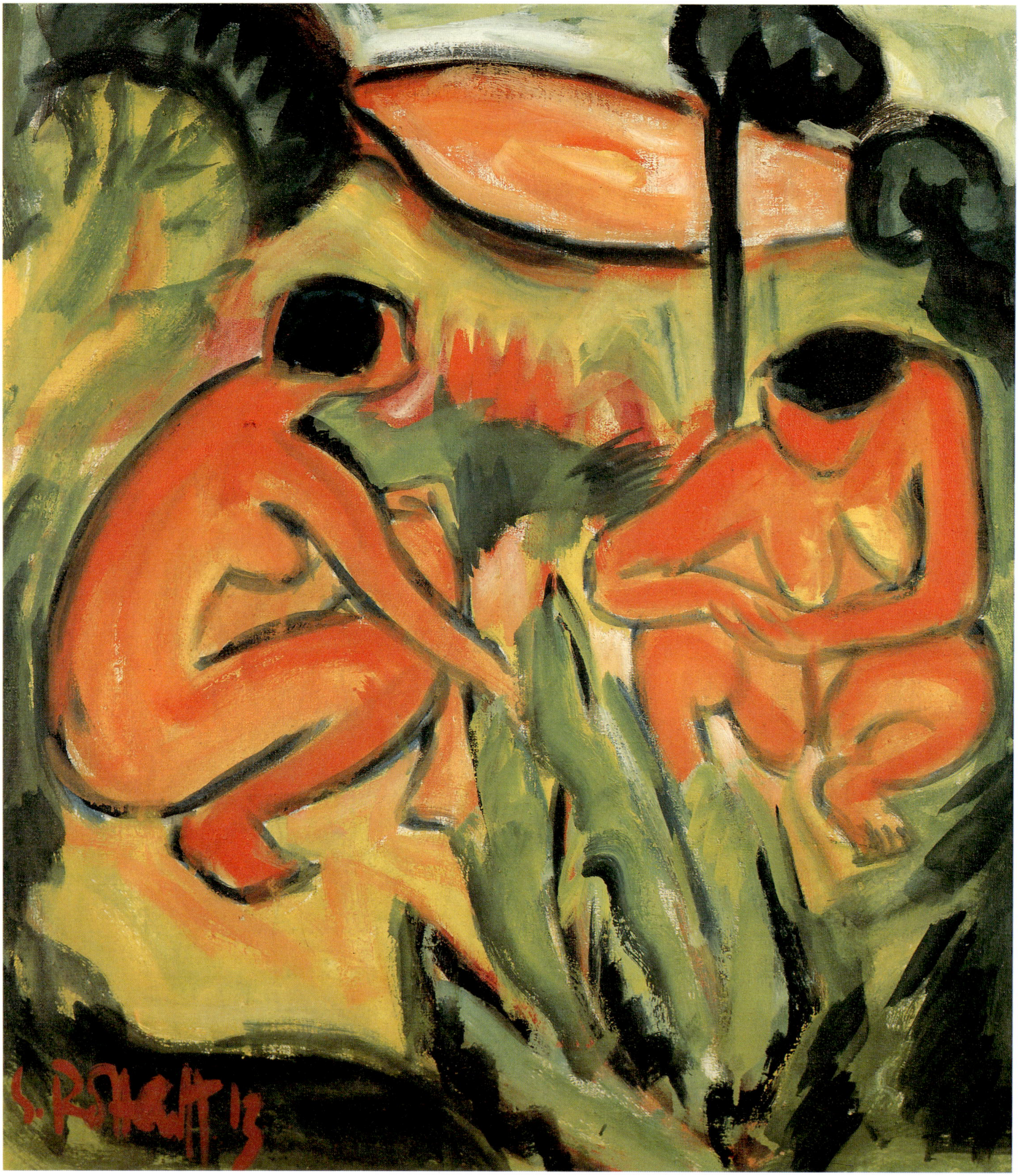

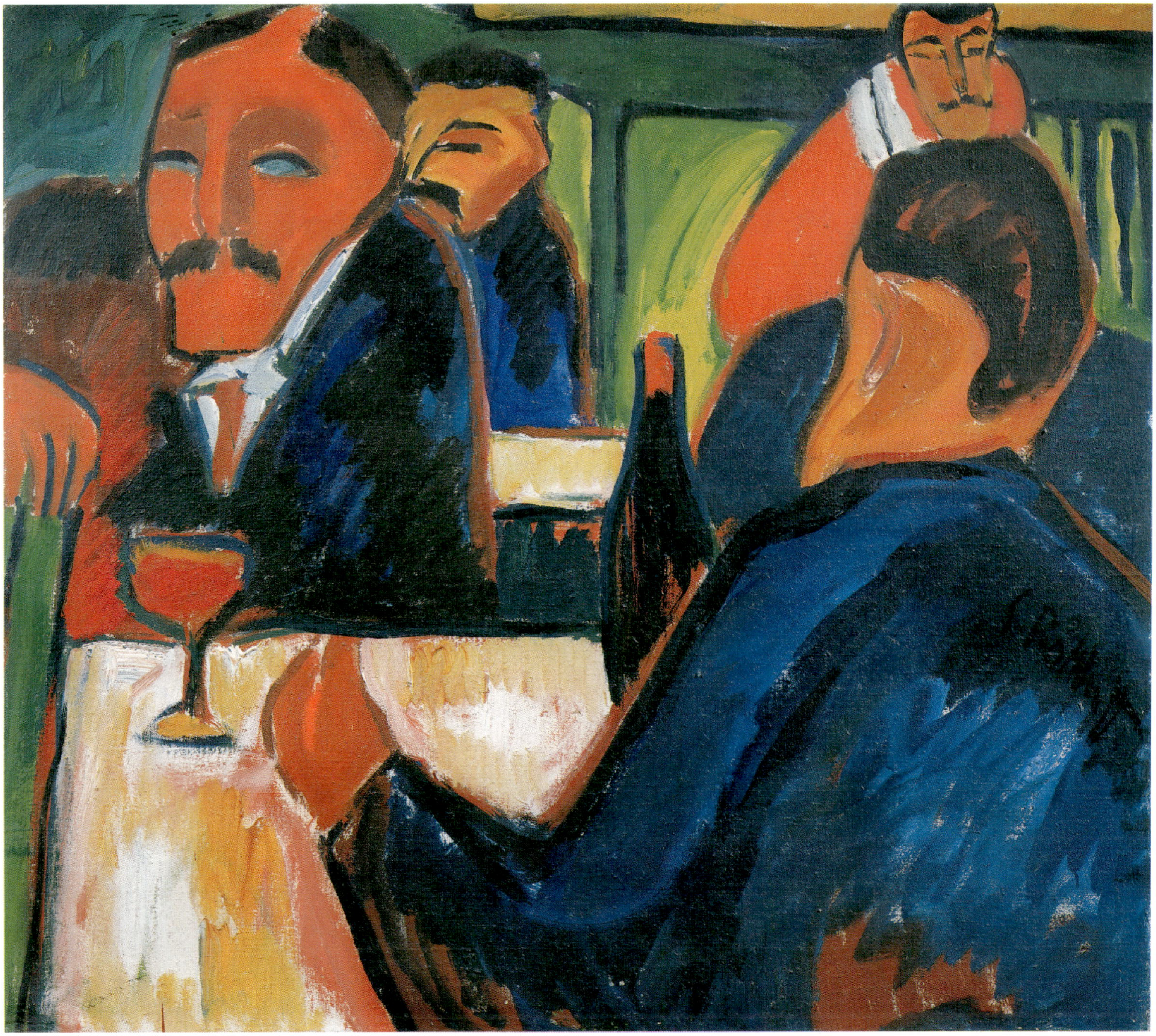

◁◁ 12 Mädchen bei der Toilette, 1912

◁◁ 13 Sinnende Frau, 1912

◁ 14 Akte in den Dünen, 1913

15 Weinstube, 1913

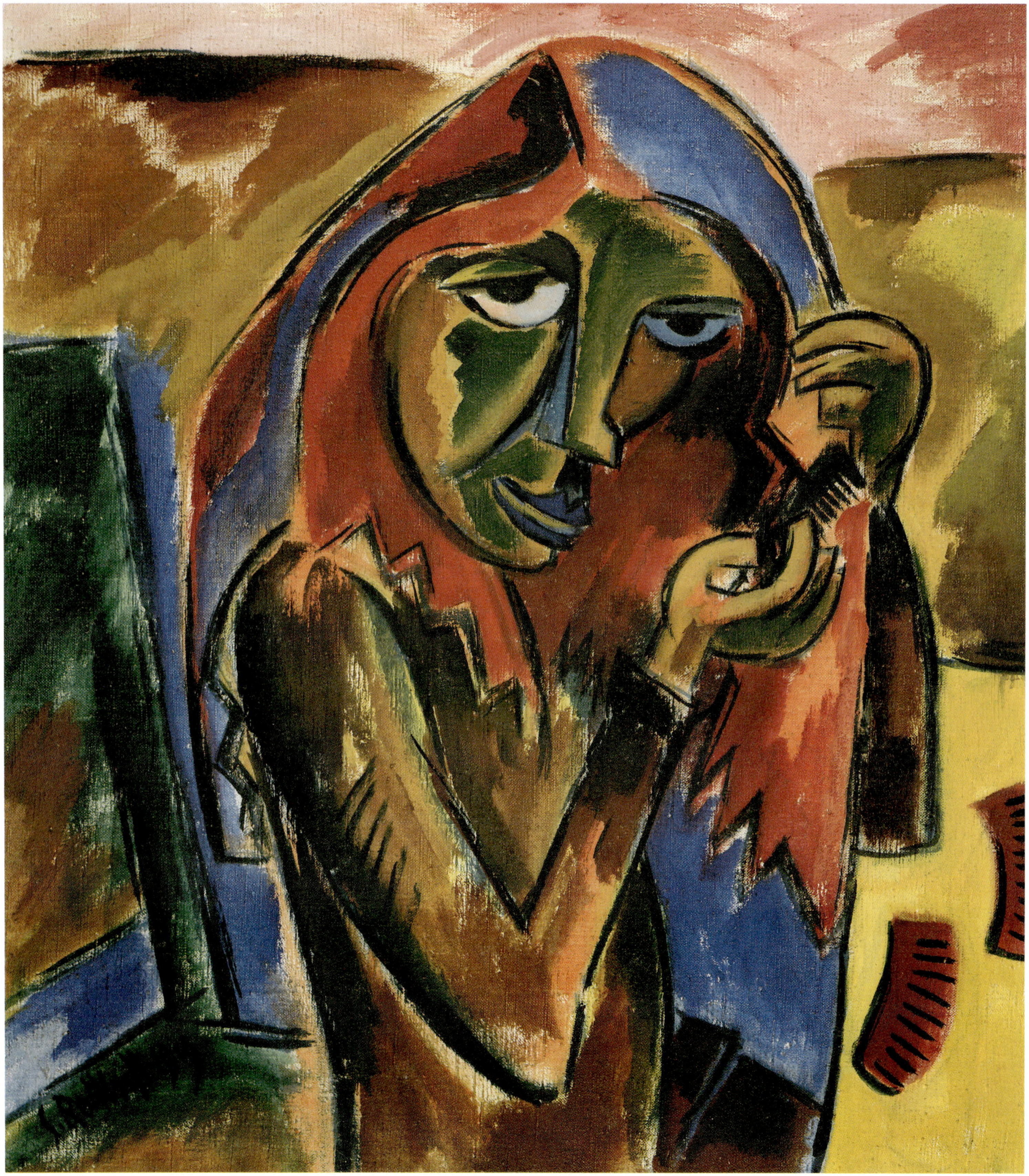

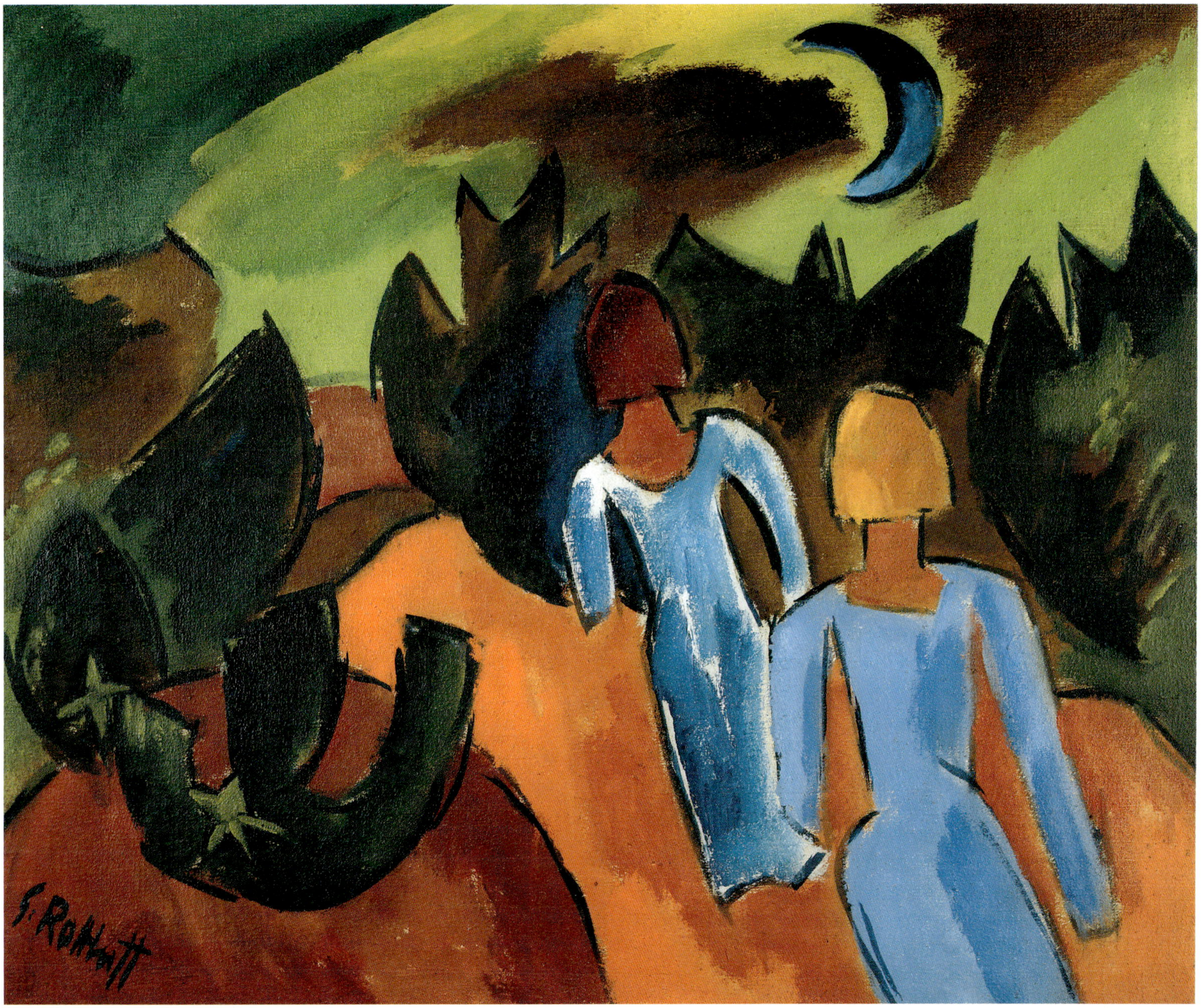

16 Kämmendes Mädchen, 1919

17 Blauer Mond, 1920

18 Handwerker am Haus, 1922 ▷

19 Die Zugbrücke, 1923 ▷▷

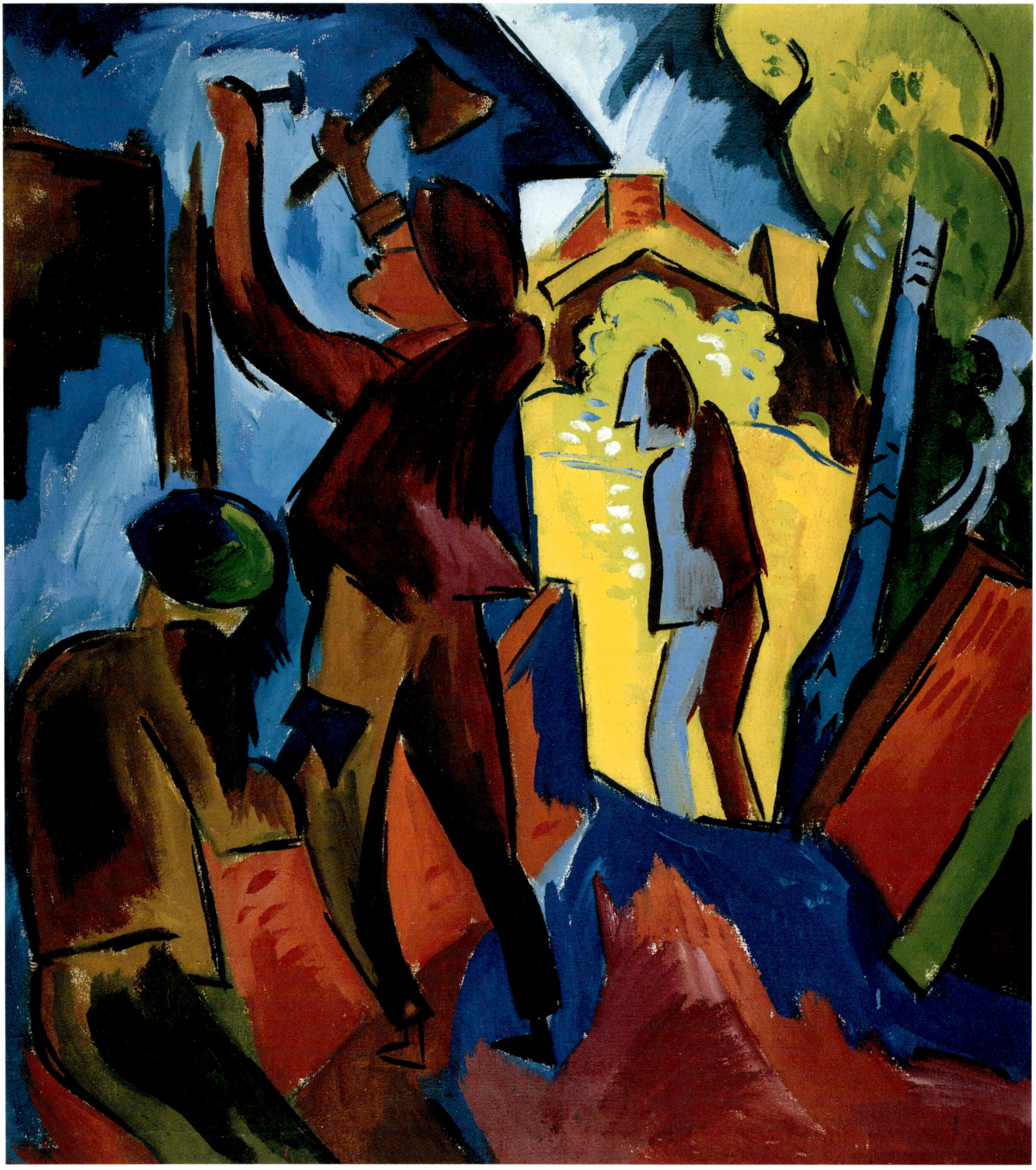

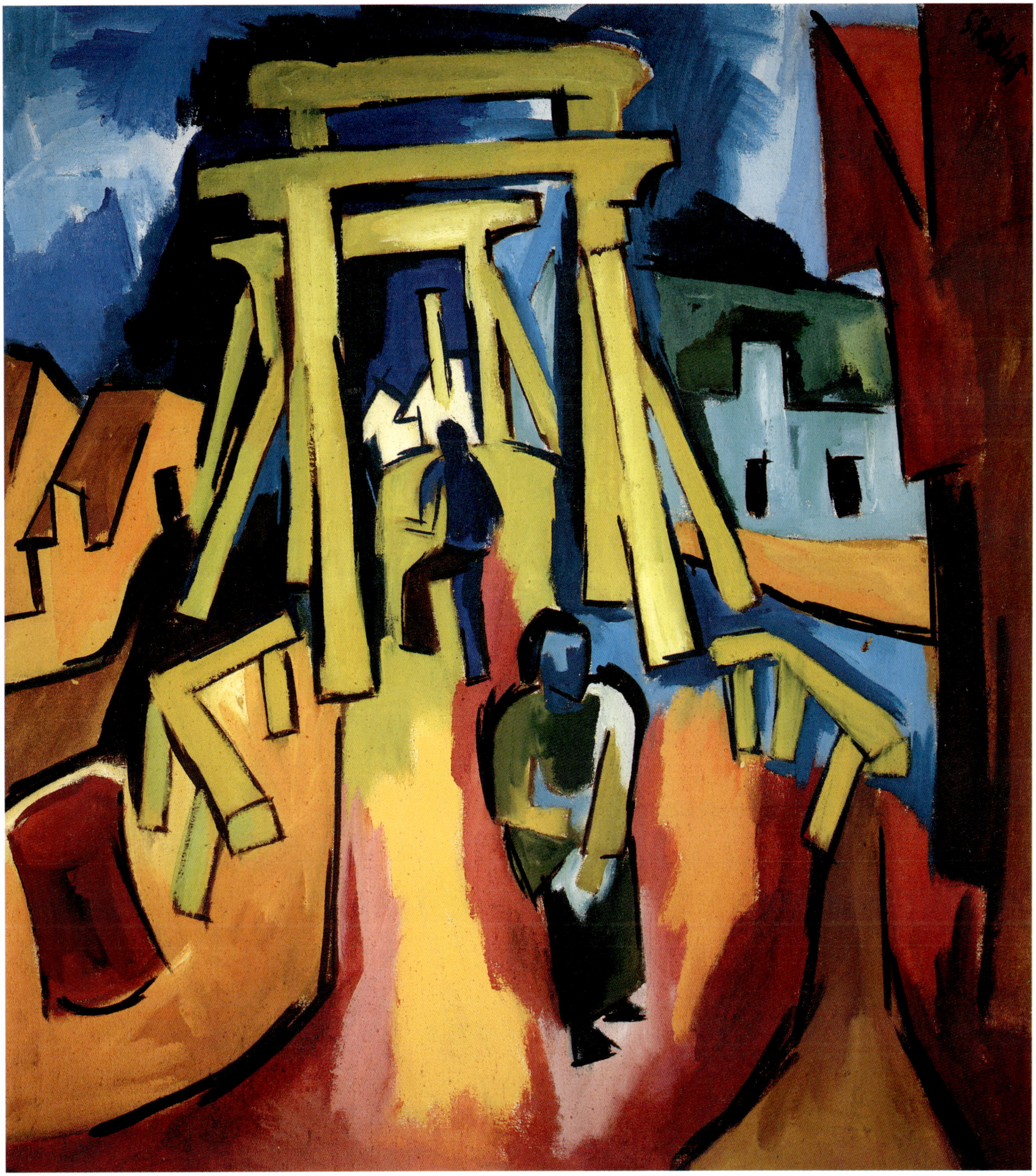

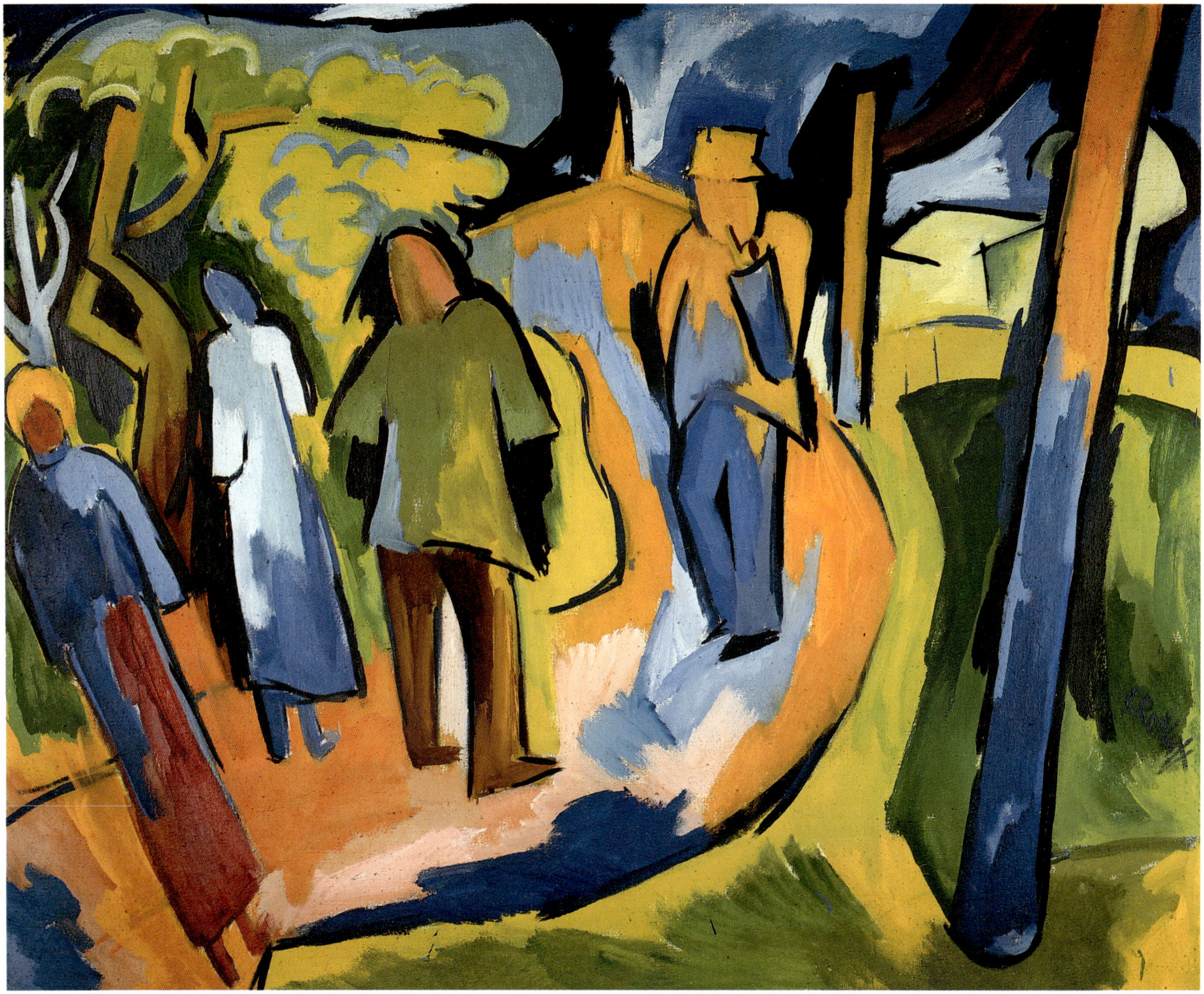

20 Spaziergang, 1923

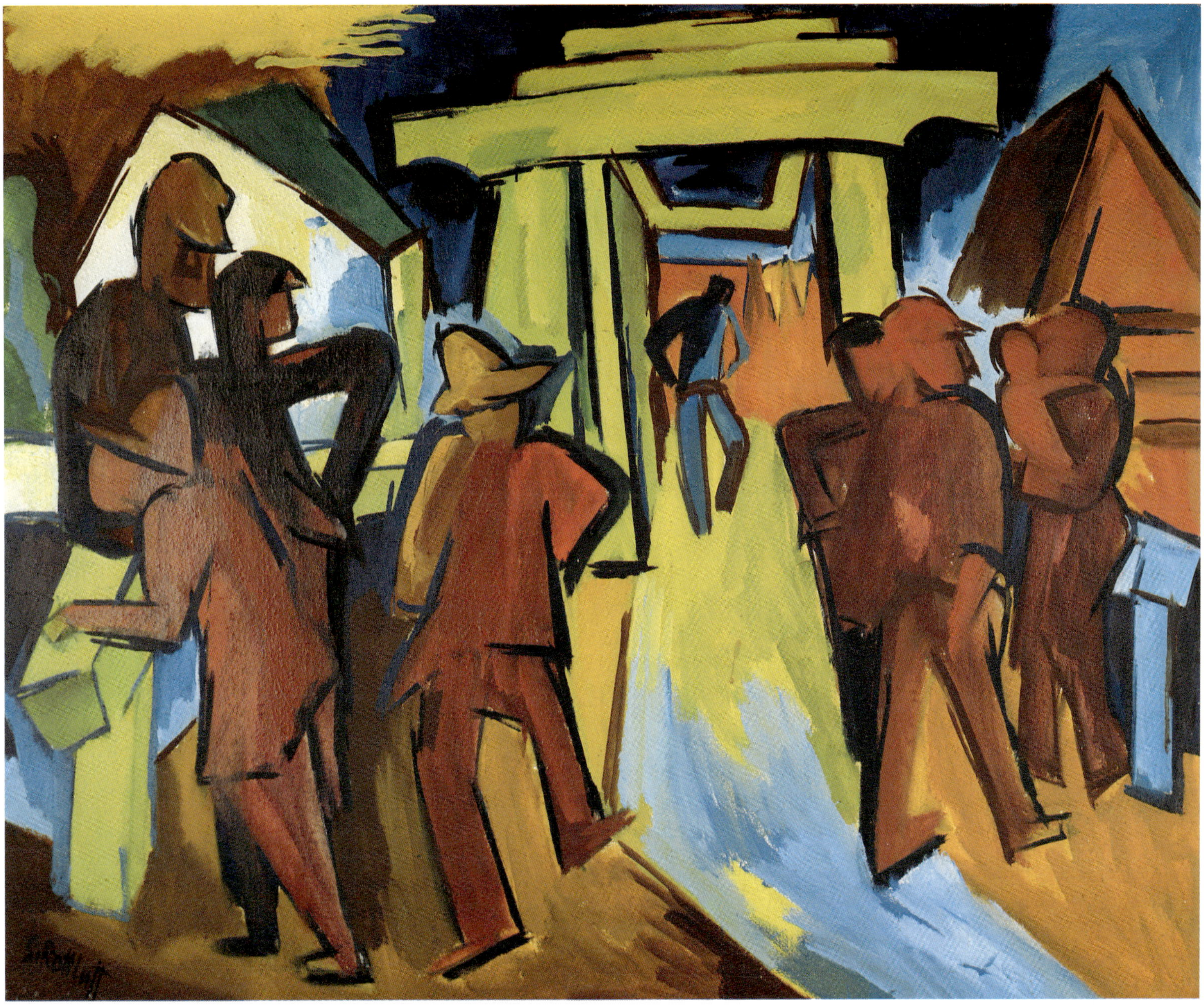

21 Fischersonntag, 1923

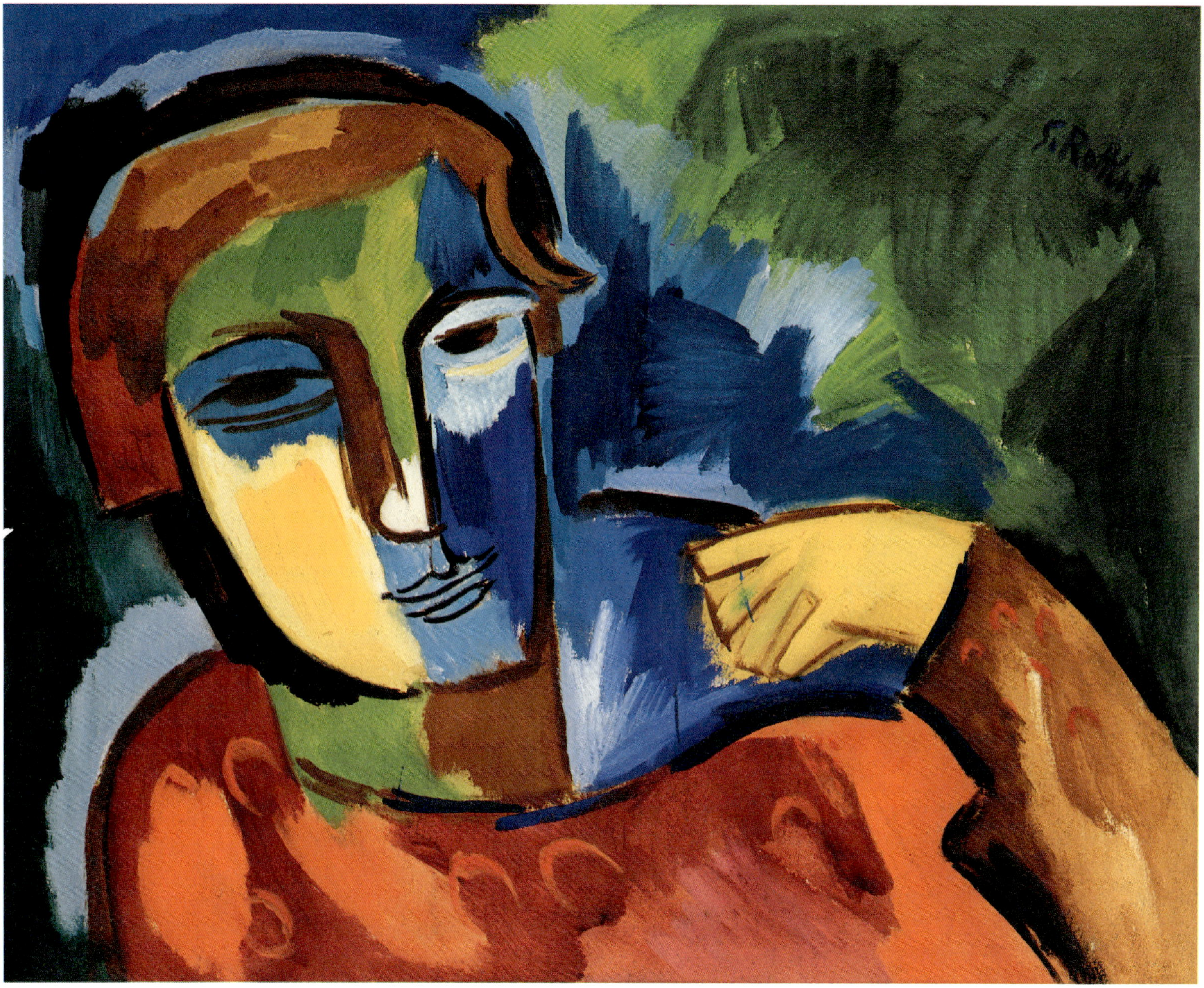

22 Blaue Frau, 1923

23 Nach dem Bade, 1926 ▷

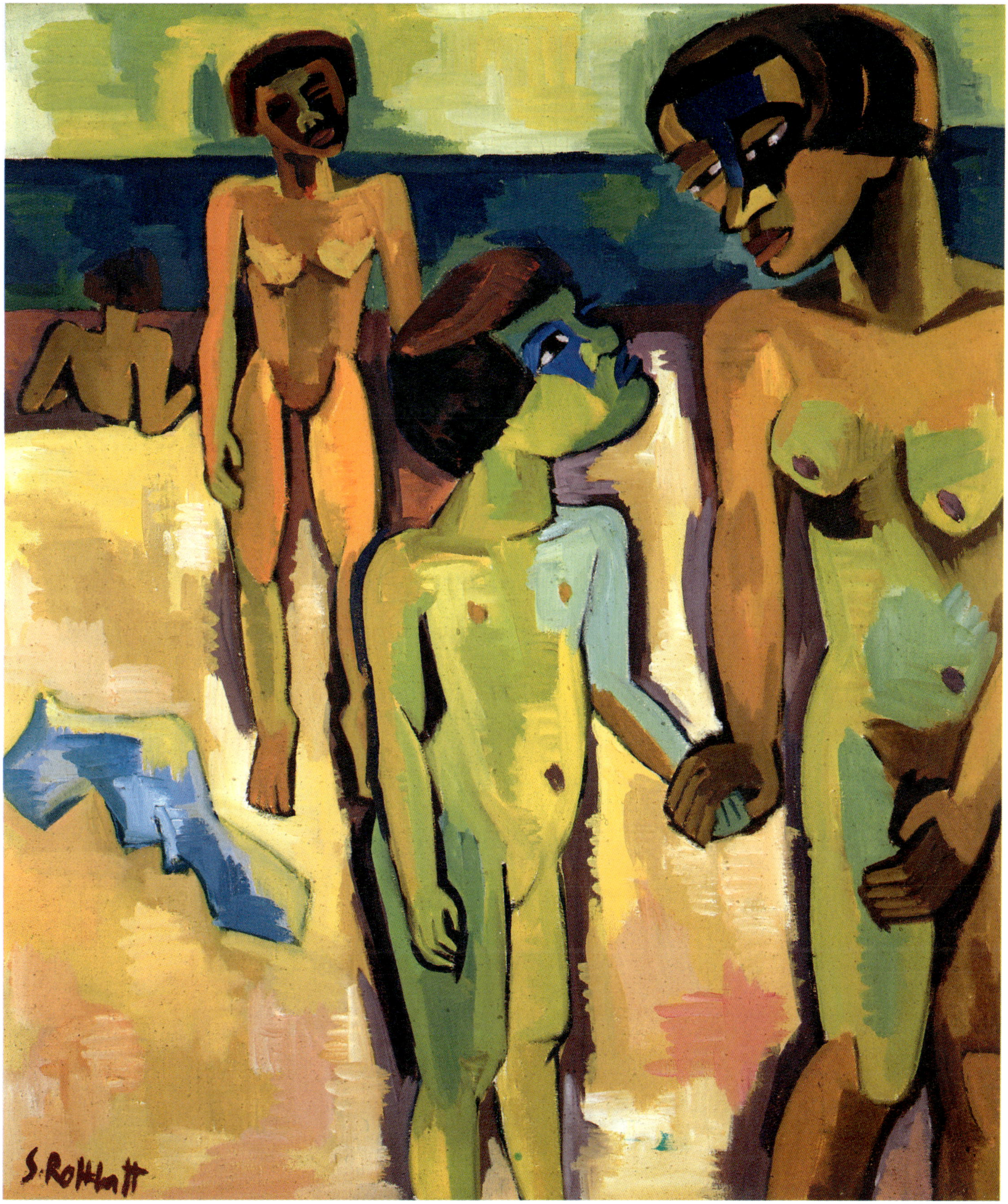
S. Rottluff

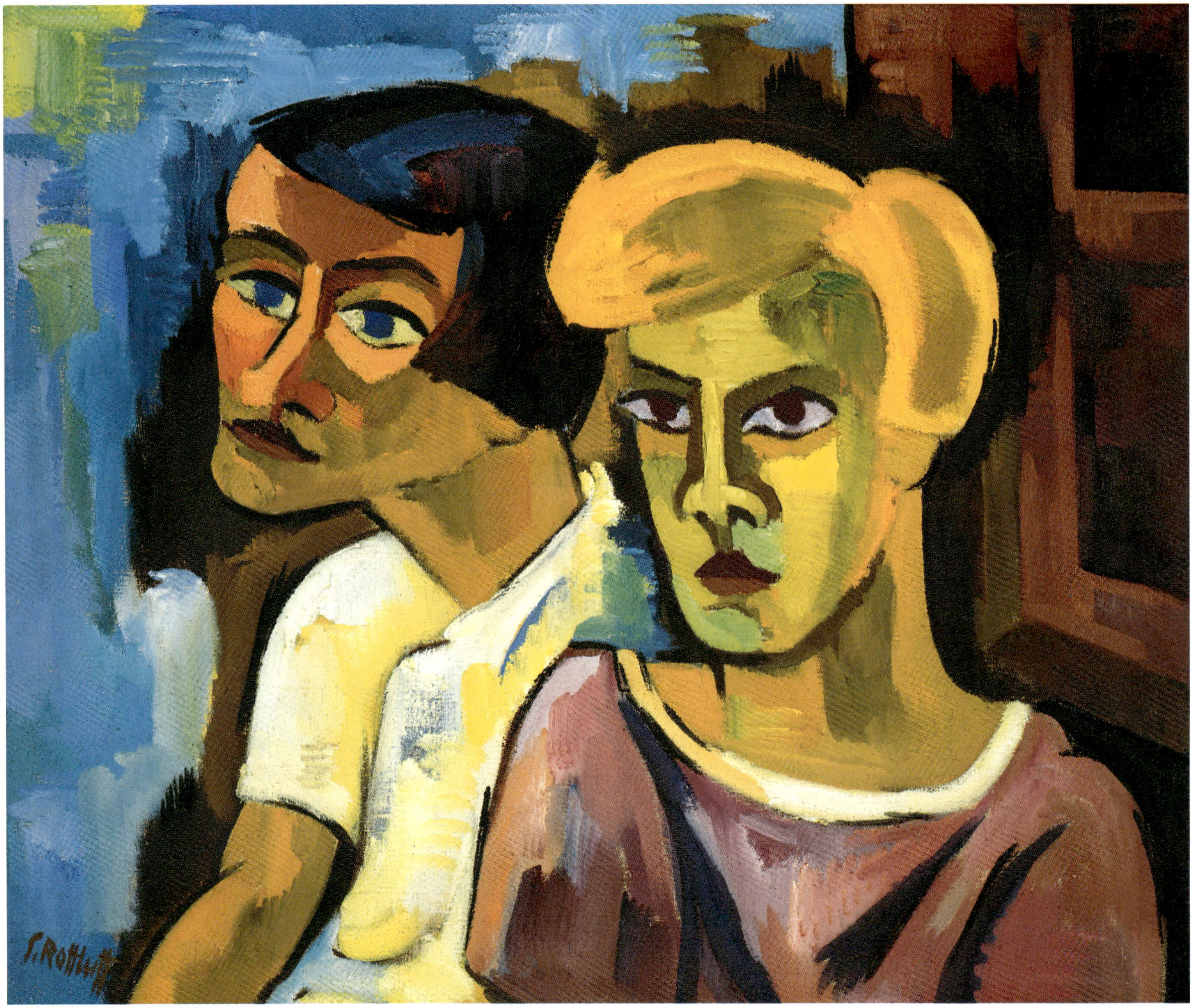

24 Freundinnen, 1926

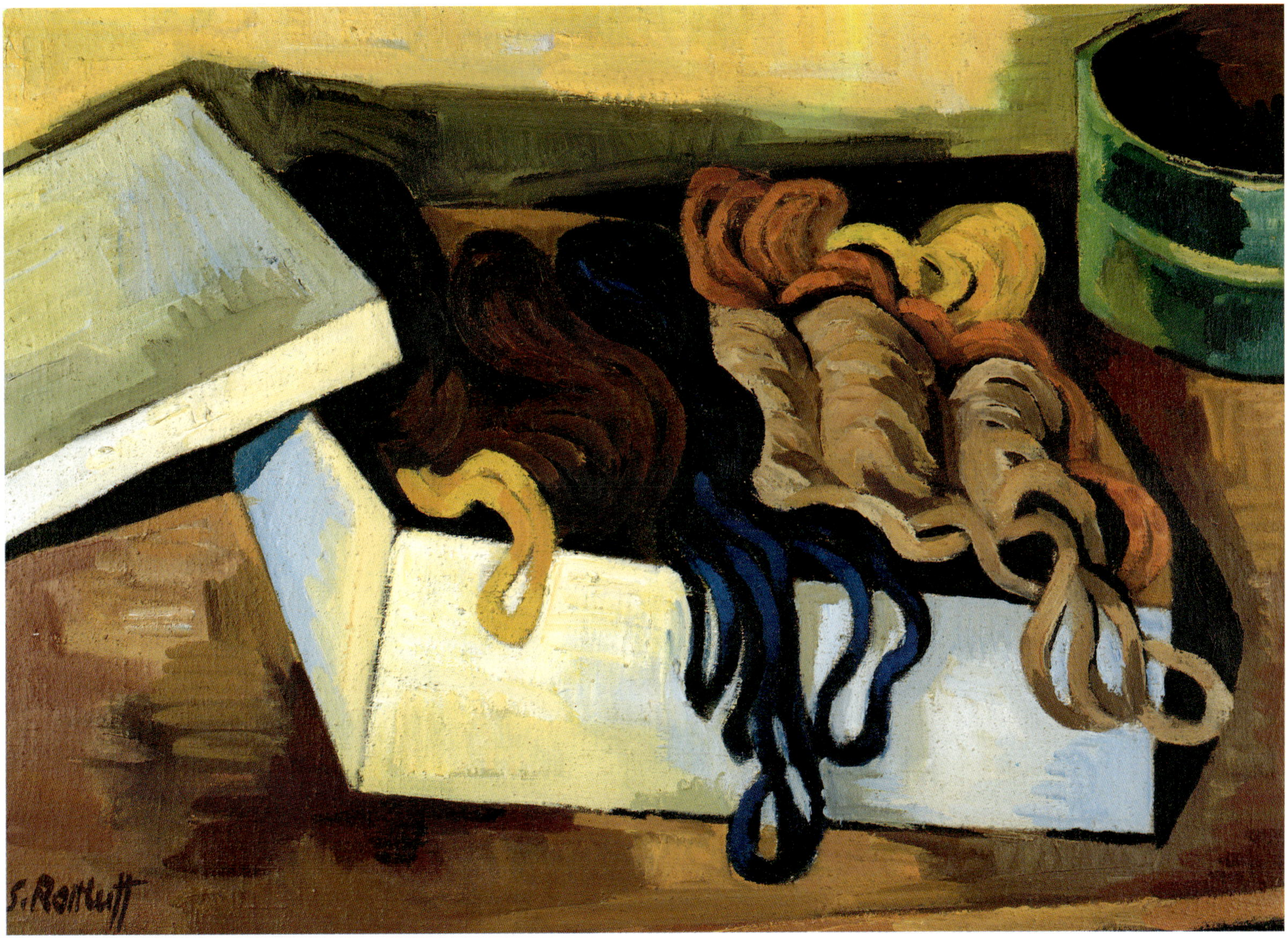

25 Karton mit Wolle, 1927

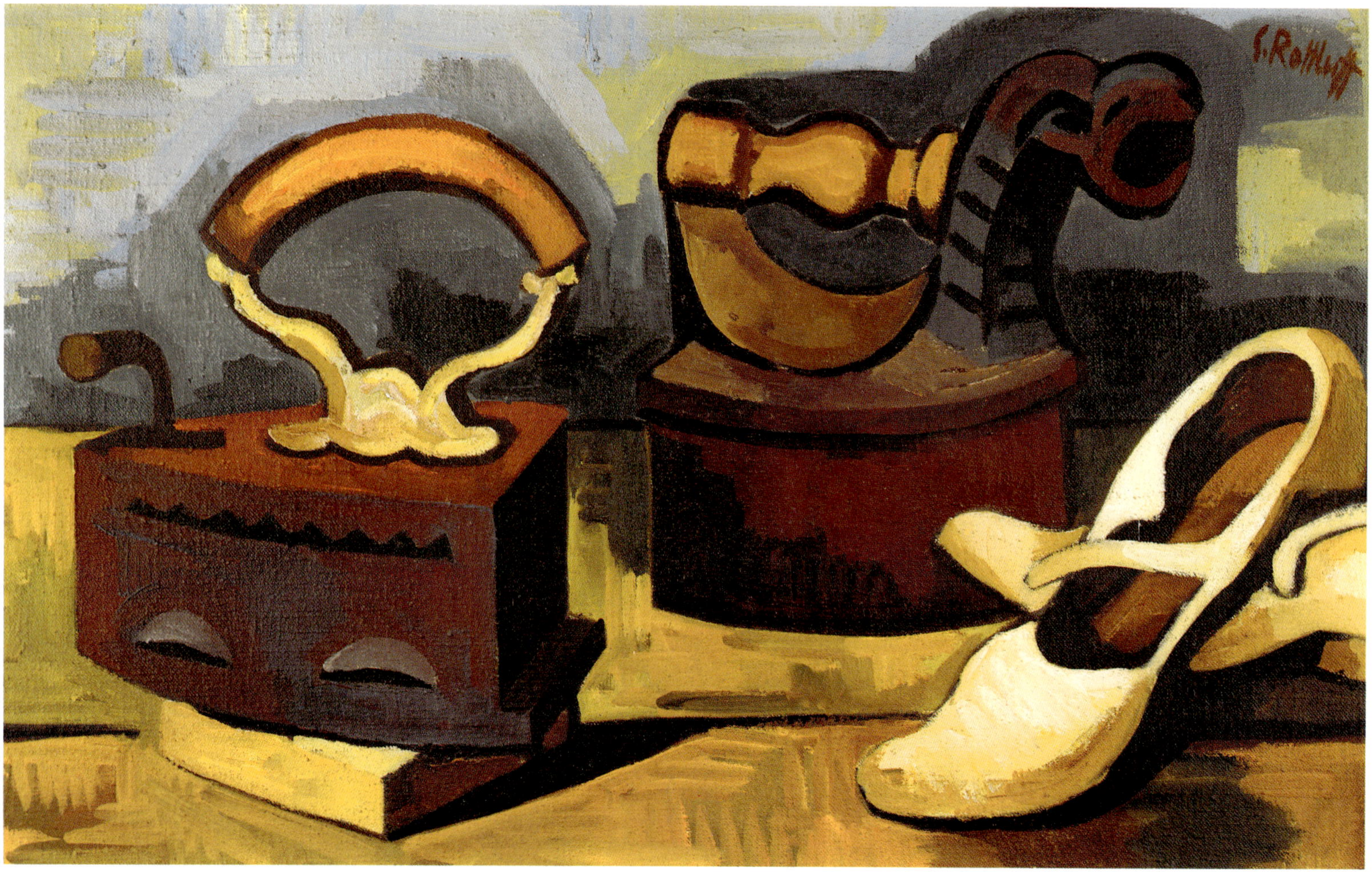

26 Antiquitäten, 1928

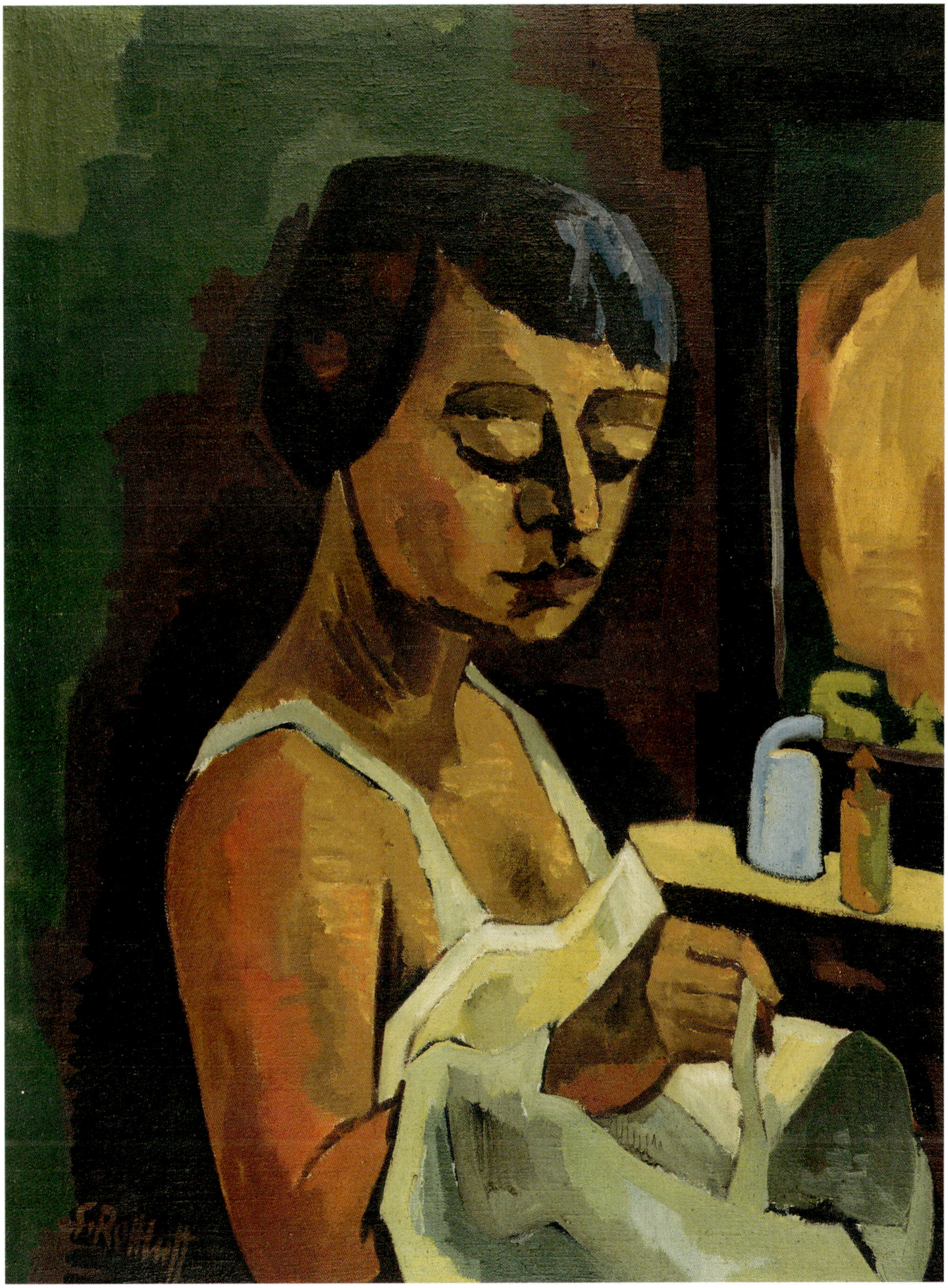

27 Frau bei der Toilette, 1929

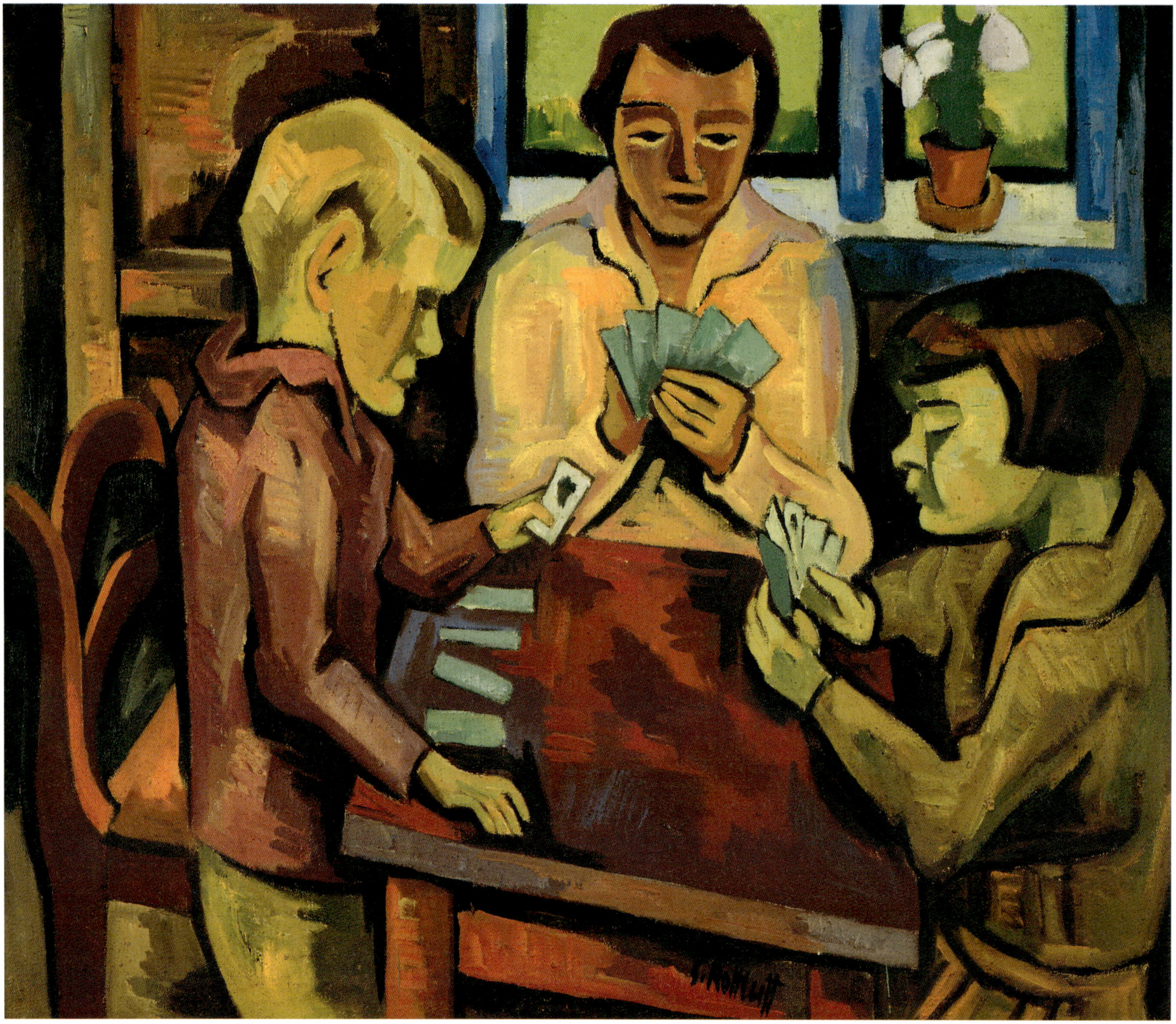

28 Kartenspiel, 1929

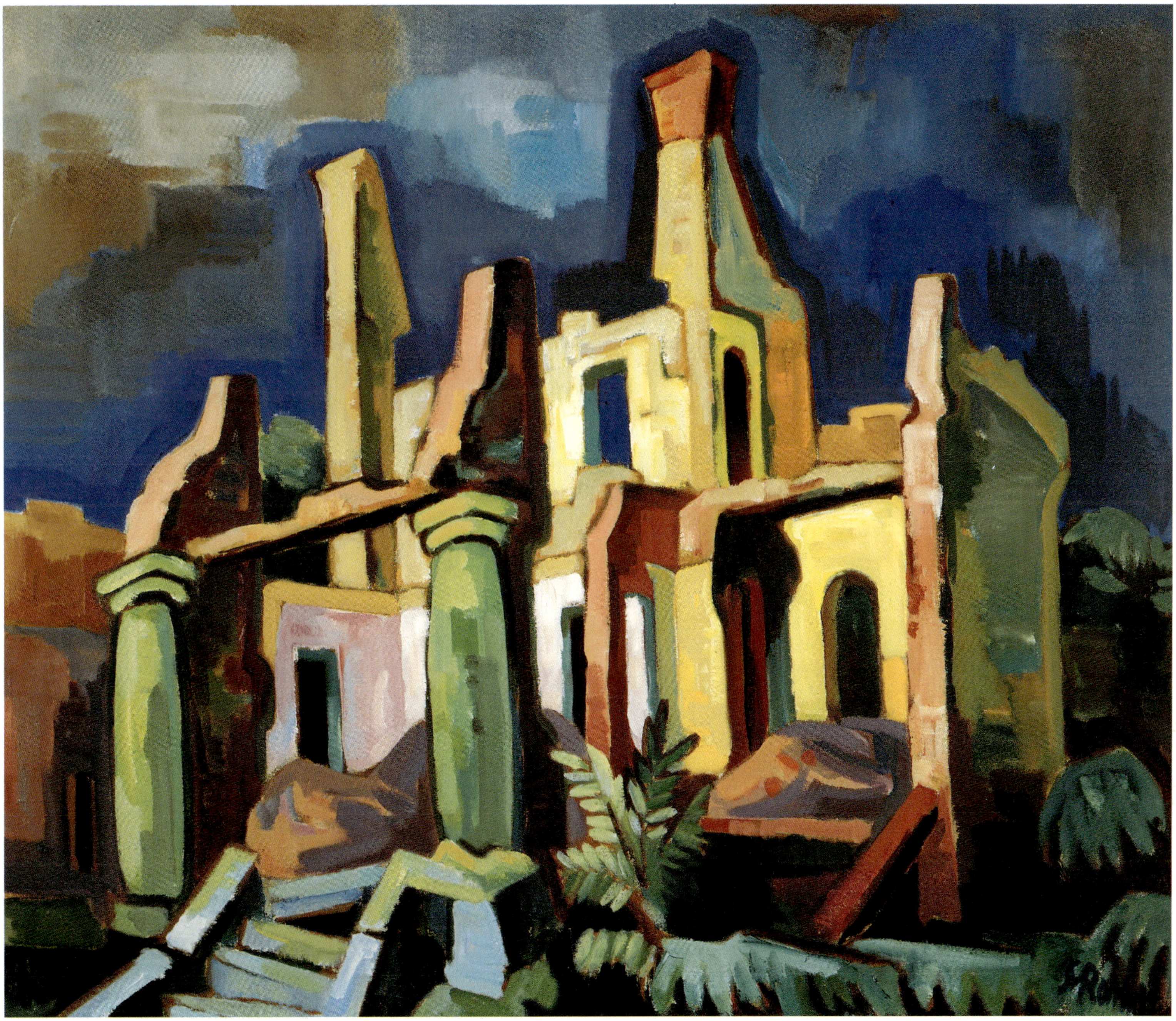

29 Zerstörtes Haus, um 1930

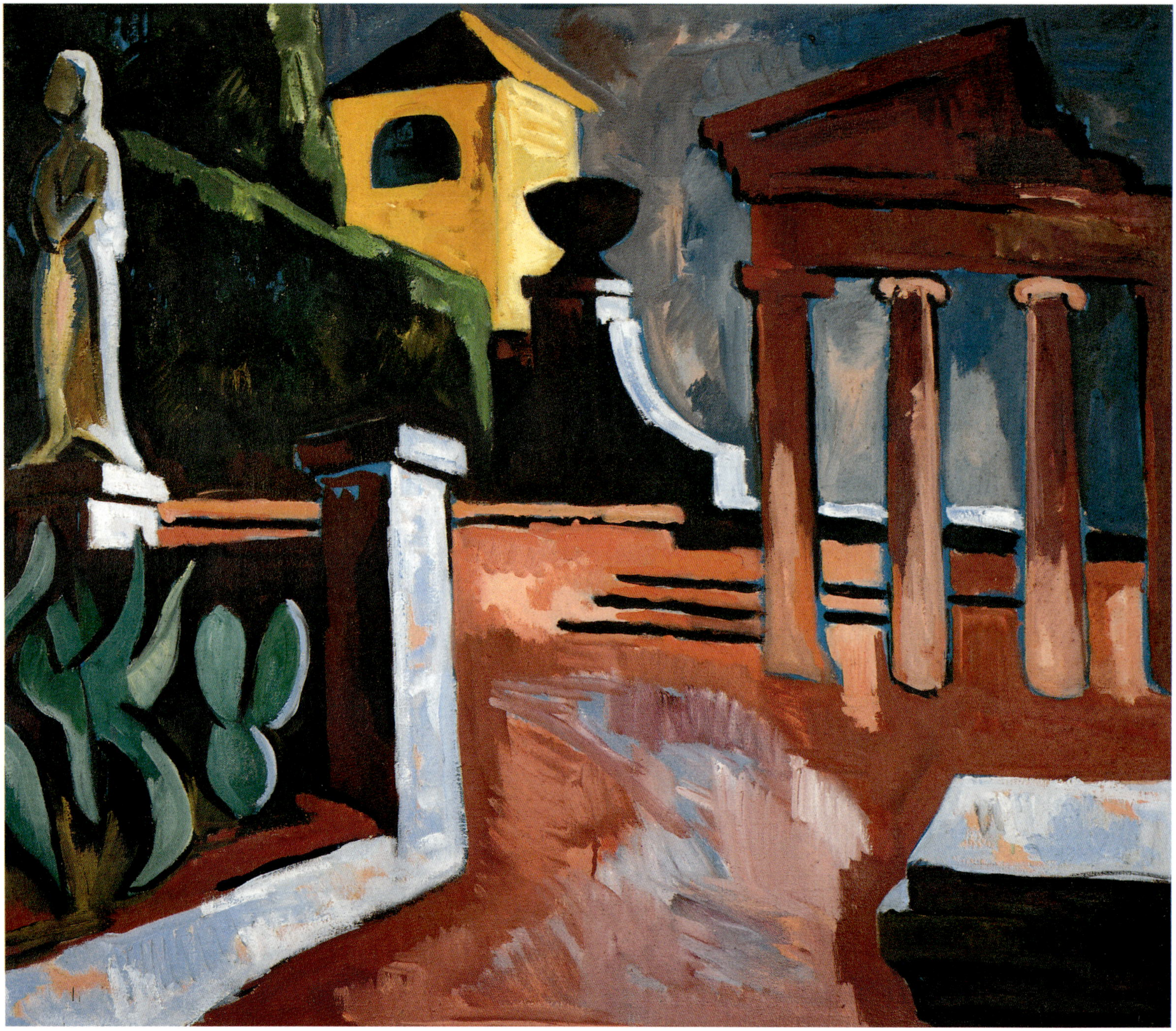

30 Römischer Park, 1930

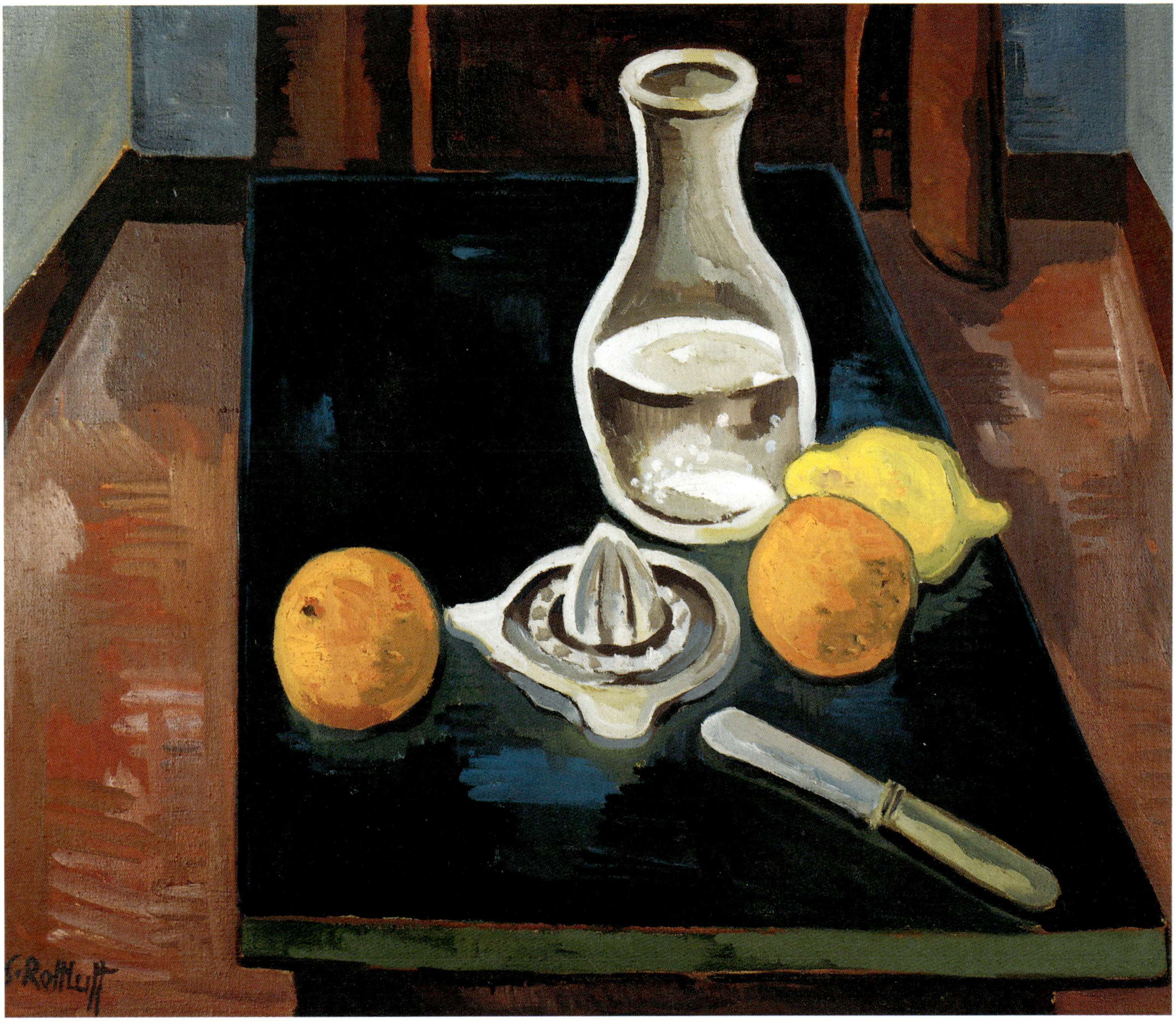

31 Römisches Stilleben, 1930

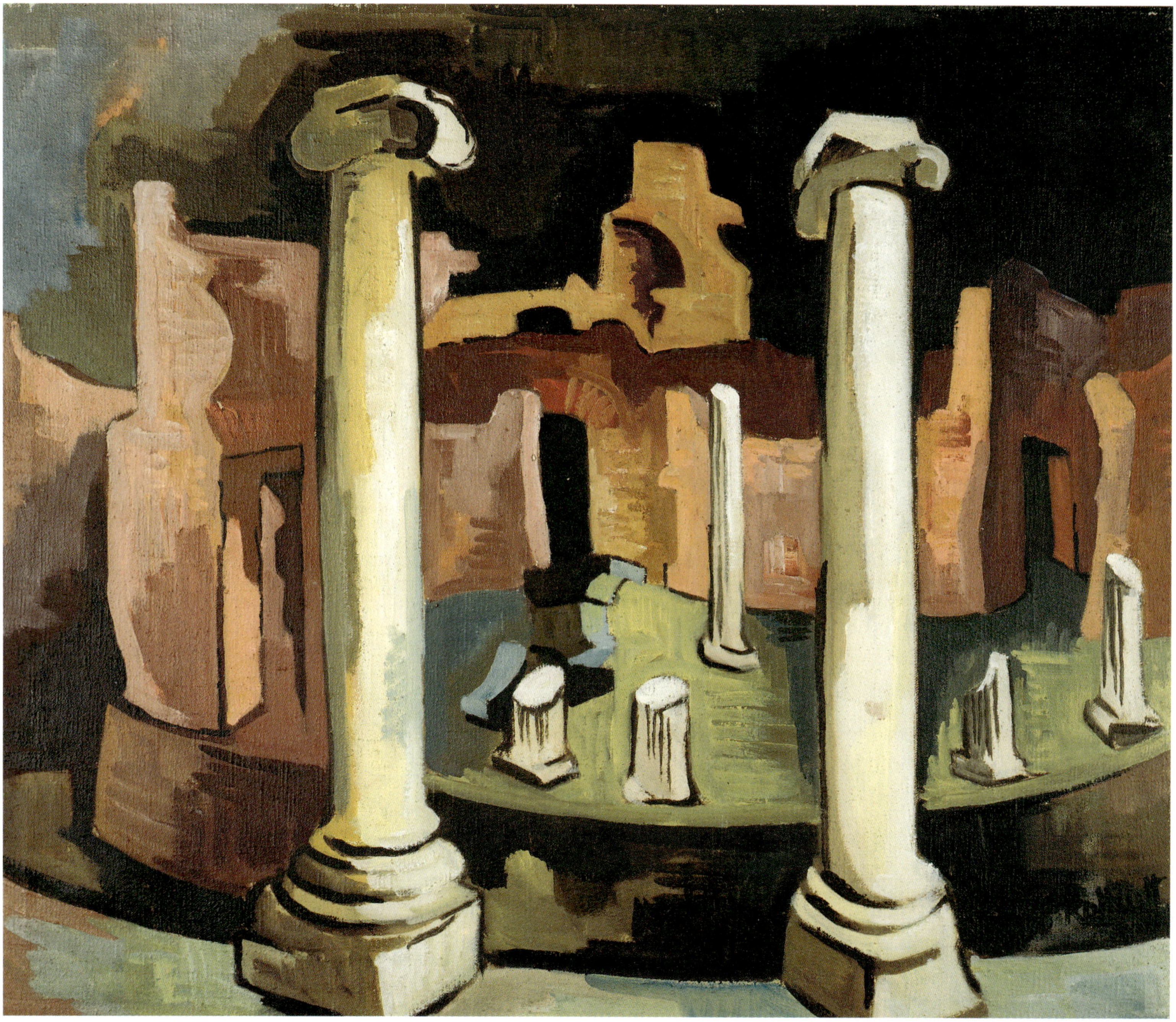

32 Villa Hadriana, 1930

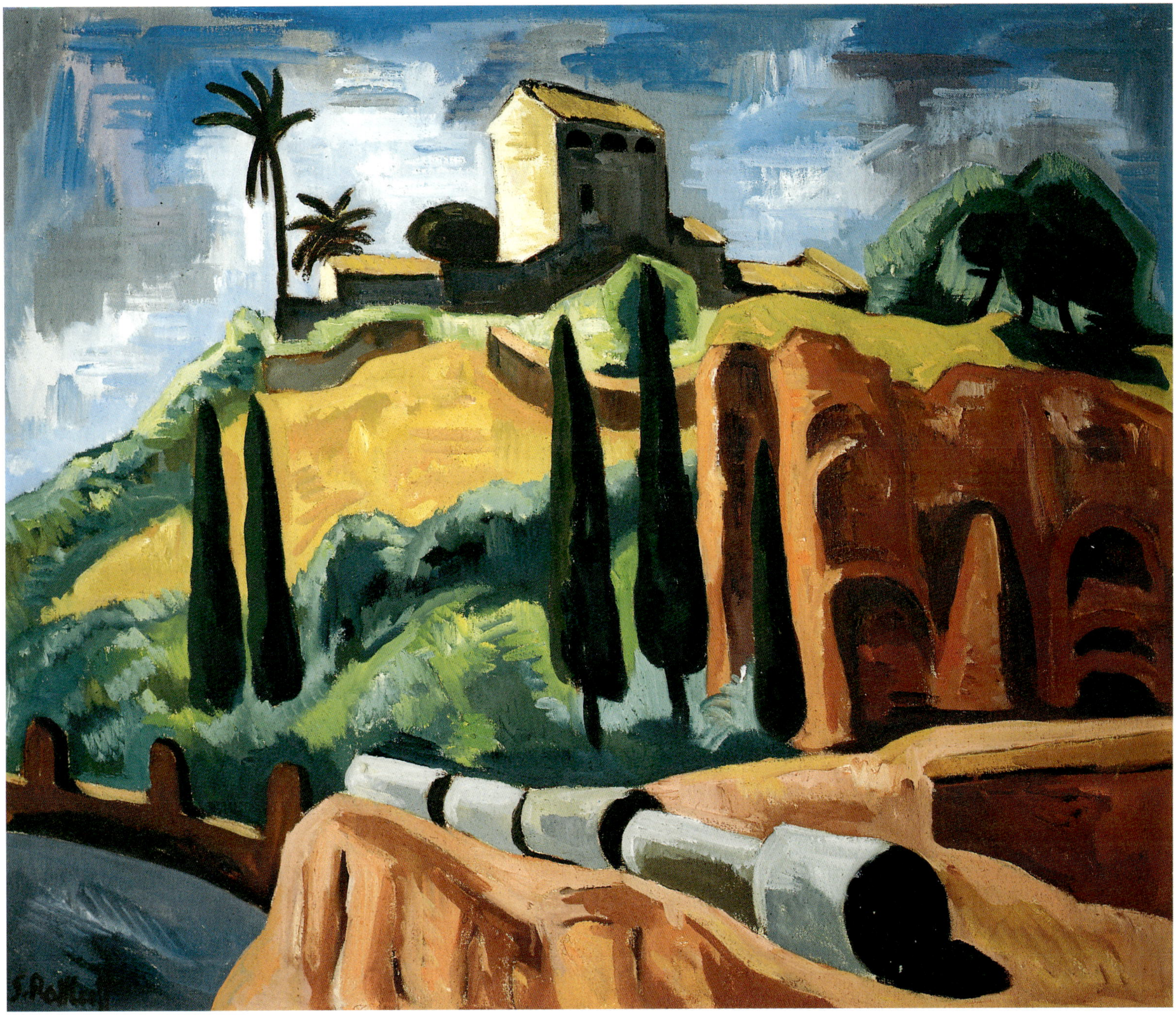

33 Monte Palatino, 1930

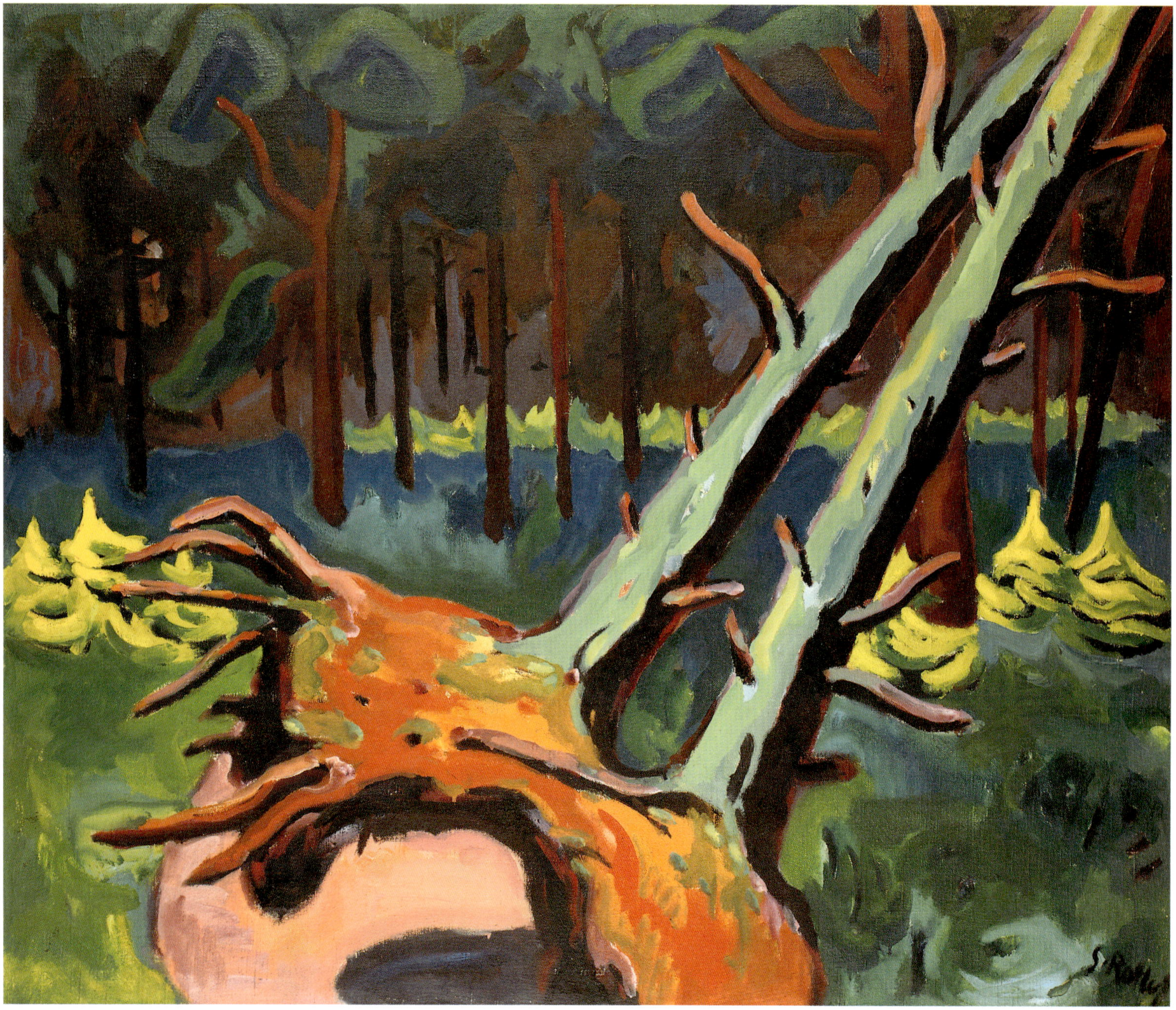

34 Entwurzelte Bäume, 1934

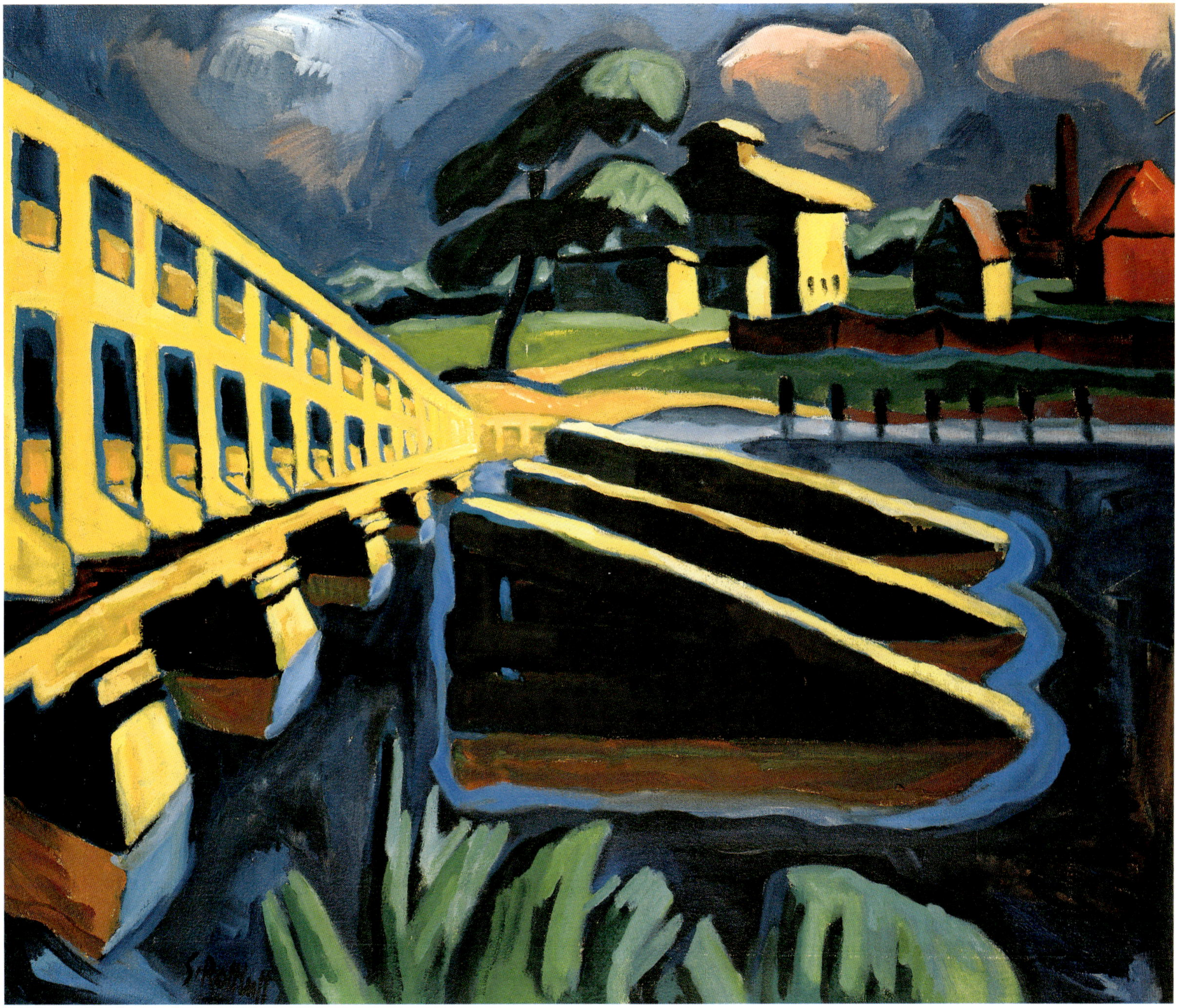

35 Brücke mit Eisbrechern, 1934

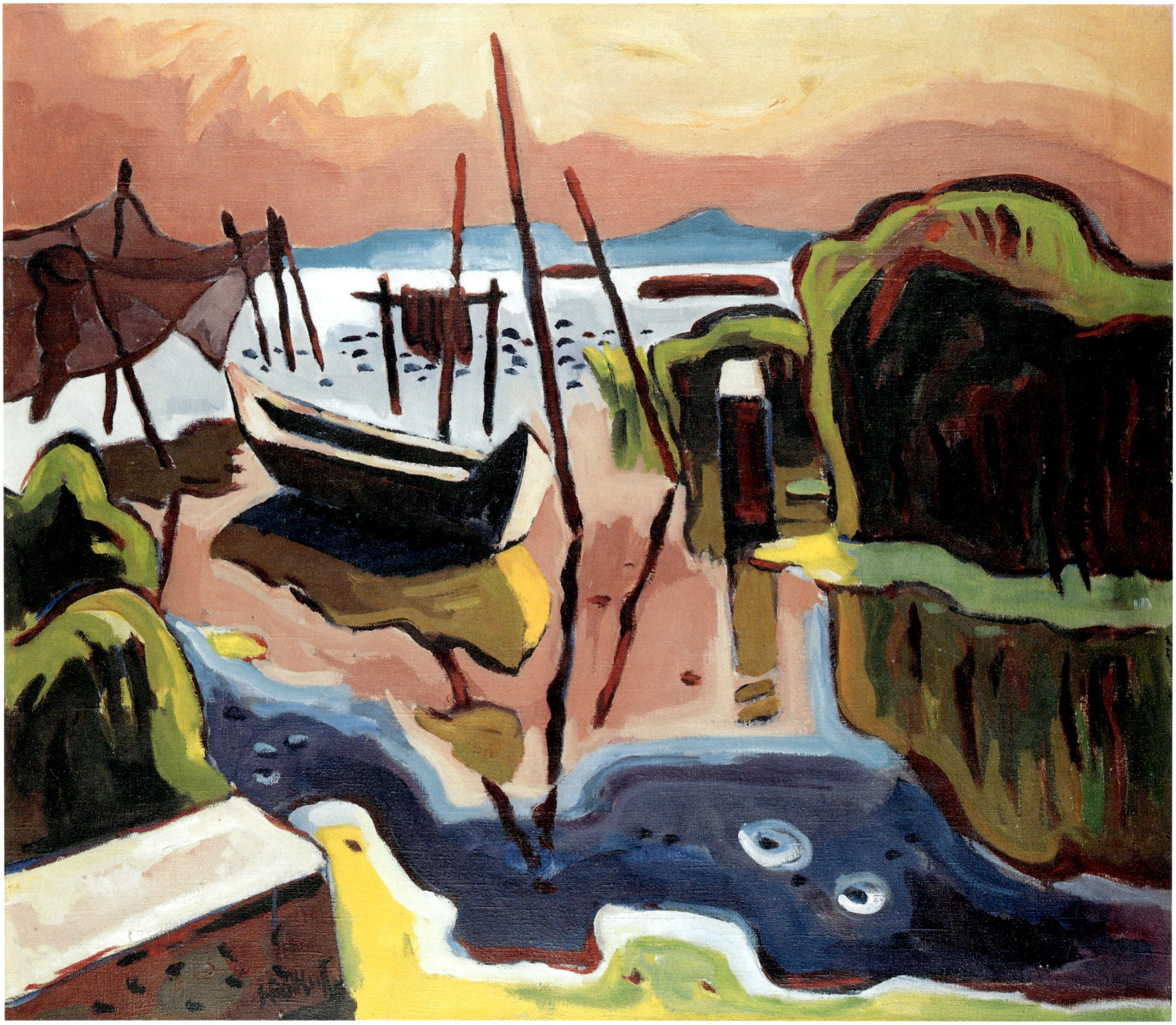

36 Fischerbucht, 1937

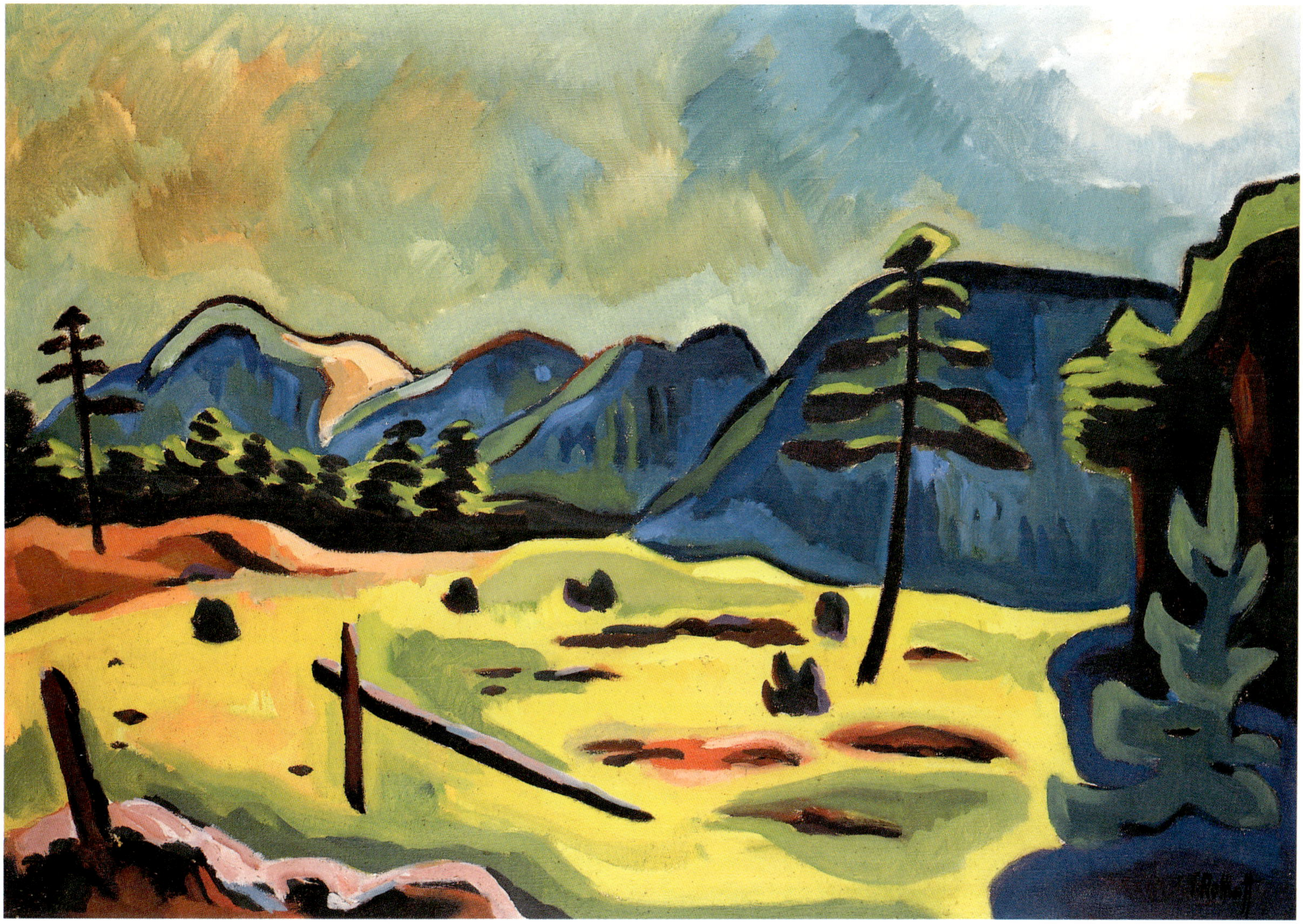

37 Landschaft hinter den Dünen, 1937

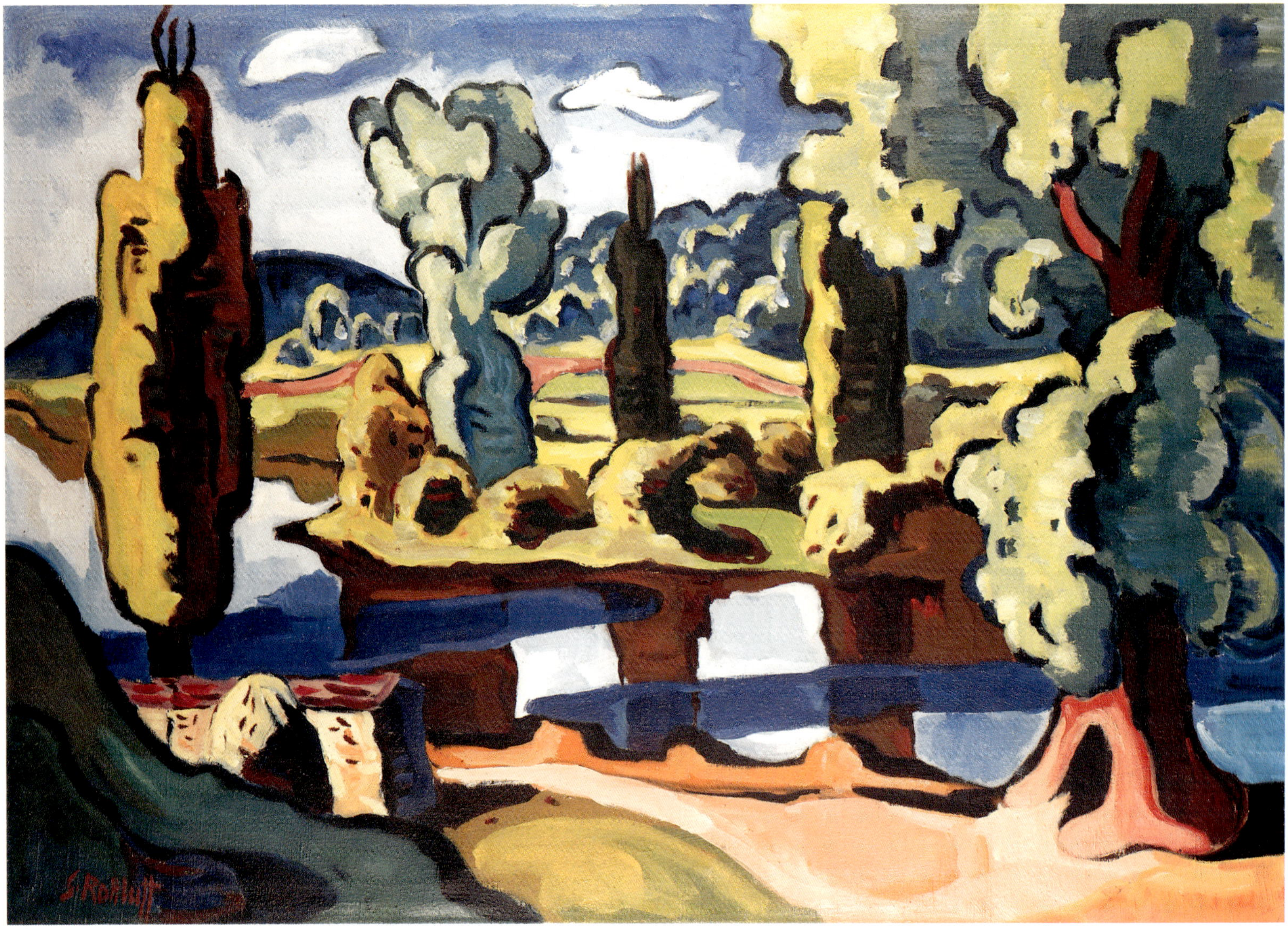

38 Landschaft an der Nab, 1937

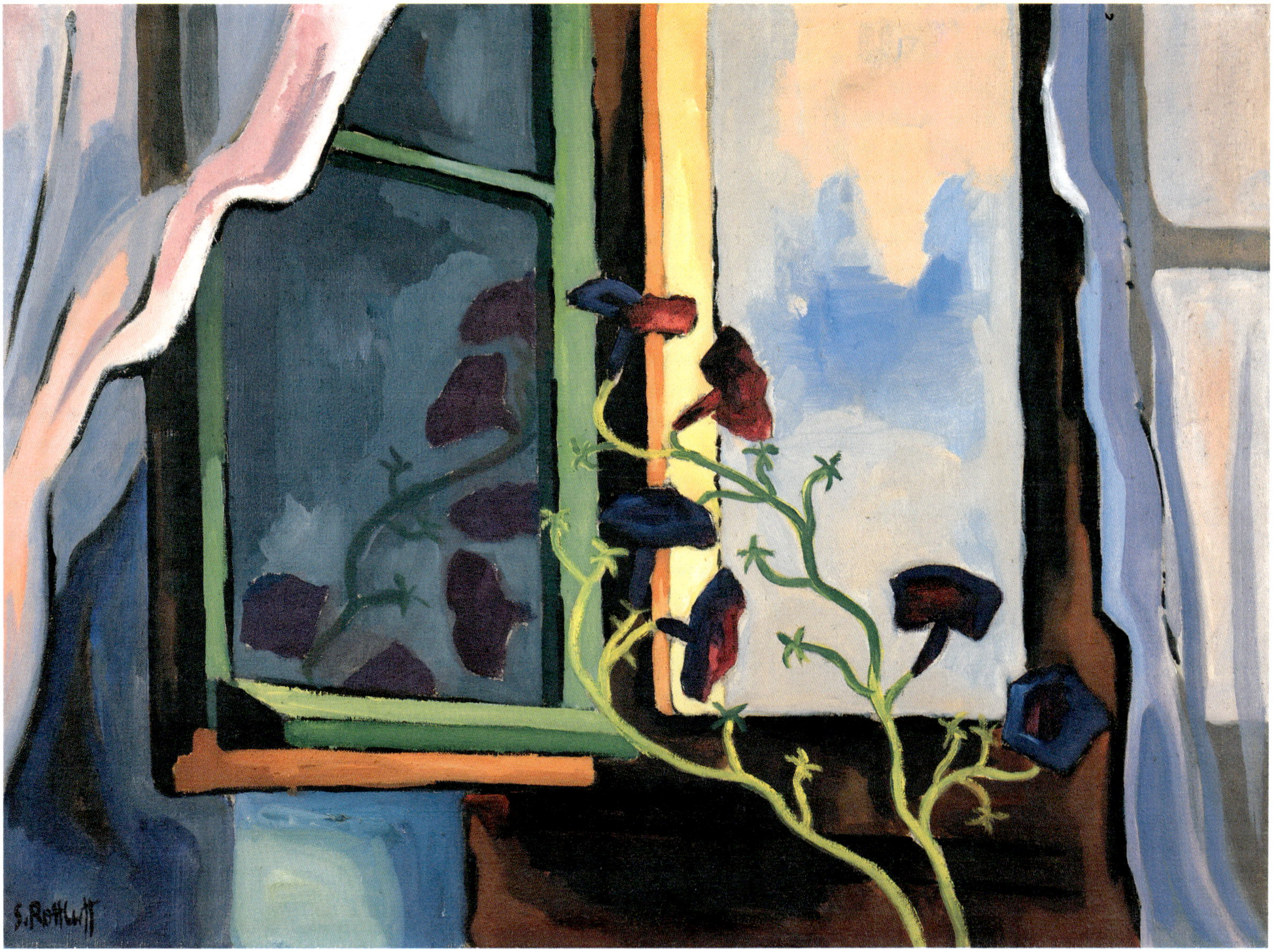

39 Das offene Fenster, 1937

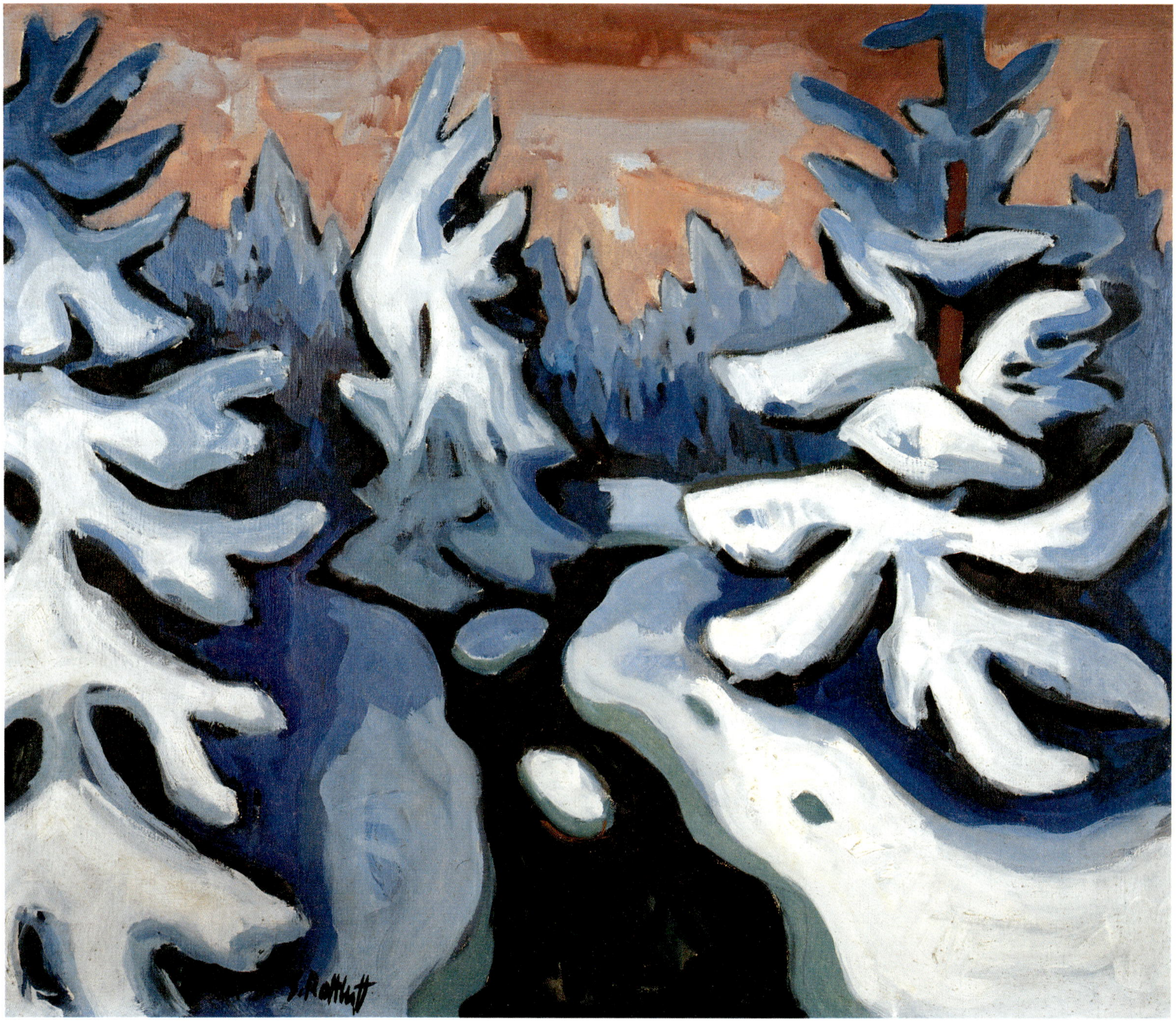

40 Verschneite Tannen (Erzgebirge), 1937

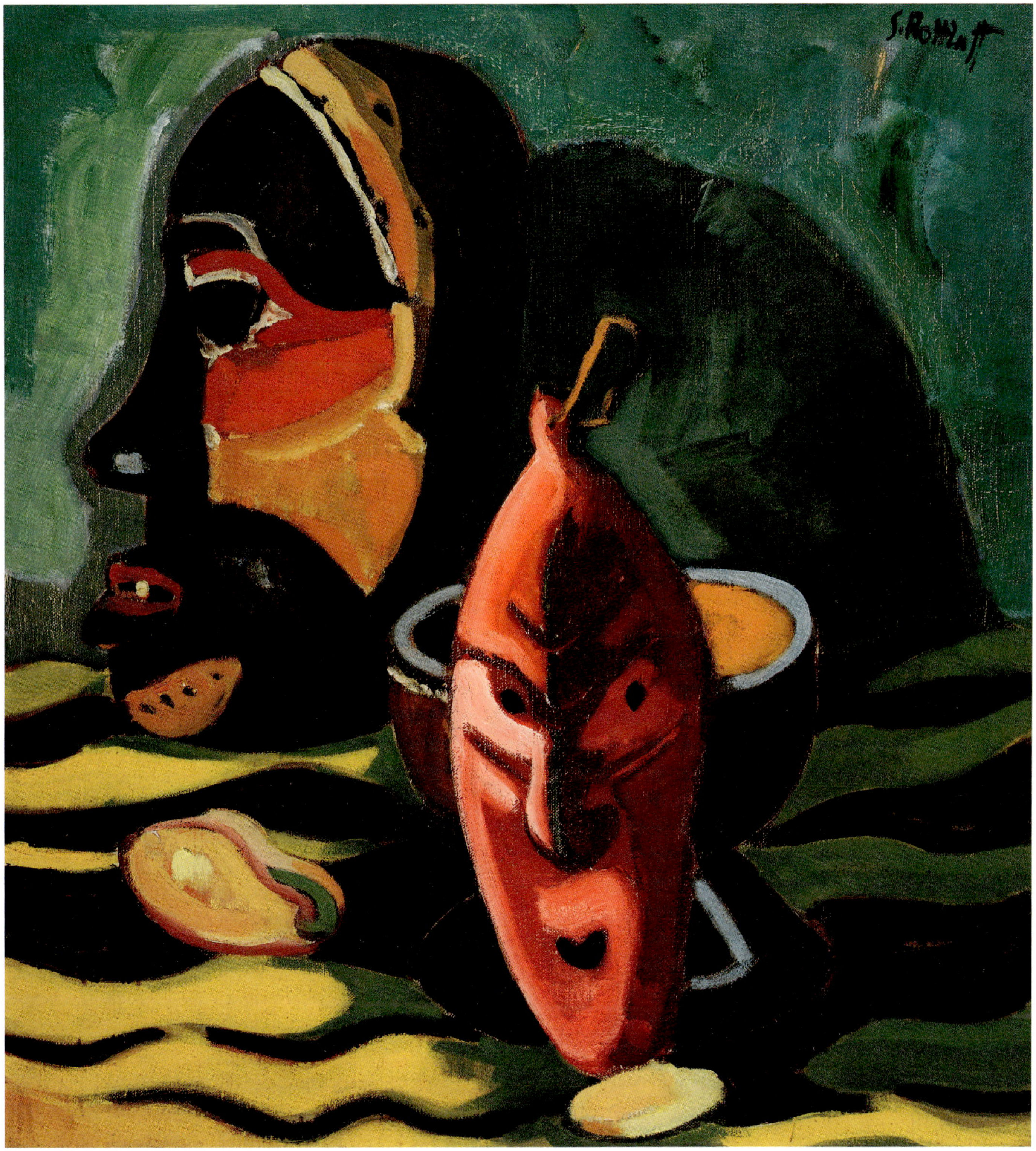

41 Masken, 1938

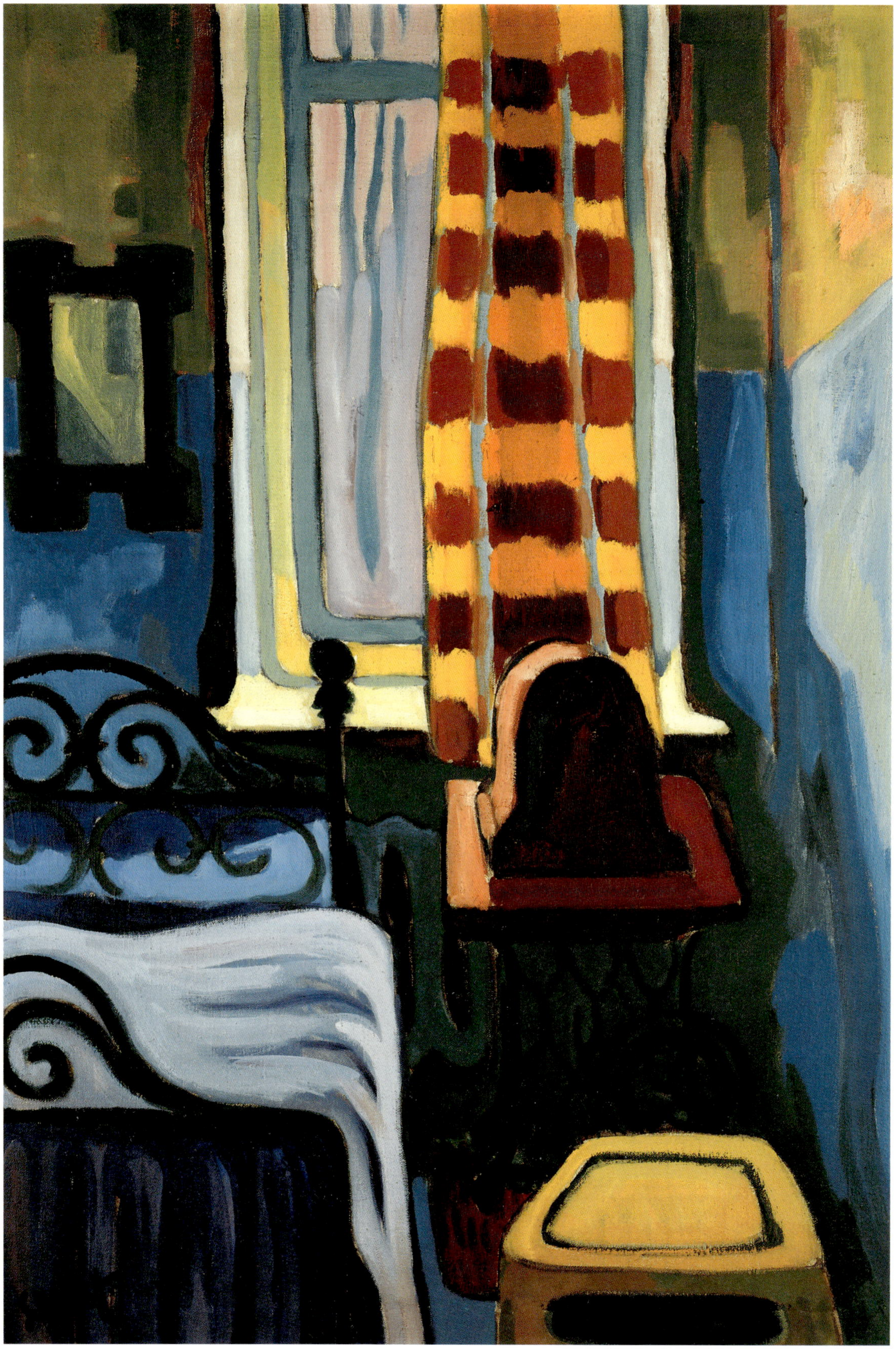

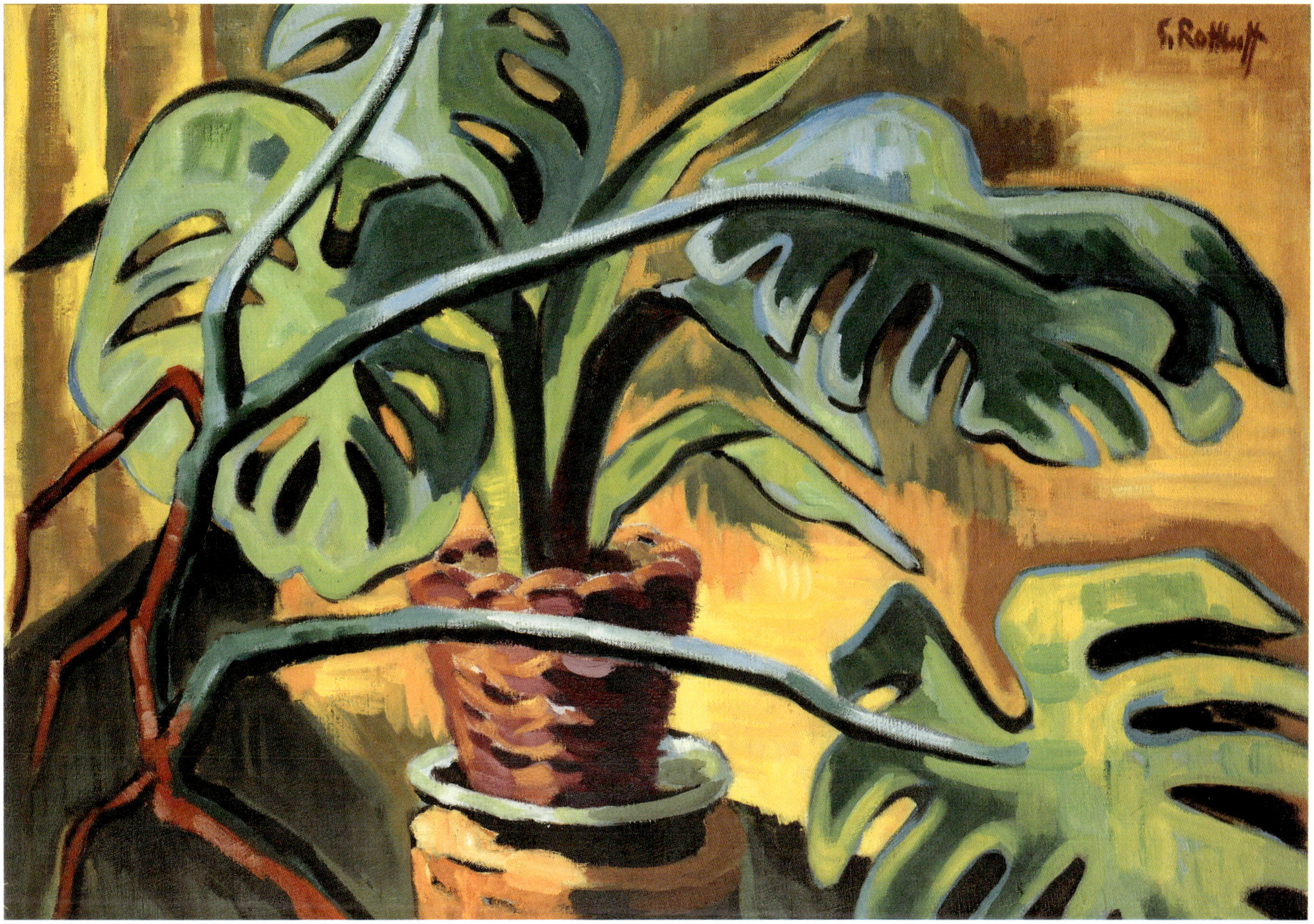

◁ 42 Das kleine Zimmer, 1939

43 Philodendron, 1947

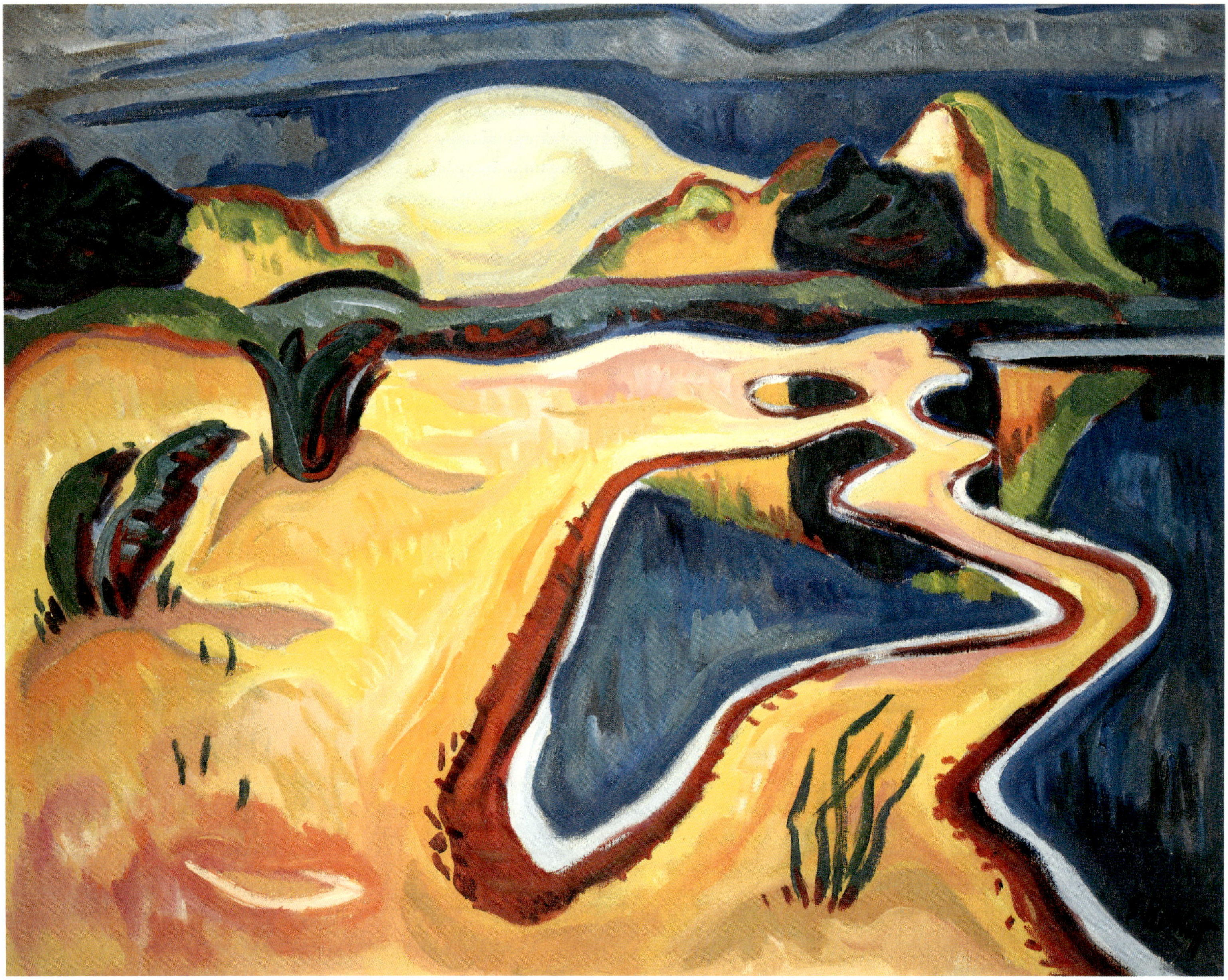

44 Wanderdüne am Haff, 1947

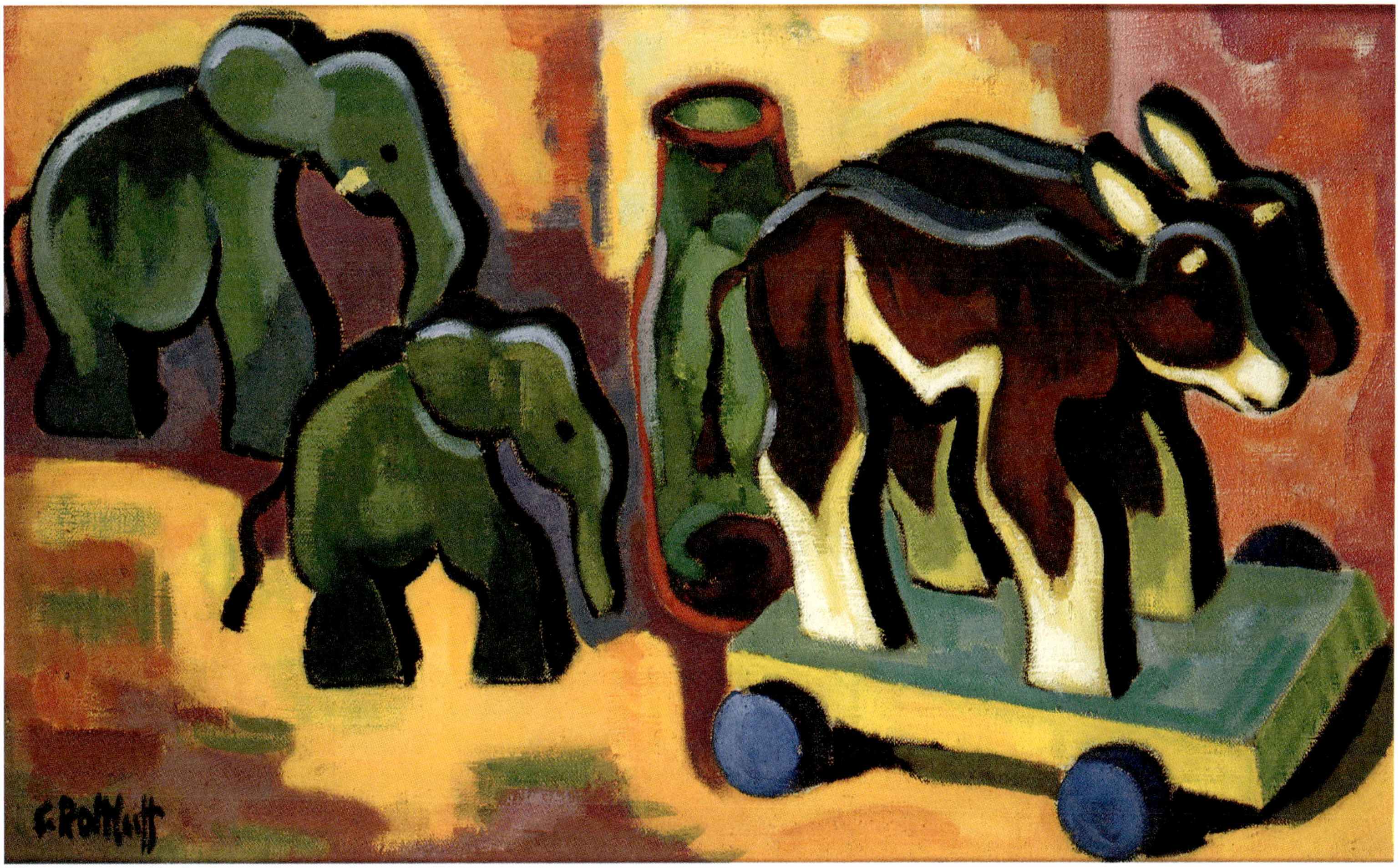

45 Spielzeug, 1947

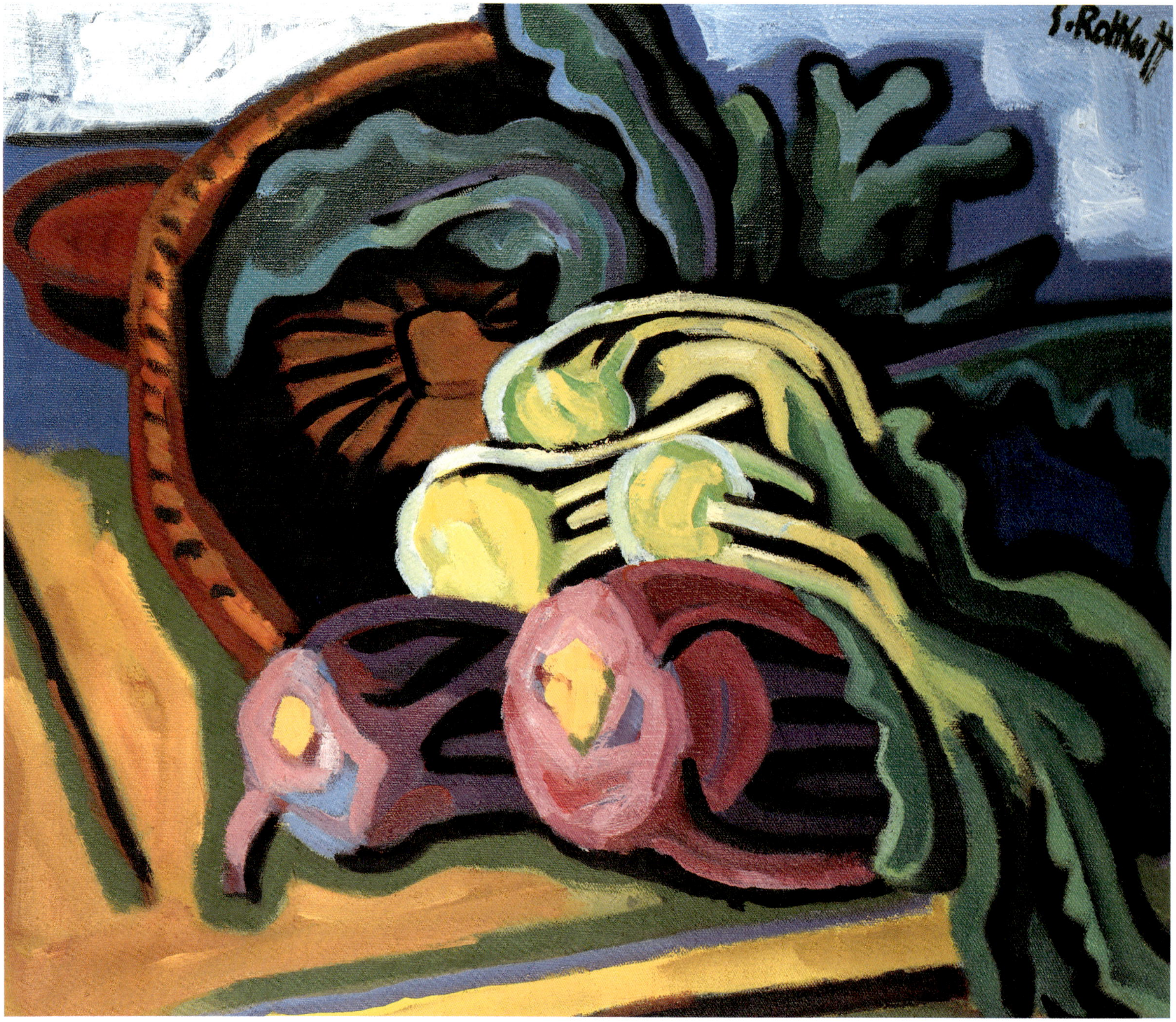

46 Kohlrabi, 1947

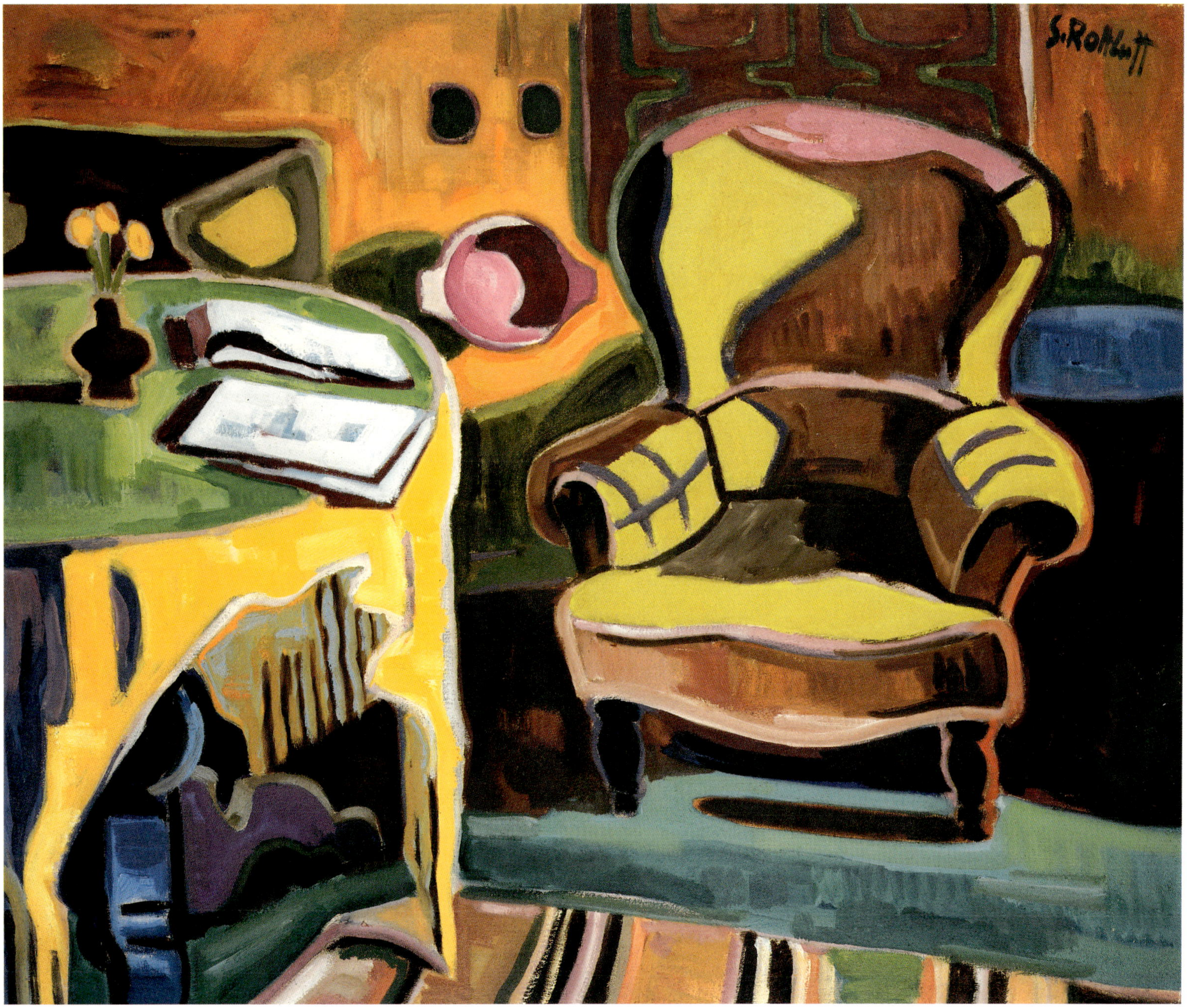

47 Der Stuhl, 1948

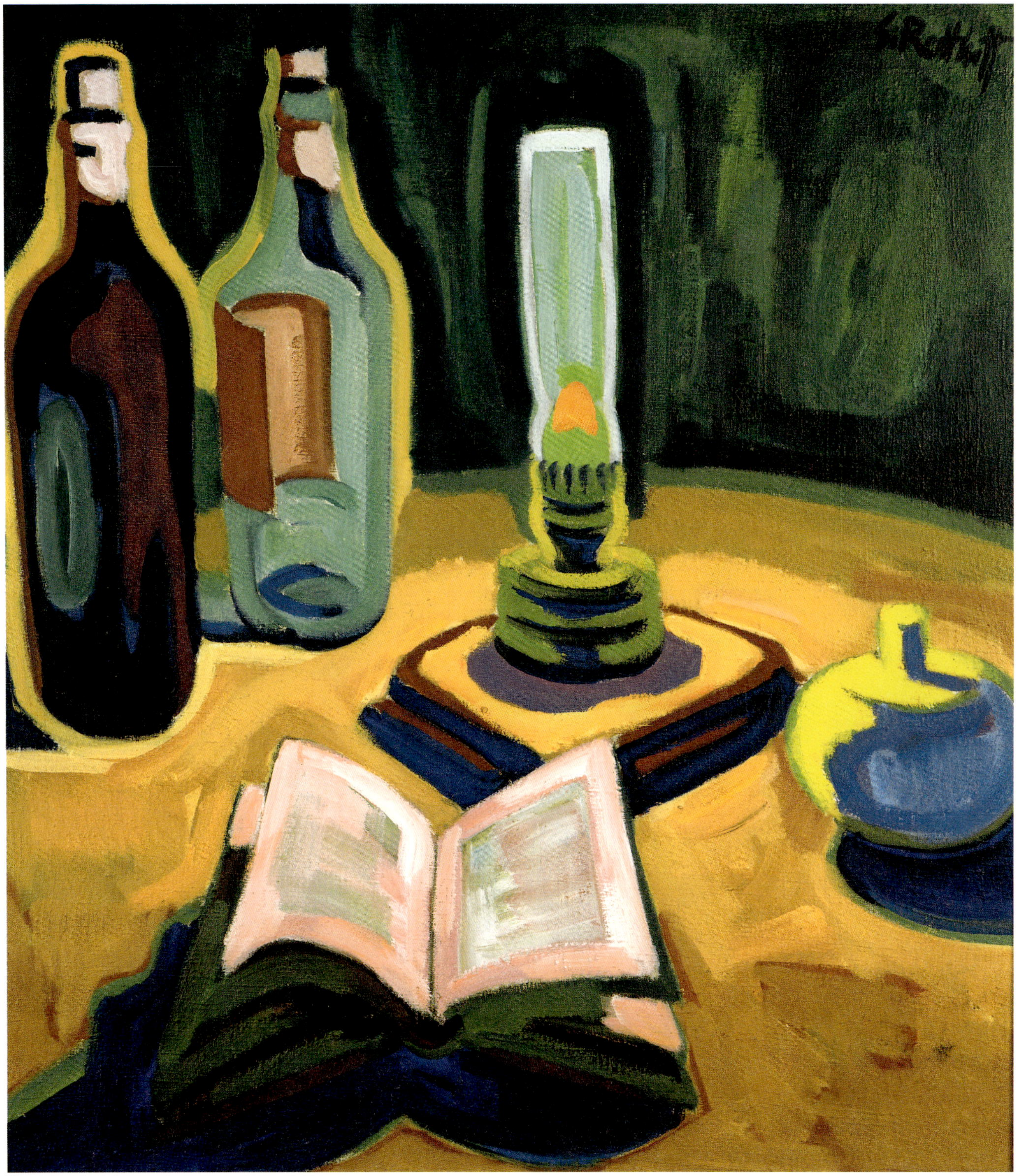

48 Blockadestilleben, 1948

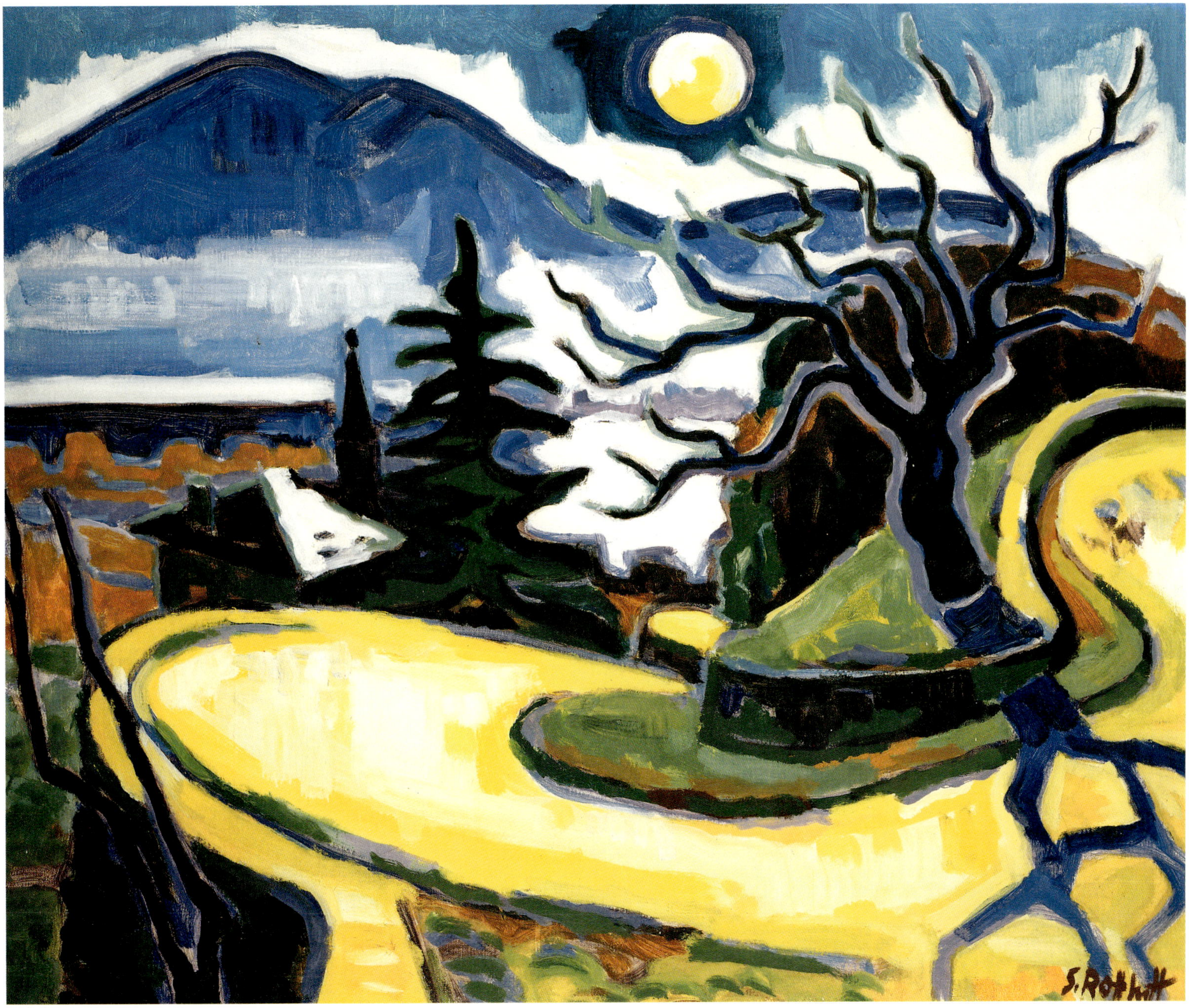

49 Die Serpentine, 1950

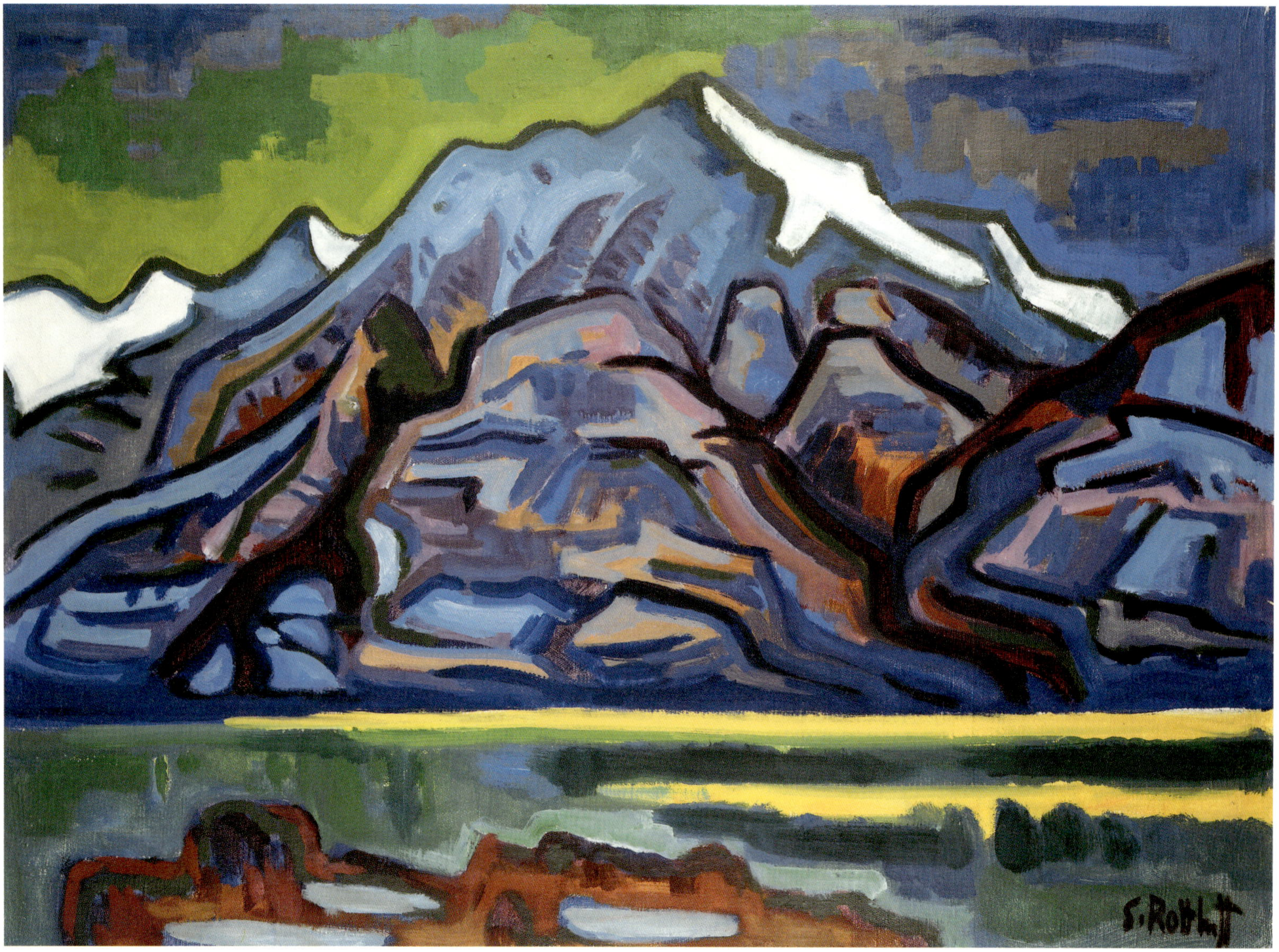

50 Beschneiter Berg, 1950

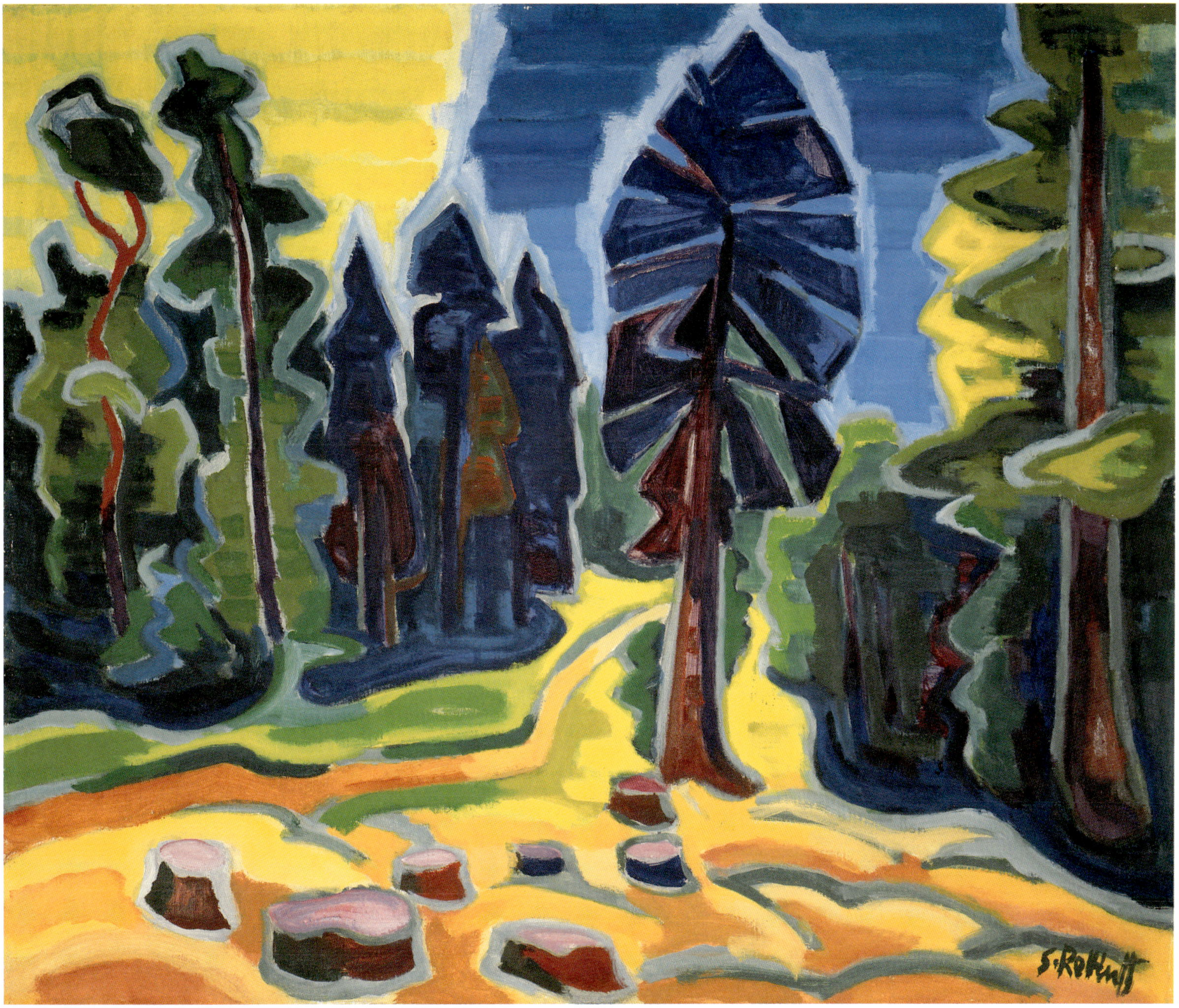

51 Waldlandschaft mit Tanne, 1950

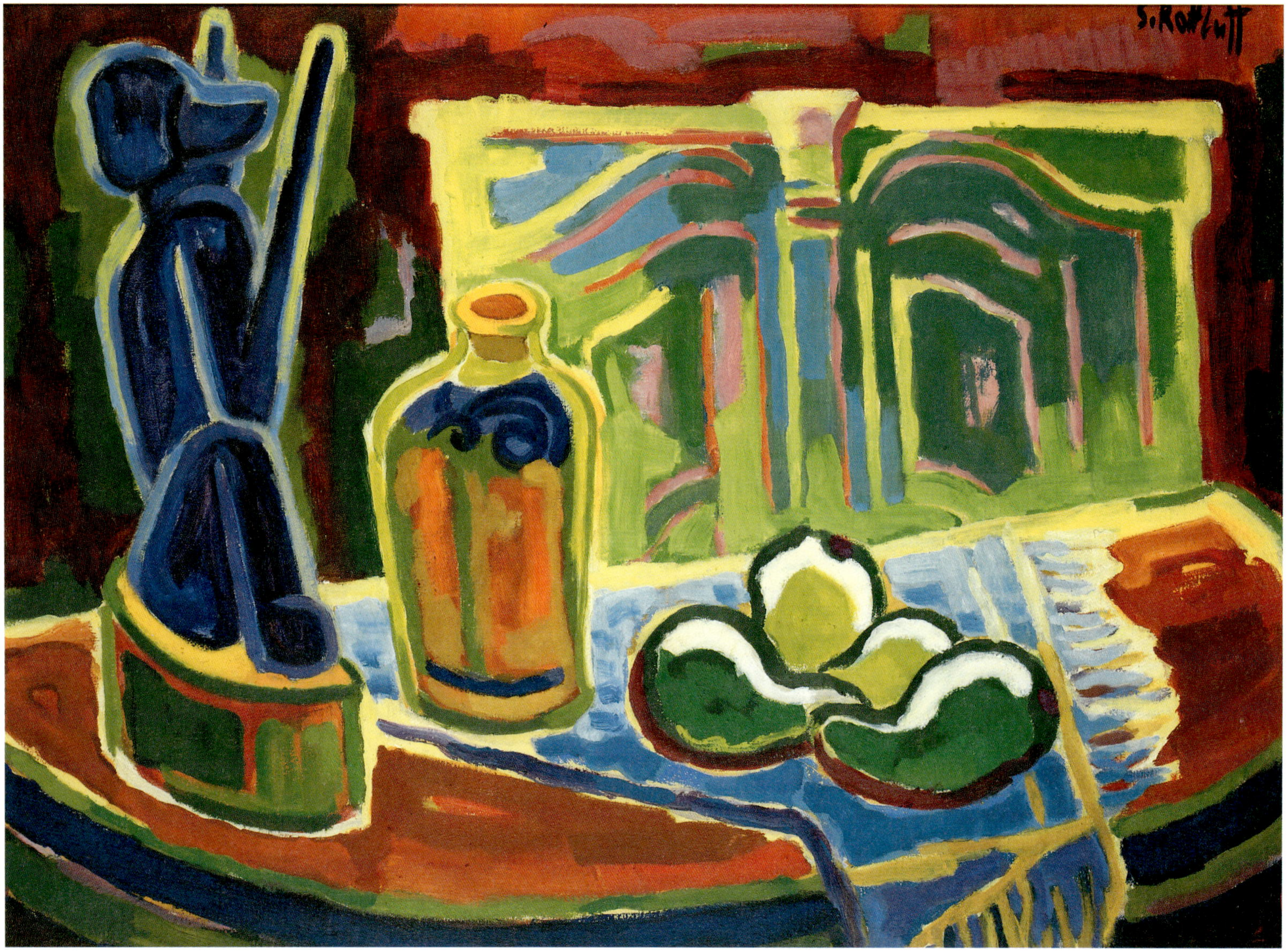

52 Stilleben im Raum, 1950

53 Heißer Taunuspark, 1950 ▷

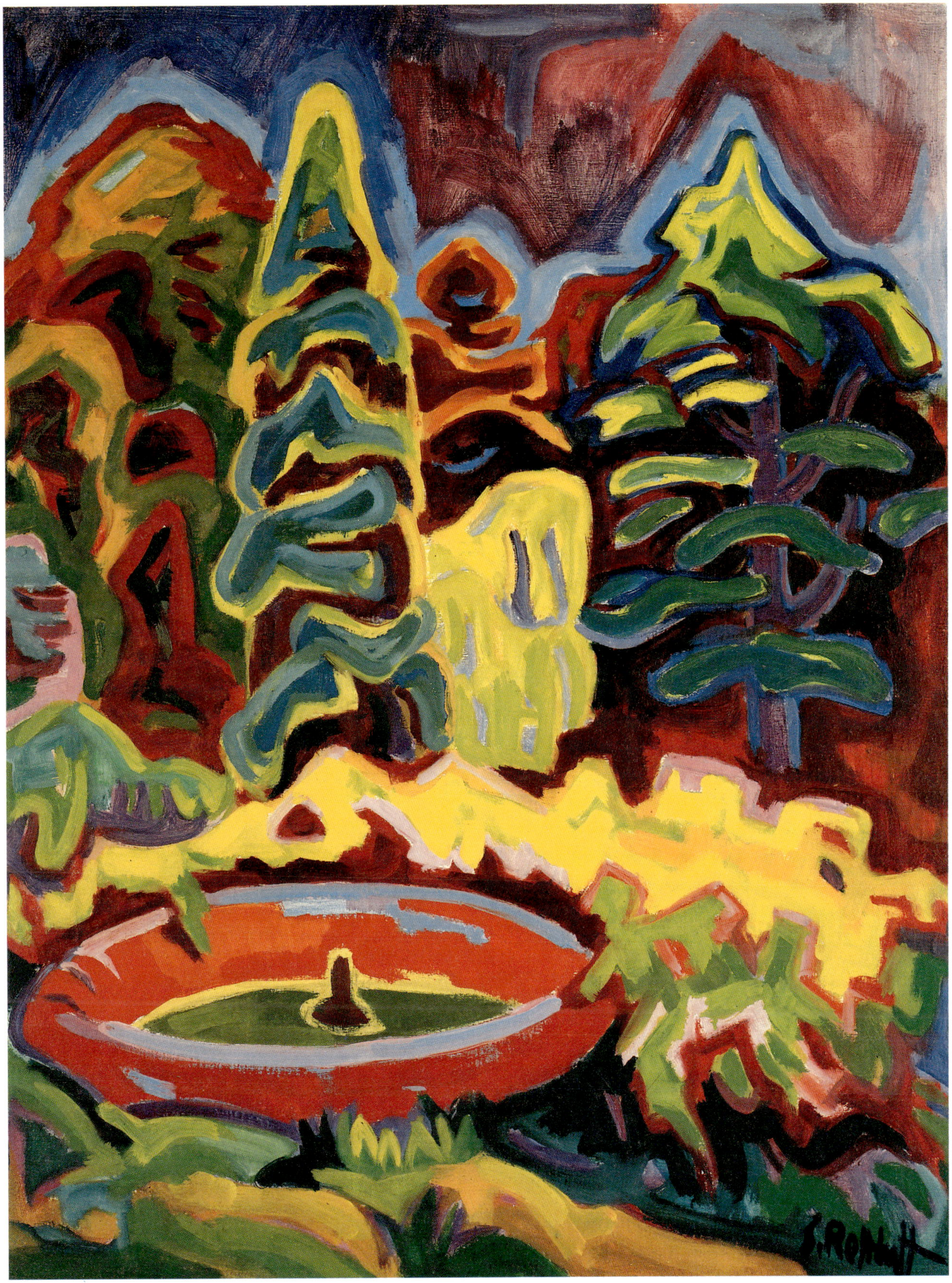

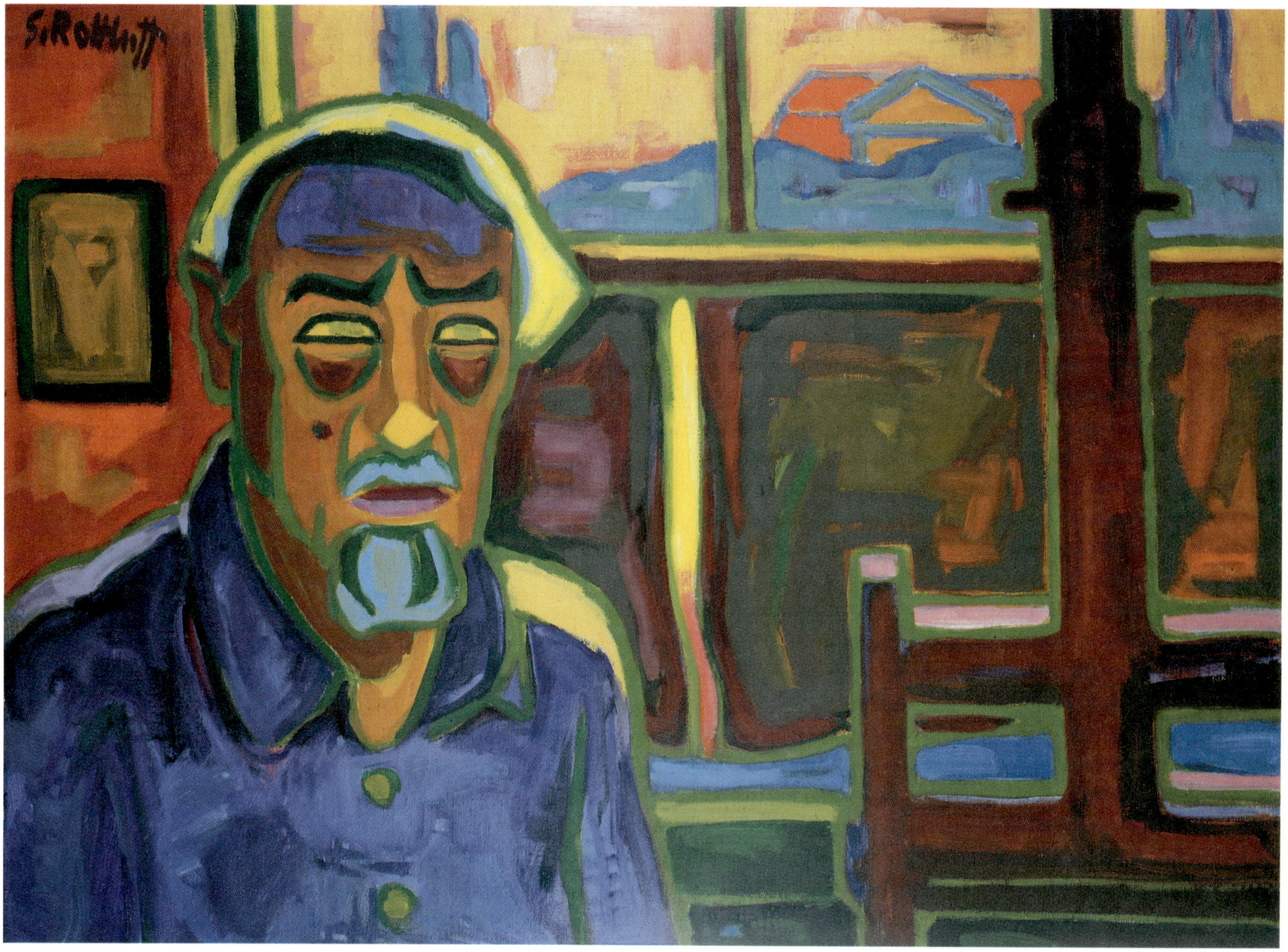

55 Lesende, 1950 ▷

54 Im Atelier, 1950

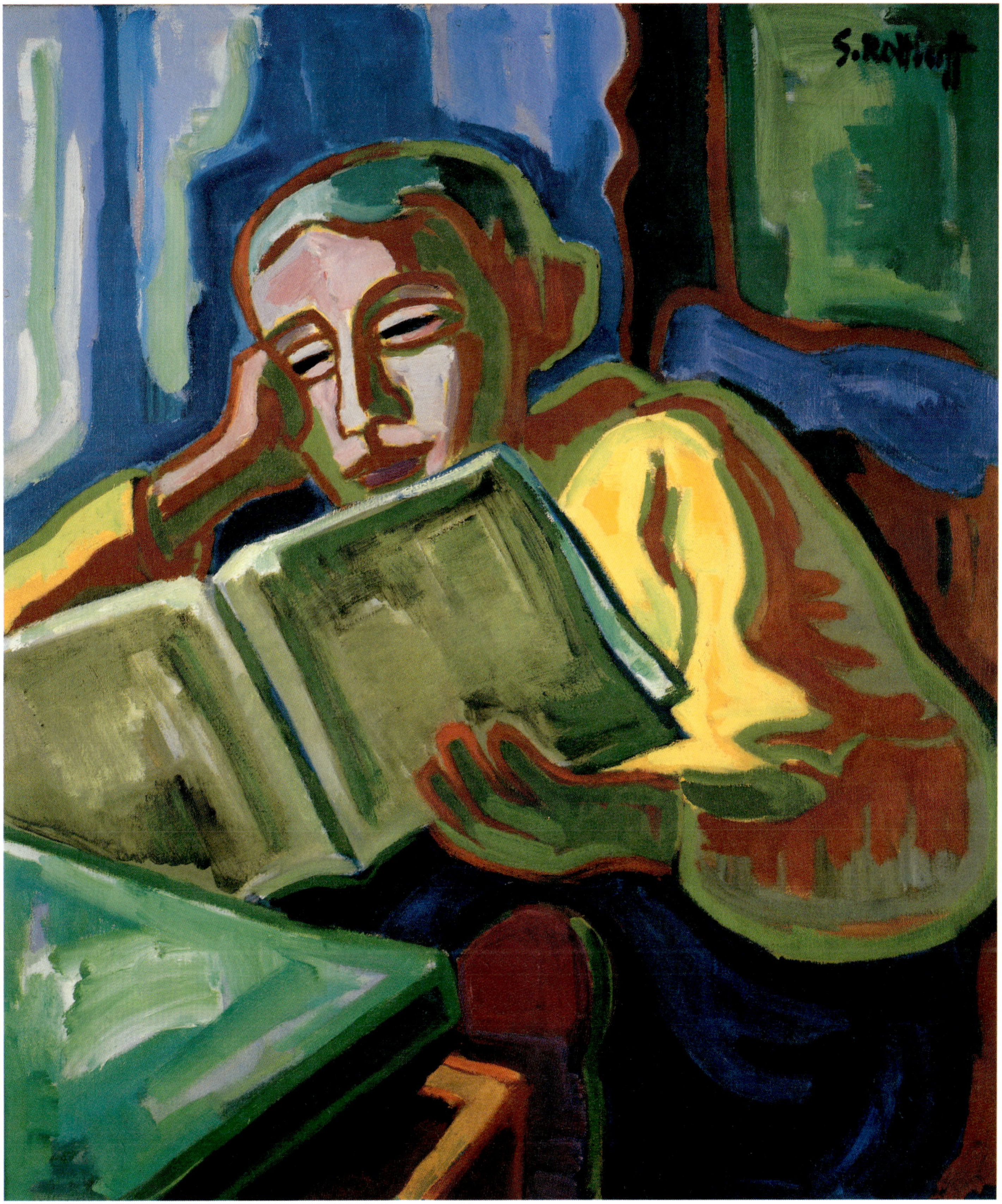

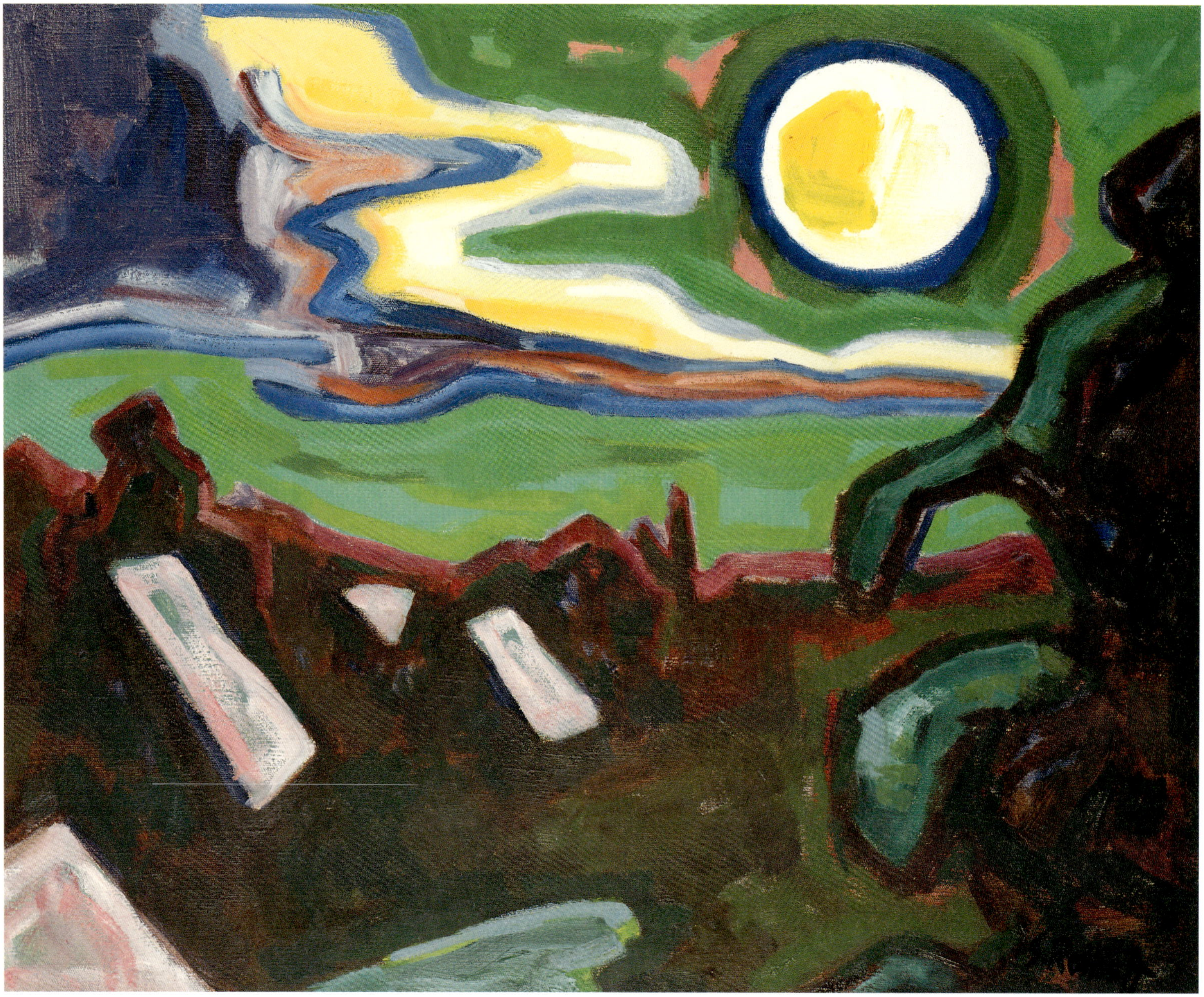

56 Mond groß im Osten, 1951

57 Südlicher Garten im Regen, 1952 ▷

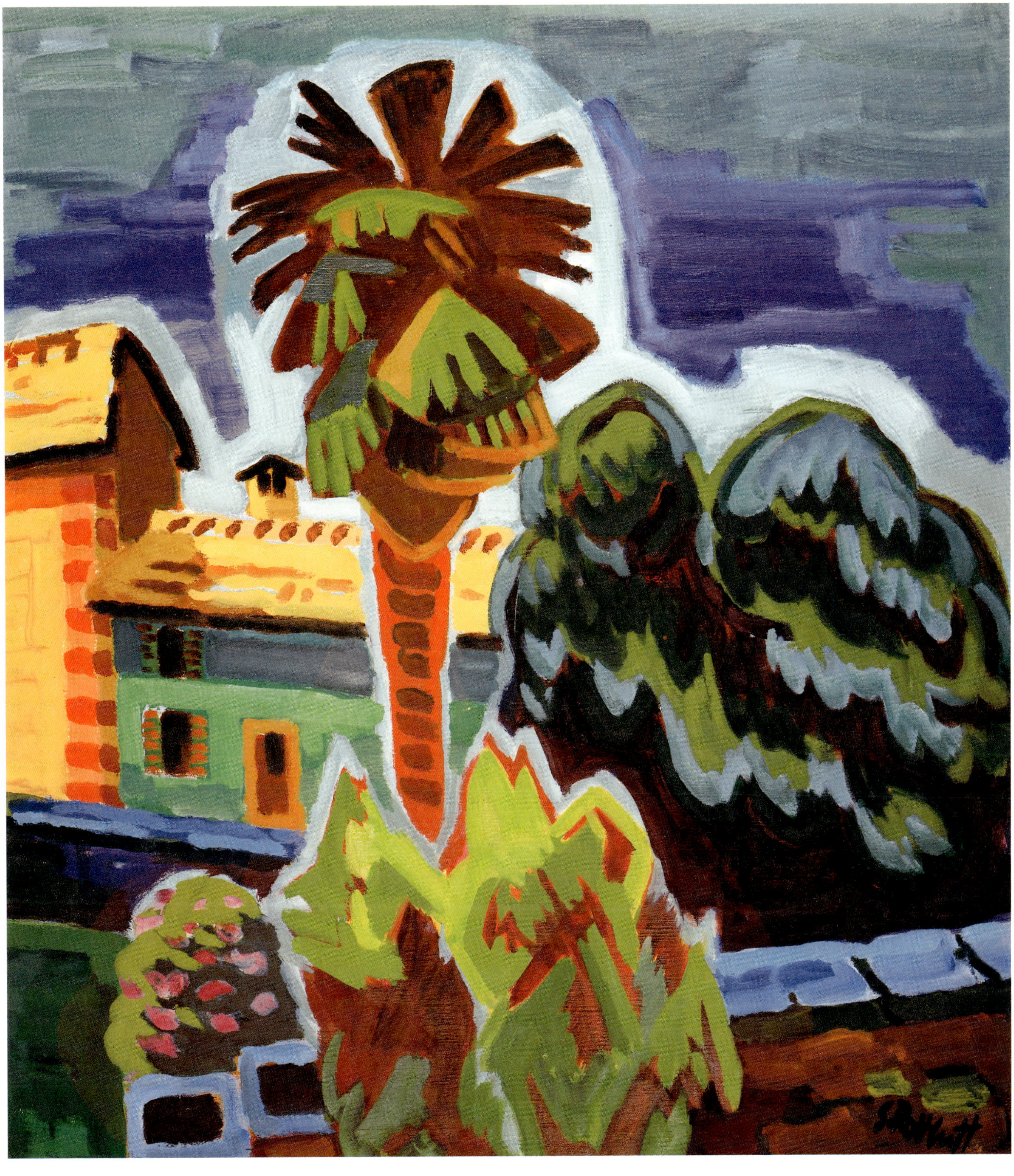

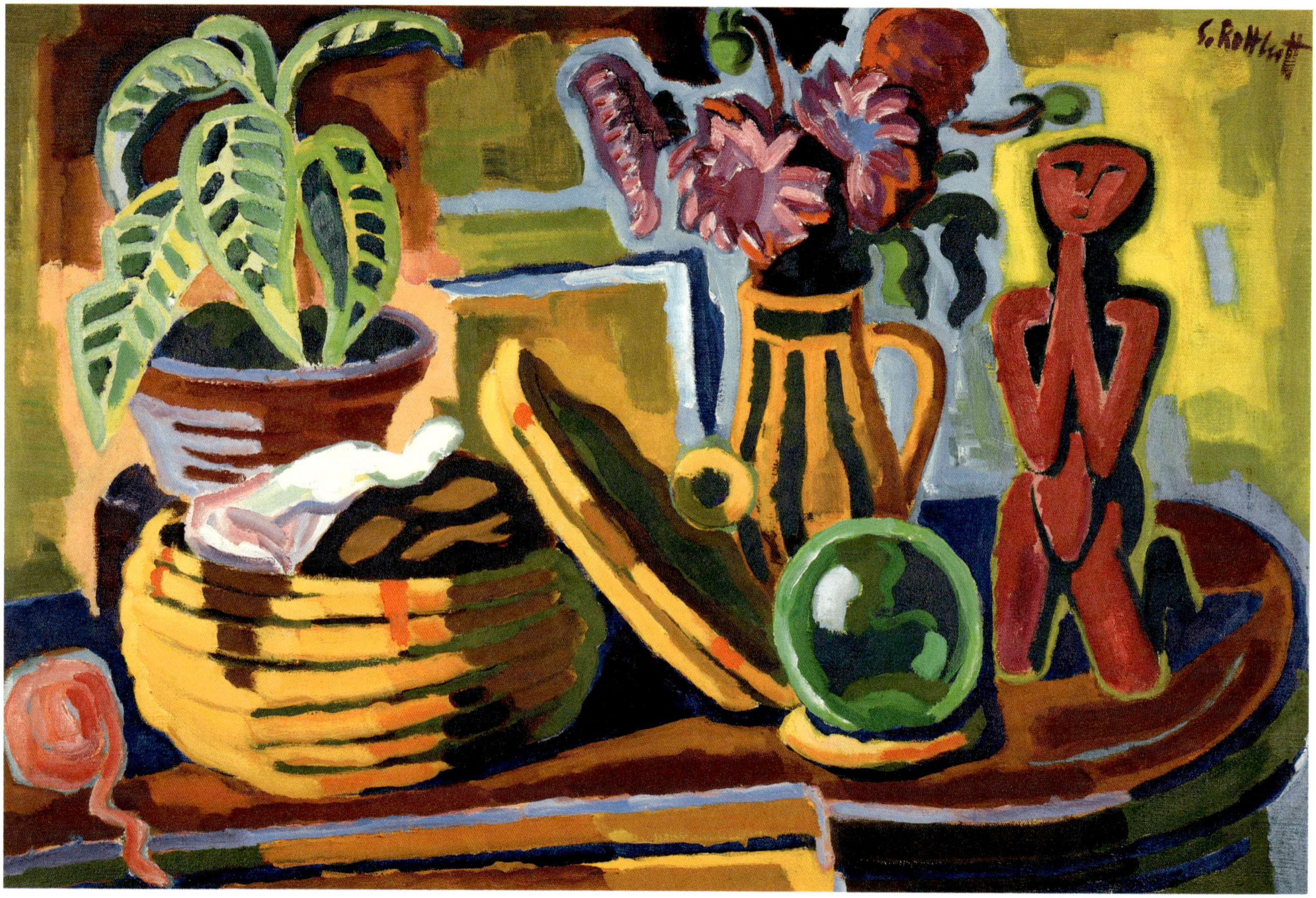

58 Stilleben um Glaskugel, 1952

59 Gelbe Palette, 1953 ▷

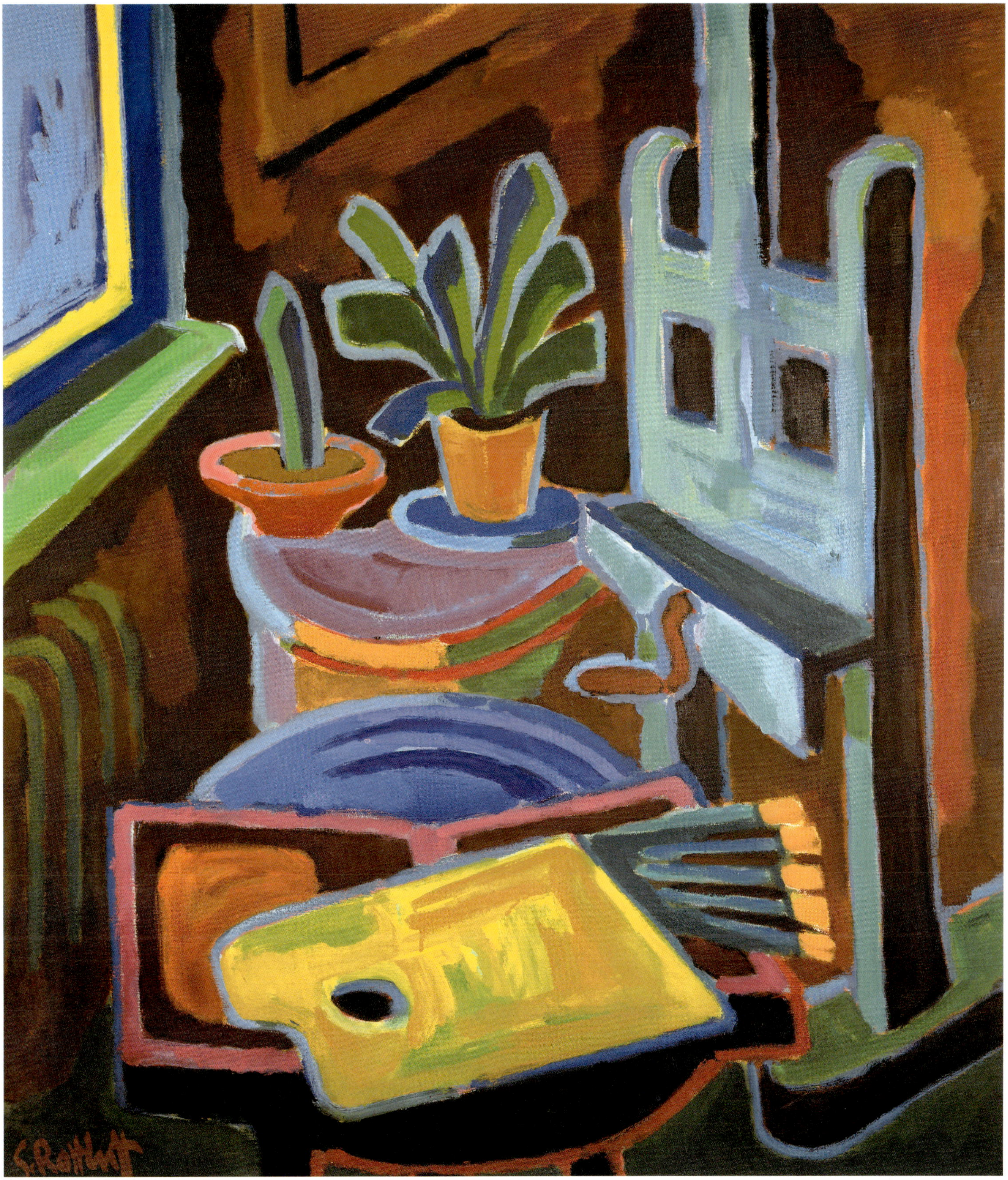

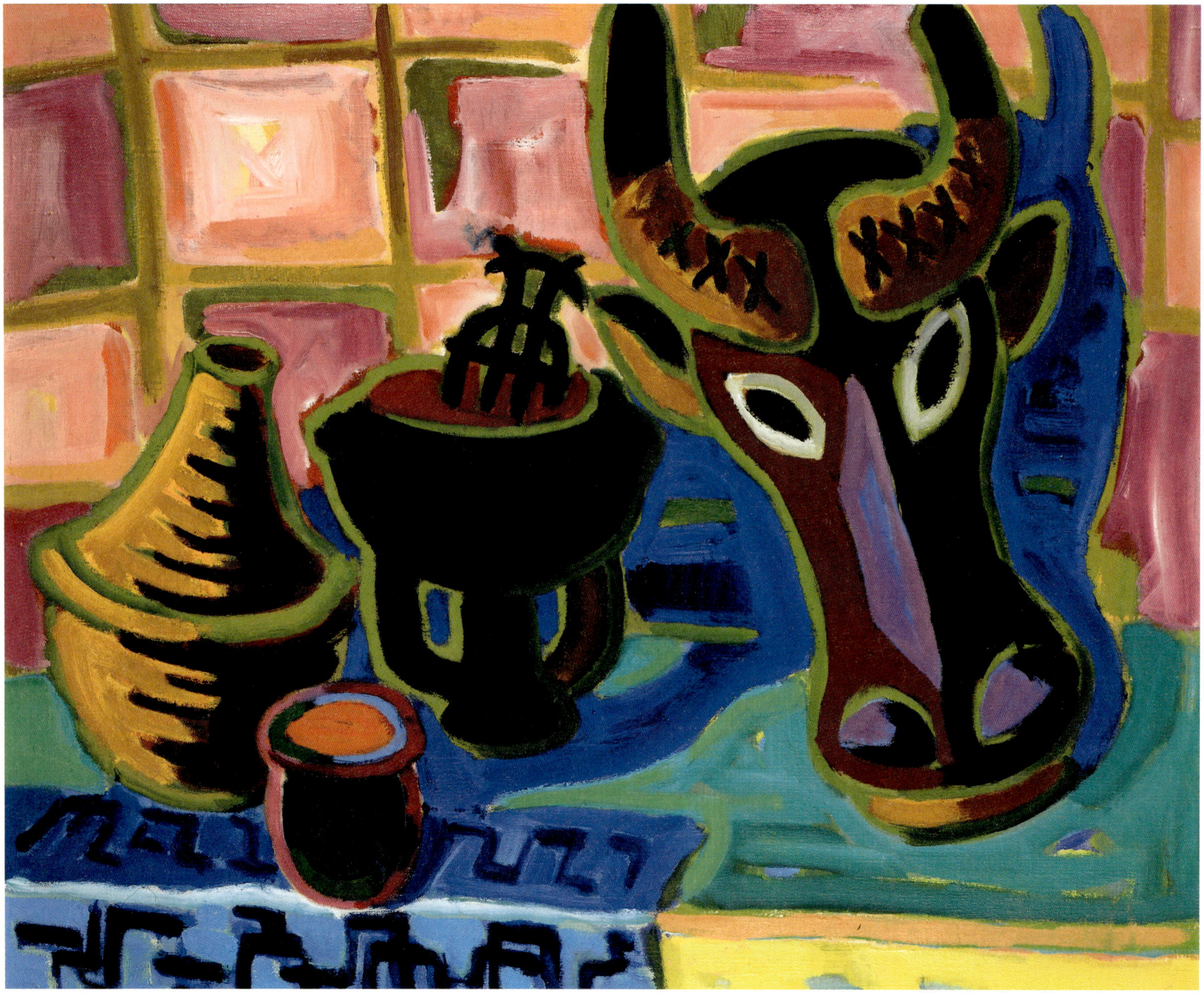

60 Afrikanisches, 1954

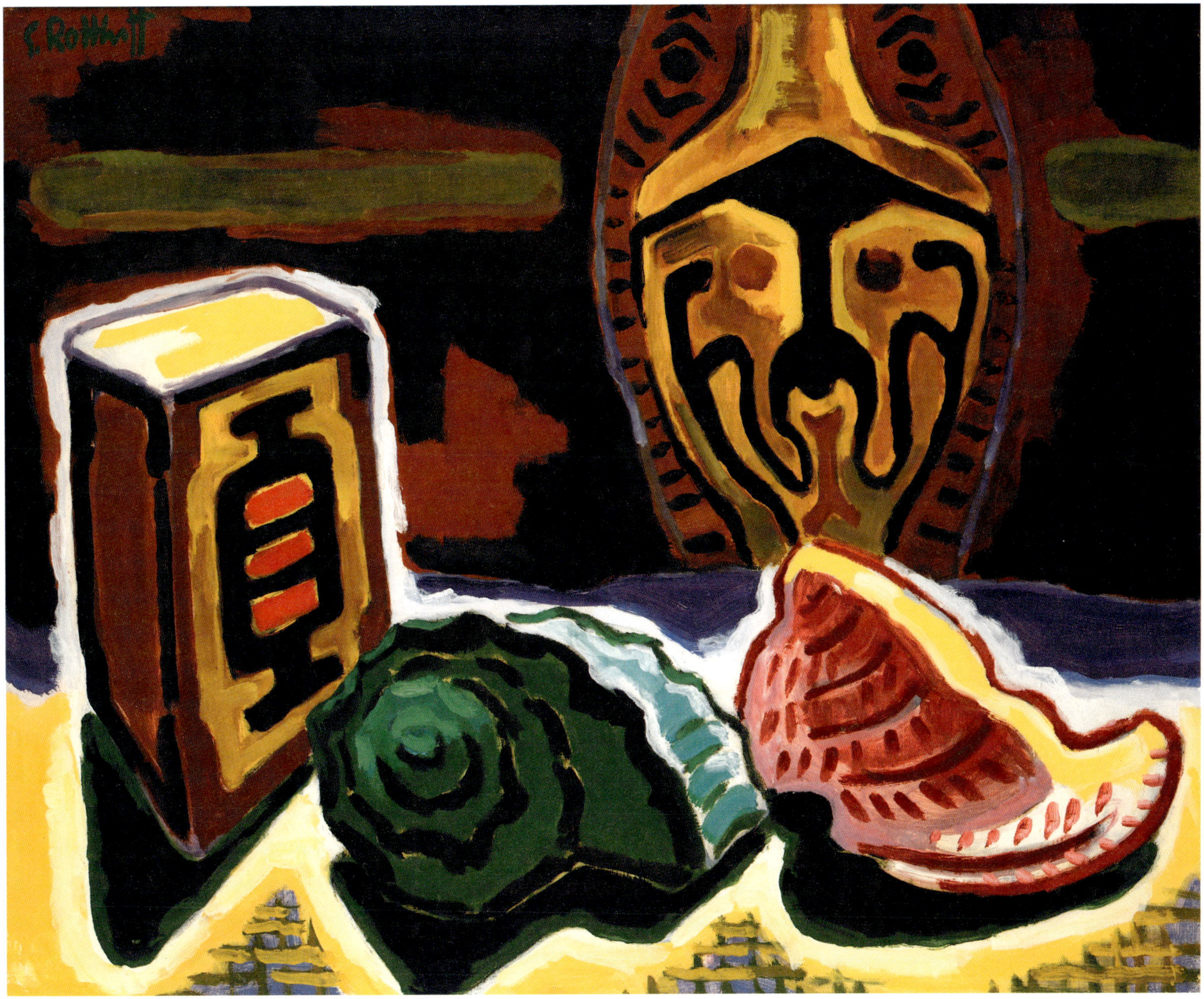

61 Seeschnecken und Ahnenschild, 1956

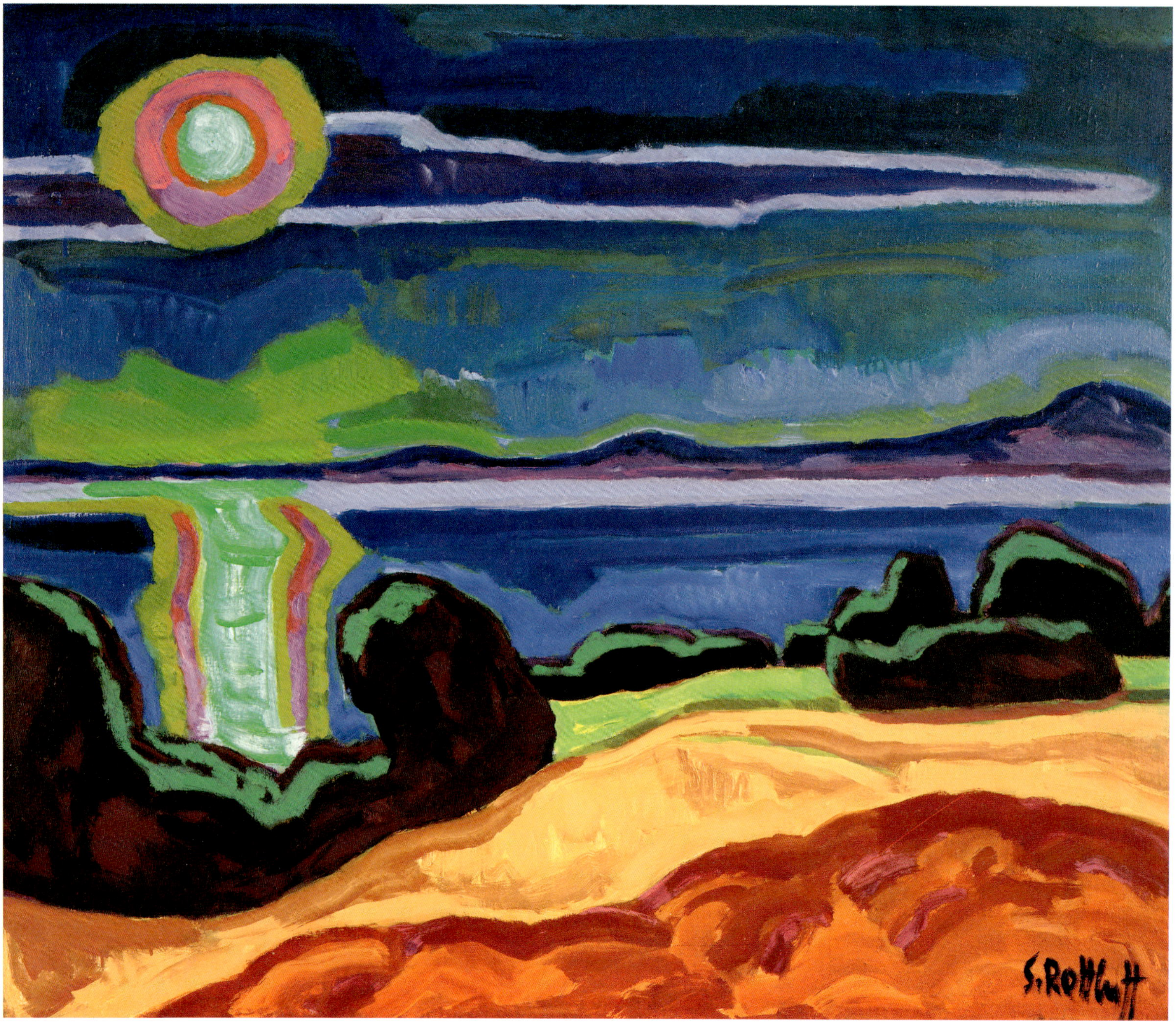

62 Ferner Mond, 1956

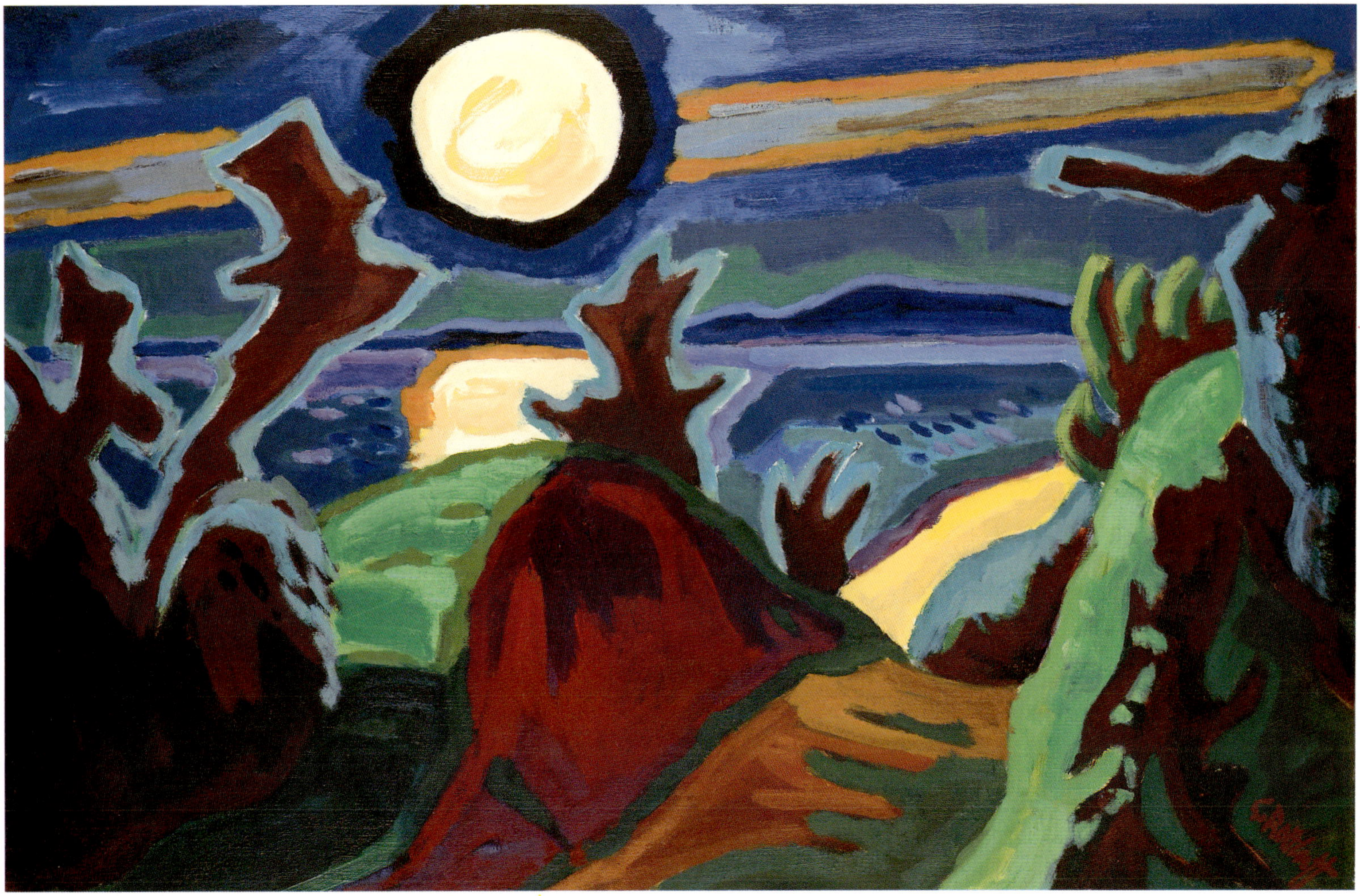

63 Mond über der Küste, 1956

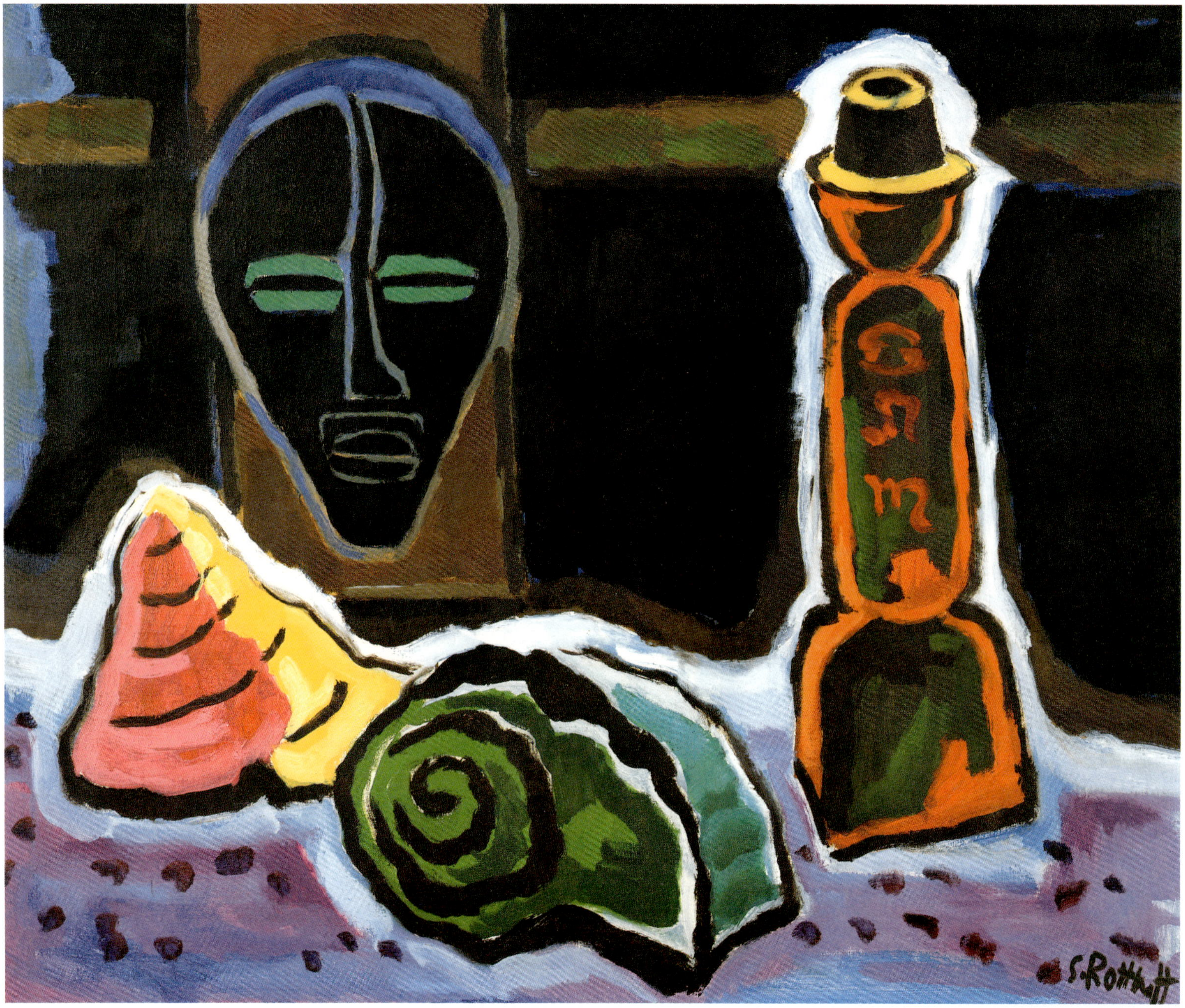

64 Die schwarze Maske, 1956

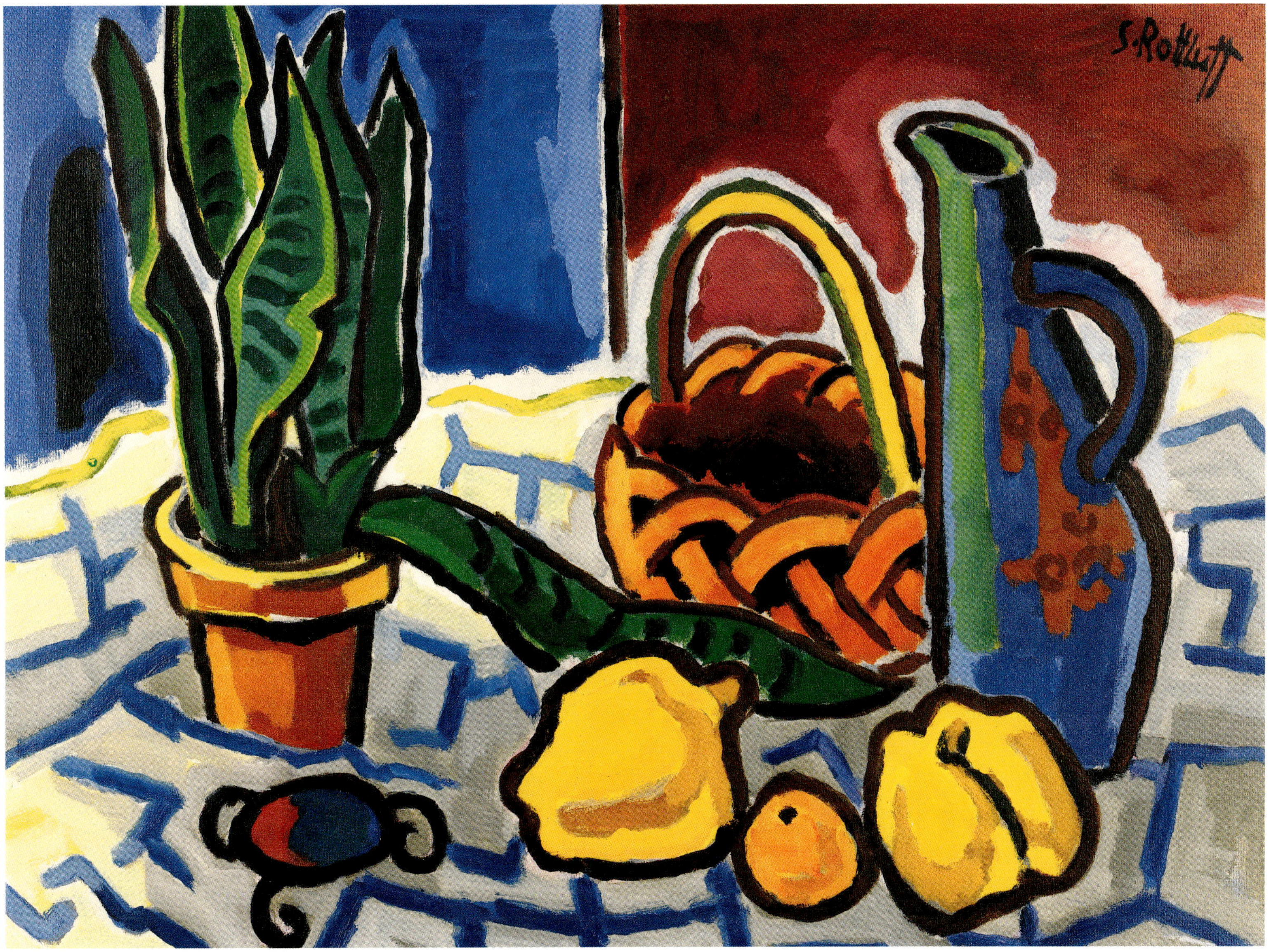

65 Zwischen Sanseverie und Krug, 1956

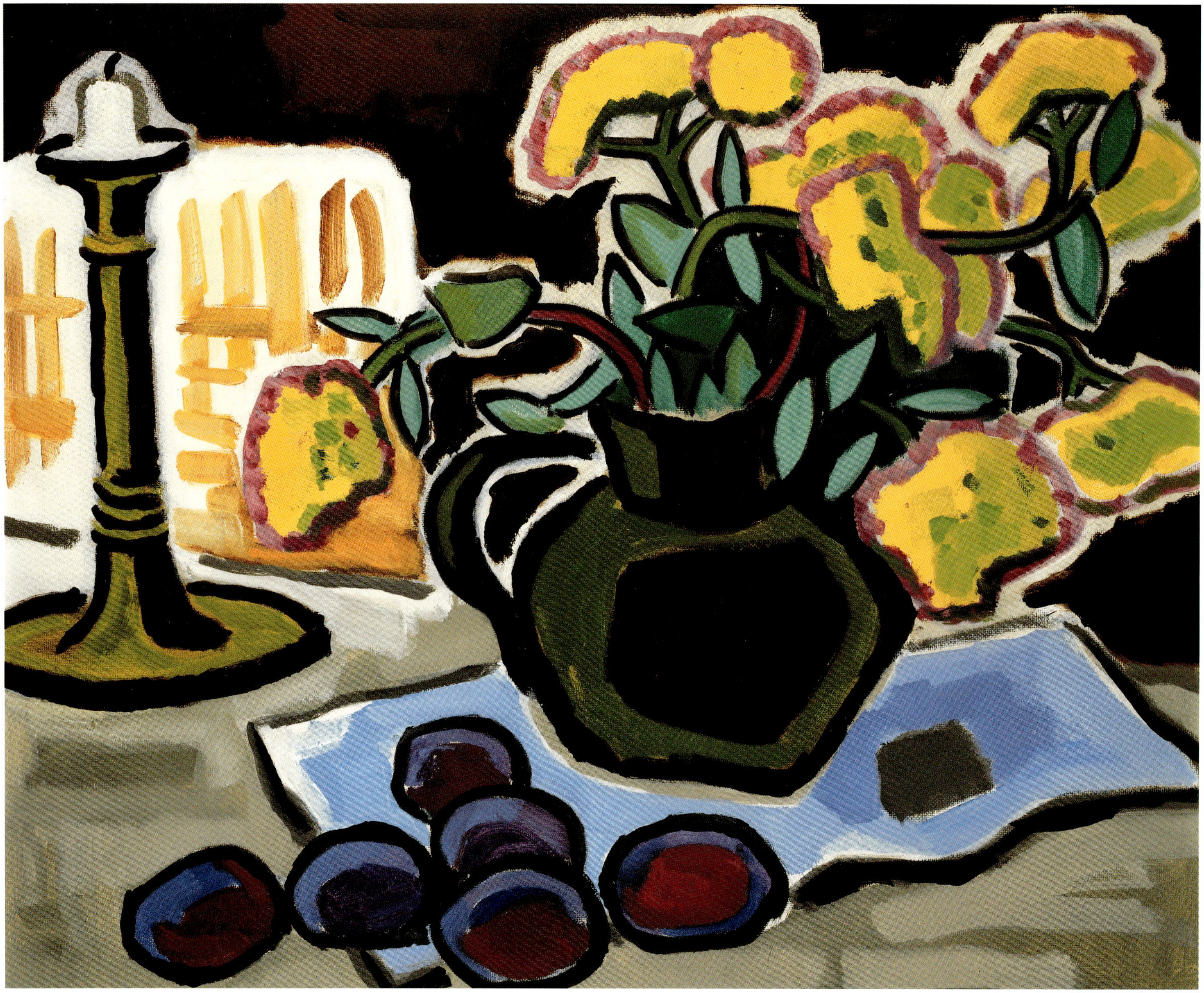

66 Fetthenne in schwarzem Krug, 1956

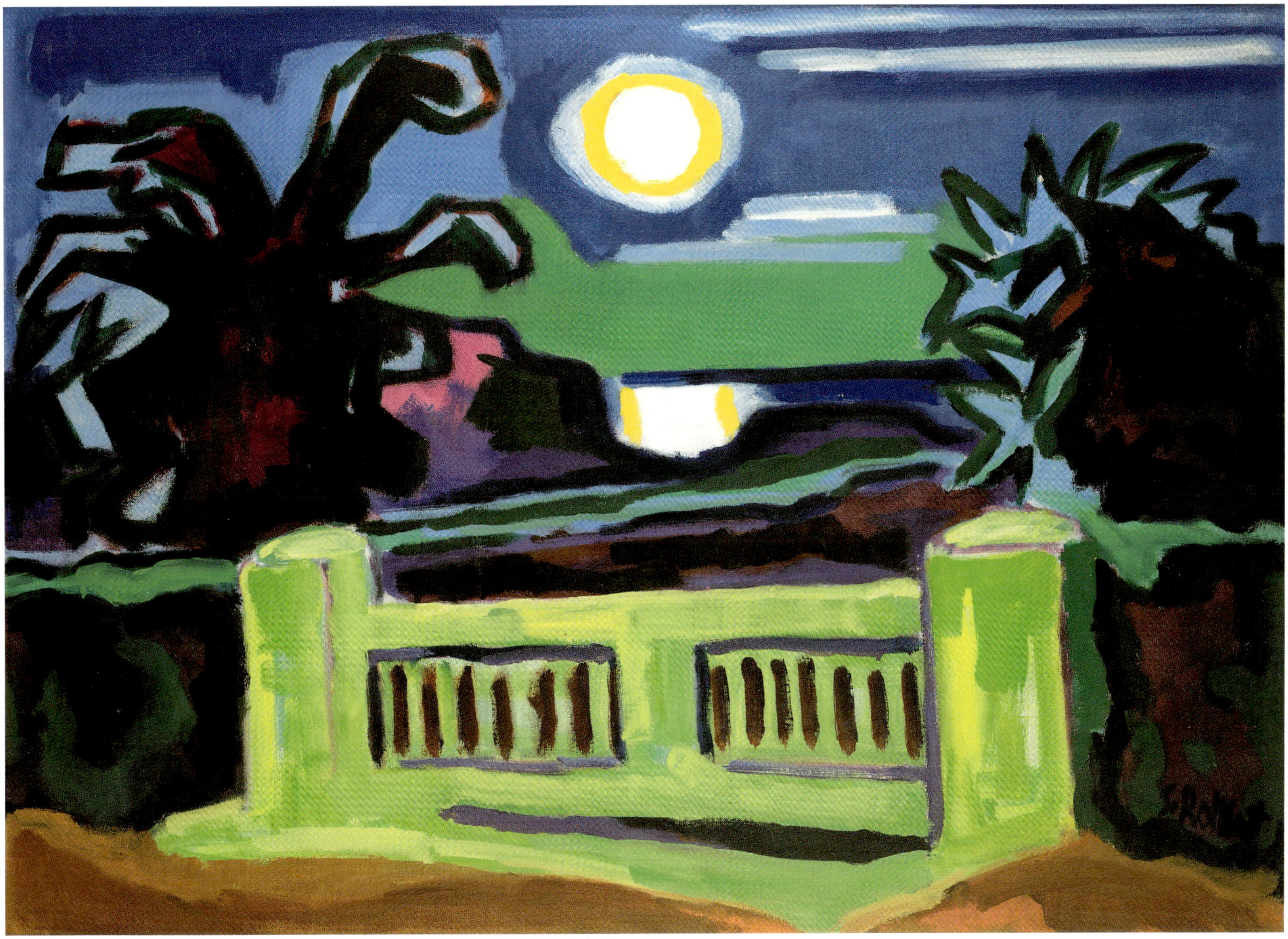

67 Mond und Gartentor, 1960

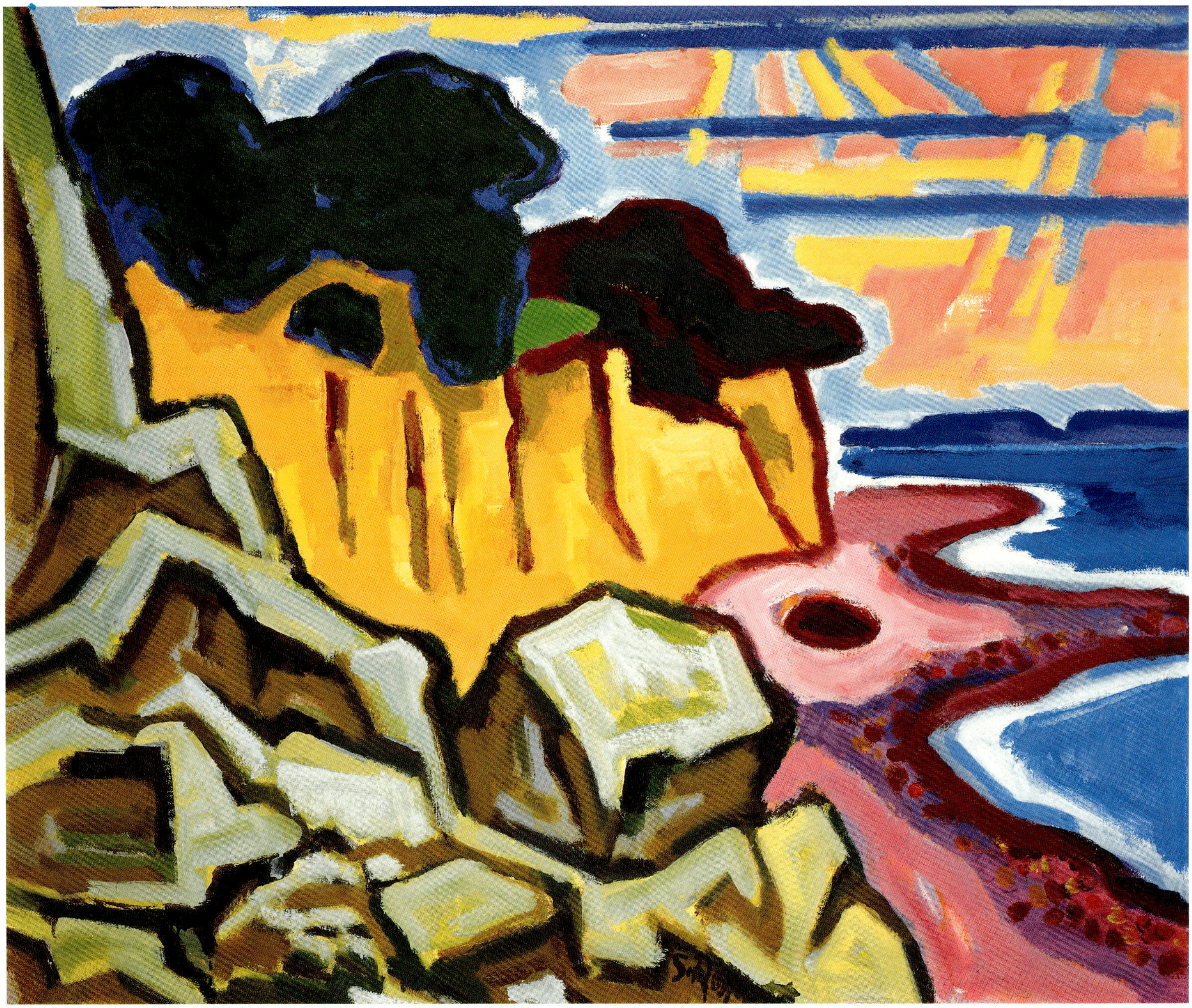

68 Steilküste, 1961

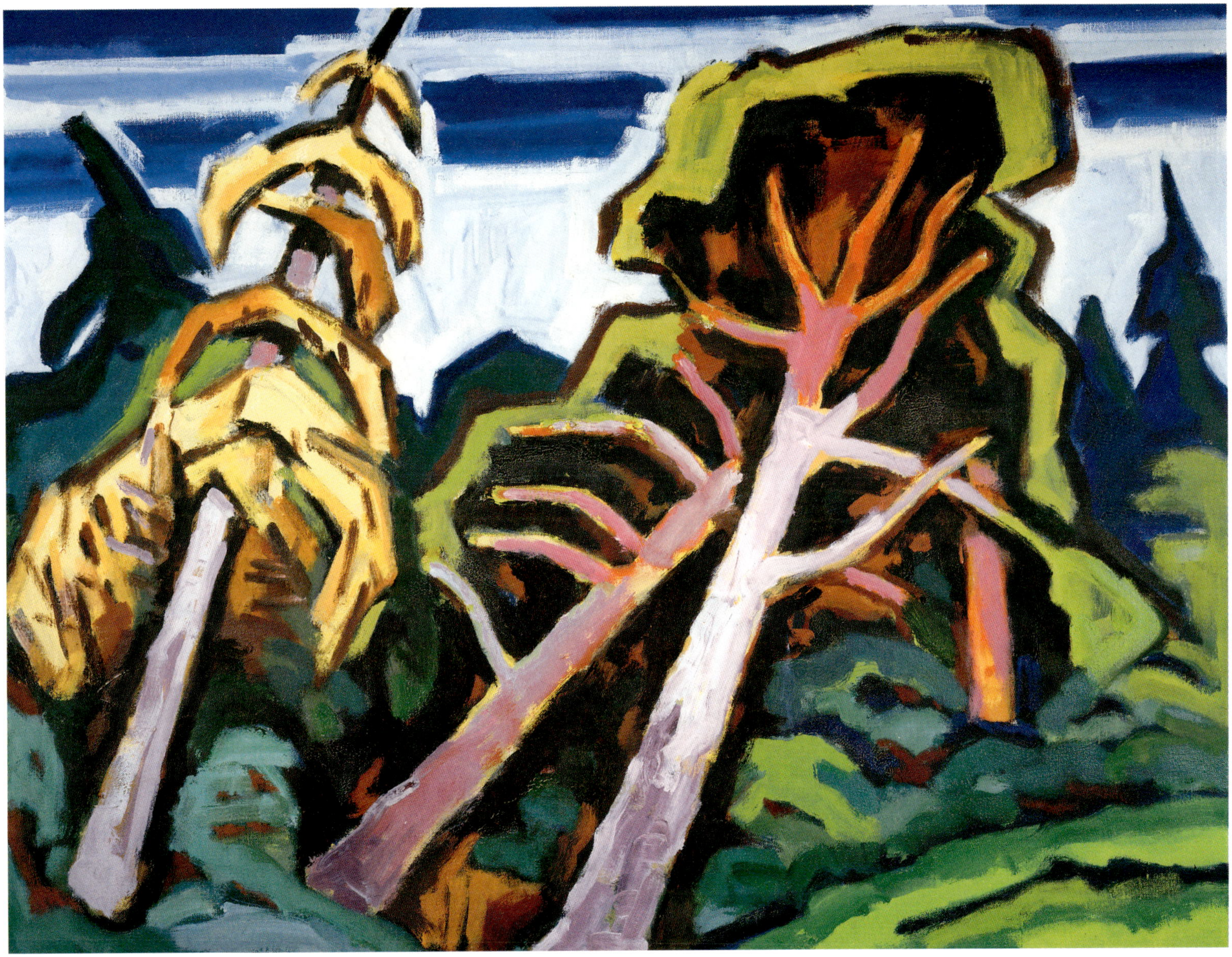

69 Windbruch, 1963

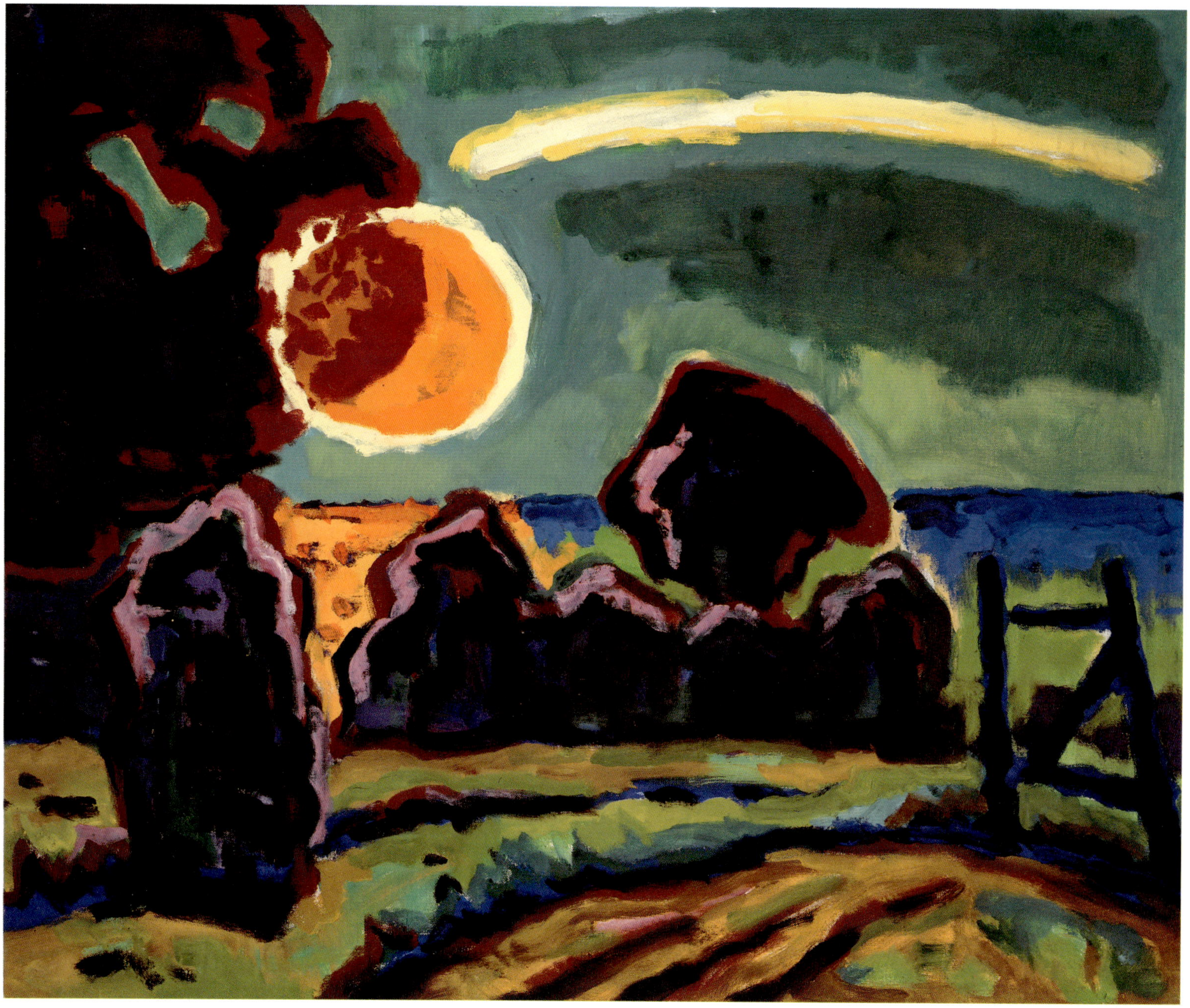

70 Mond im August, 1963

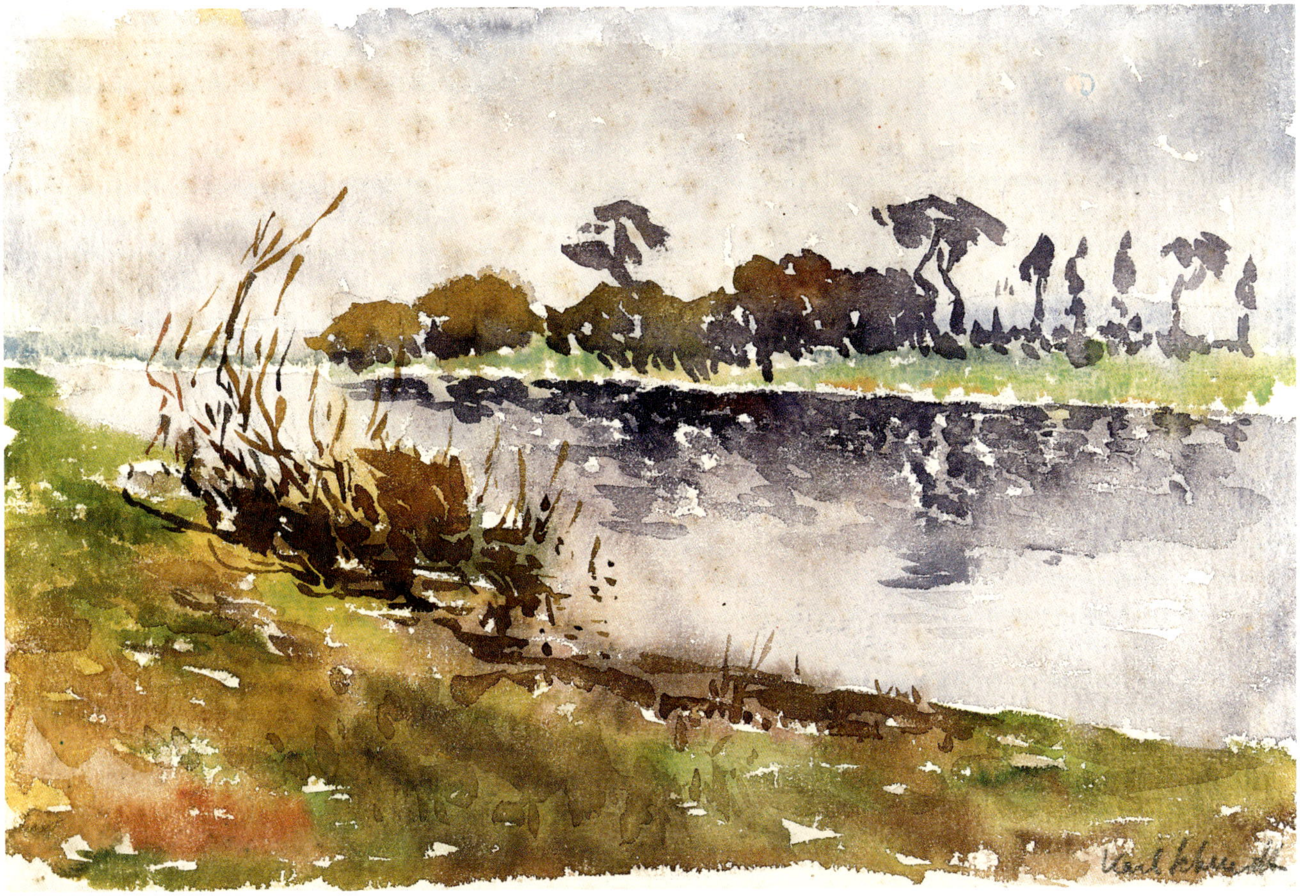

71 Frühjahrsstimmung, 1904

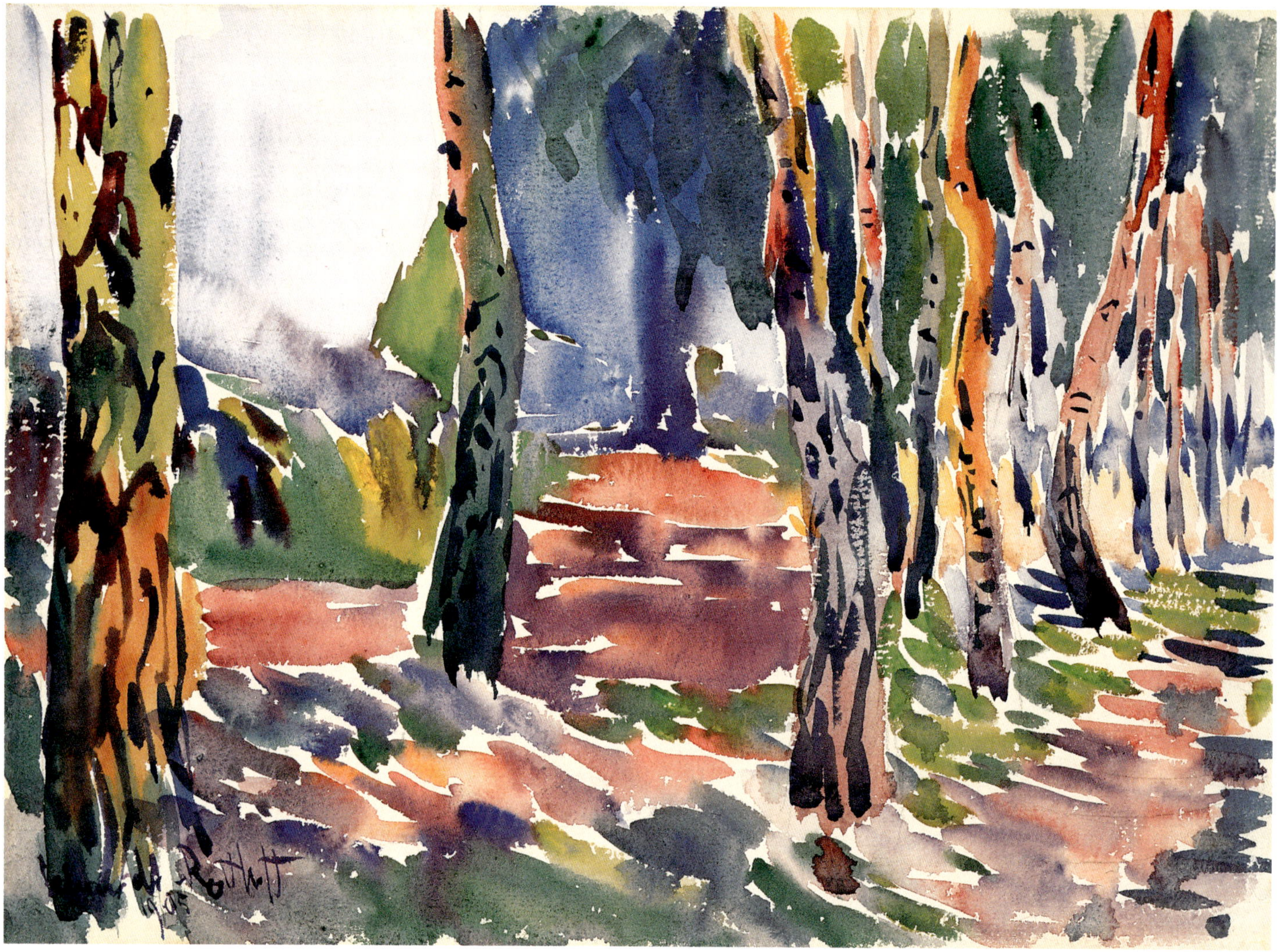

72 Birkenstämme, 1905

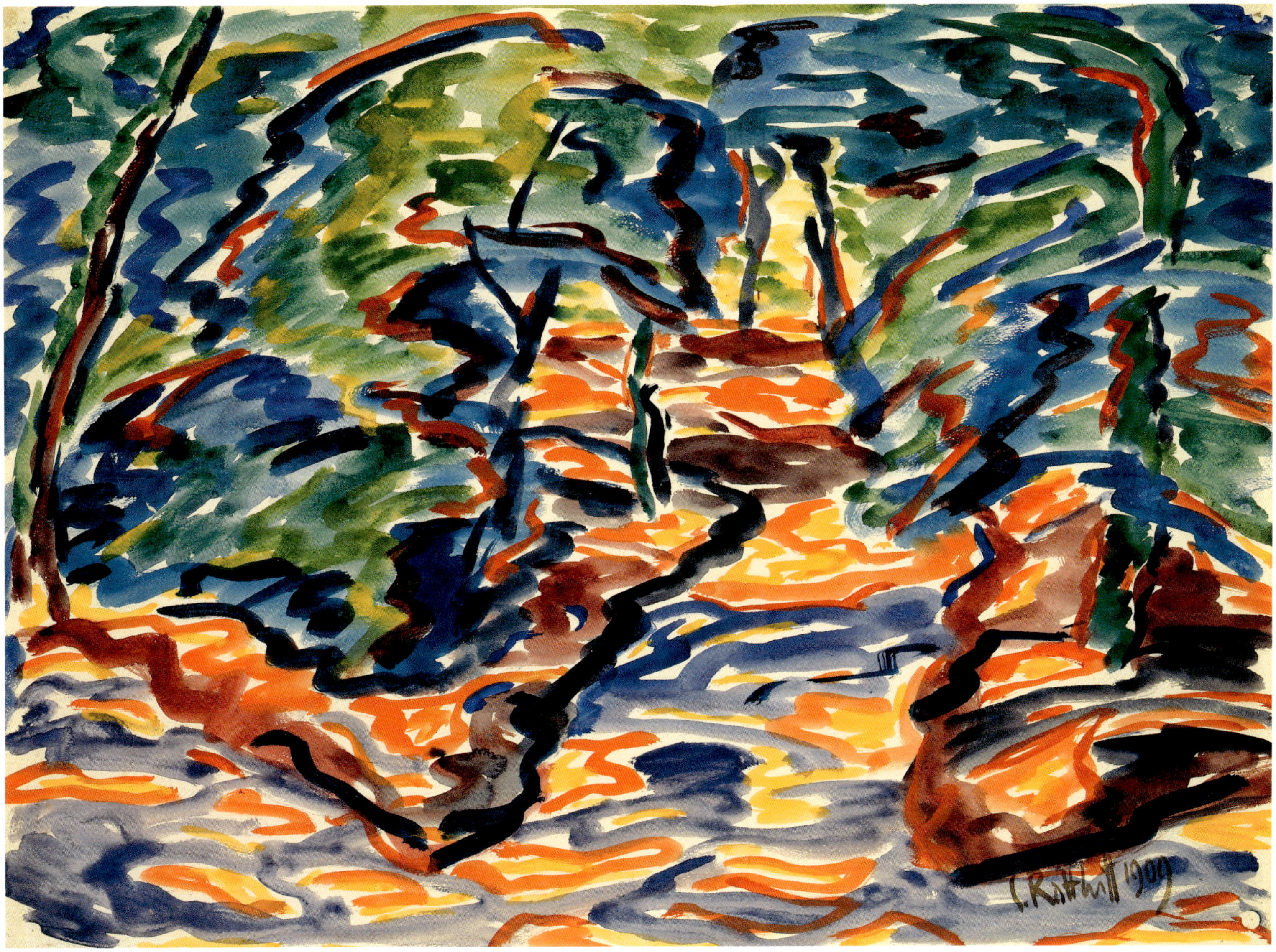

73 Park am Mittag, 1909

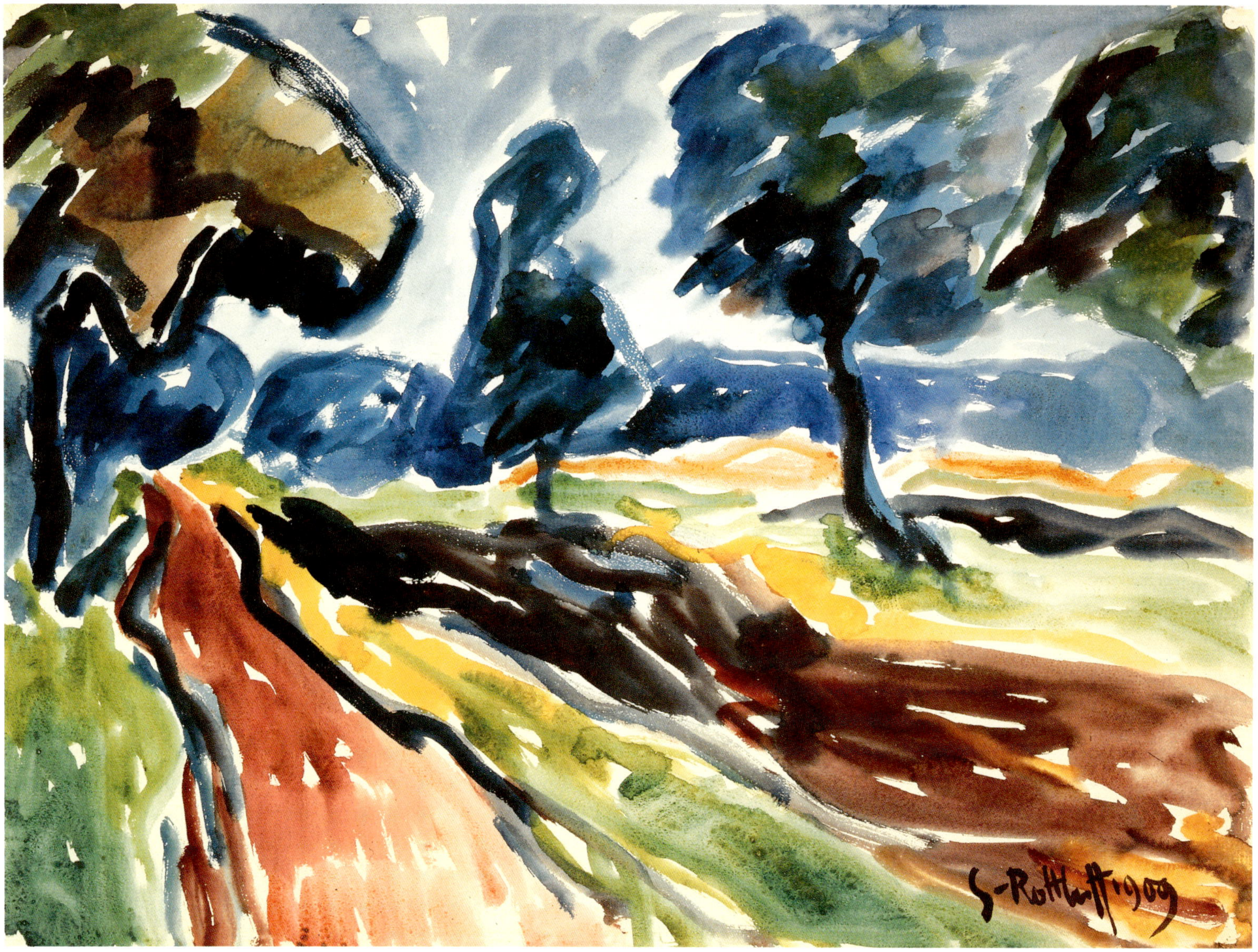

74 Weg im Herbst, 1909

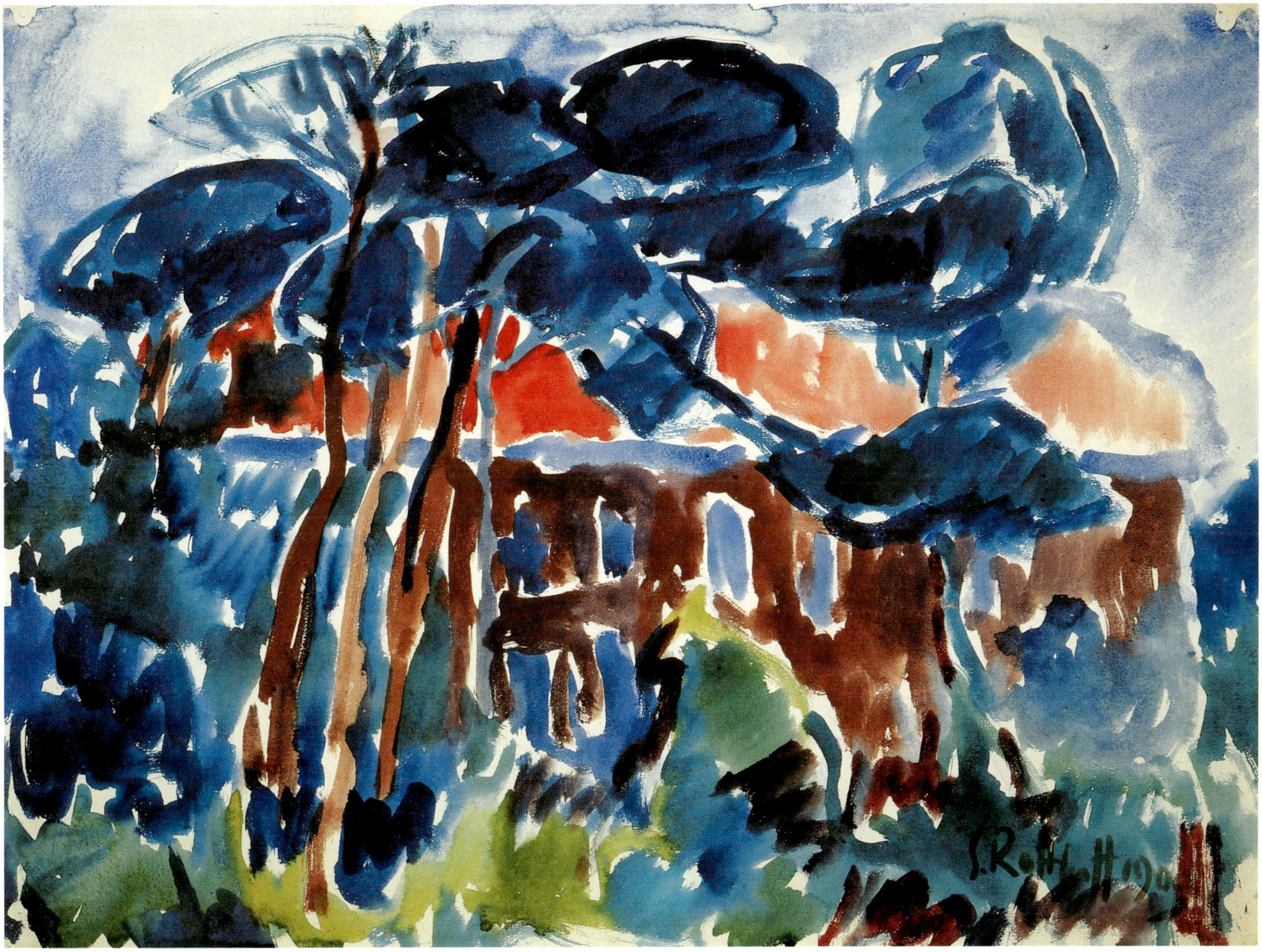

75 Haus im Nebel, 1909

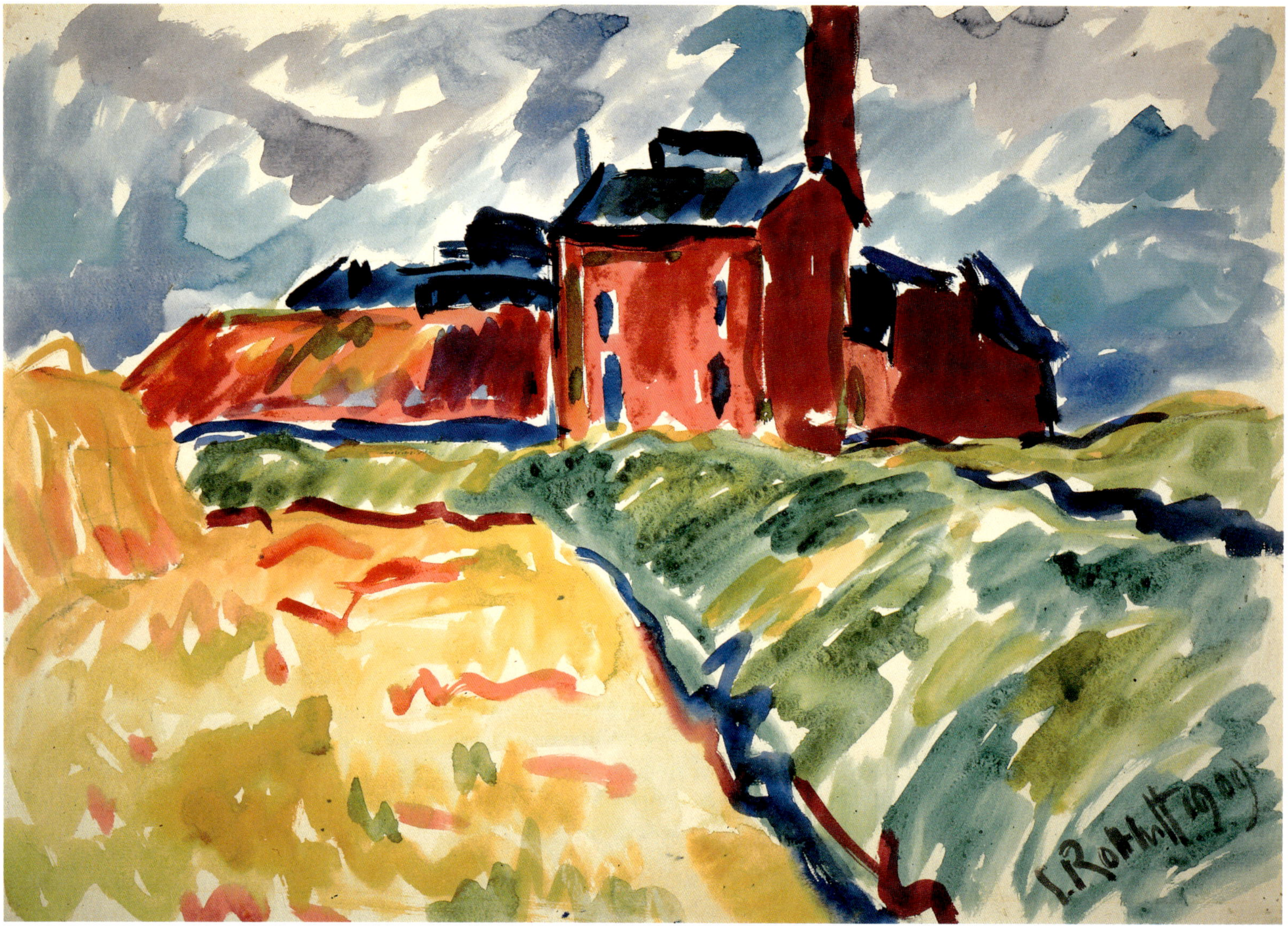

76 Fabrik, 1909

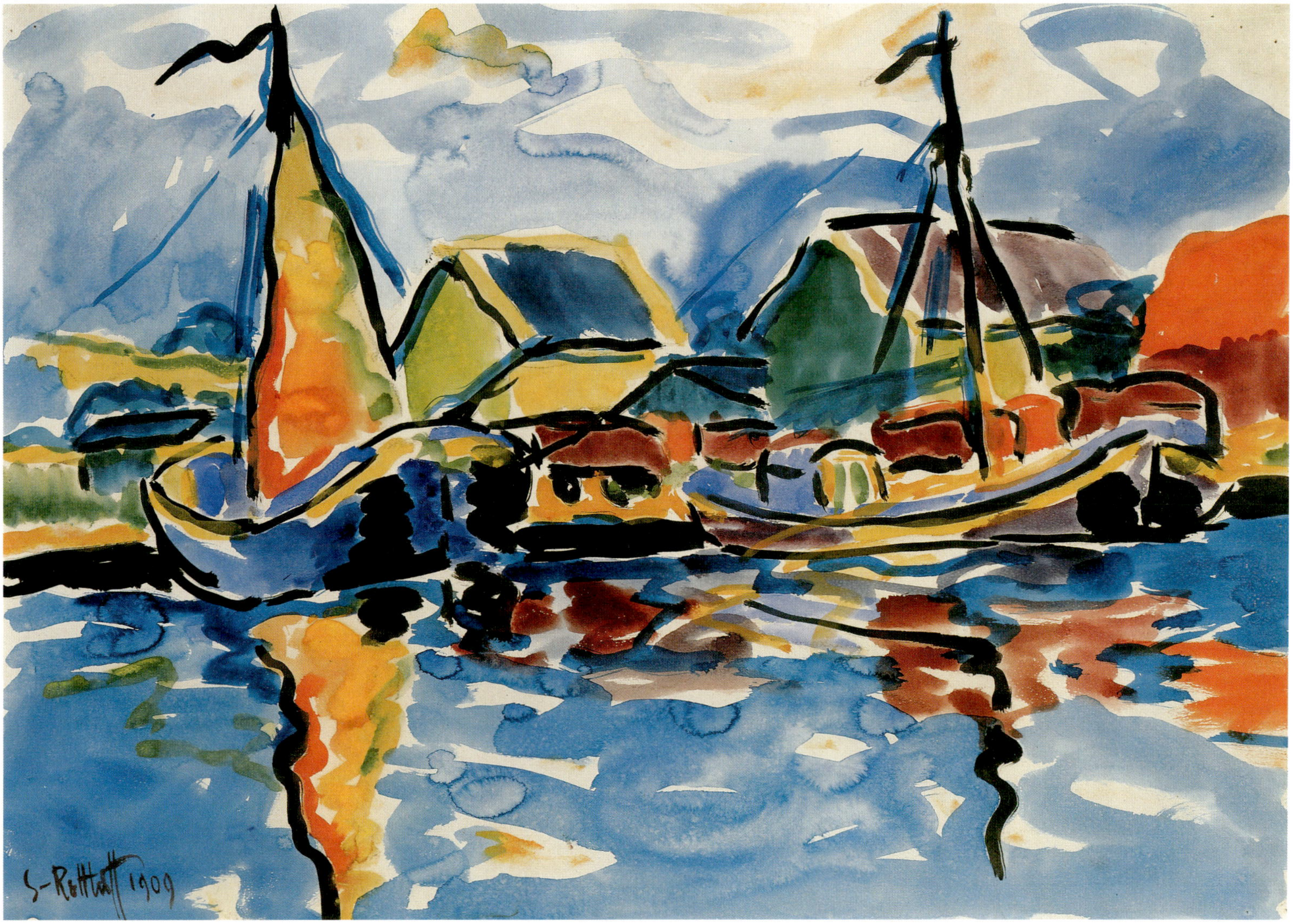

77 Vareler Hafen (Schiffe im Vareler Hafen), 1909

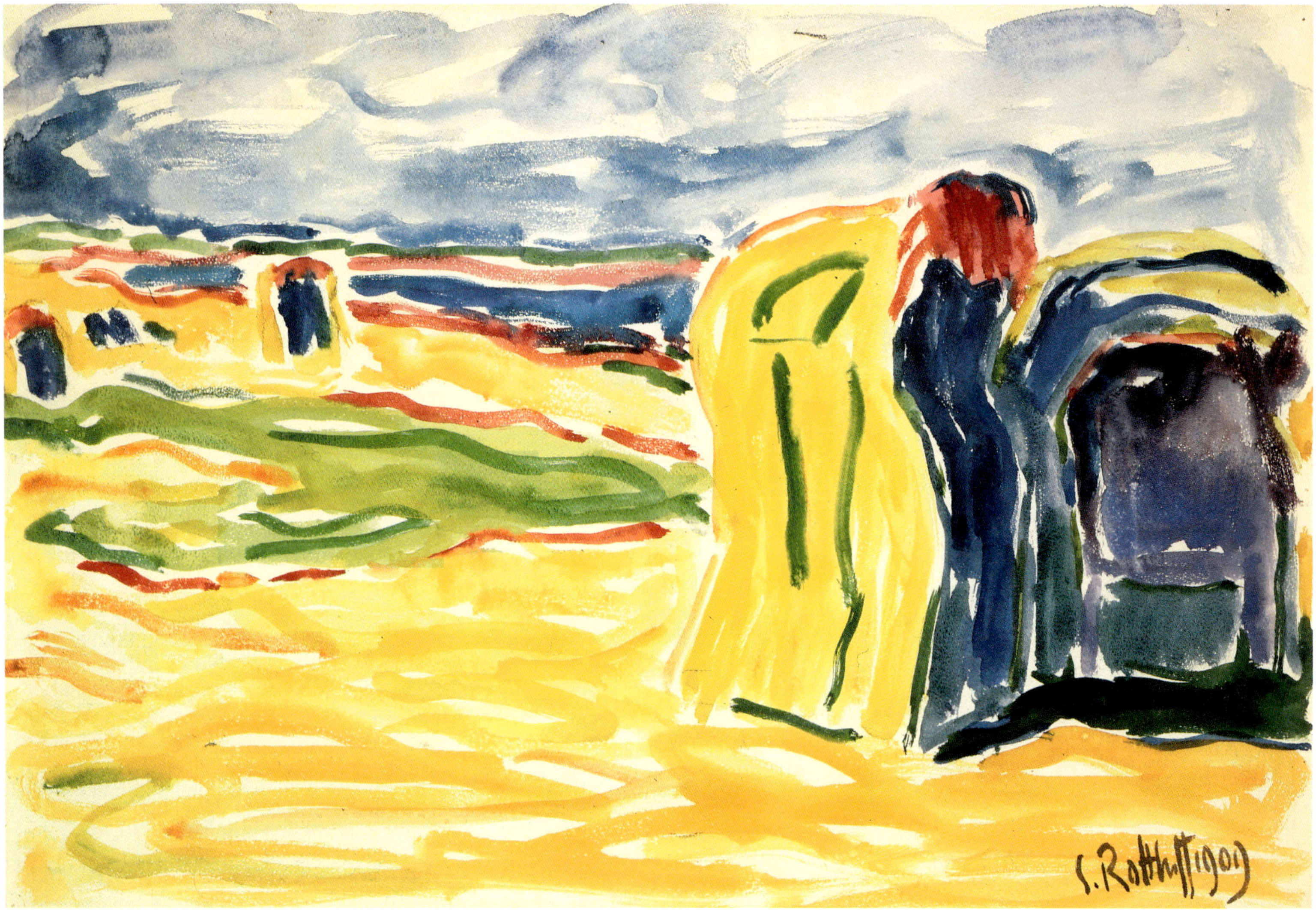

78 Strandkörbe, 1909

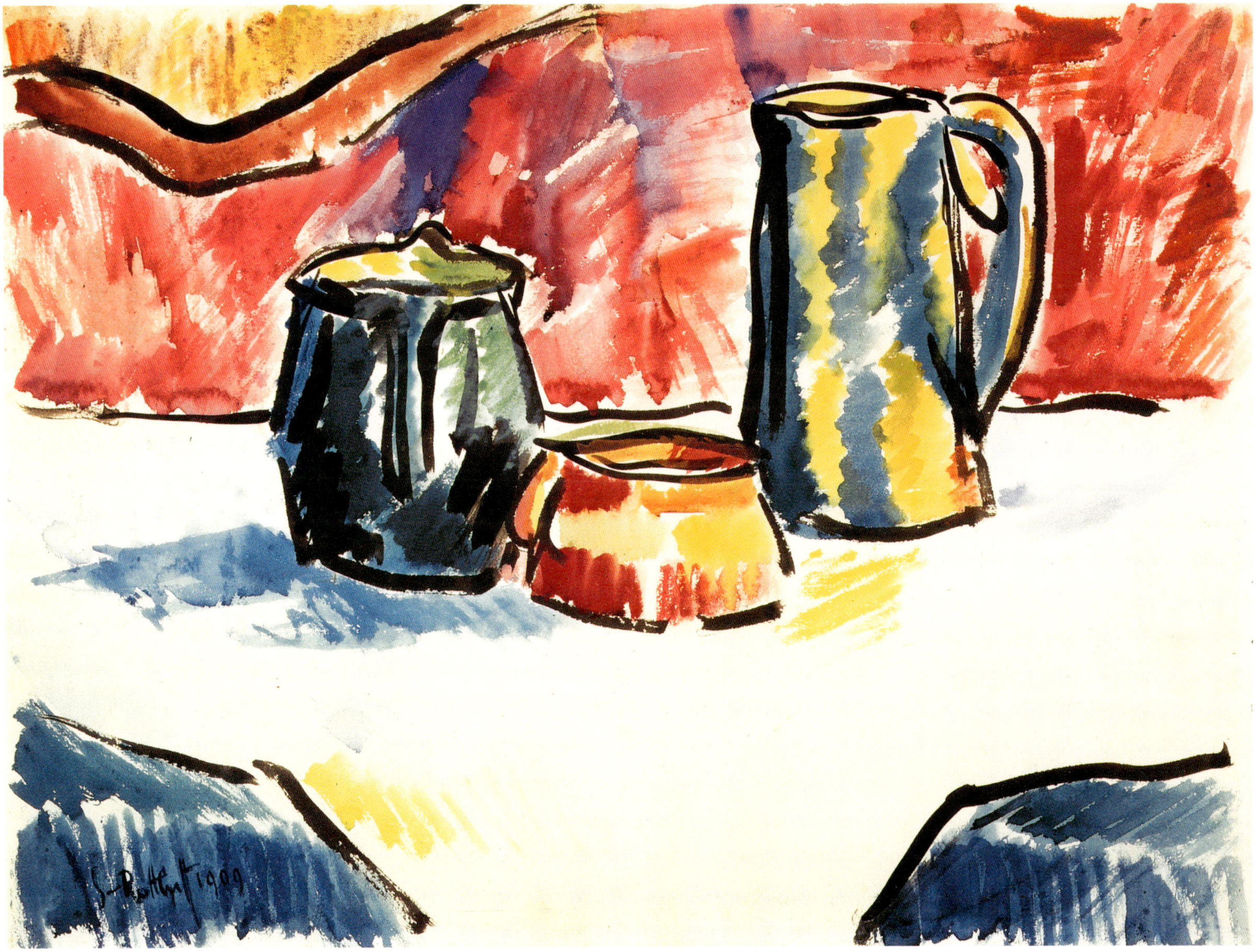

79 Töpfe, 1909

80 Frau am Tisch (Rosa Schapire), 1909 ▷

81 Bildnis H. (Erich Heckel), 1909 ▷▷

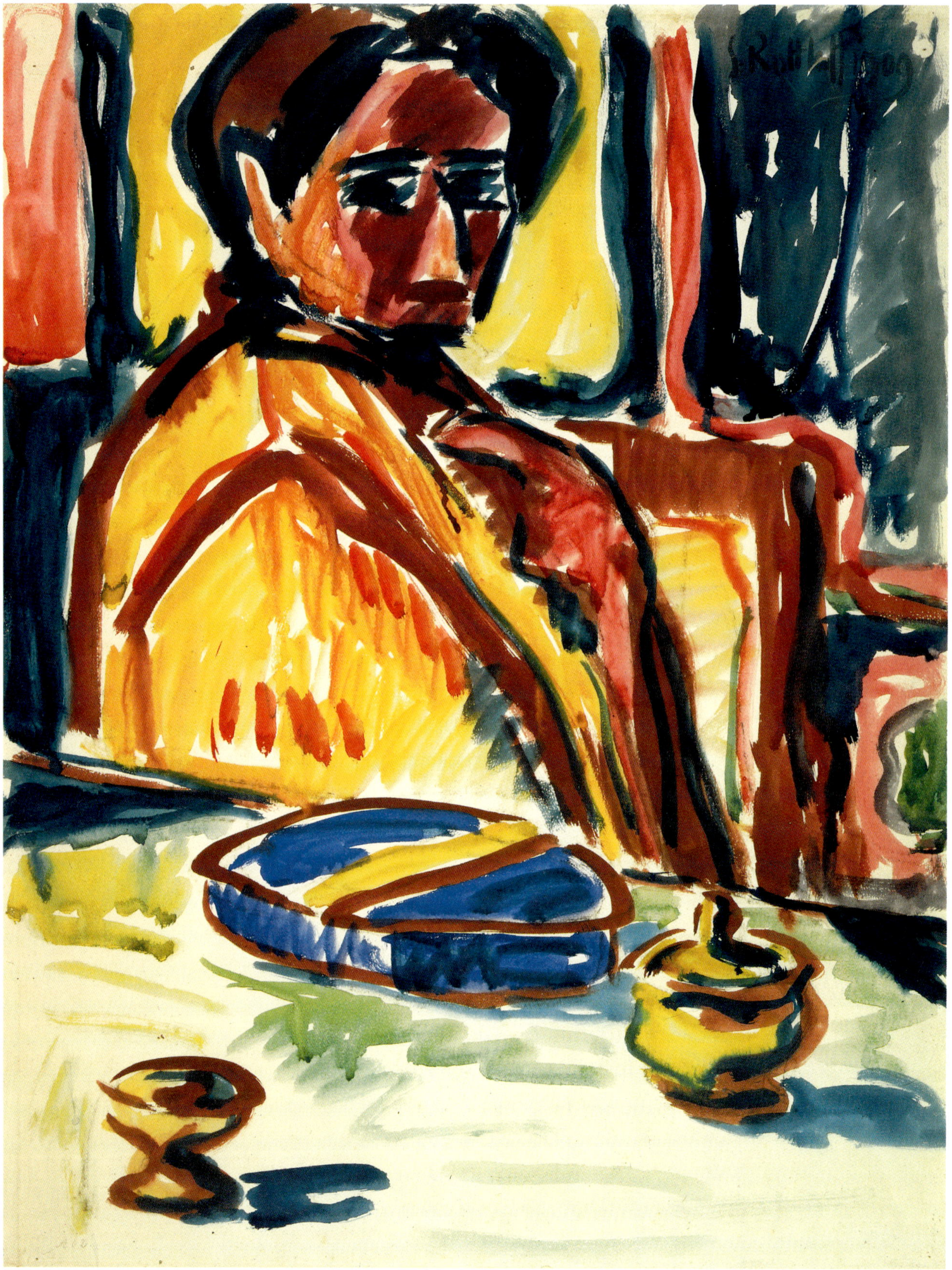

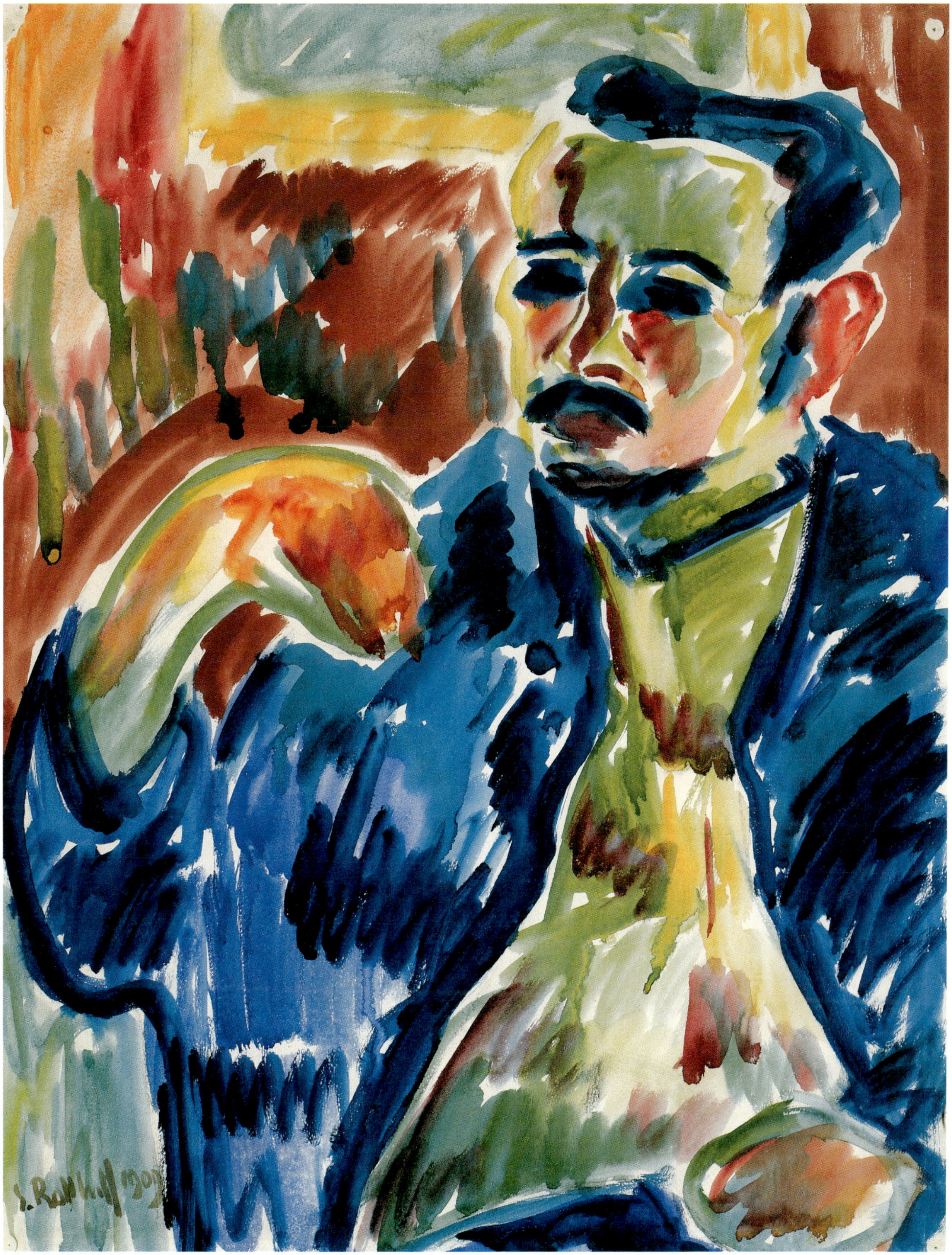

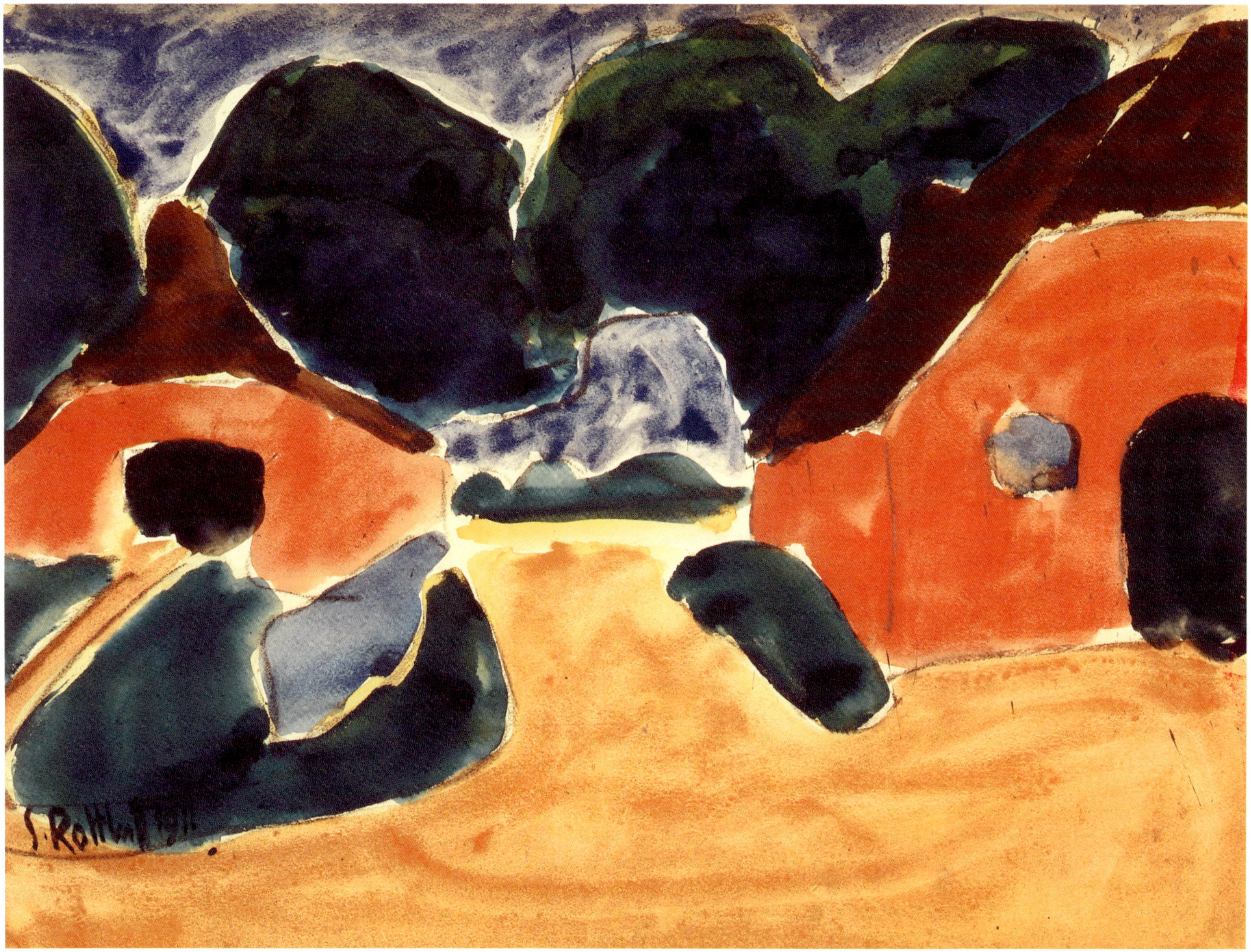

82 Bauernhäuser, 1911

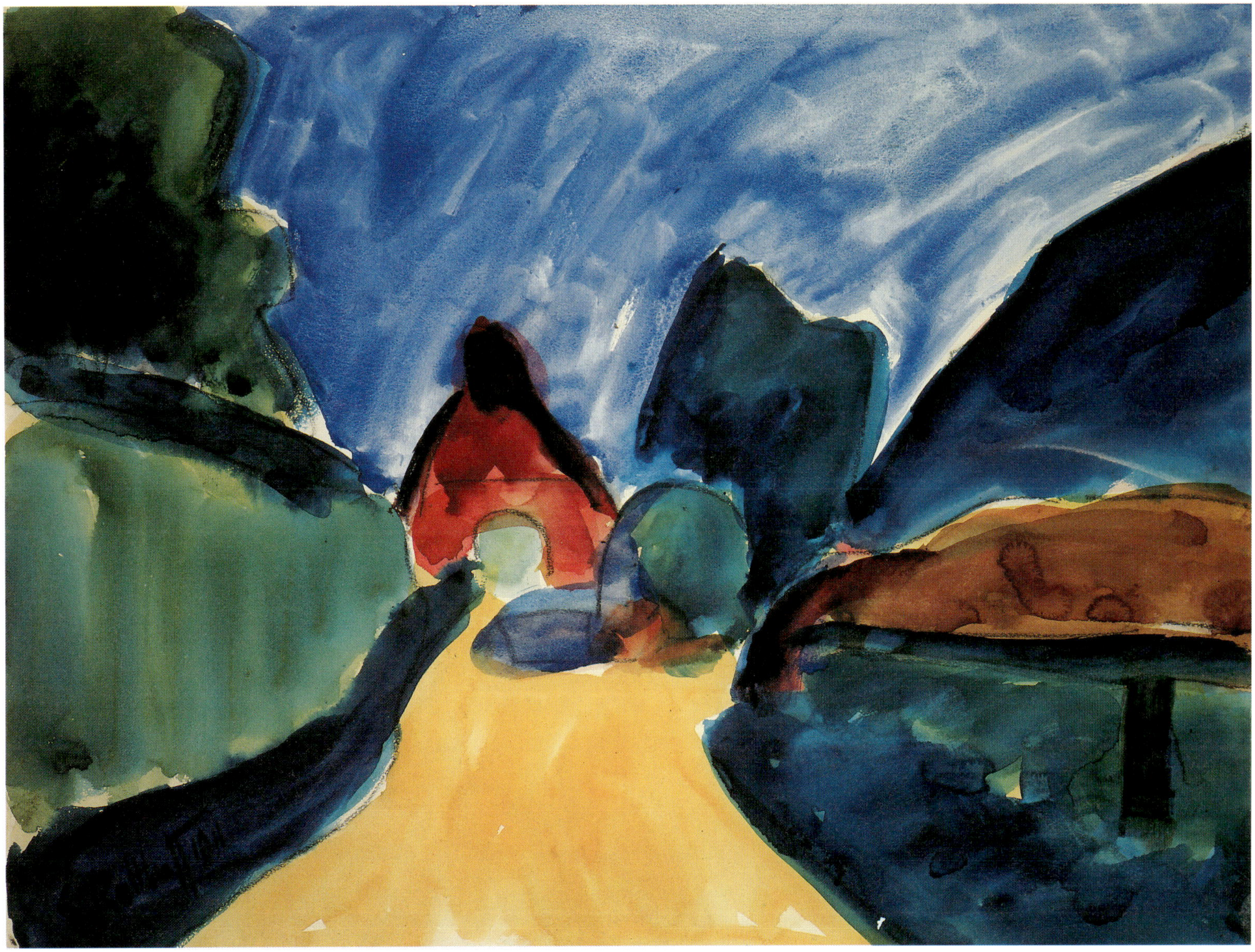

83 Bauernhaus, 1911

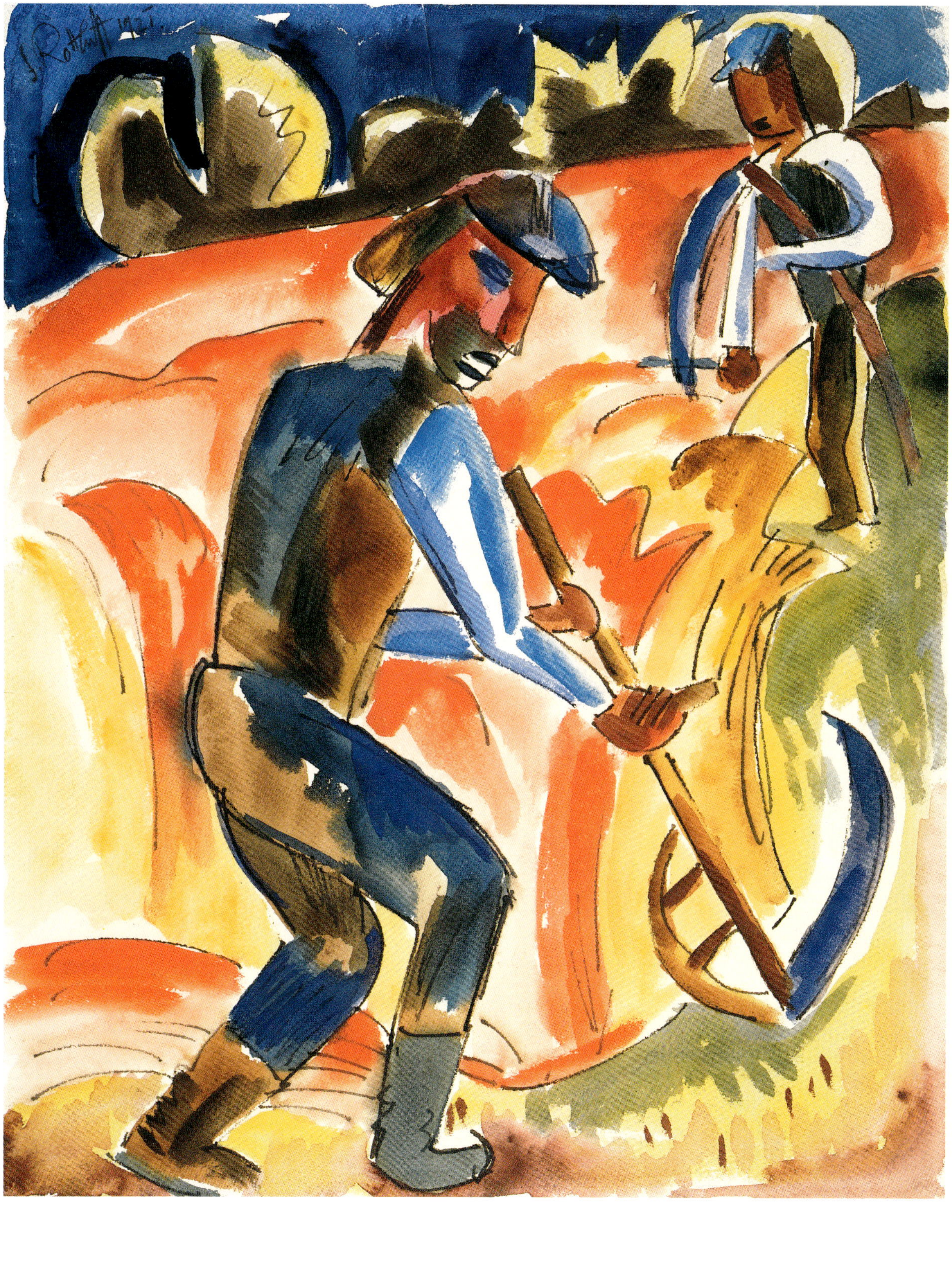

84 Schnitter, 1921

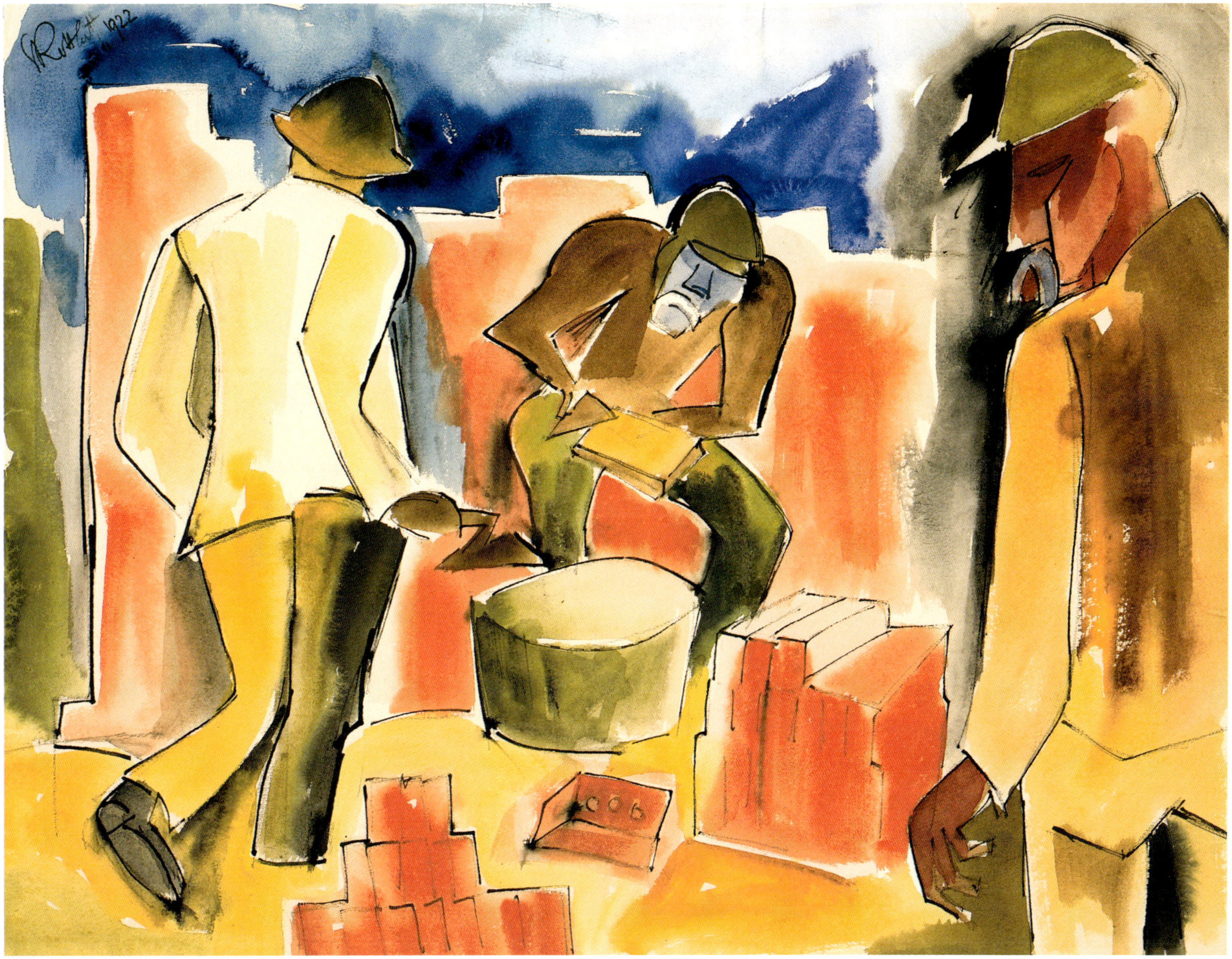

85 Maurer I, 1922

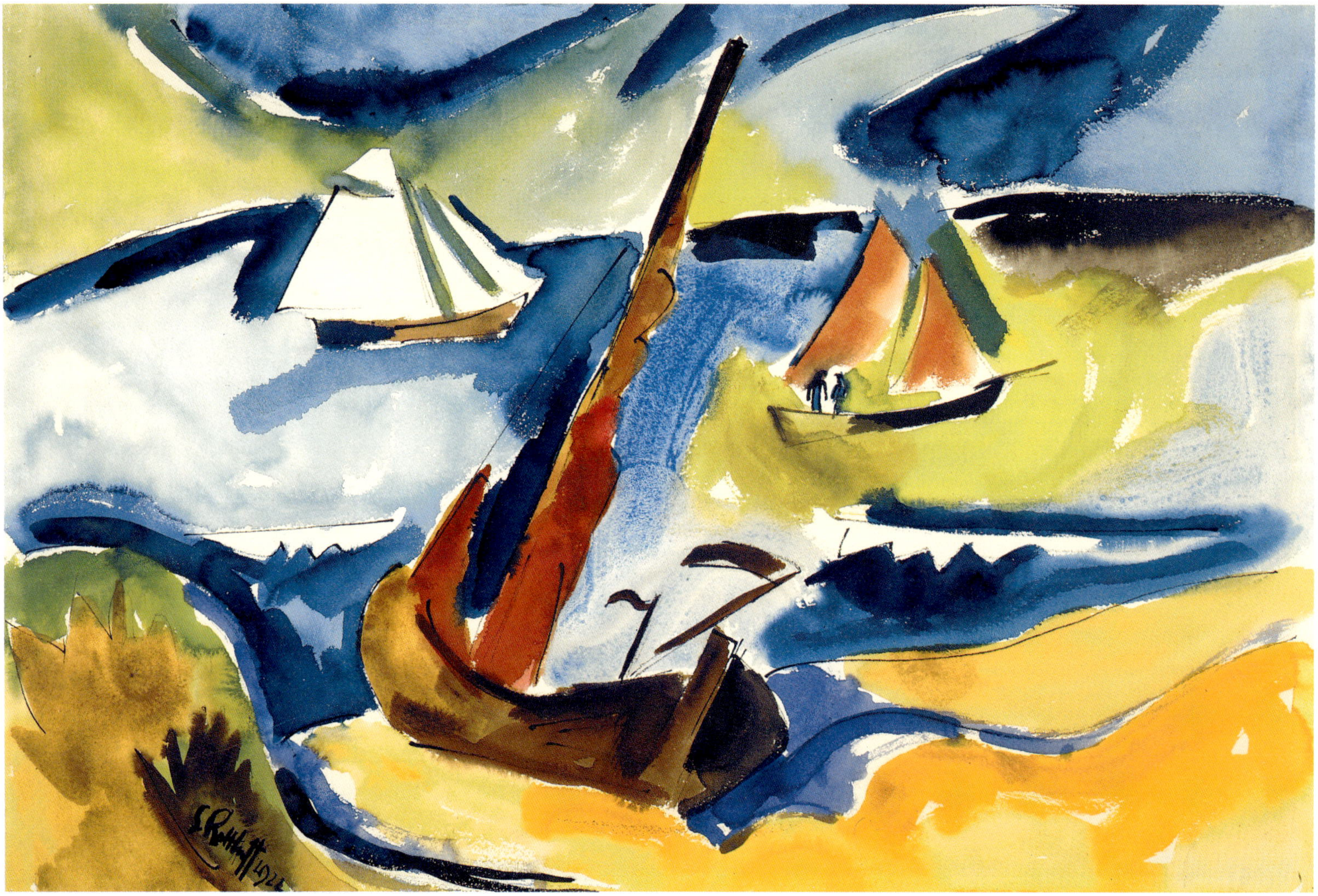

86 Fischerboote auf der Ostsee, 1922

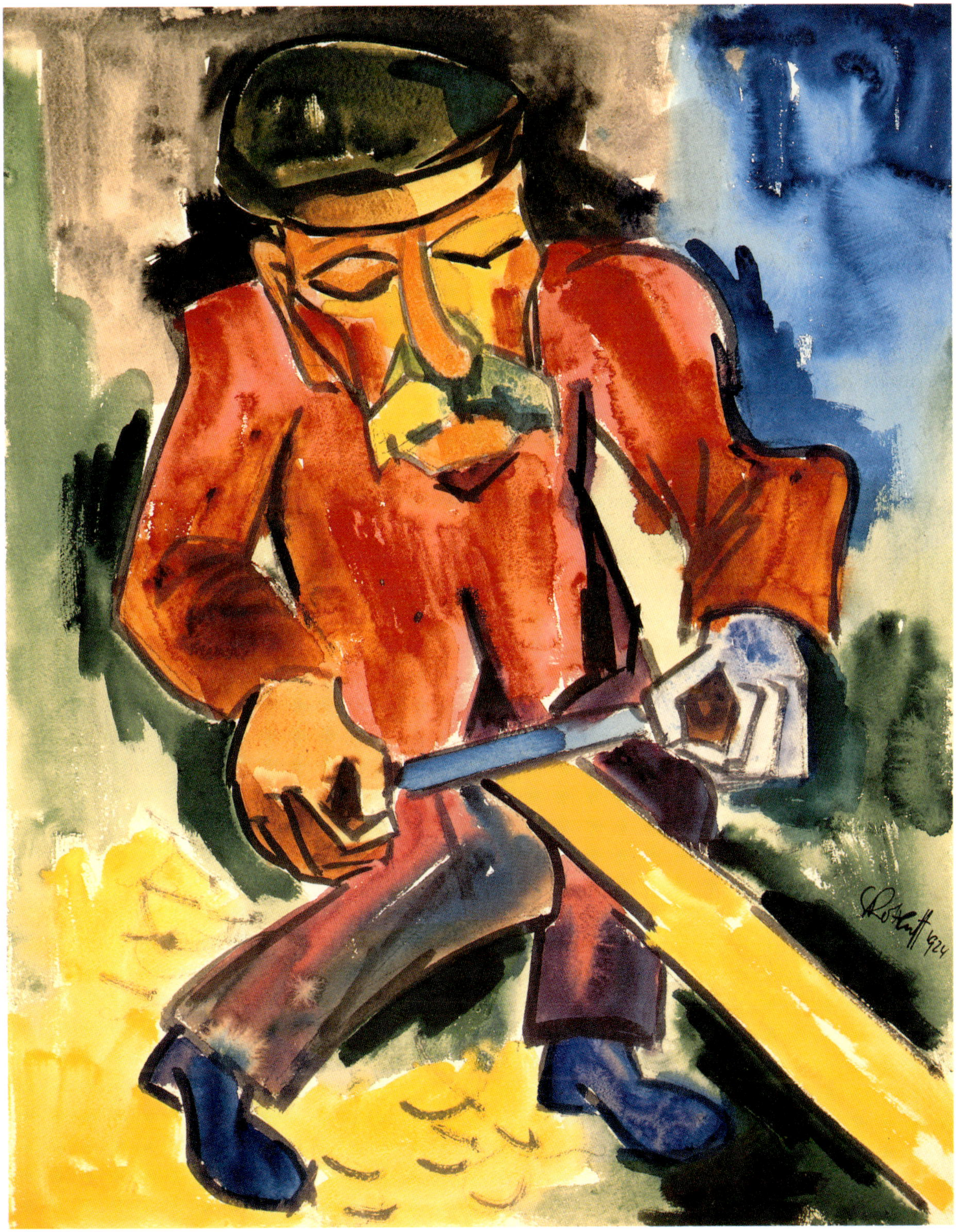

87 Schnitzender Bauer, 1924

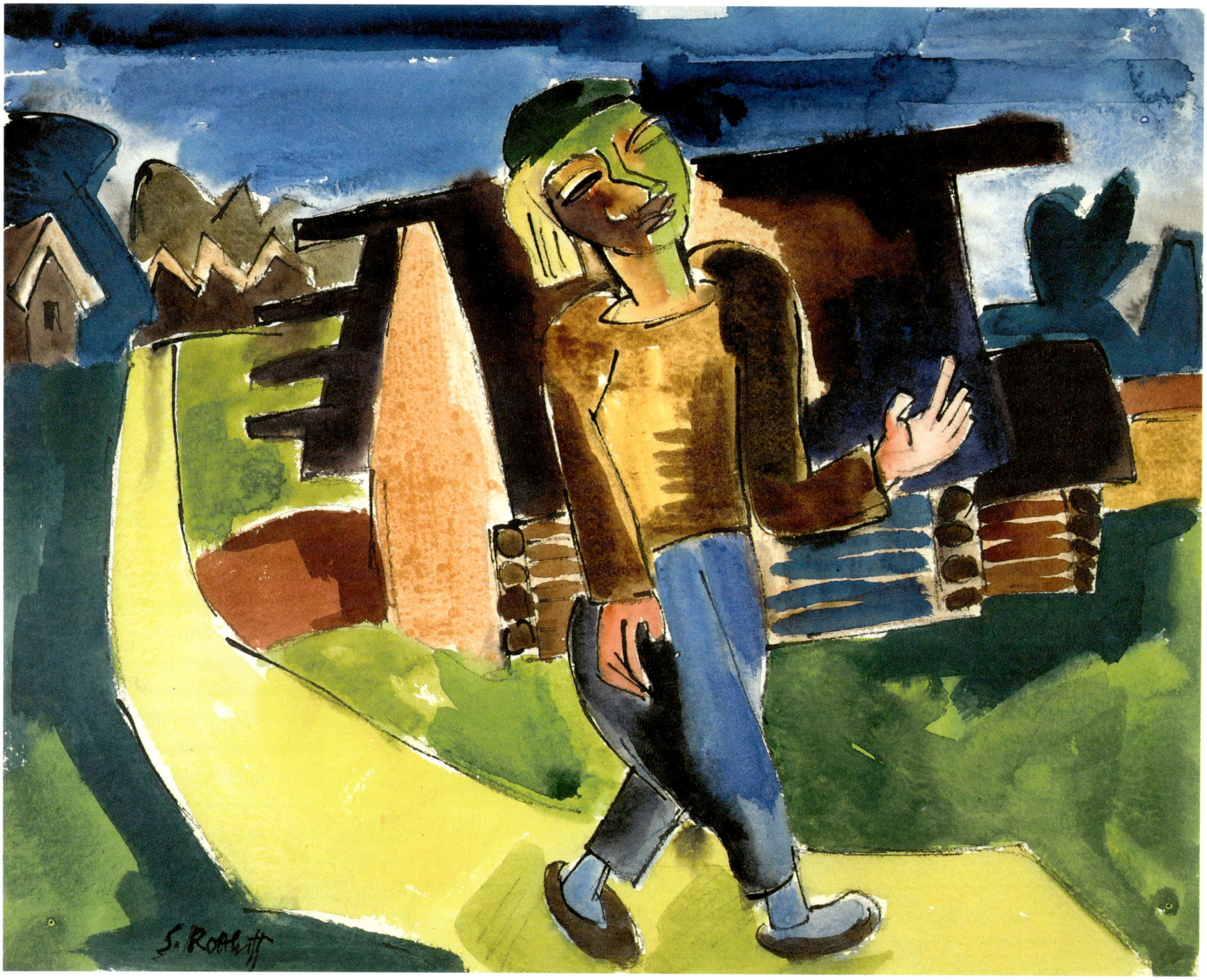

88 Aus dem Gasthaus heimkehrender Bauer, 1924

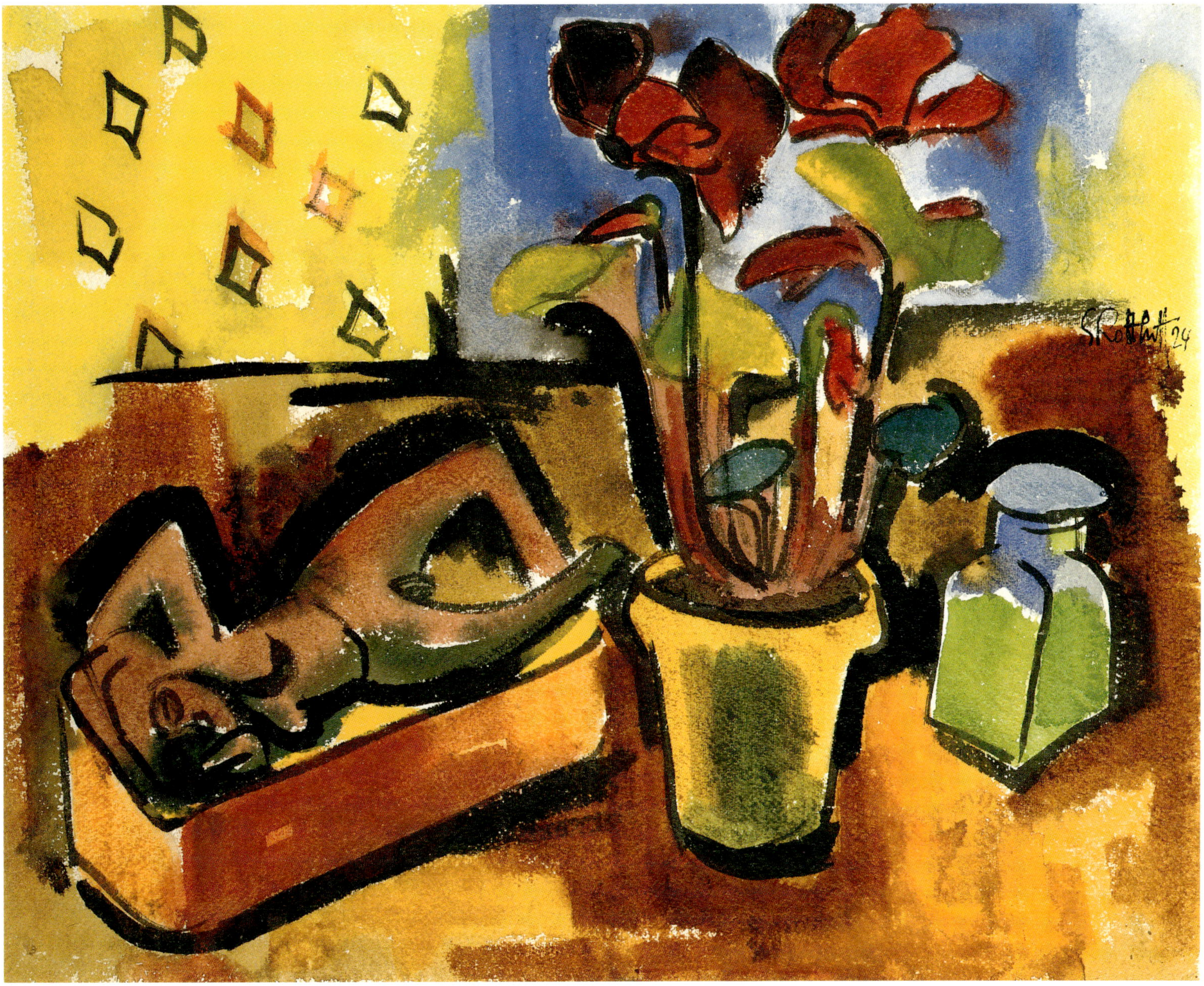

89 Stilleben mit Alpenveilchen, 1924

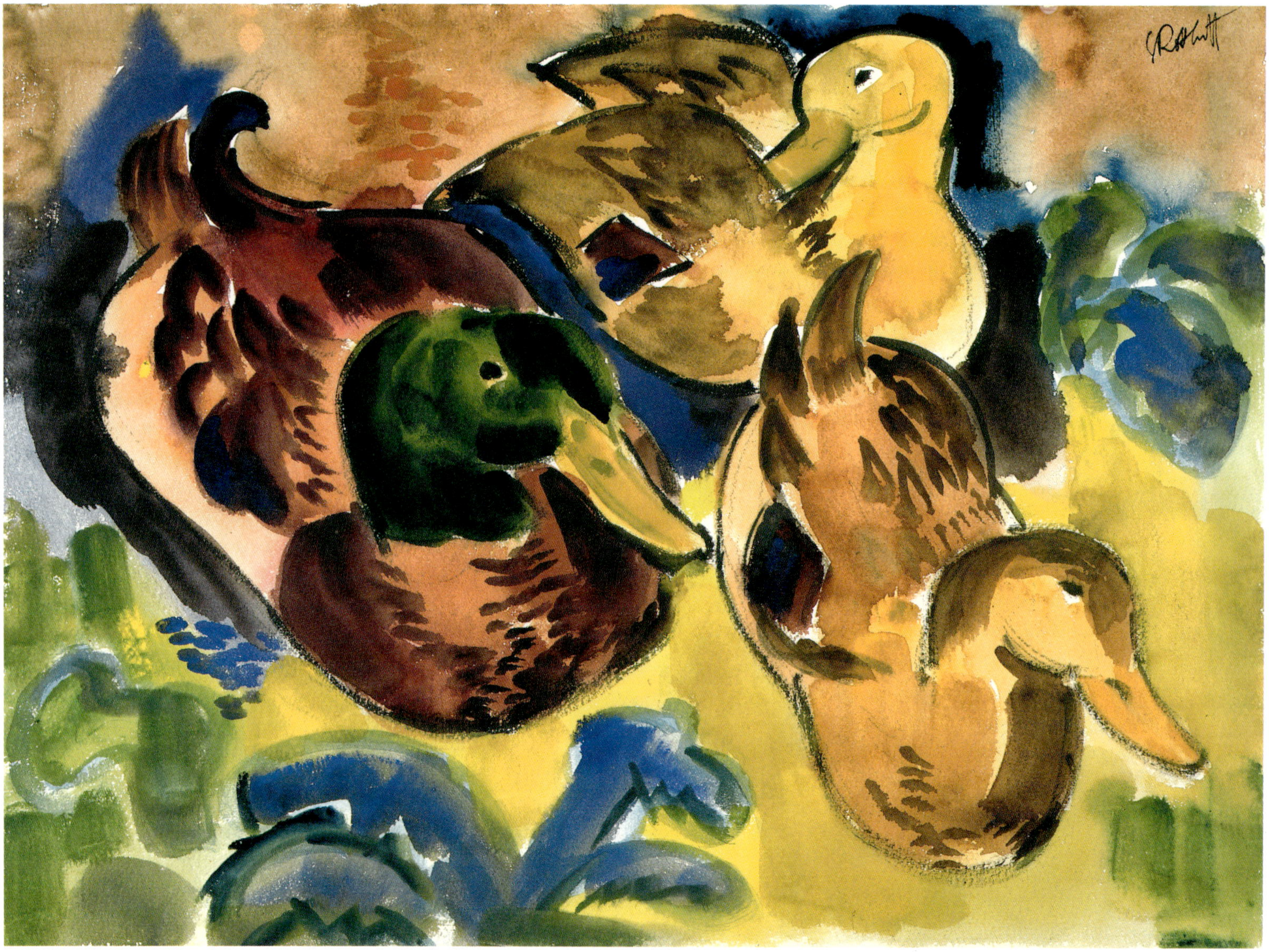

90 Entenfamilie, 1925

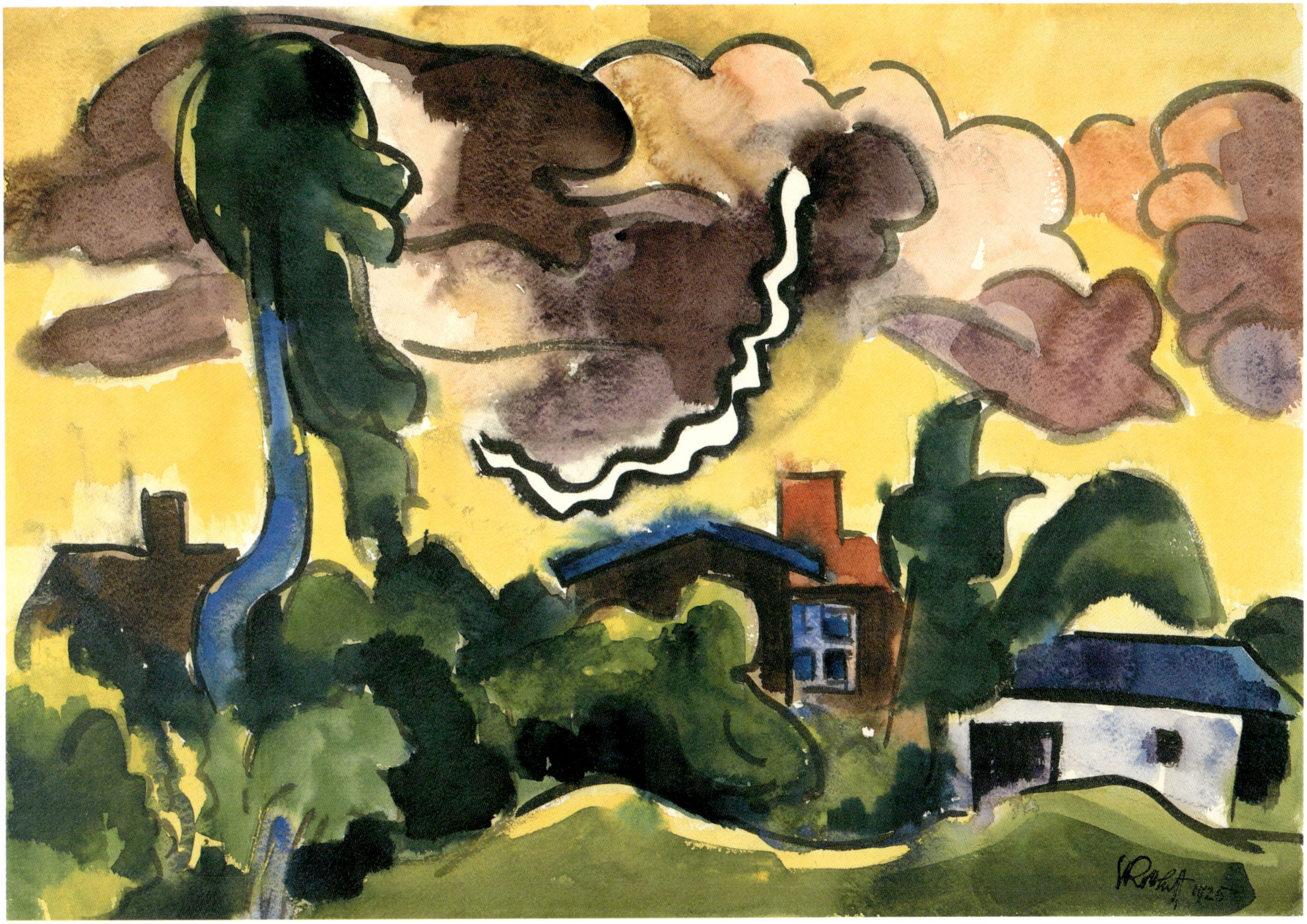

91 Blitz überm Dorf, 1925

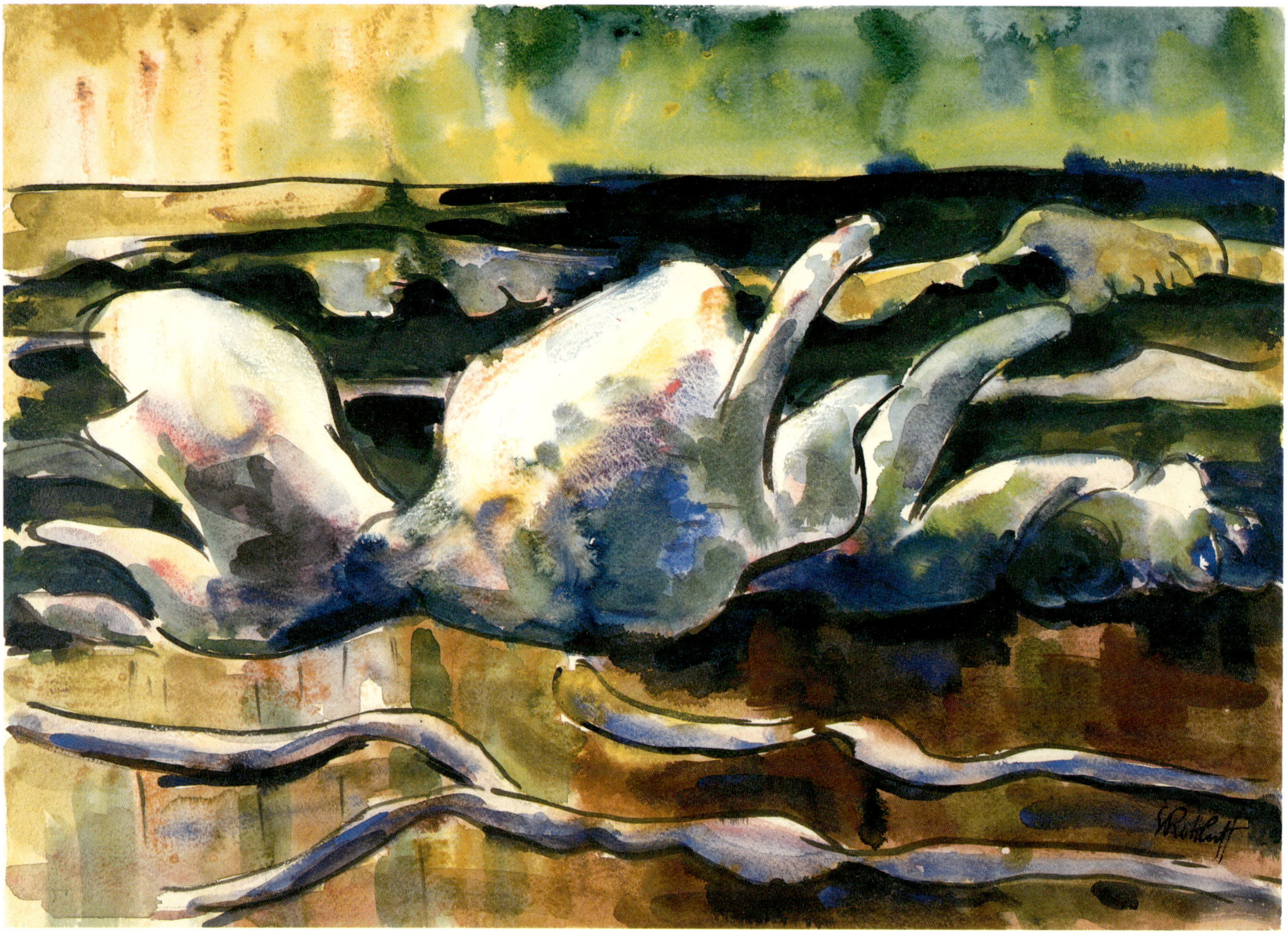

92 Brandung, 1925

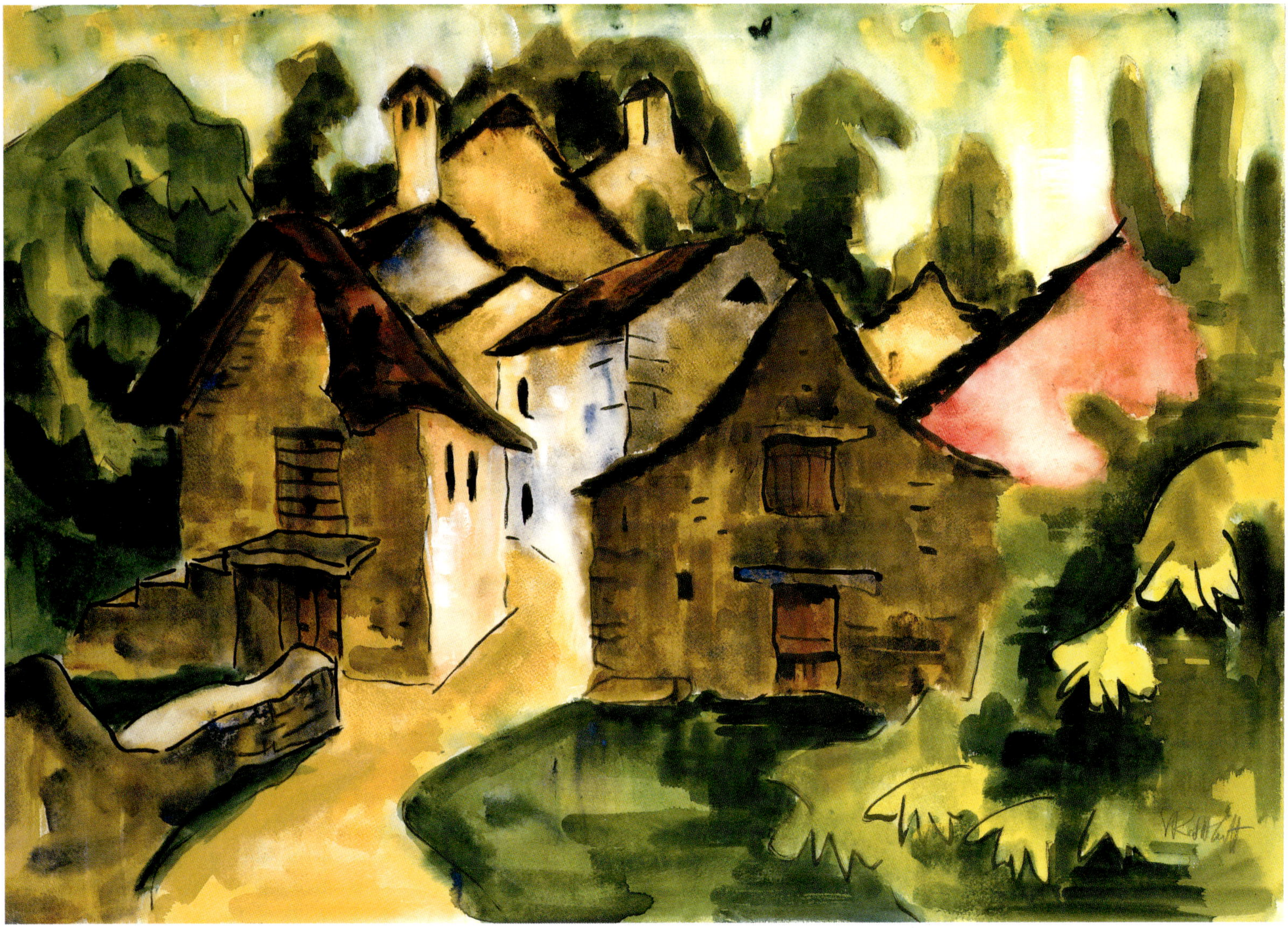

93 Dorfeingang – Tessin –, um 1928

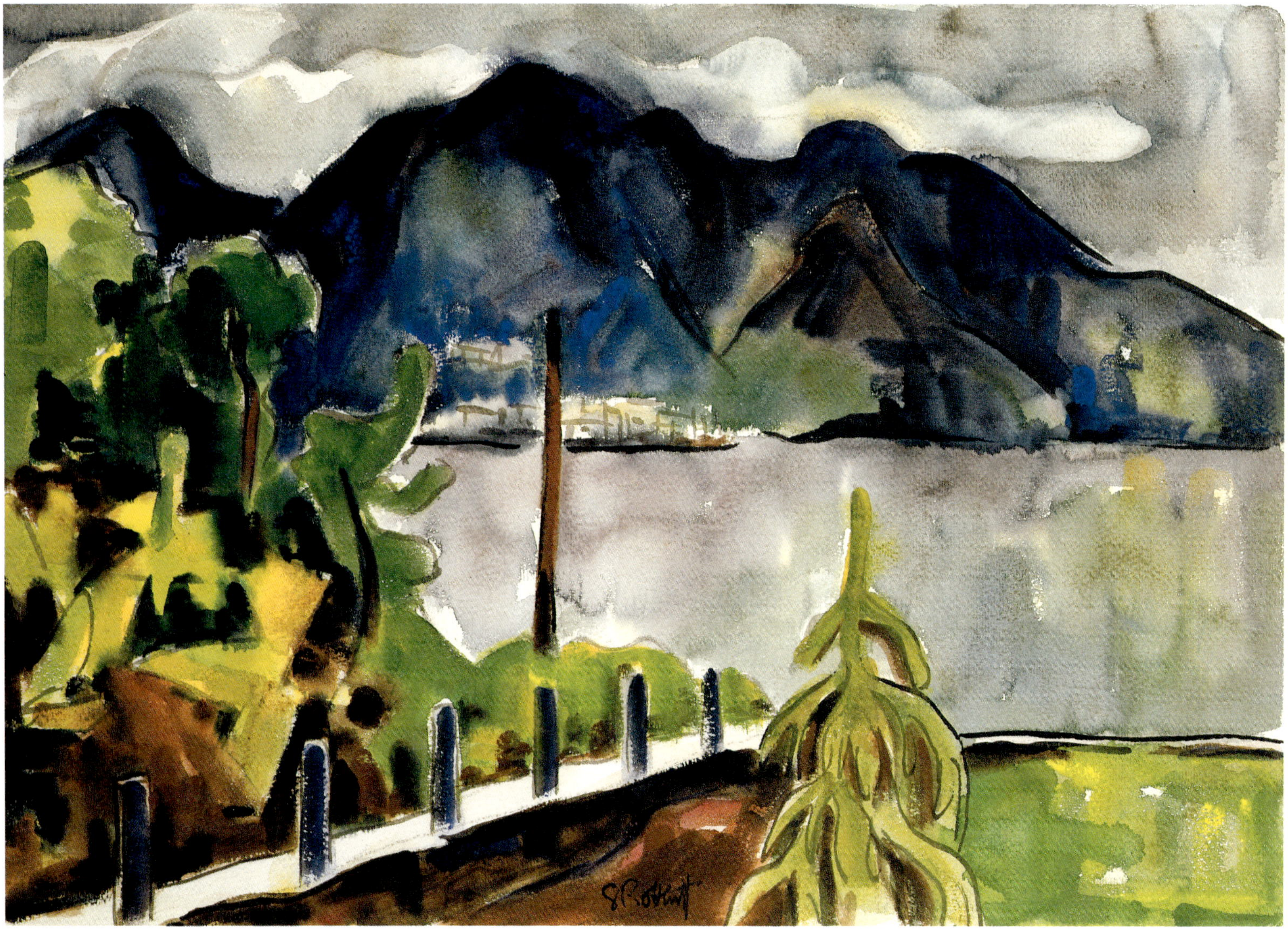

94 Regenstimmung am Lago, um 1928

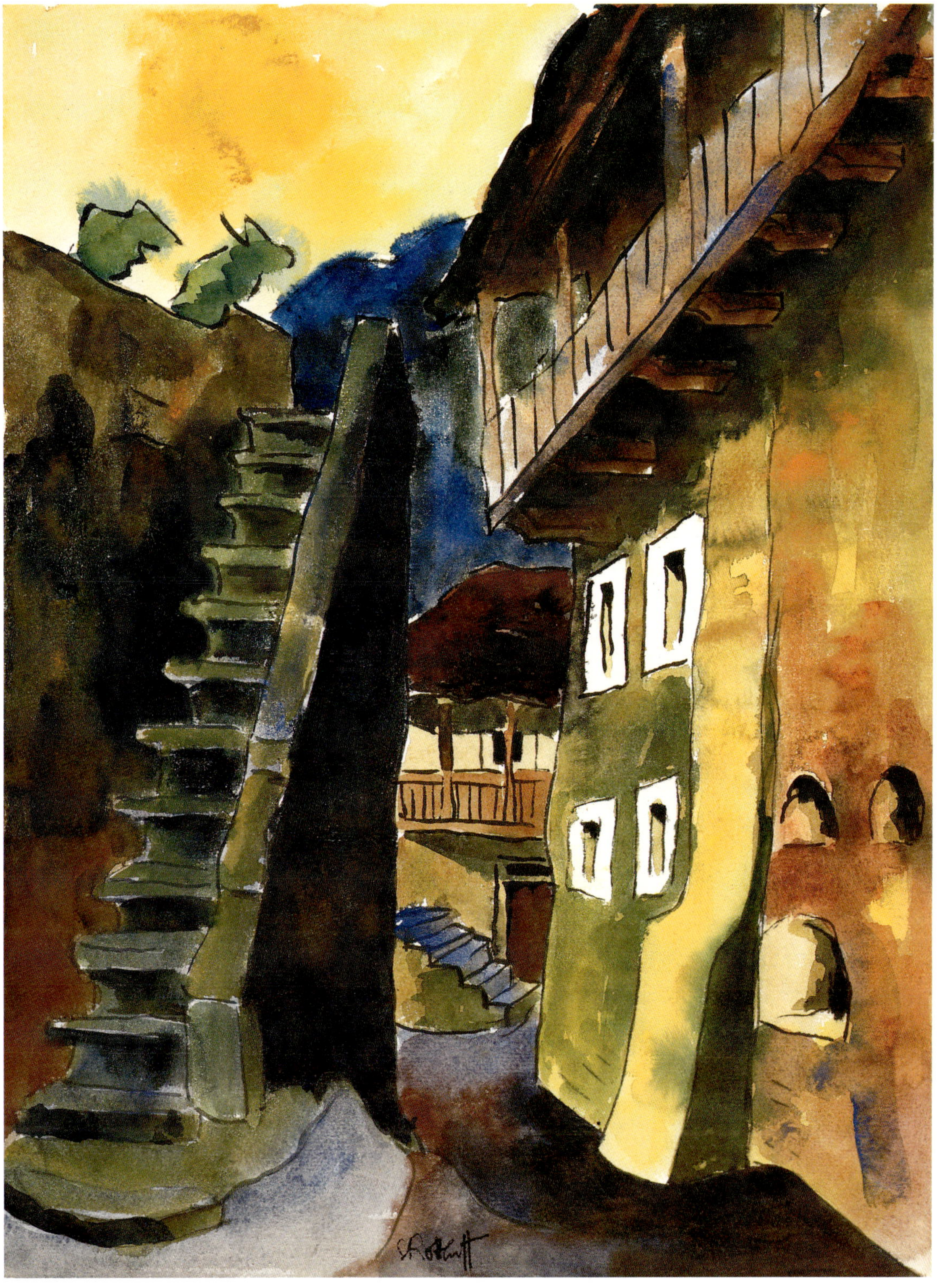

95 Tessiner Dorfwinkel, 1928/29

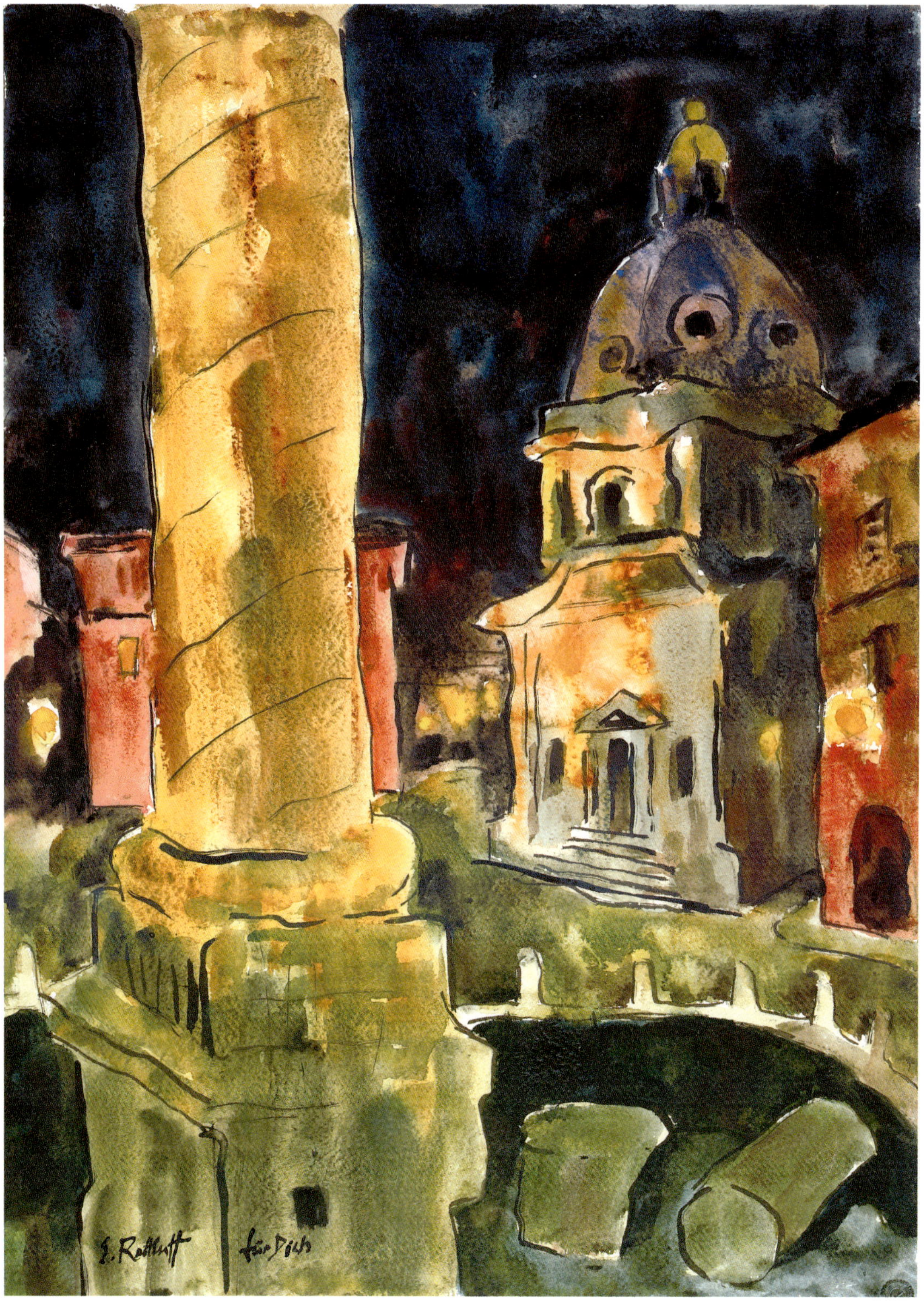

96 Trajansäule bei Nacht, 1930

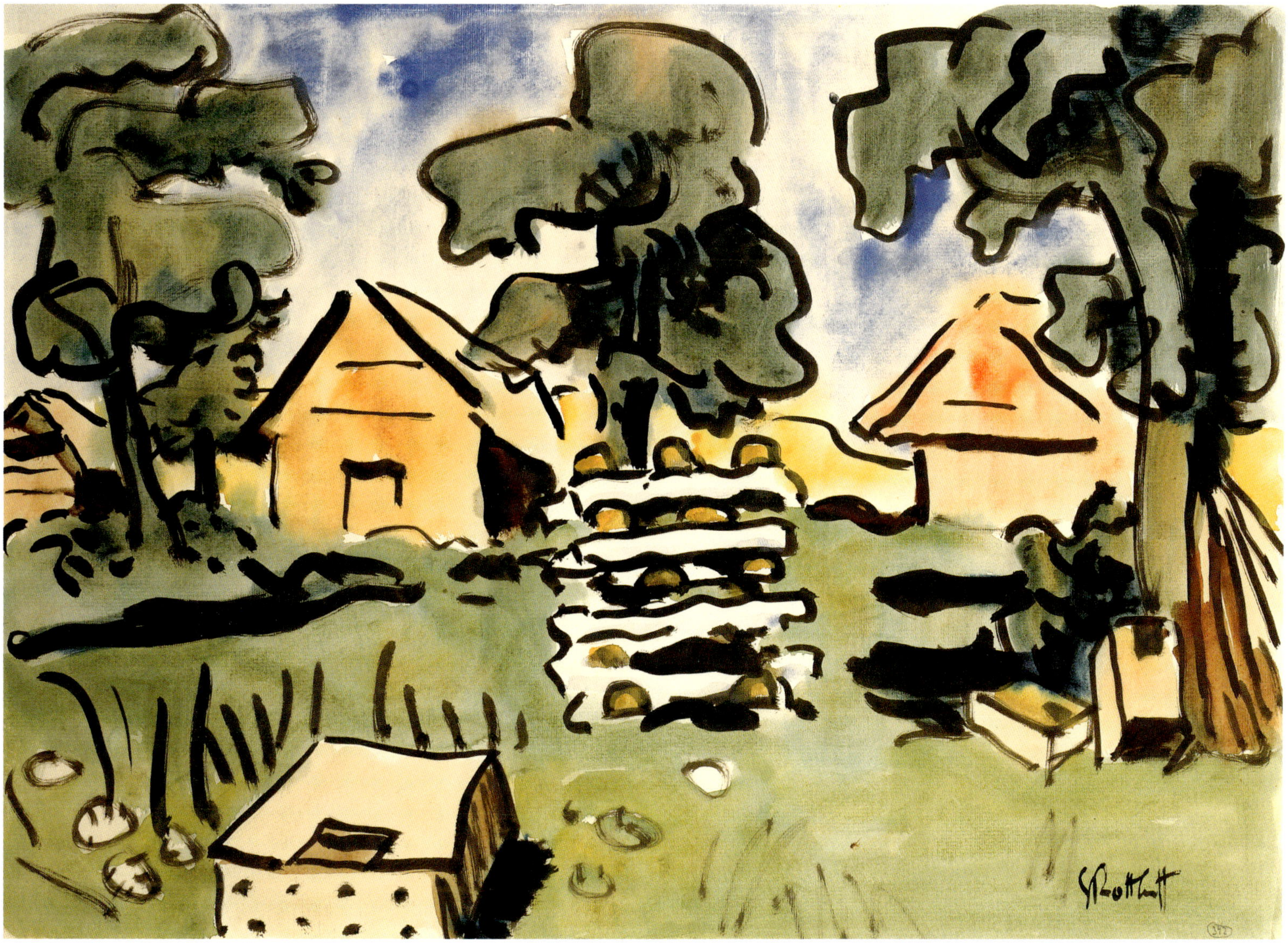

97 Fischerhütten auf der Nehrung, 1934

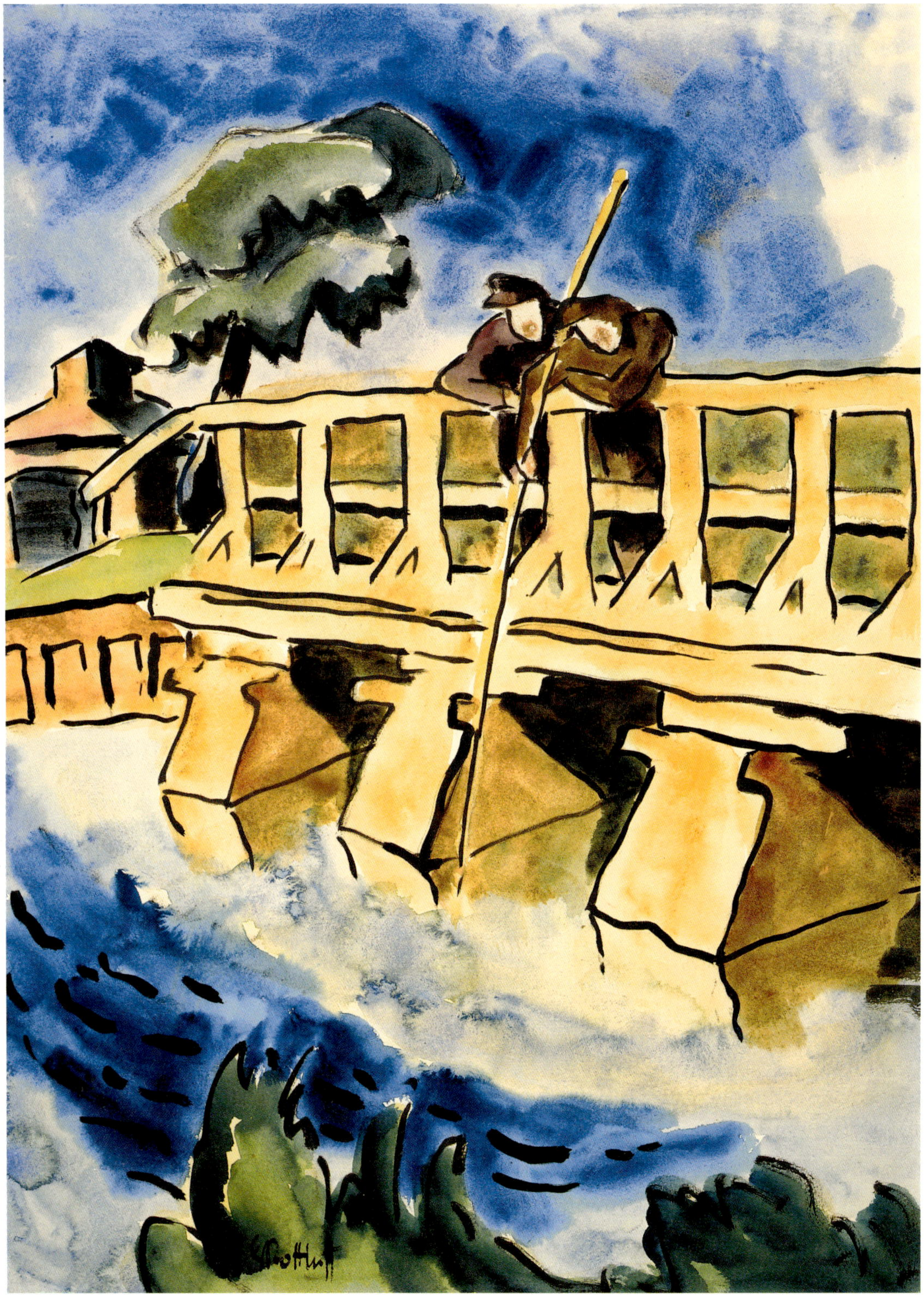

98 Angler auf der Brücke, 1934

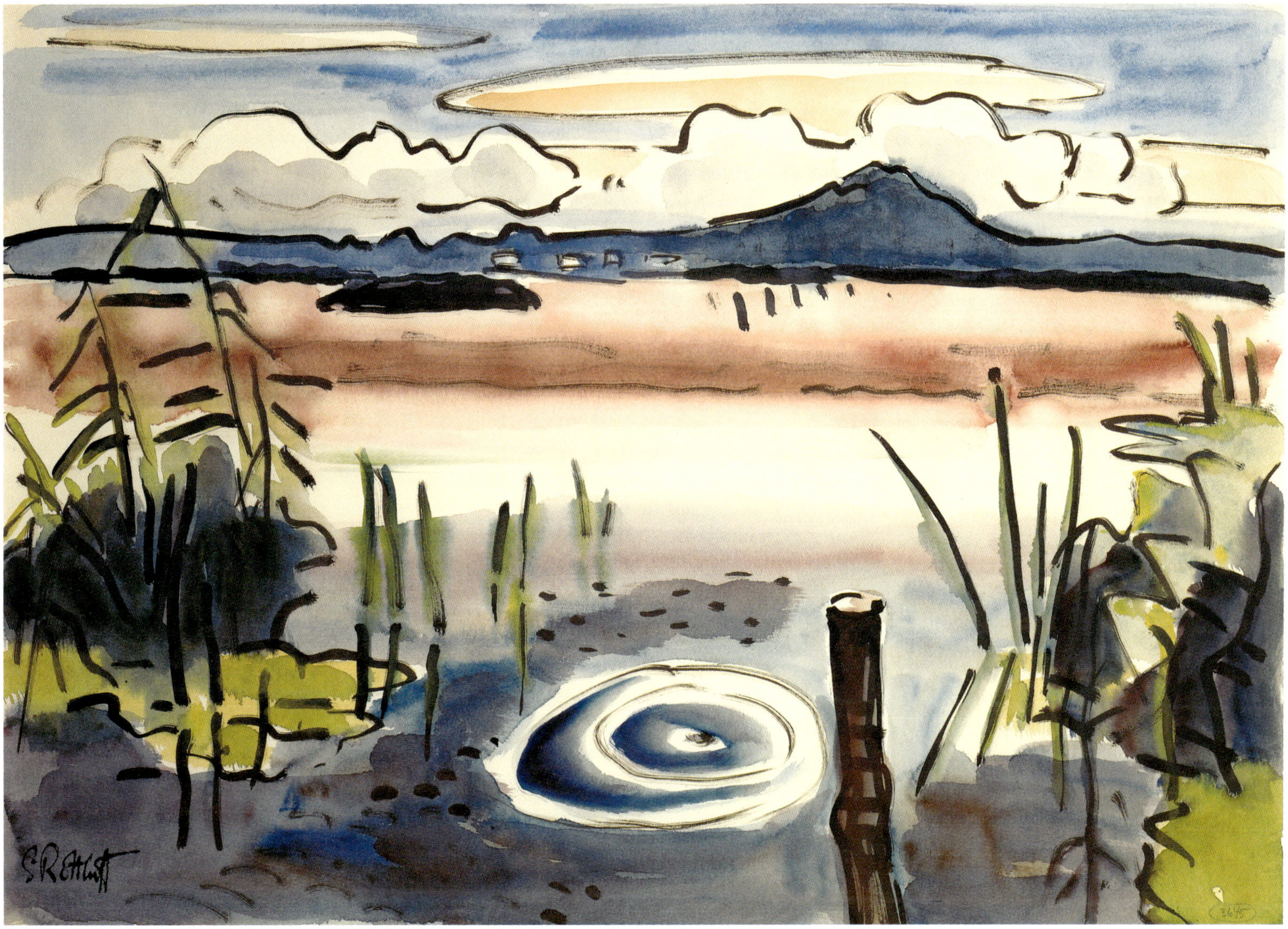

99 Heiliger See, 1936

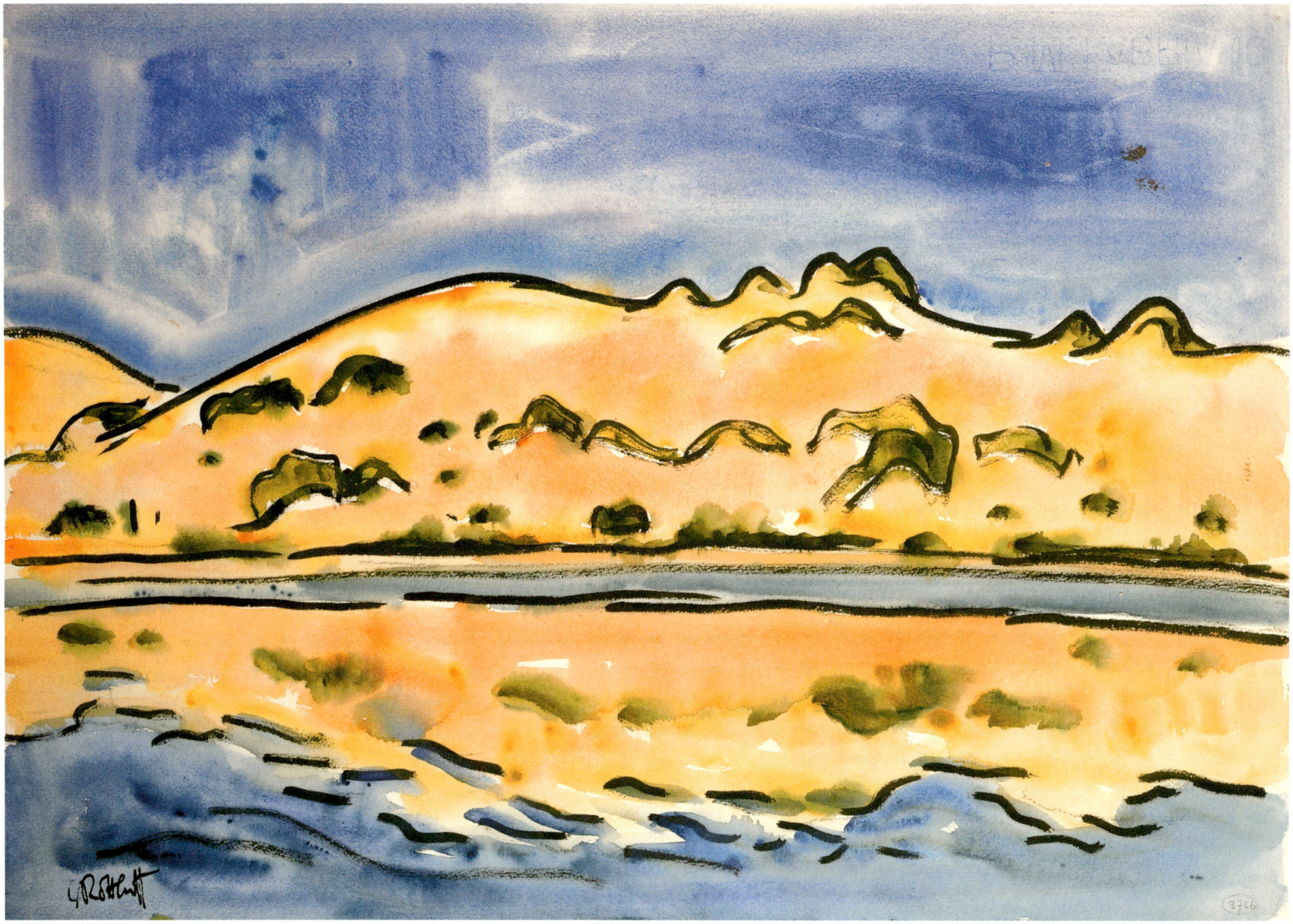

100 Düne am Lebasee, 1937

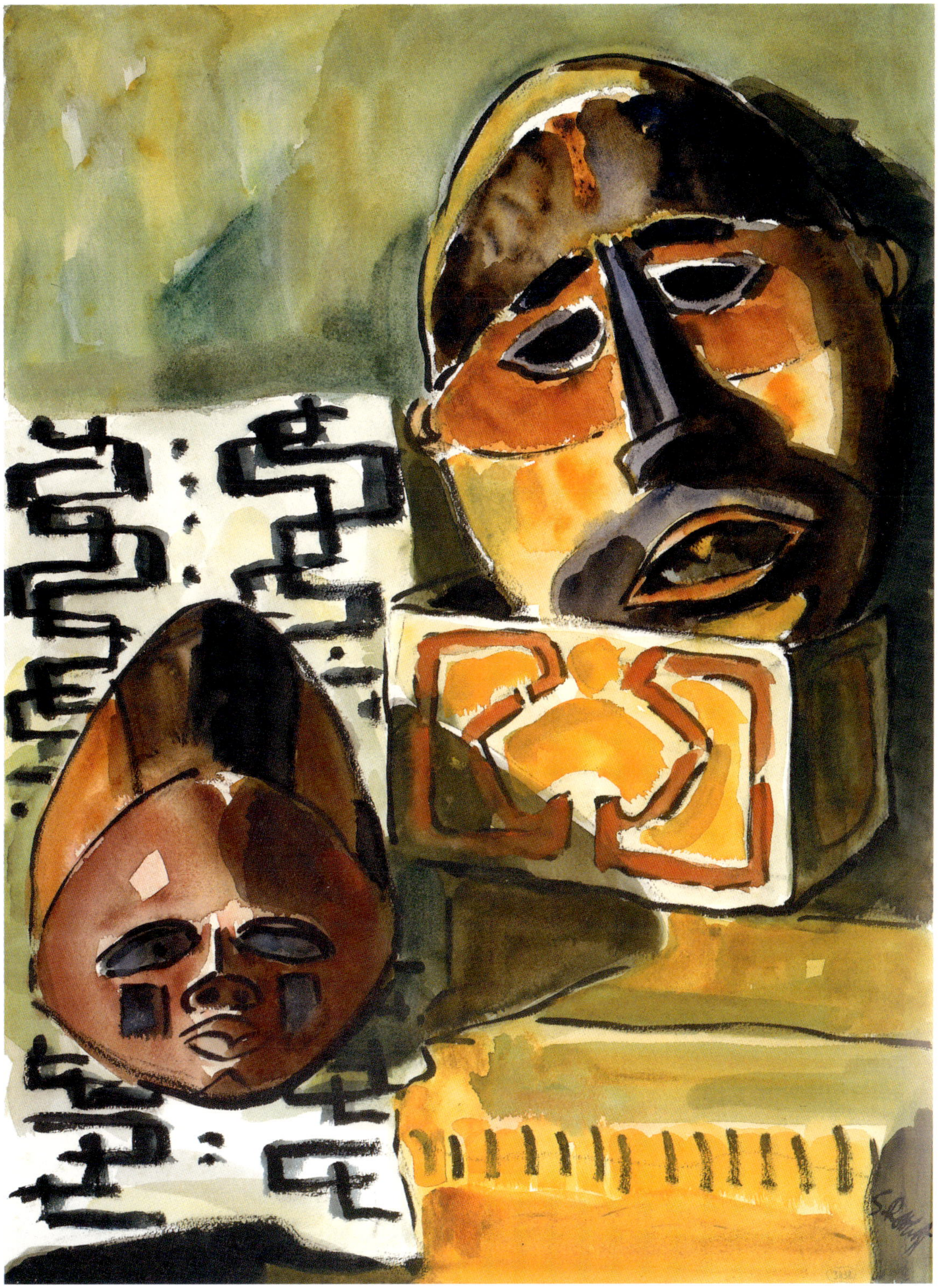

101 Kongo- und Dahomémasken, 1938

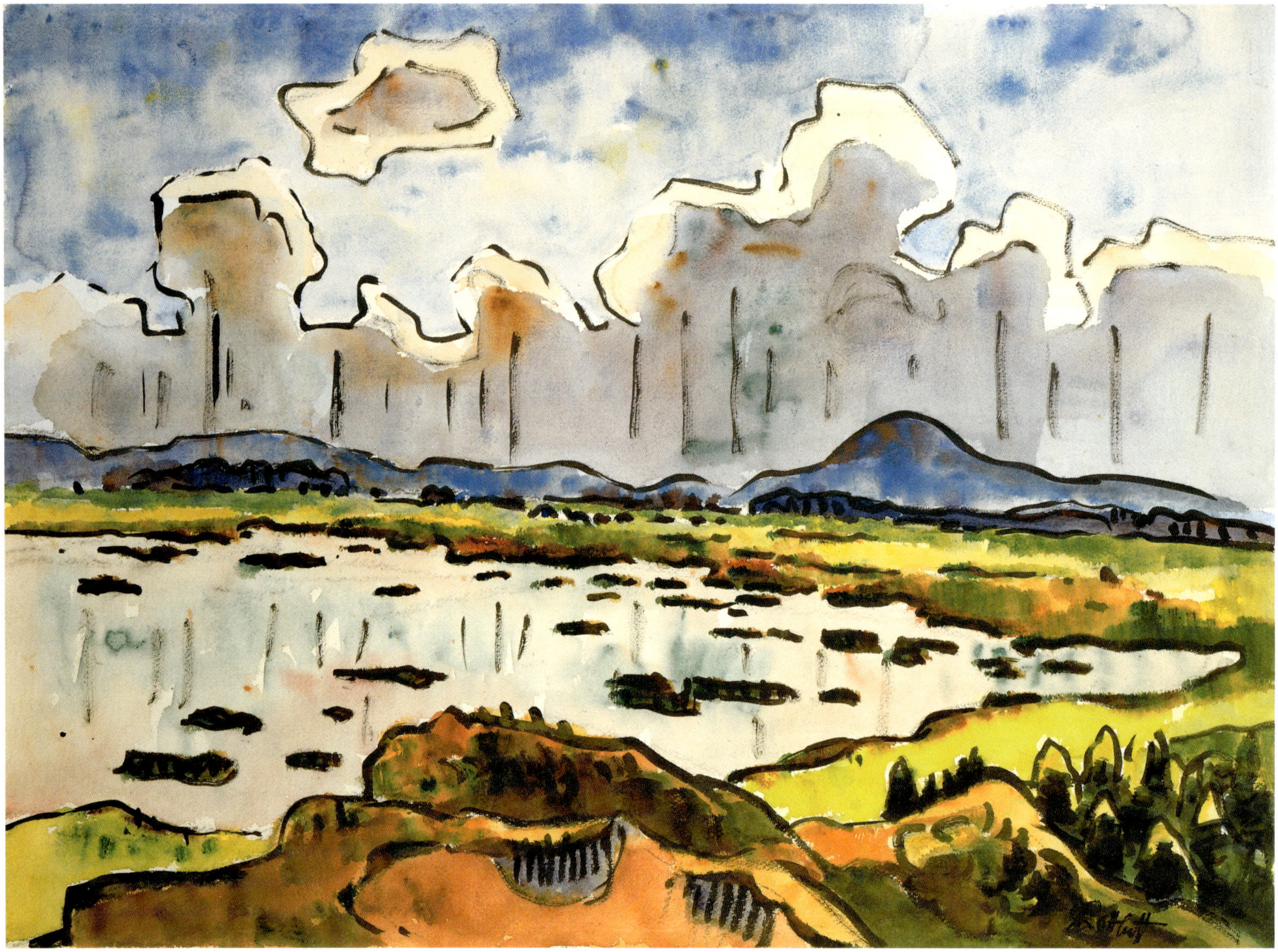

102 Westzipfel des Lebasees II, 1939

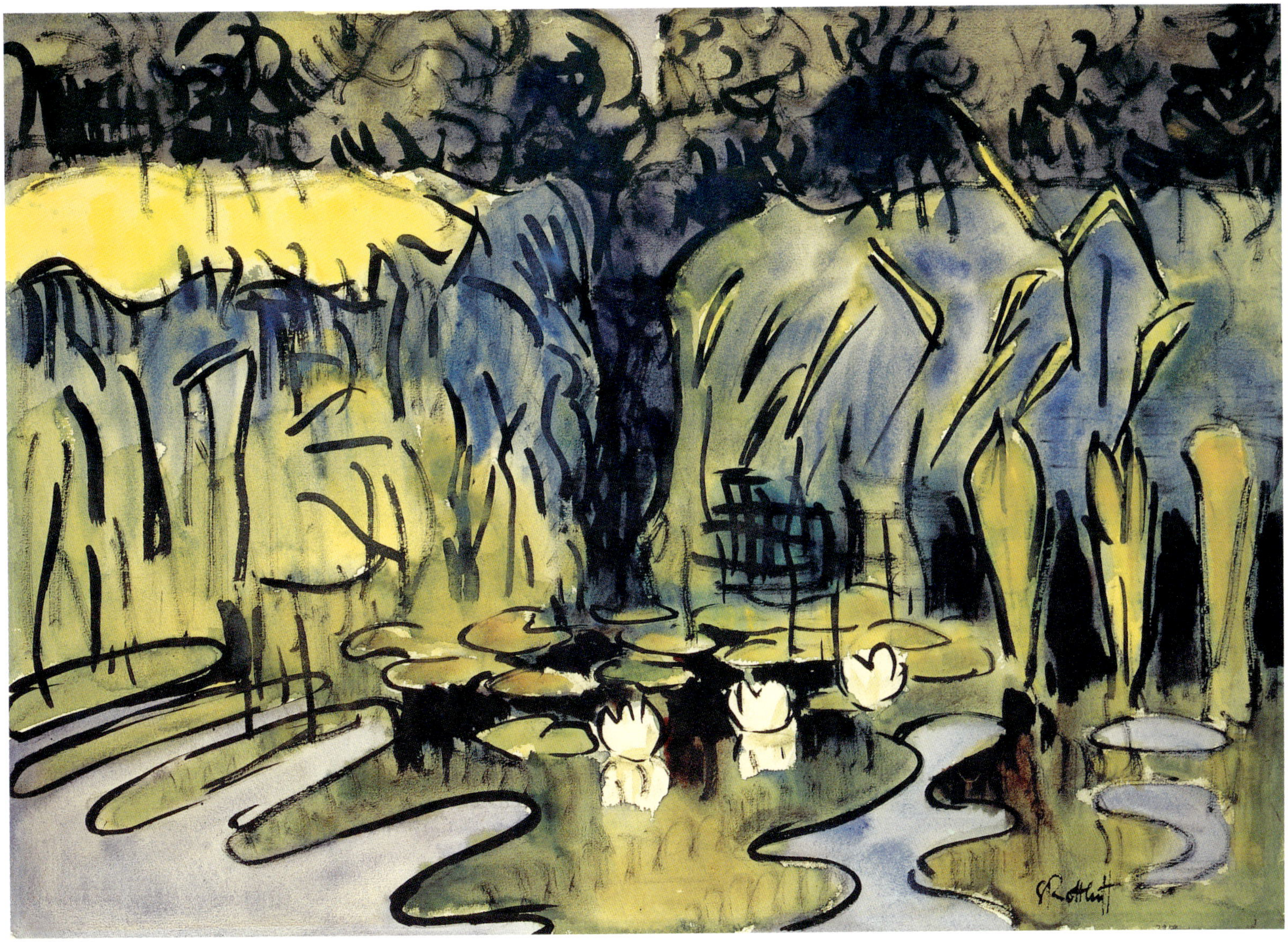

103 Uferstelle mit Seerosen, 1939

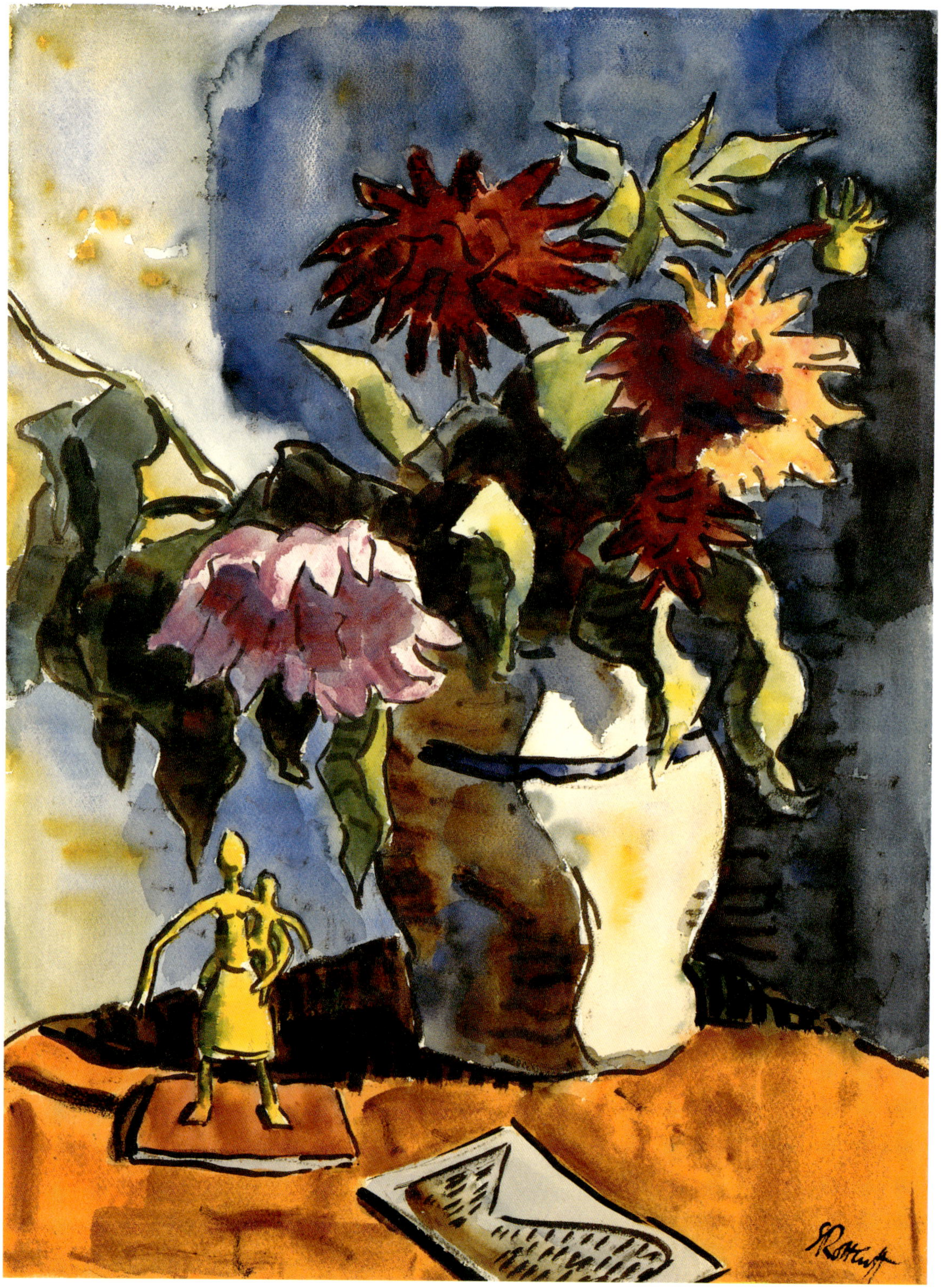

104 Dahlien und Aschantifigur, 1939

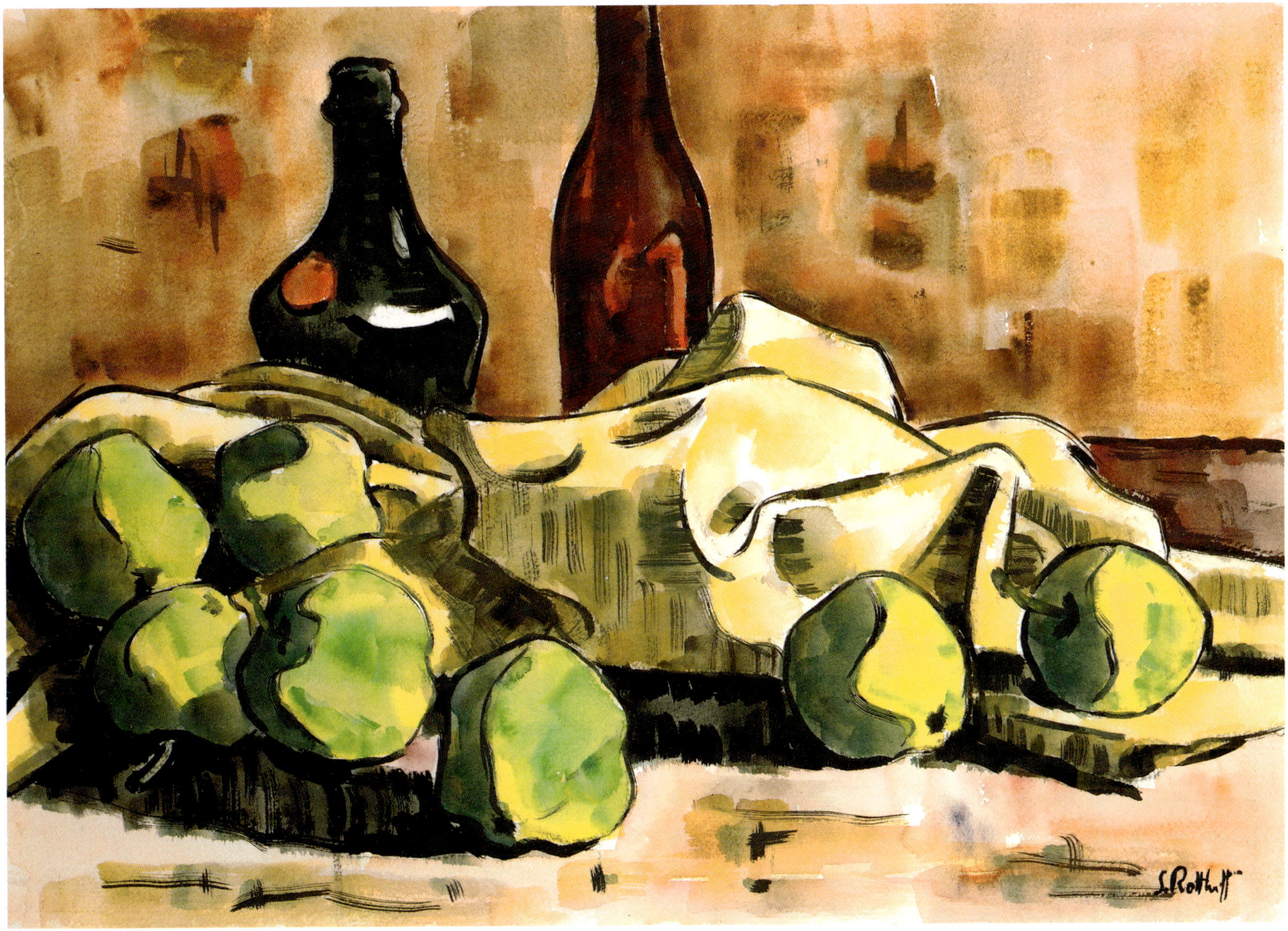

105 Stilleben mit Äpfeln, 1939

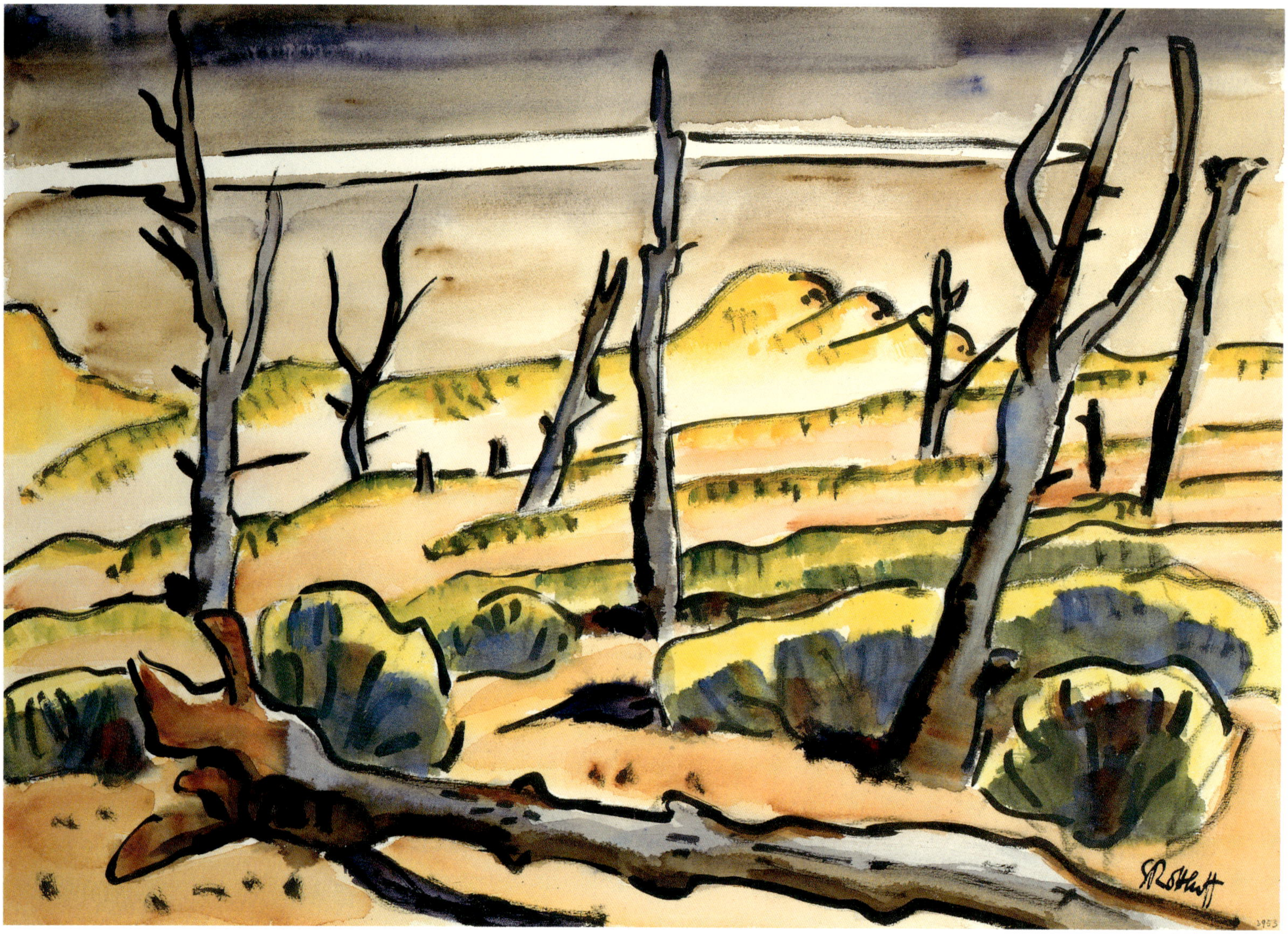

106 Toter Wald in den Dünen I, 1939

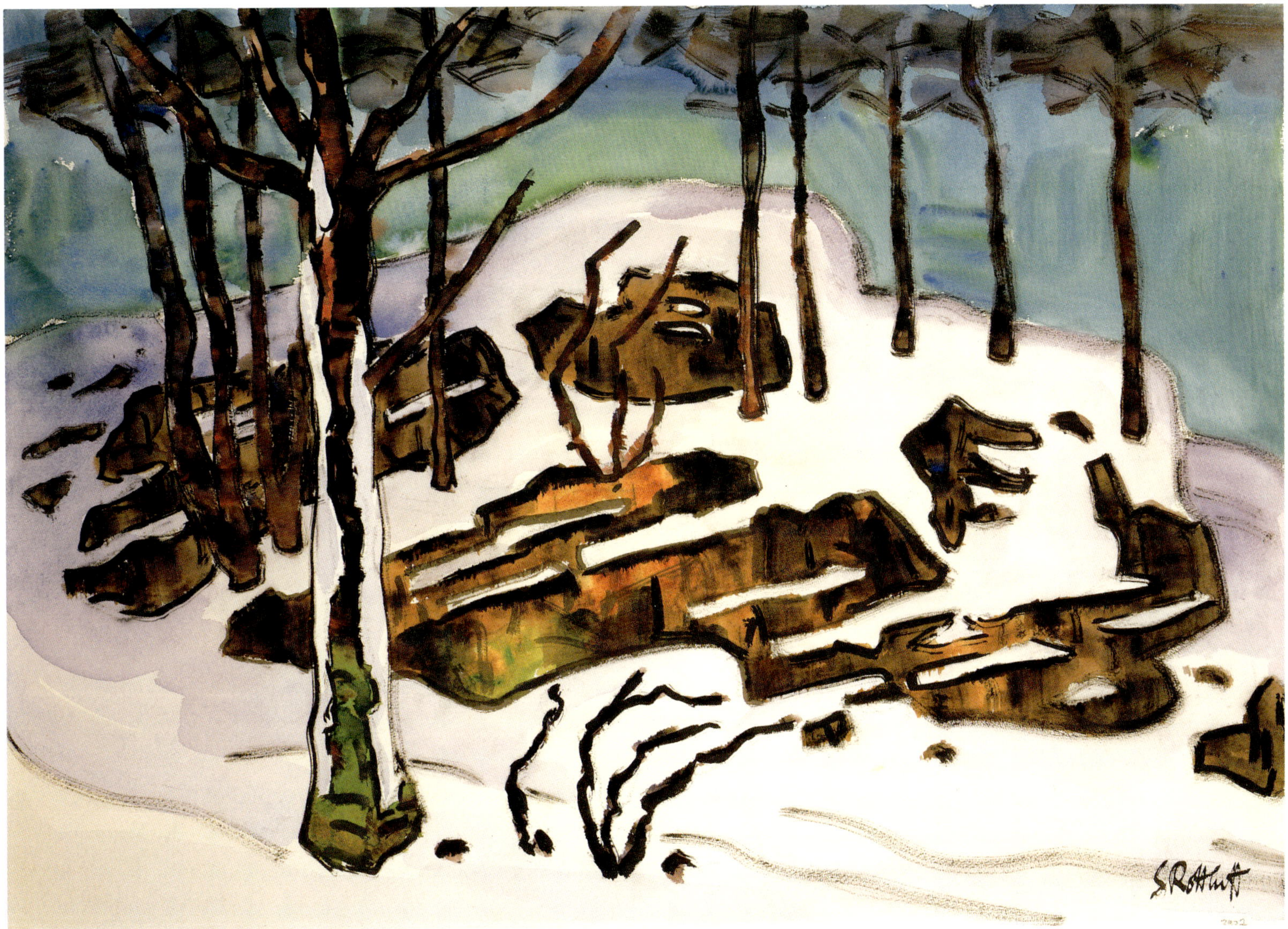

107 Felsen im Schnee, 1939

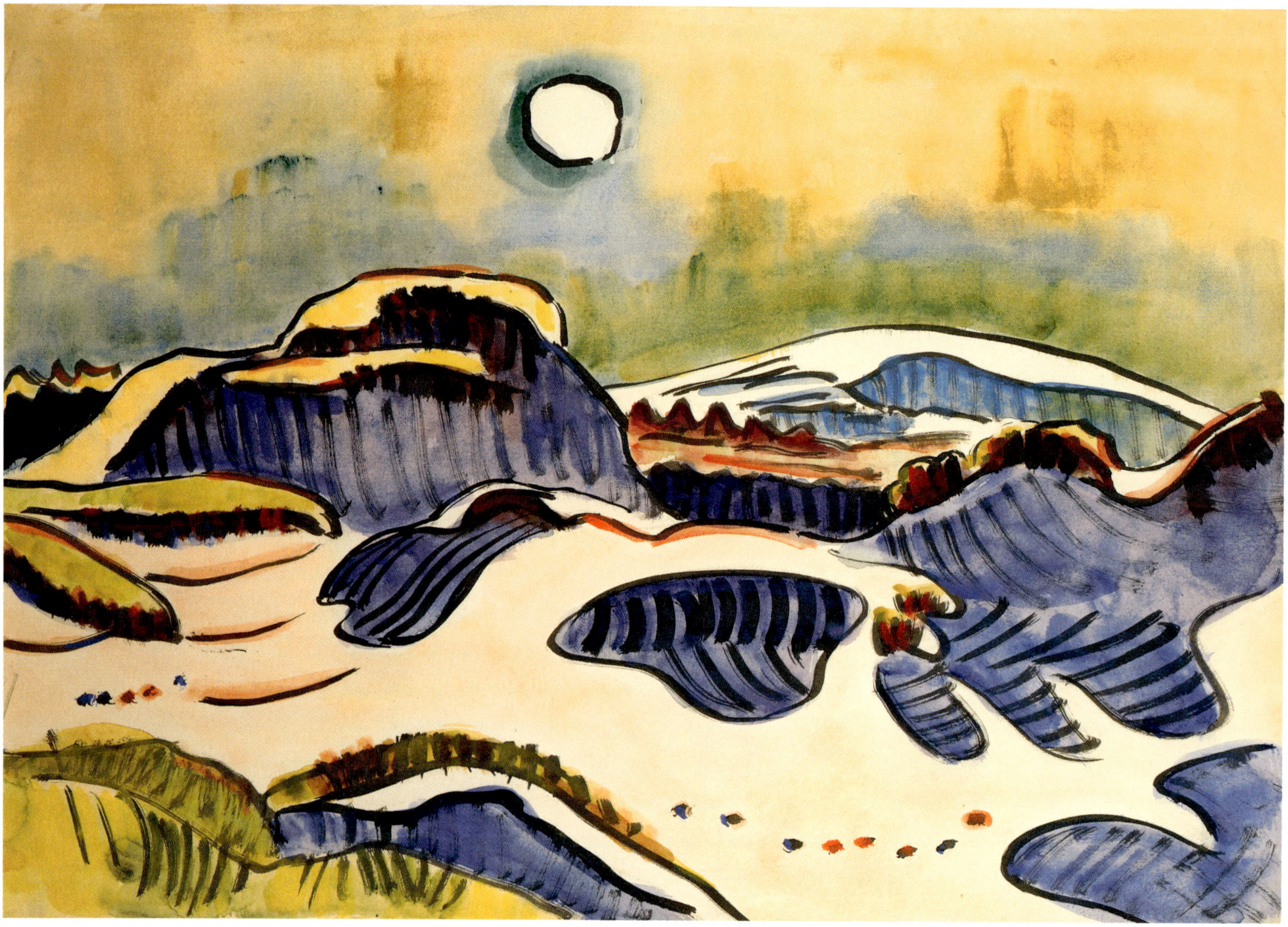

108 Dünenlandschaft II, 1941

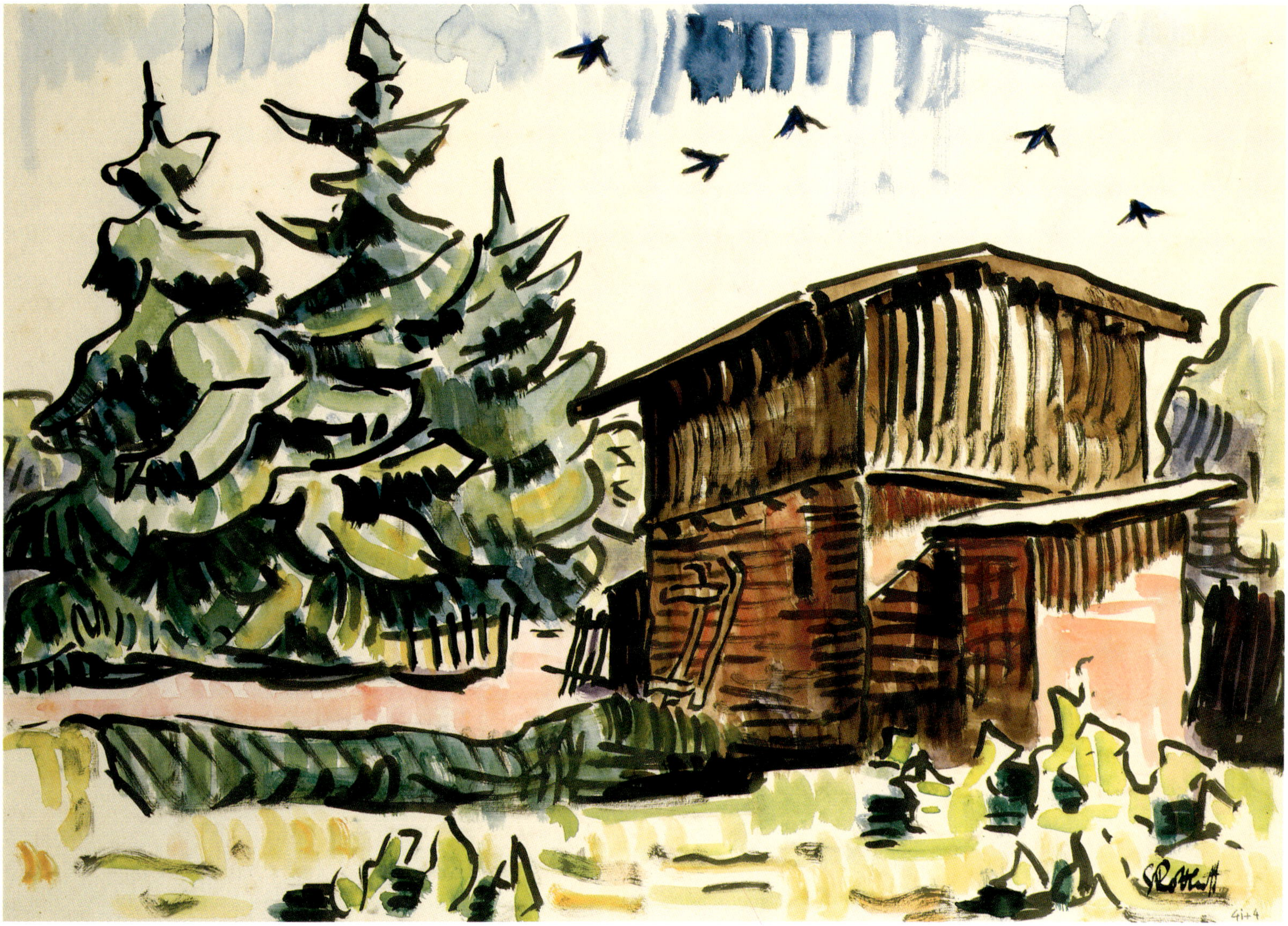

109 Stall, 1941

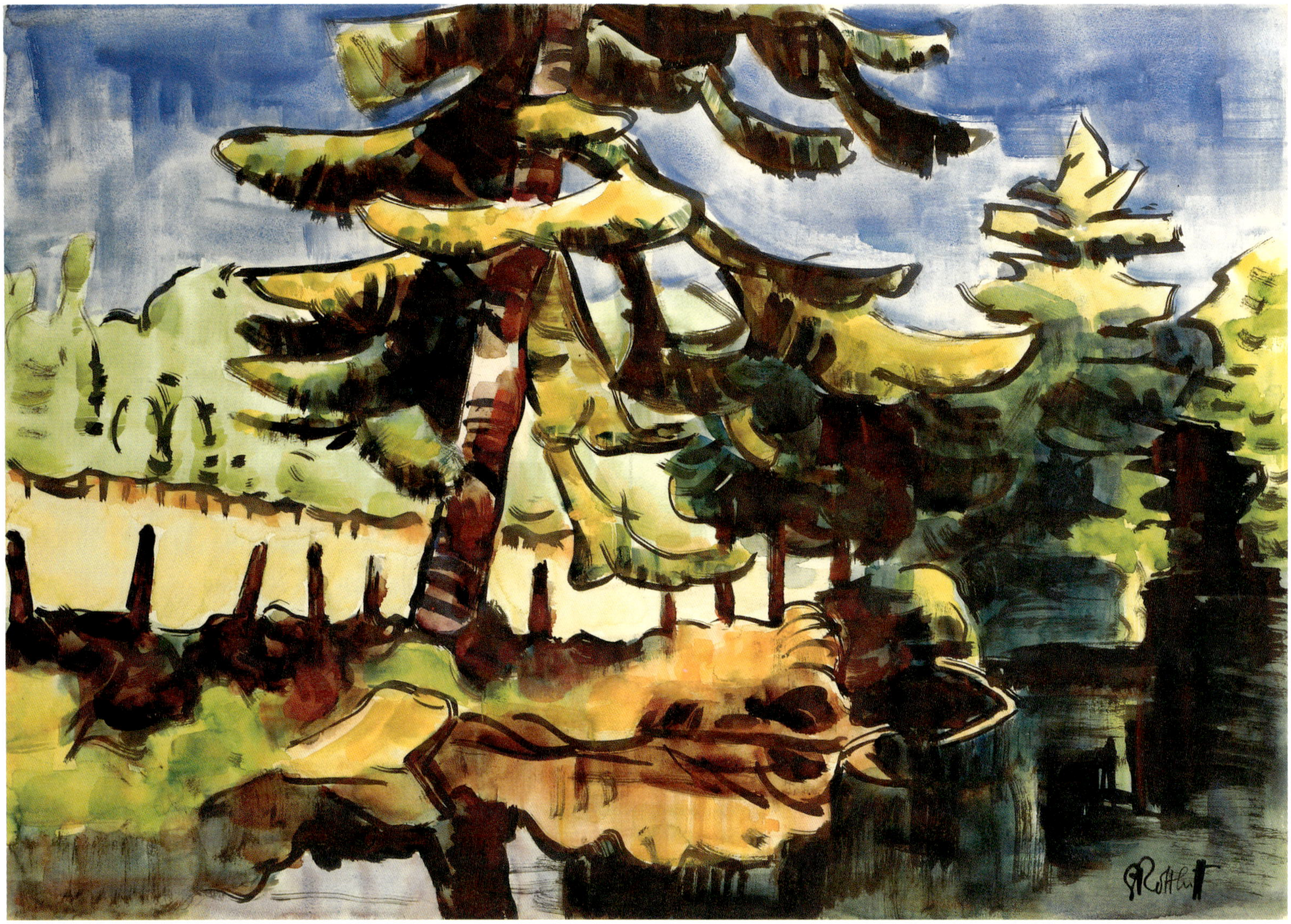

110 Tannen am Wasser, 1942

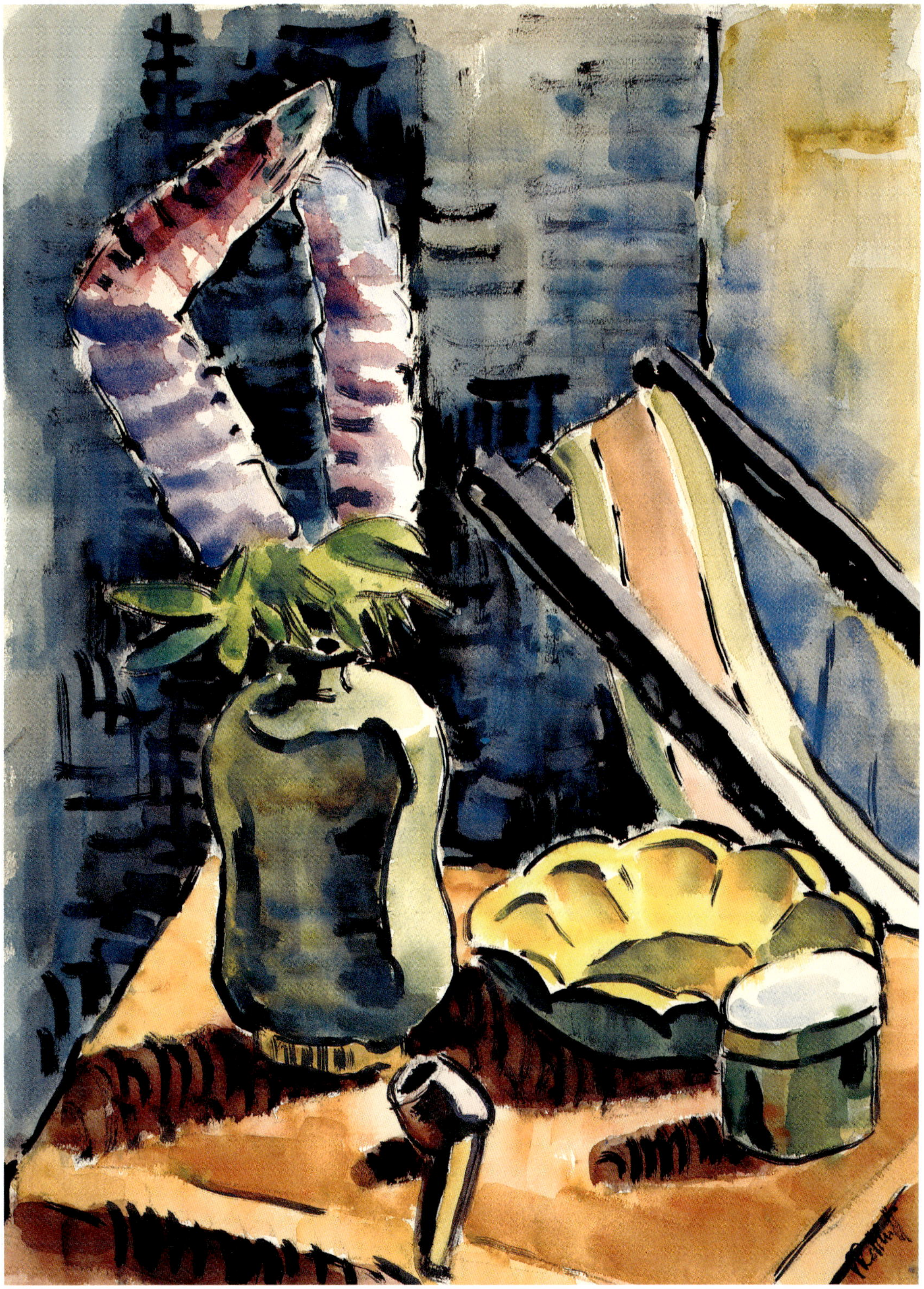

111 Stilleben mit Liegestuhl, 1942

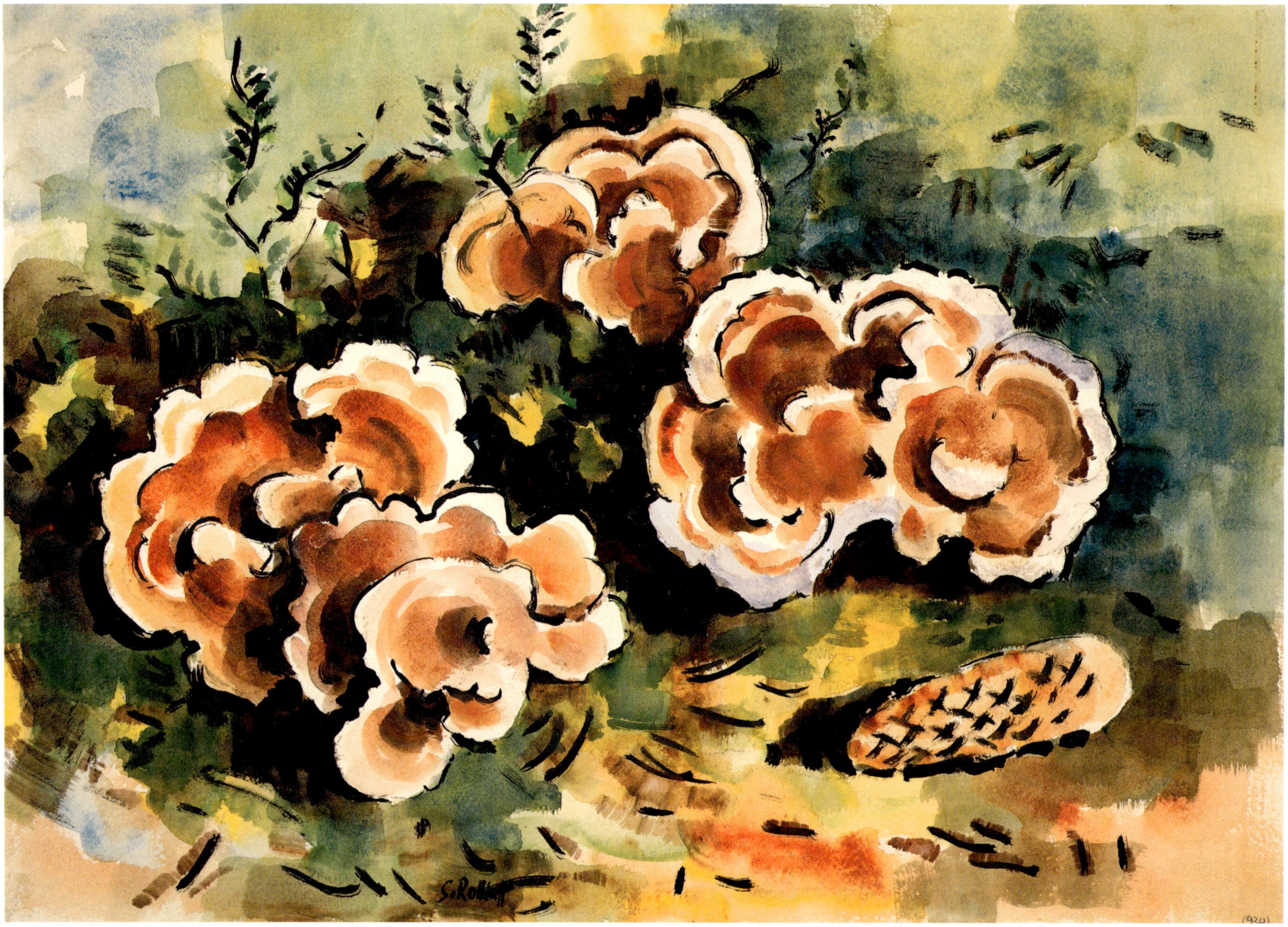

112 Baumschwämme, 1943

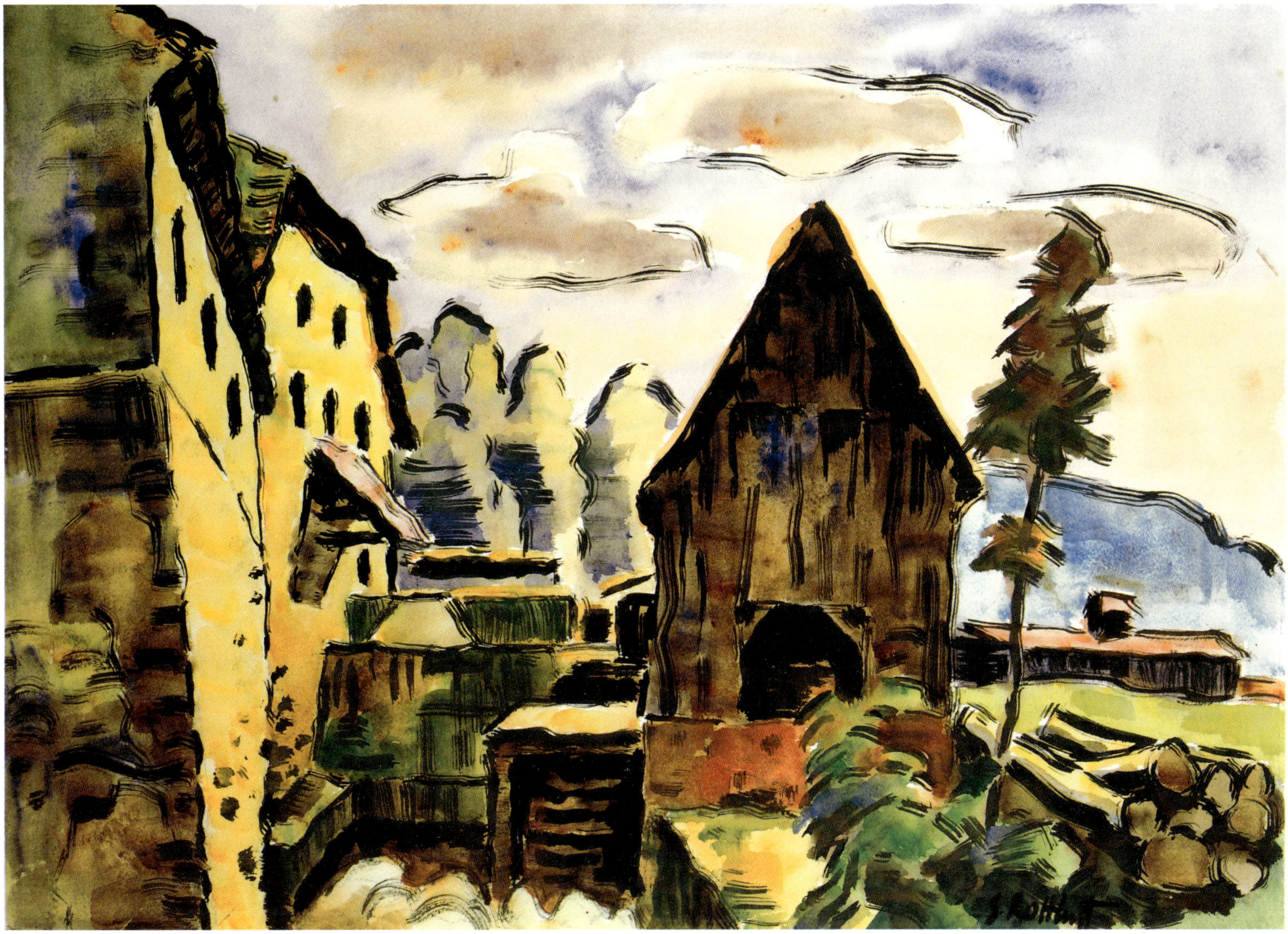

113 Mühle im Striegistal, um 1944

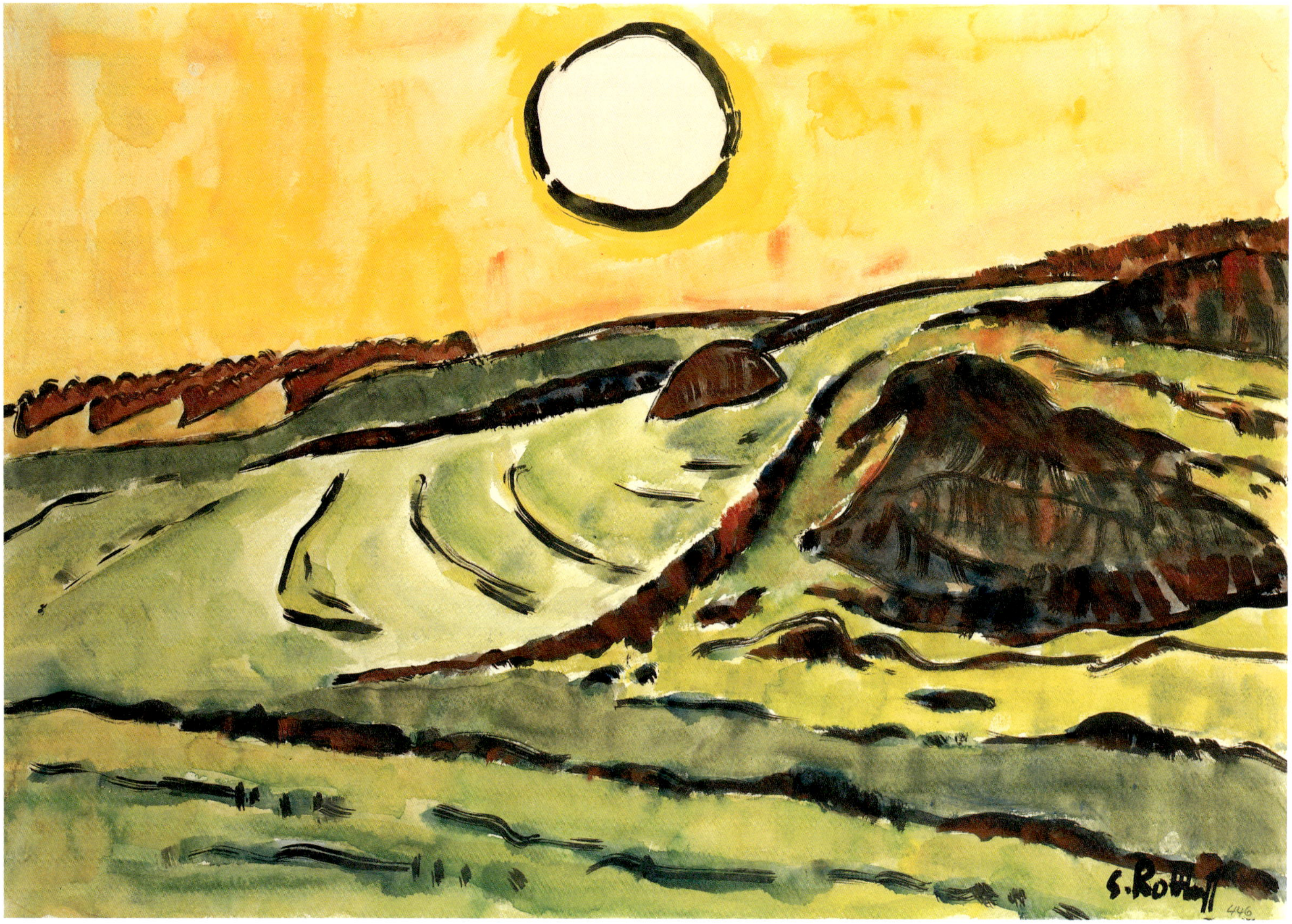

114 Augustmorgensonne, 1944

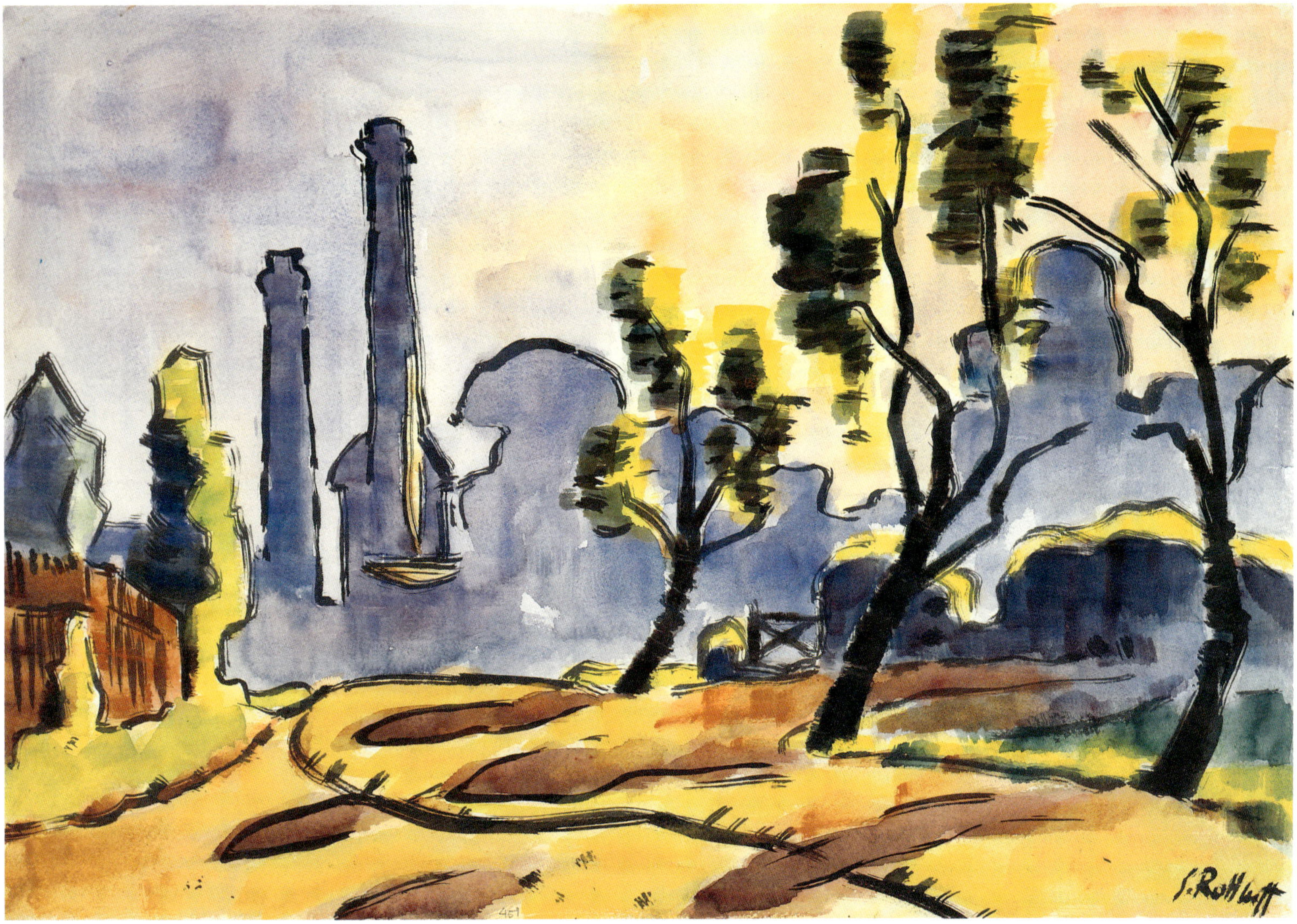

115 Straße im Morgenlicht, 1945

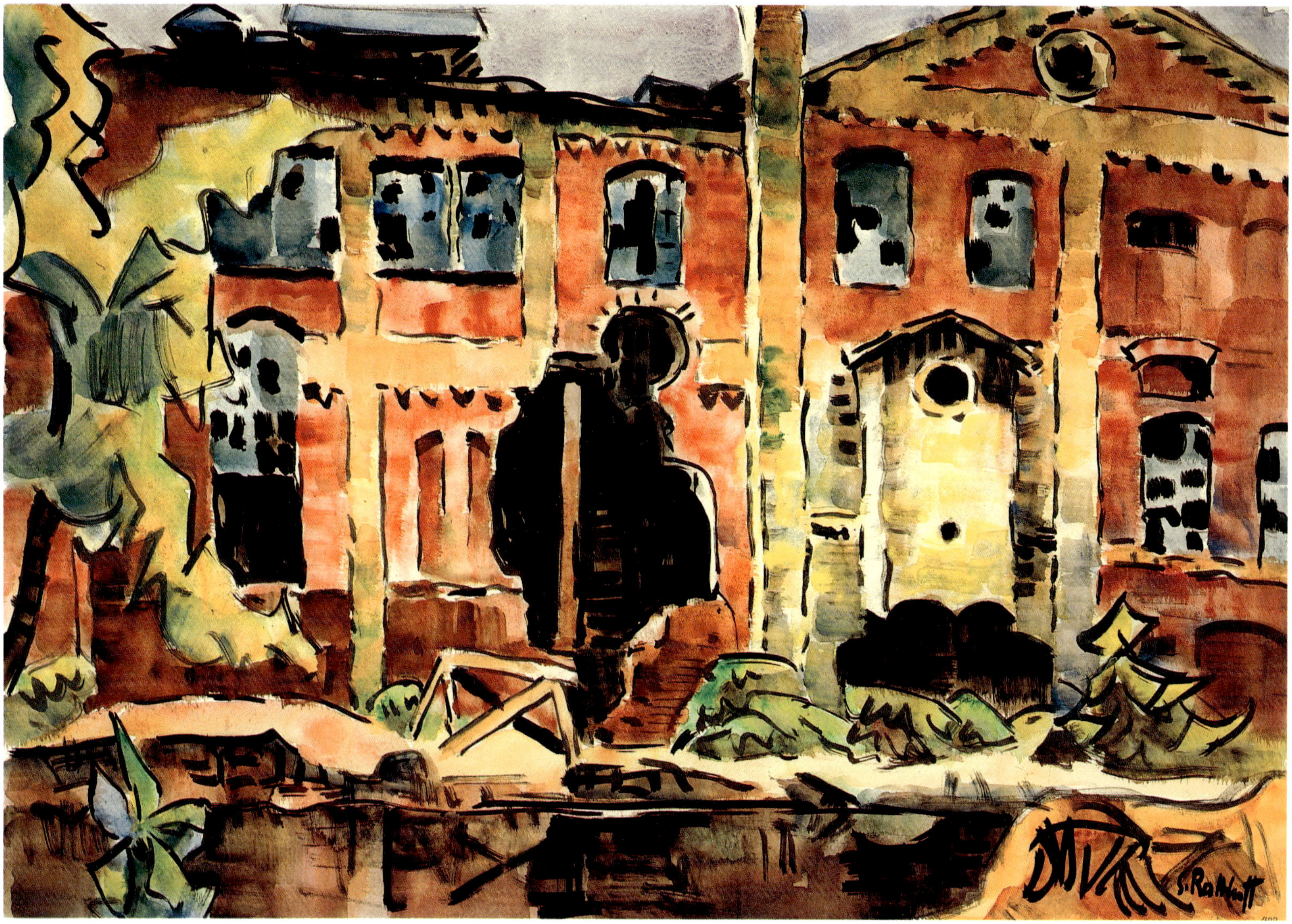

116 Demolierte Fabrik, 1948

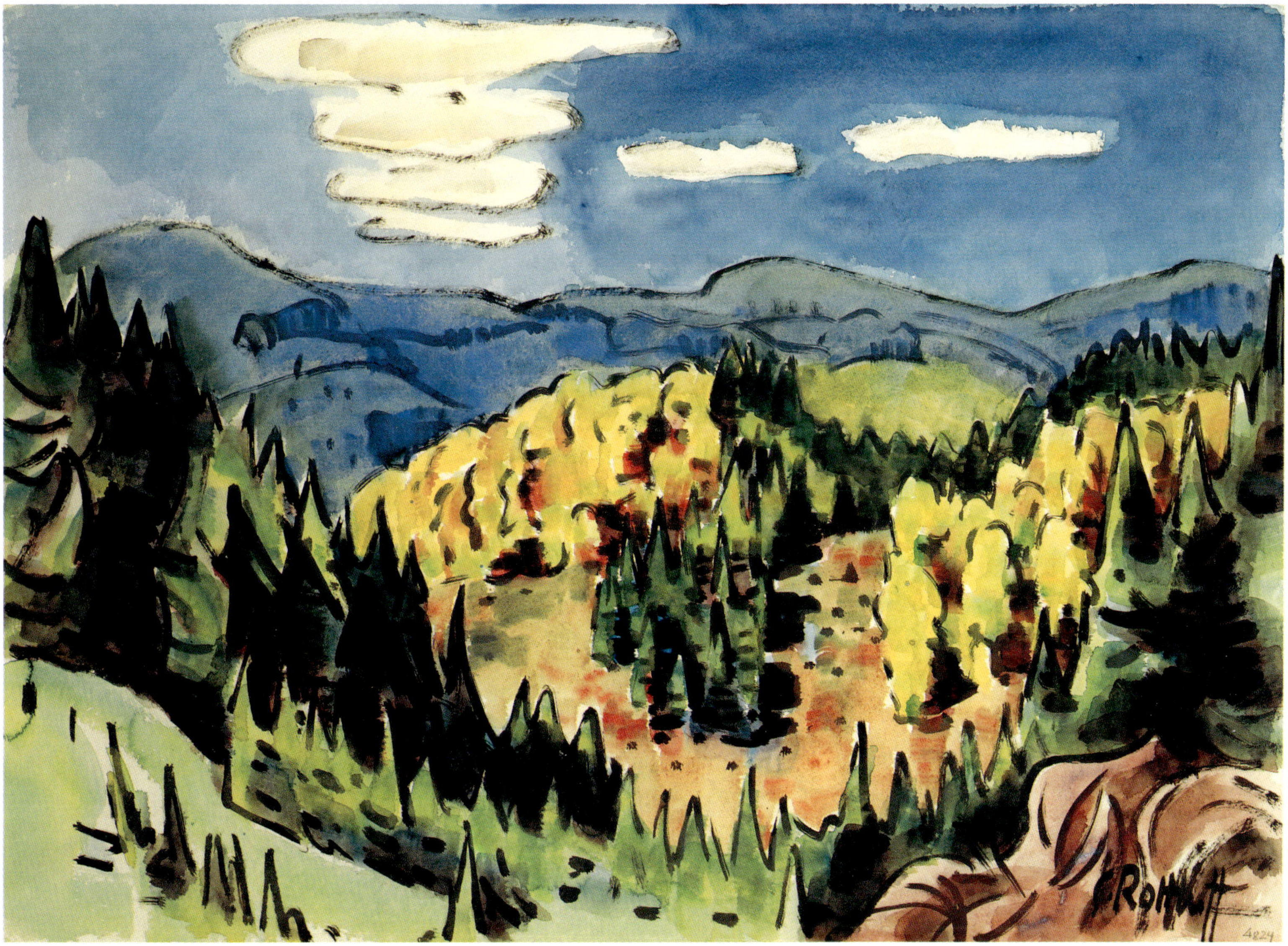

117 Landschaft im Siegerbergland, 1948

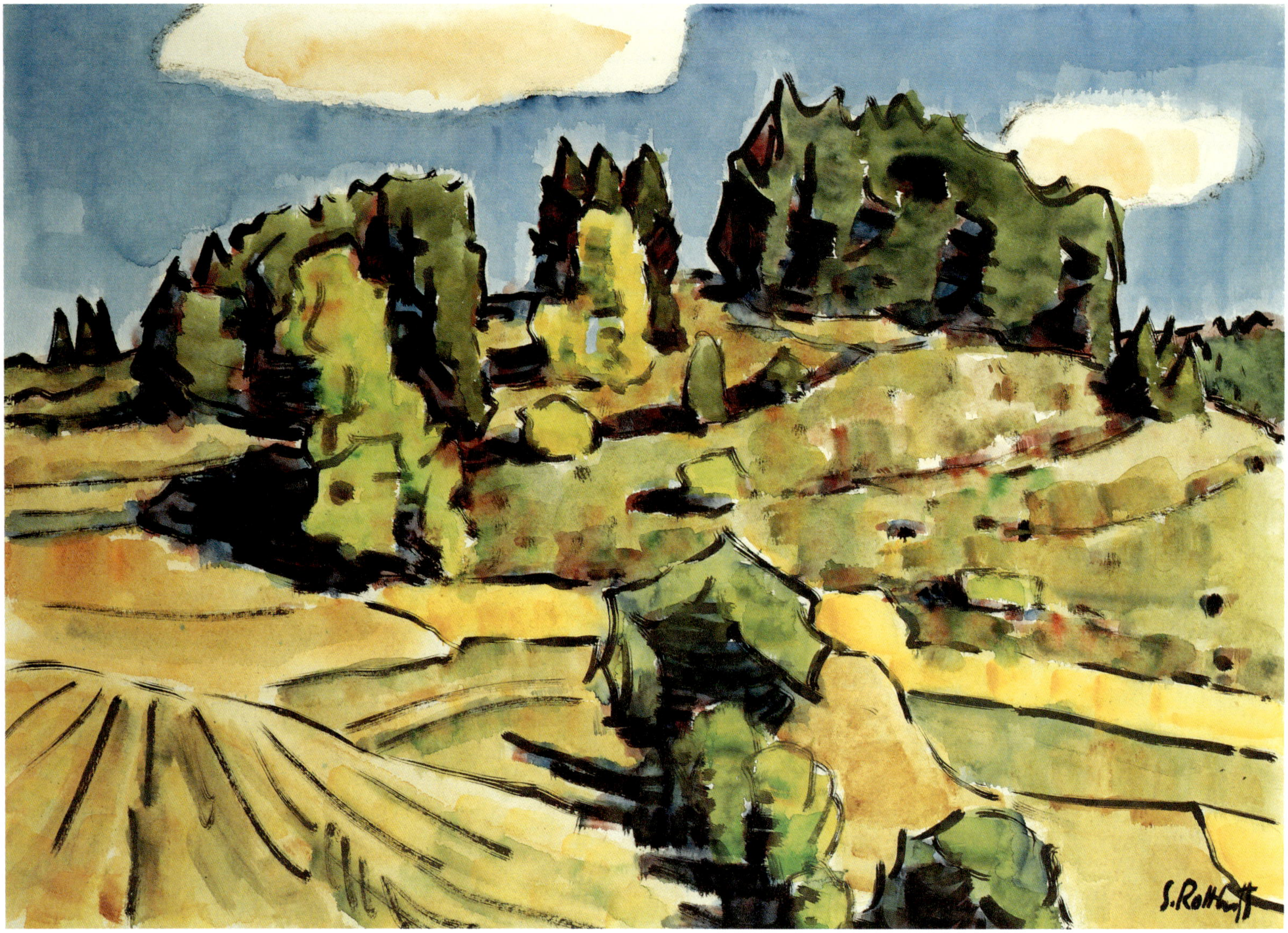

118 Spessarthöhe, 1948

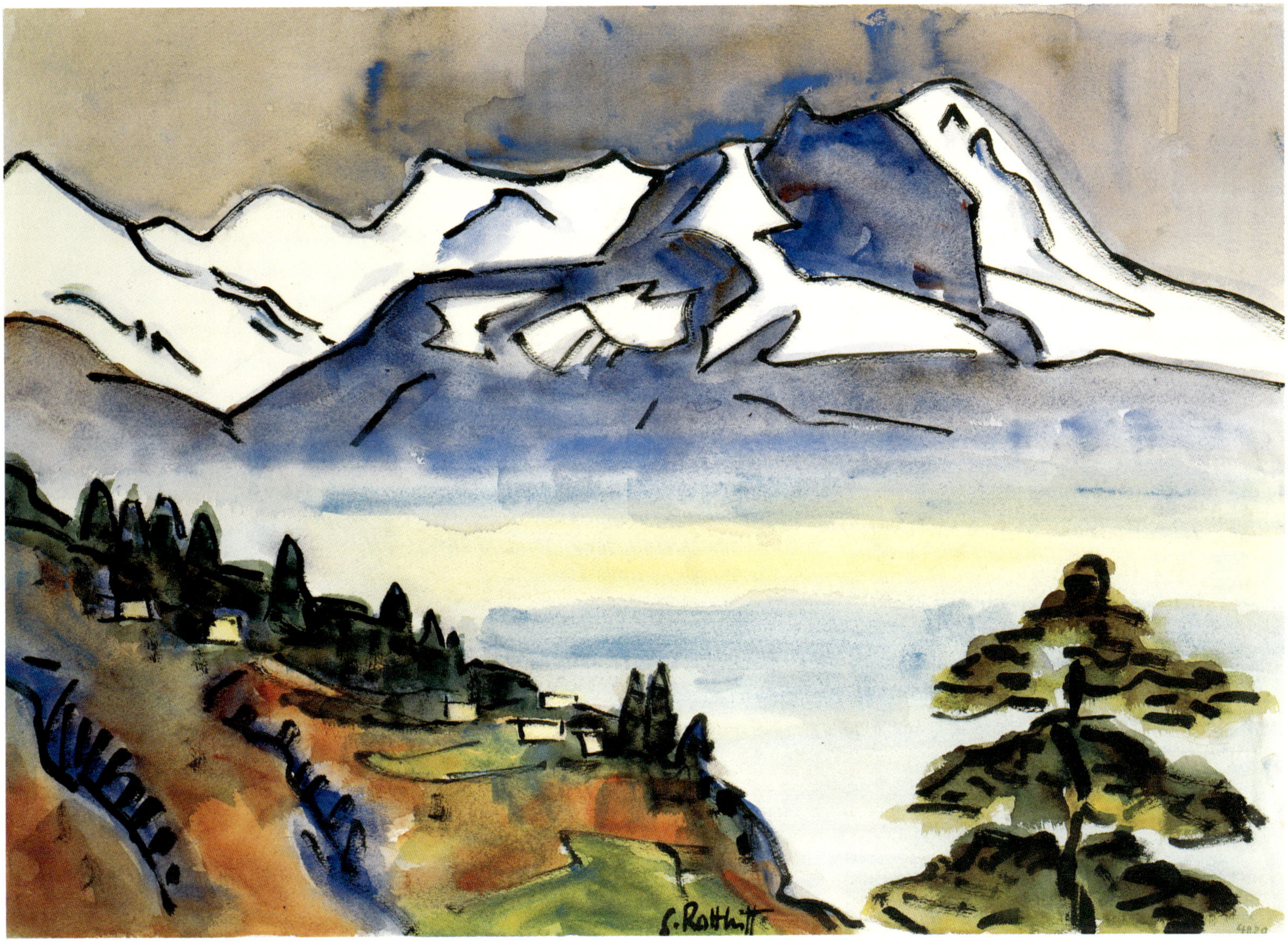

119 Schneeberge überm Nebel, 1949

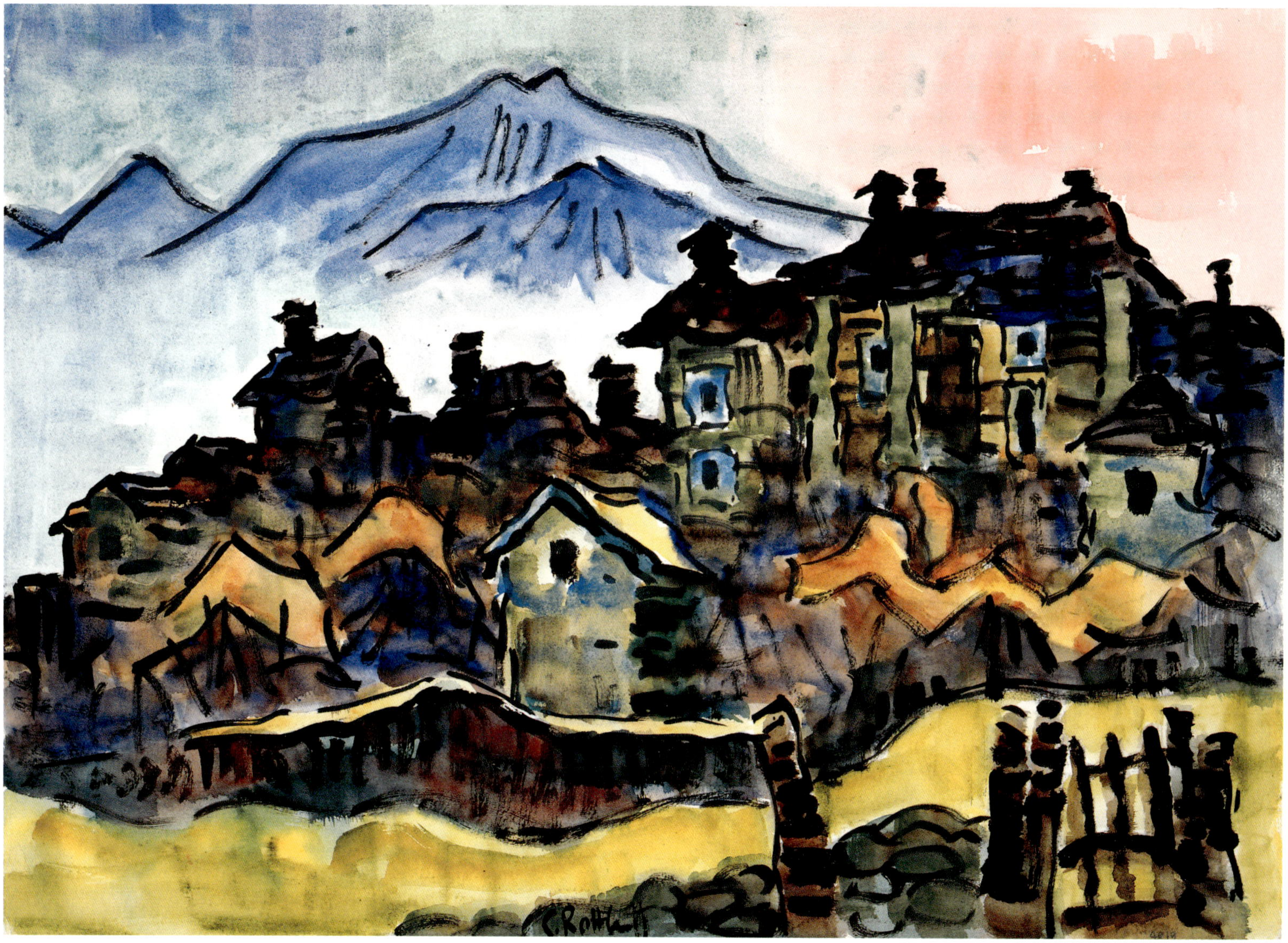

120 Häuser in Losone, 1949

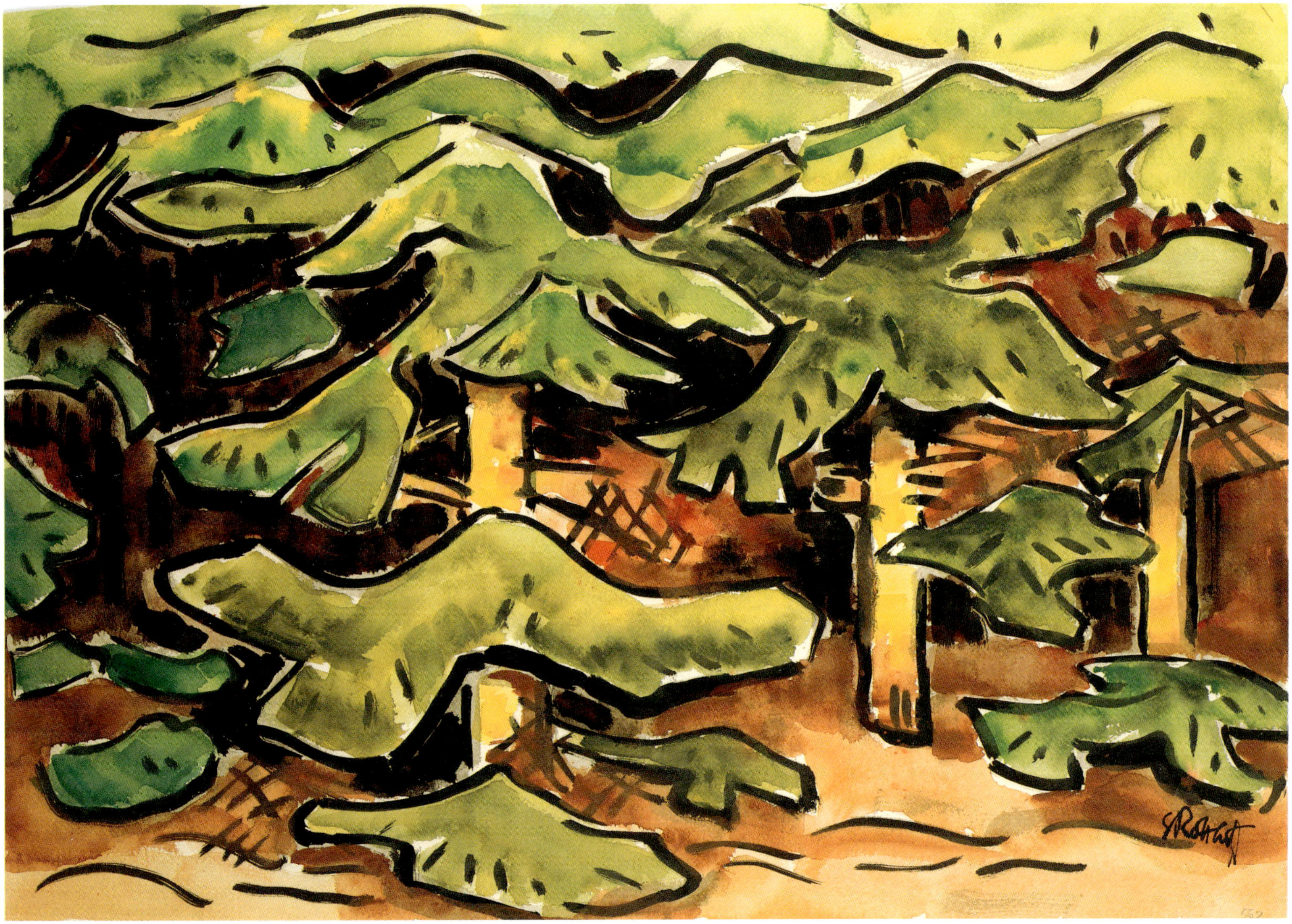

121 Tannenwald (Waldrand), 1956

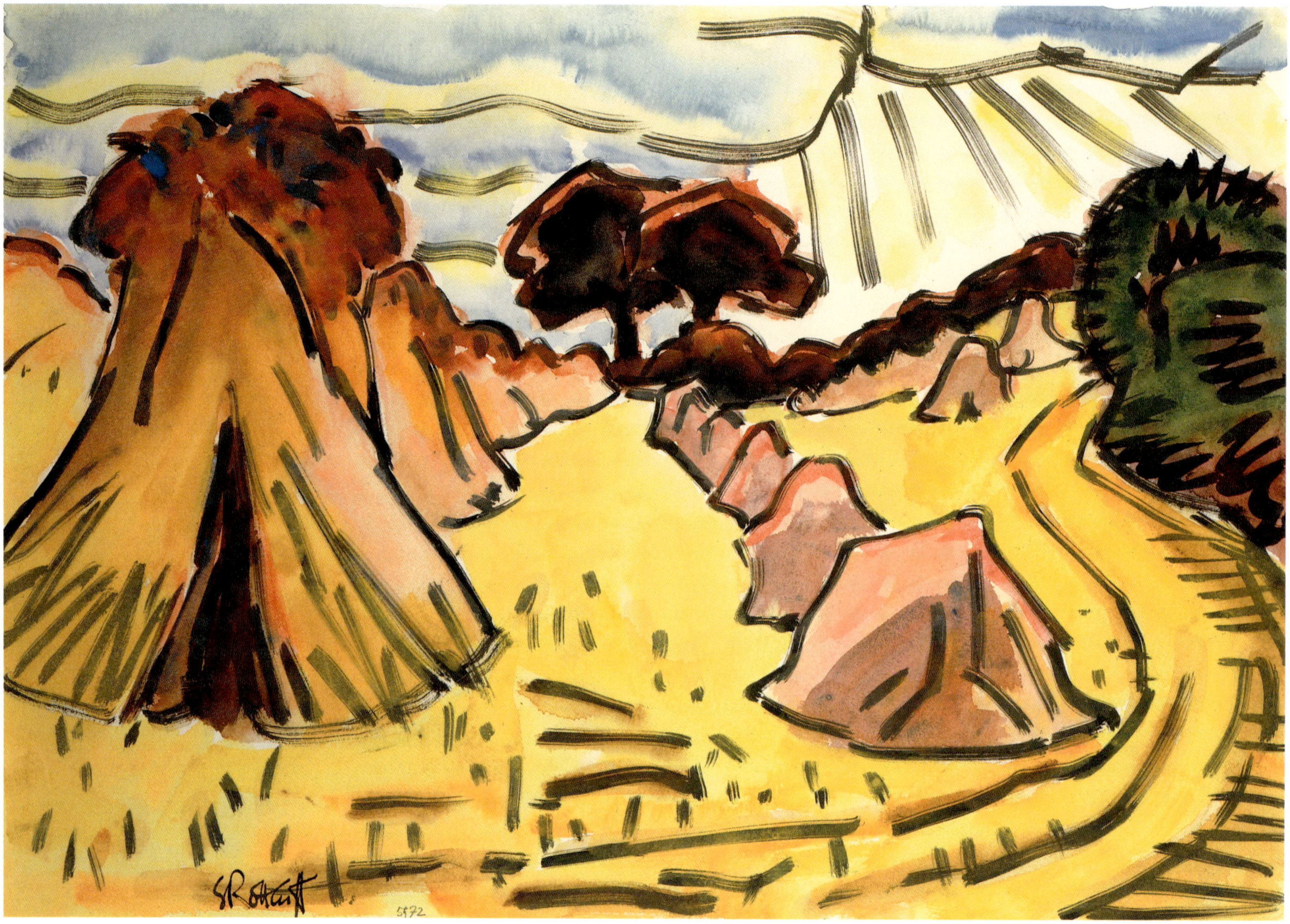

122 Getreidehocken, 1959

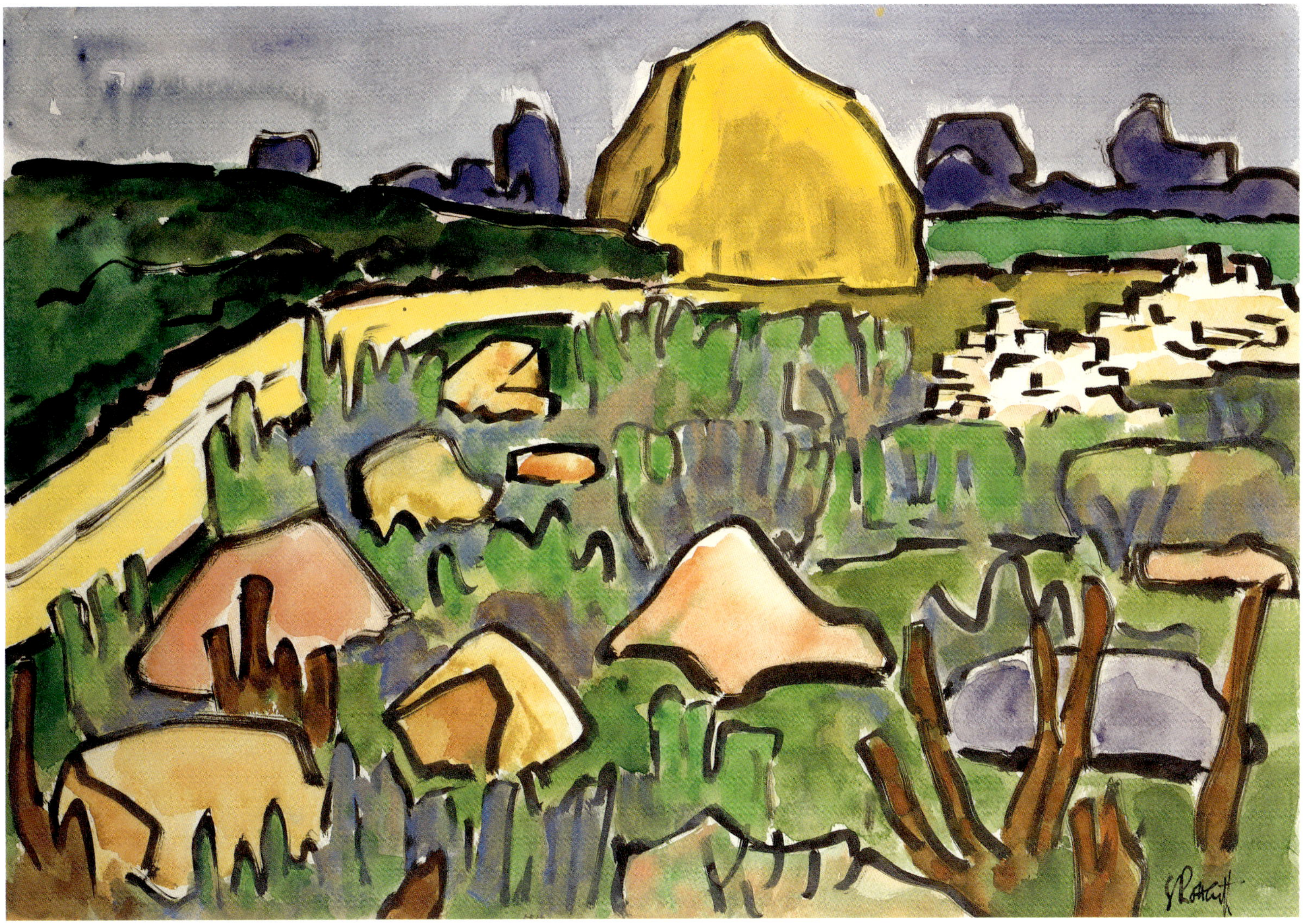

123 Steine und Strohfeime, 1959

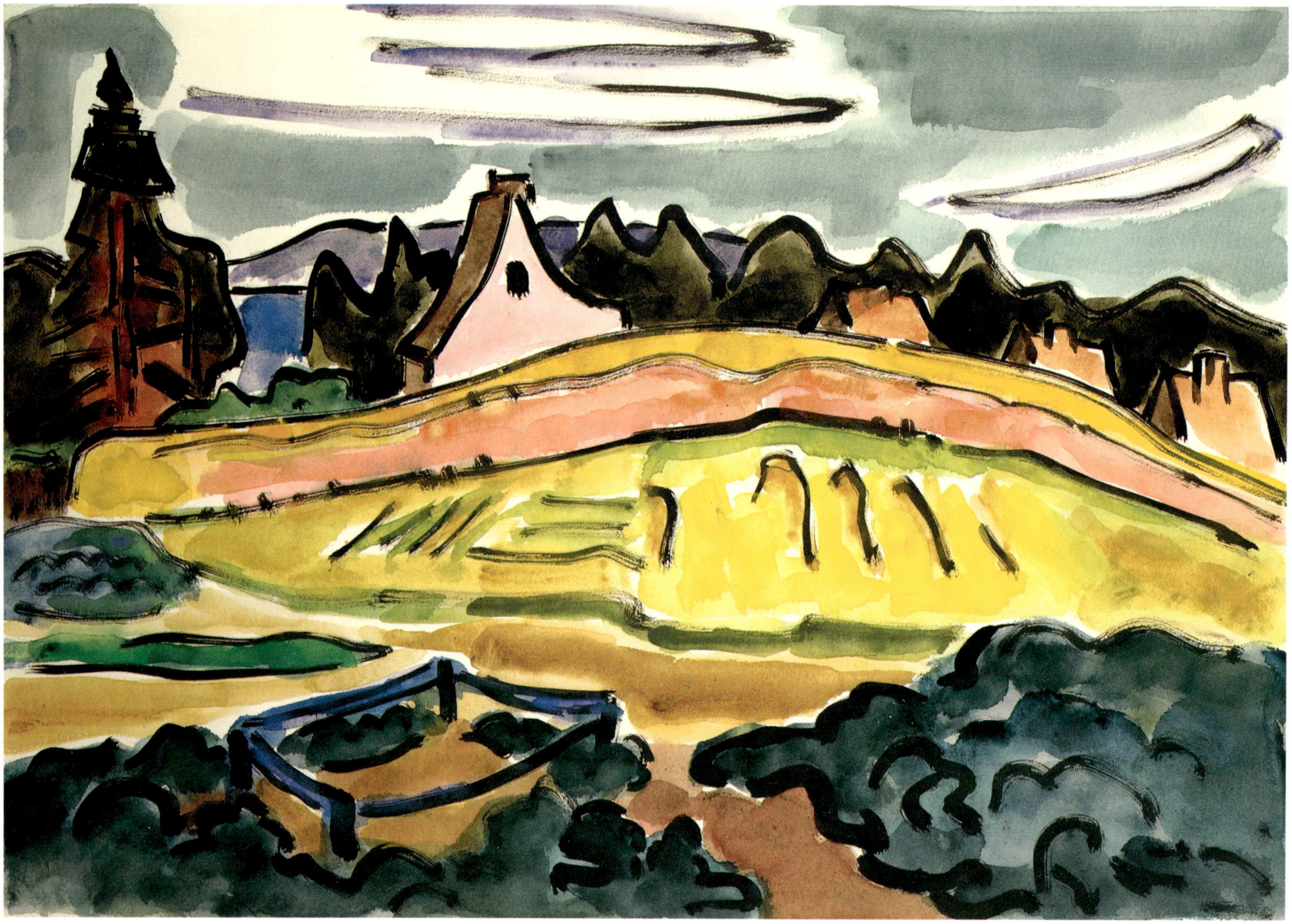

124 Landschaft mit rosa Haus, 1959

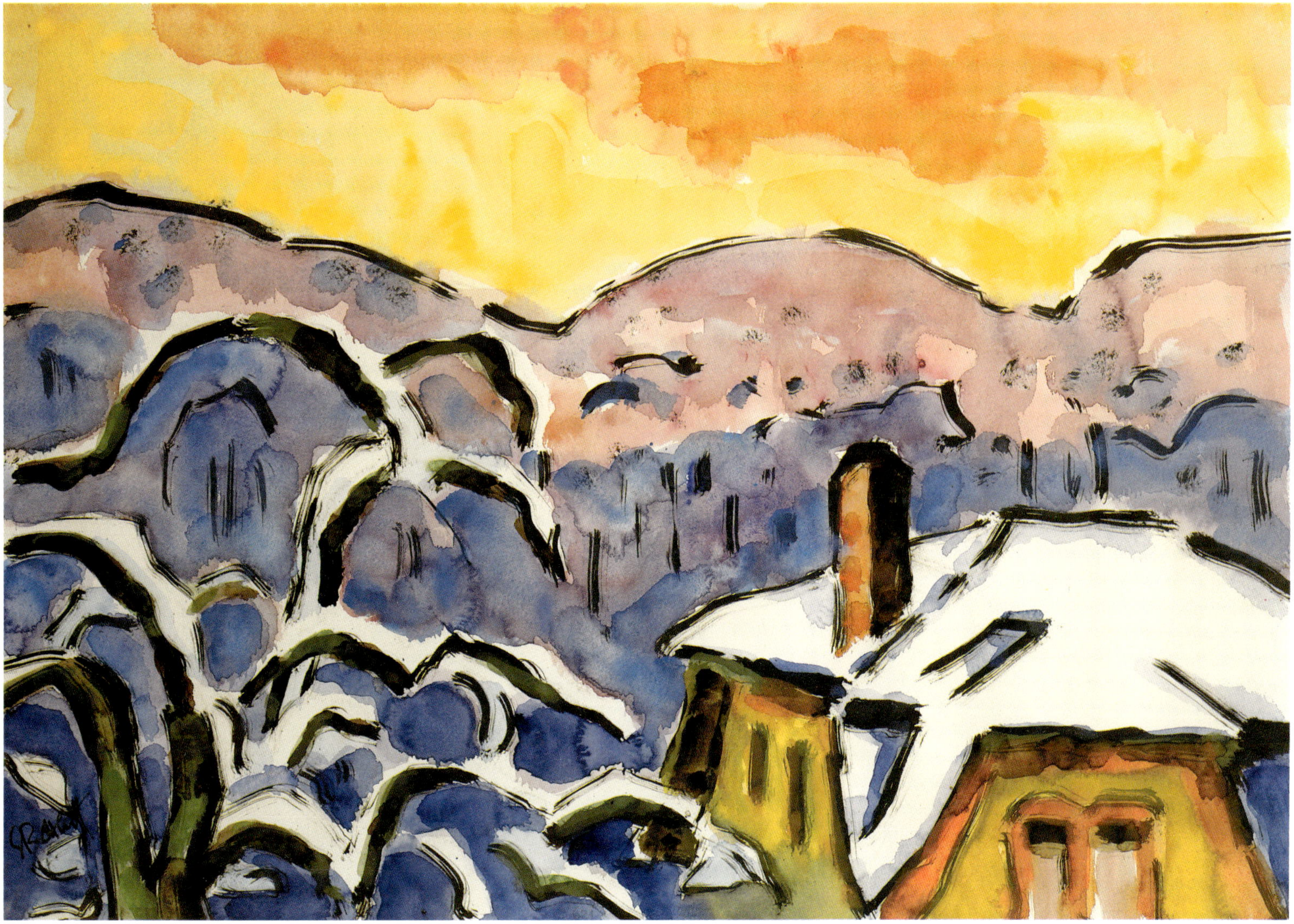

125 Letzter Schnee, 1962

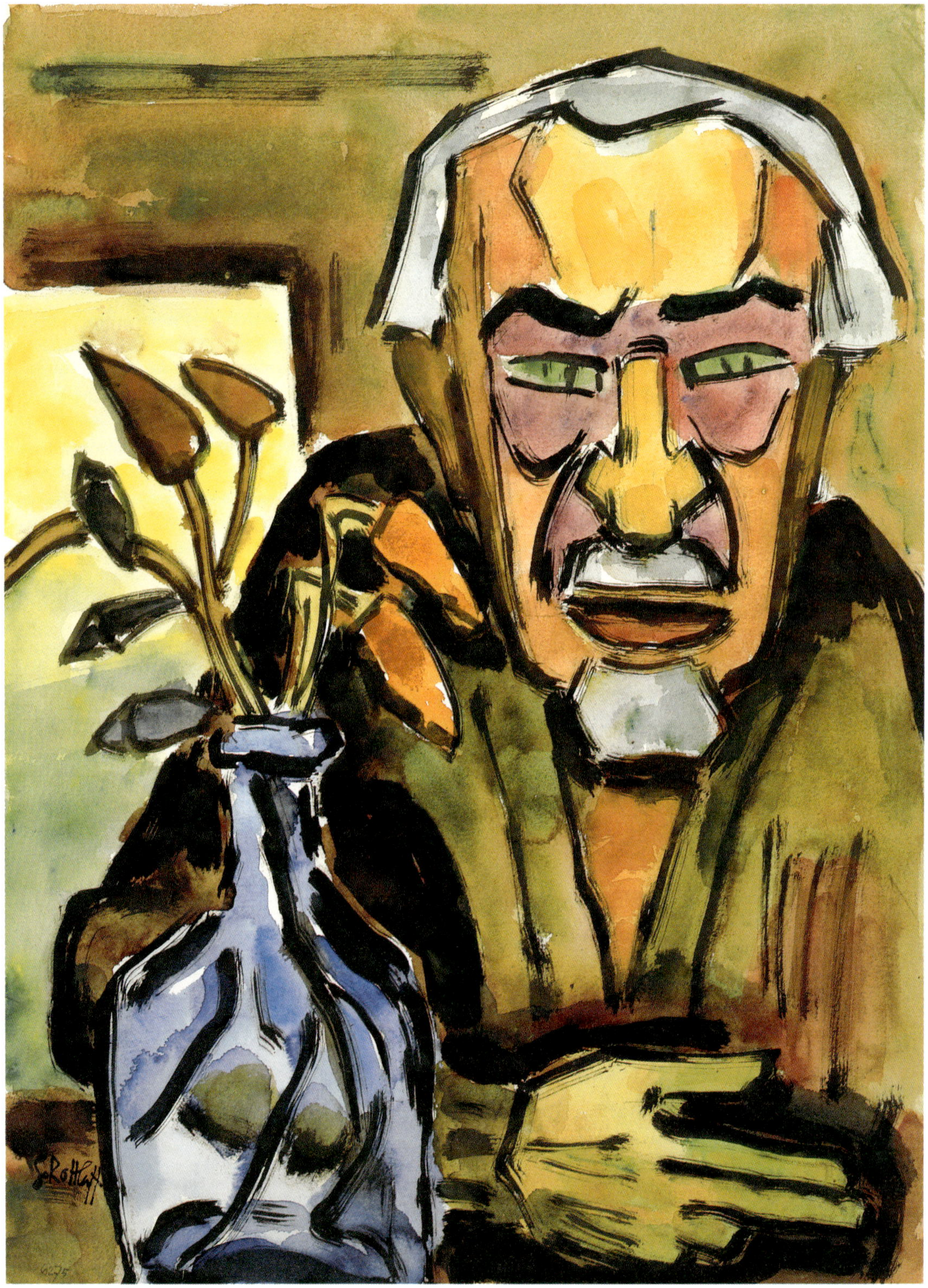

126 Alter Maler II, 1962

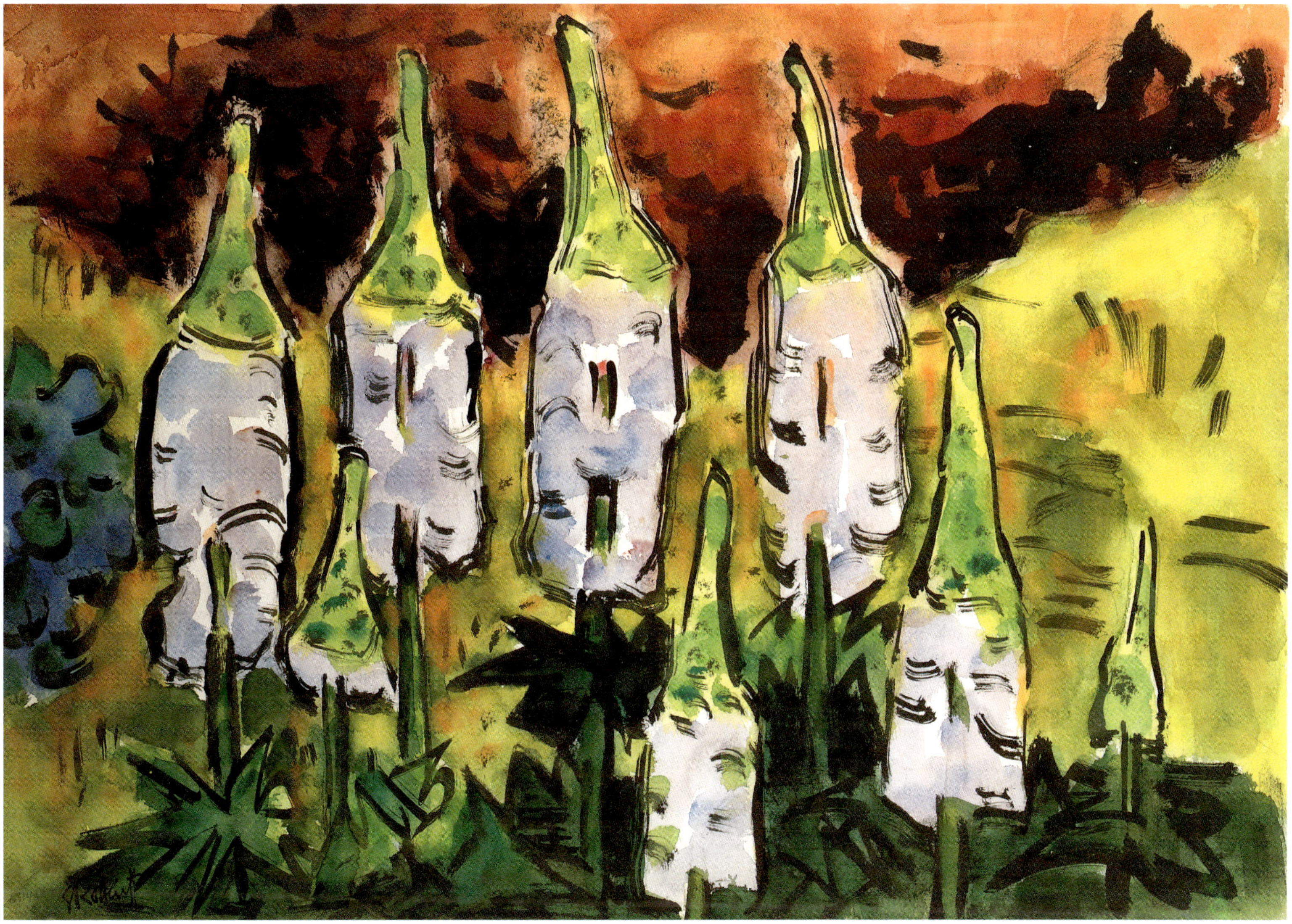

127 Blasse Lupinen, 1963

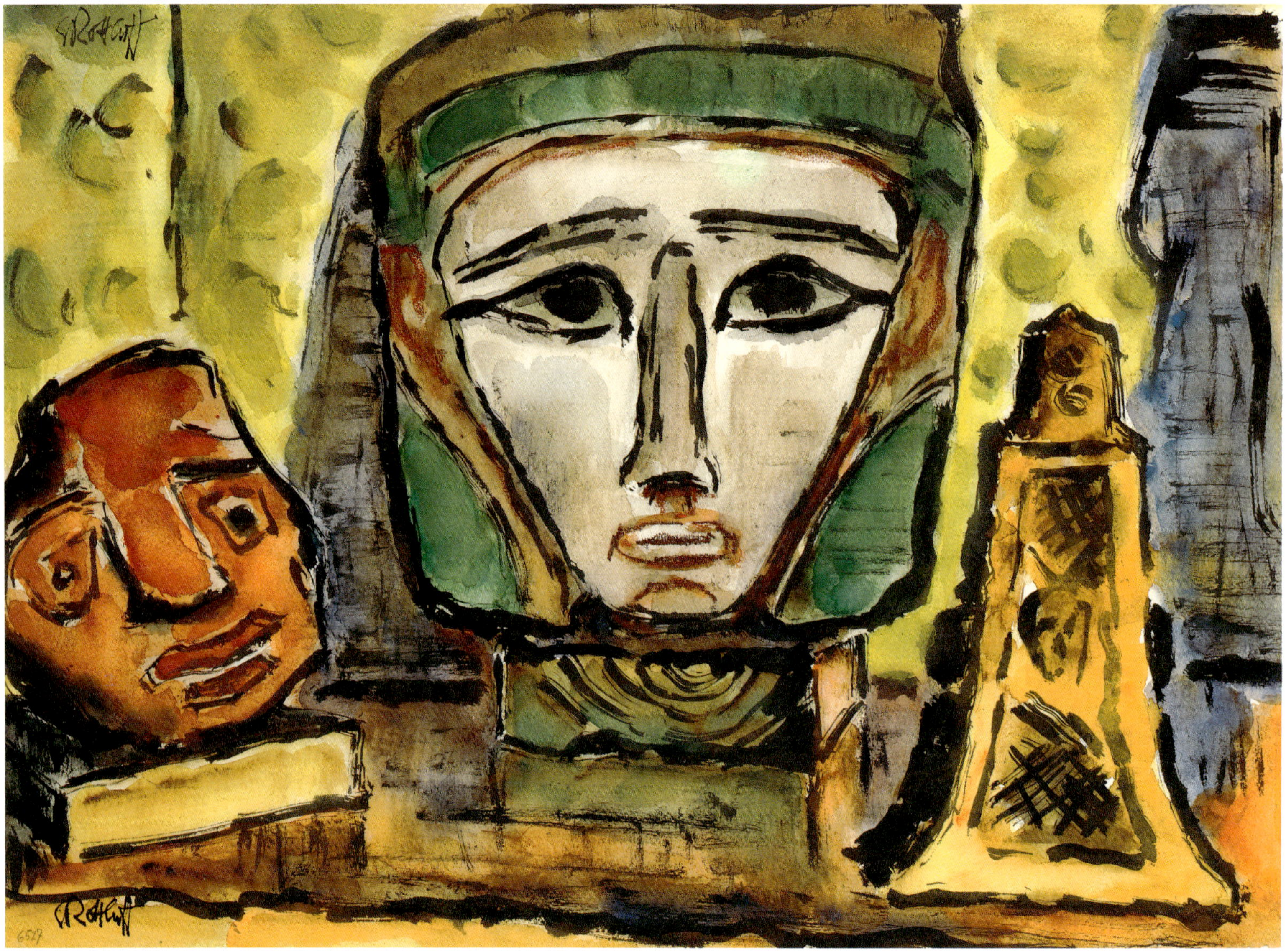

128 Der Kopf der Mumie, 1965

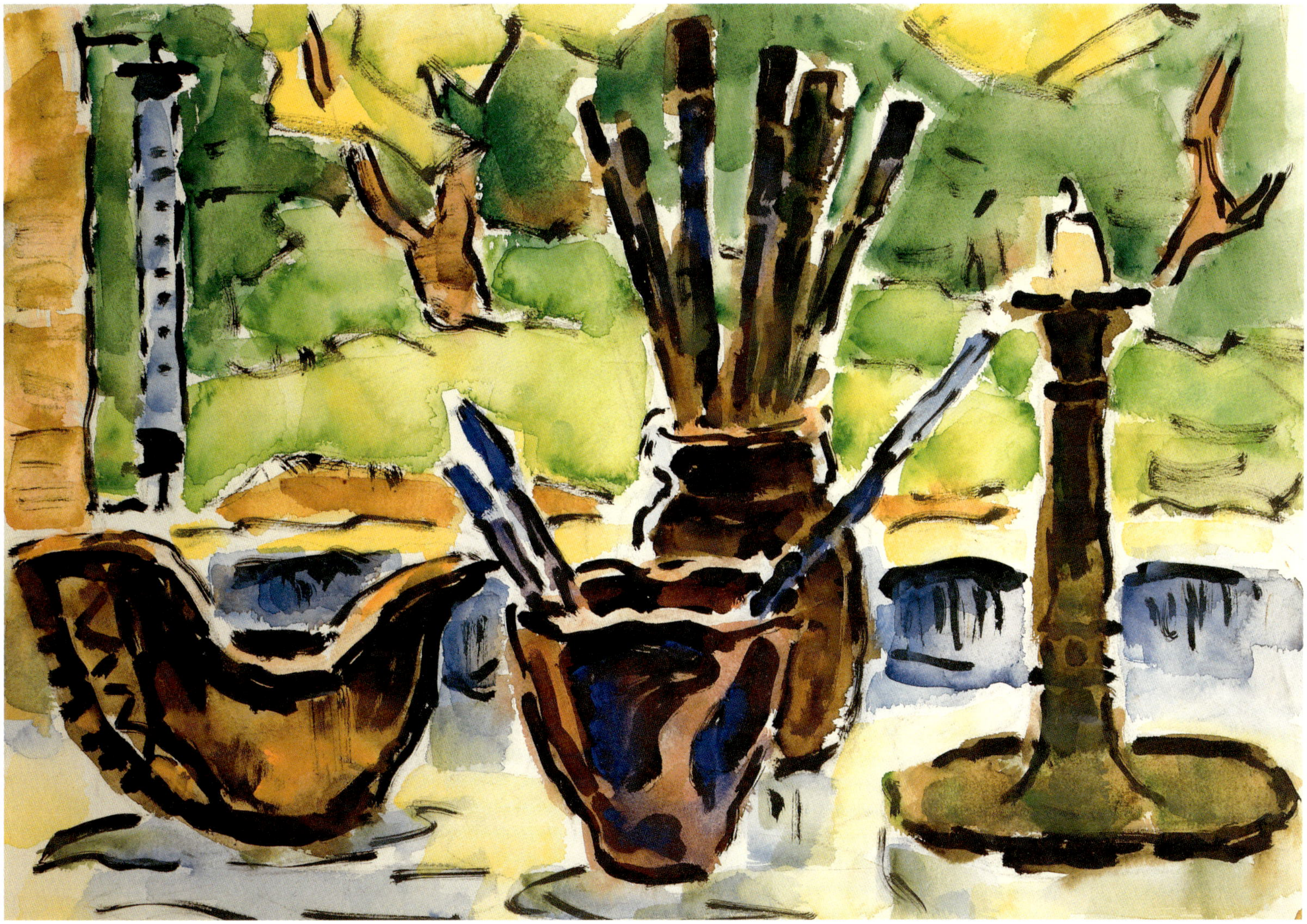

129 Stilleben mit Pinseltopf und Leuchter, 1968

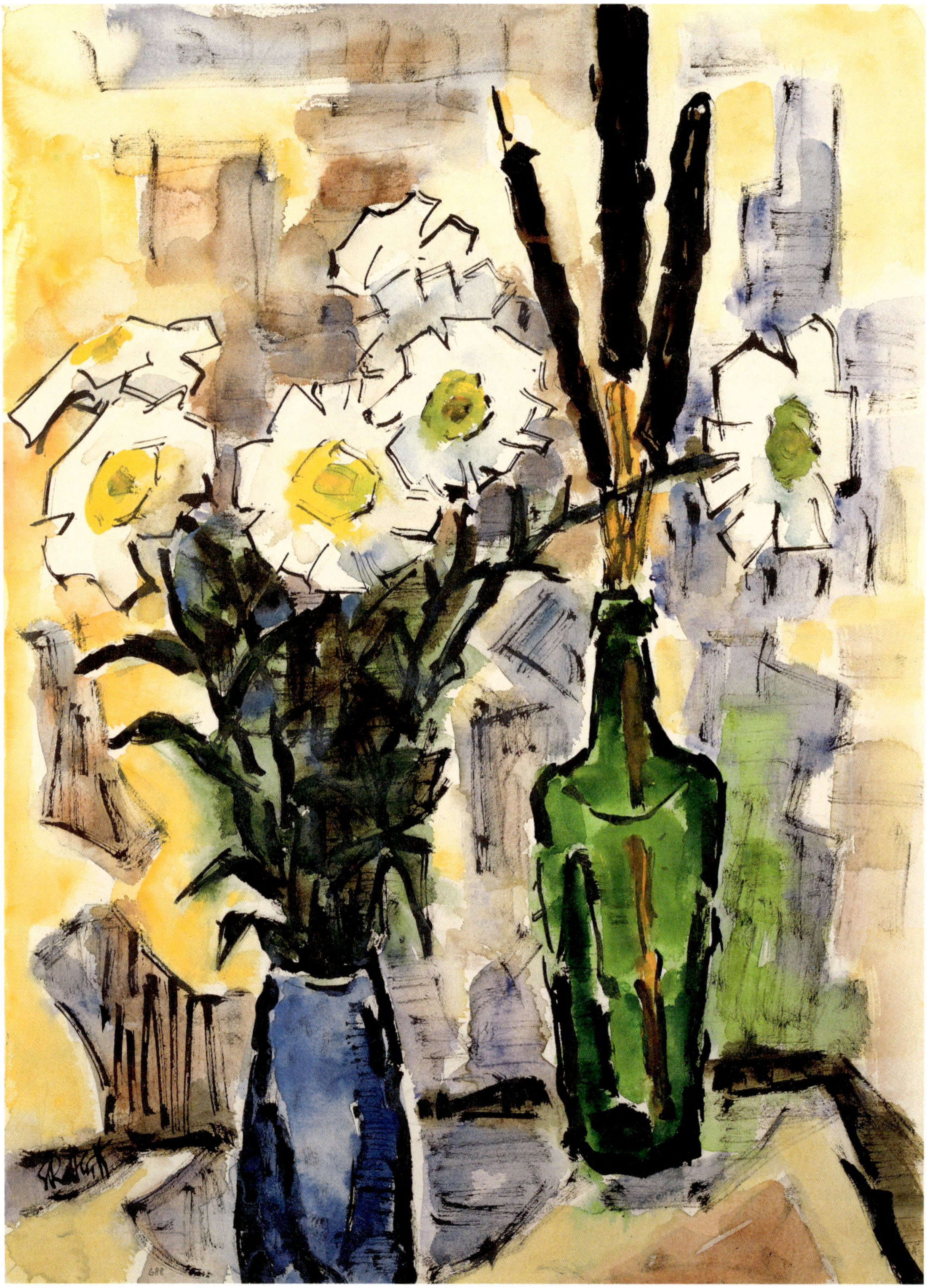

130 Die weißen Blumen mit Rohrkolben, 1968

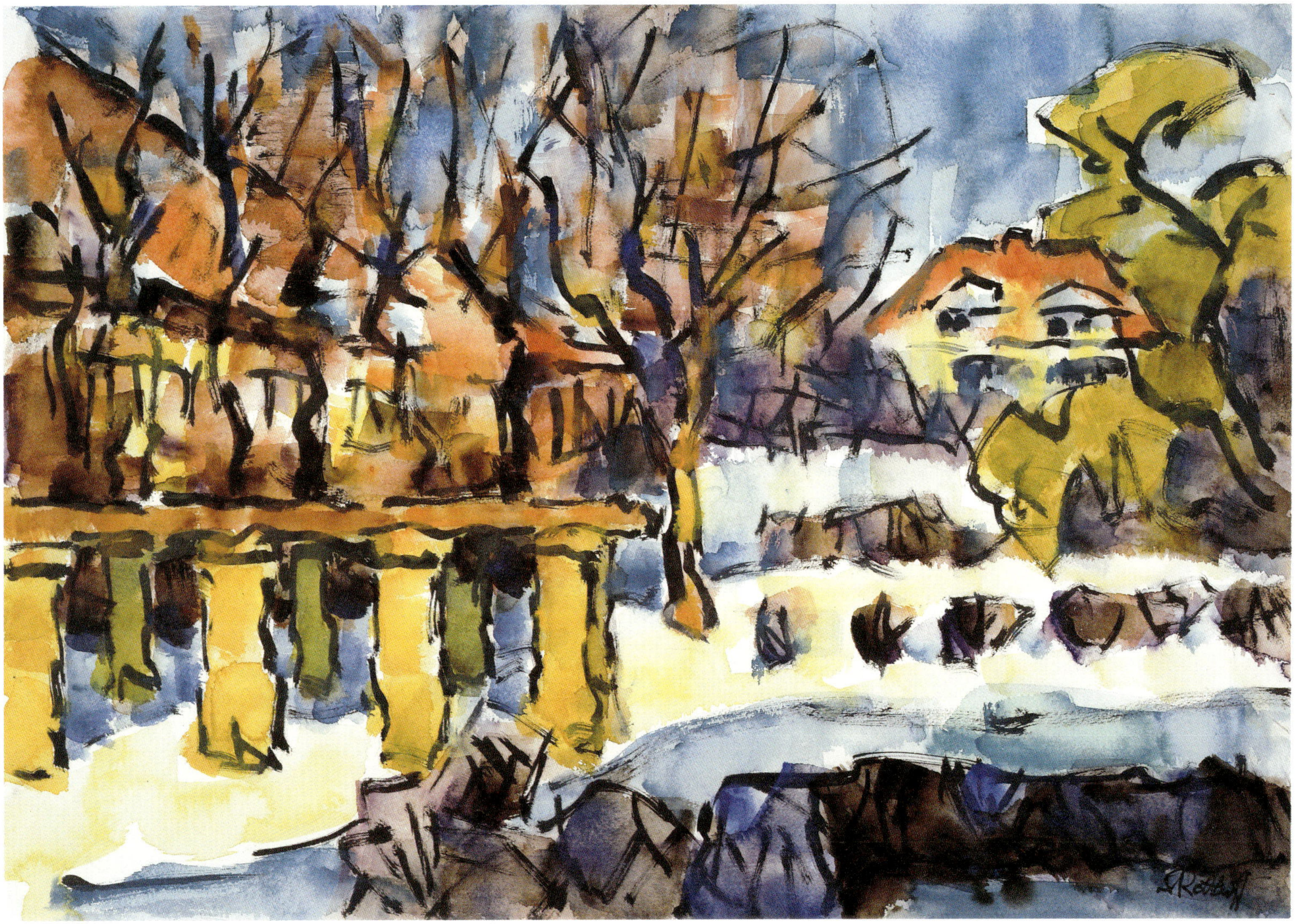

131 Winter im Garten, 1969

Zeichnungen
Kat. 132-185

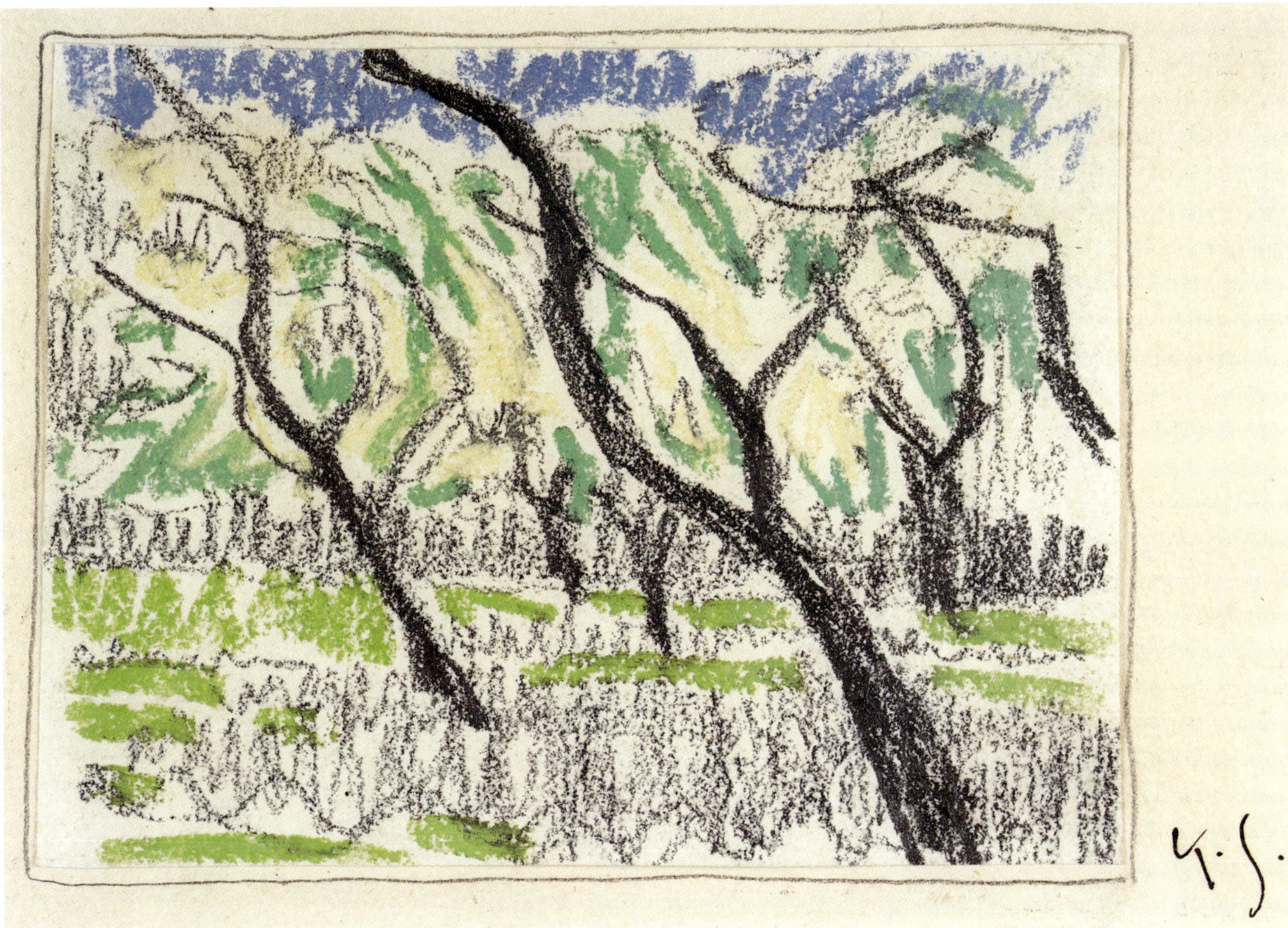

132 Bäume, 1905

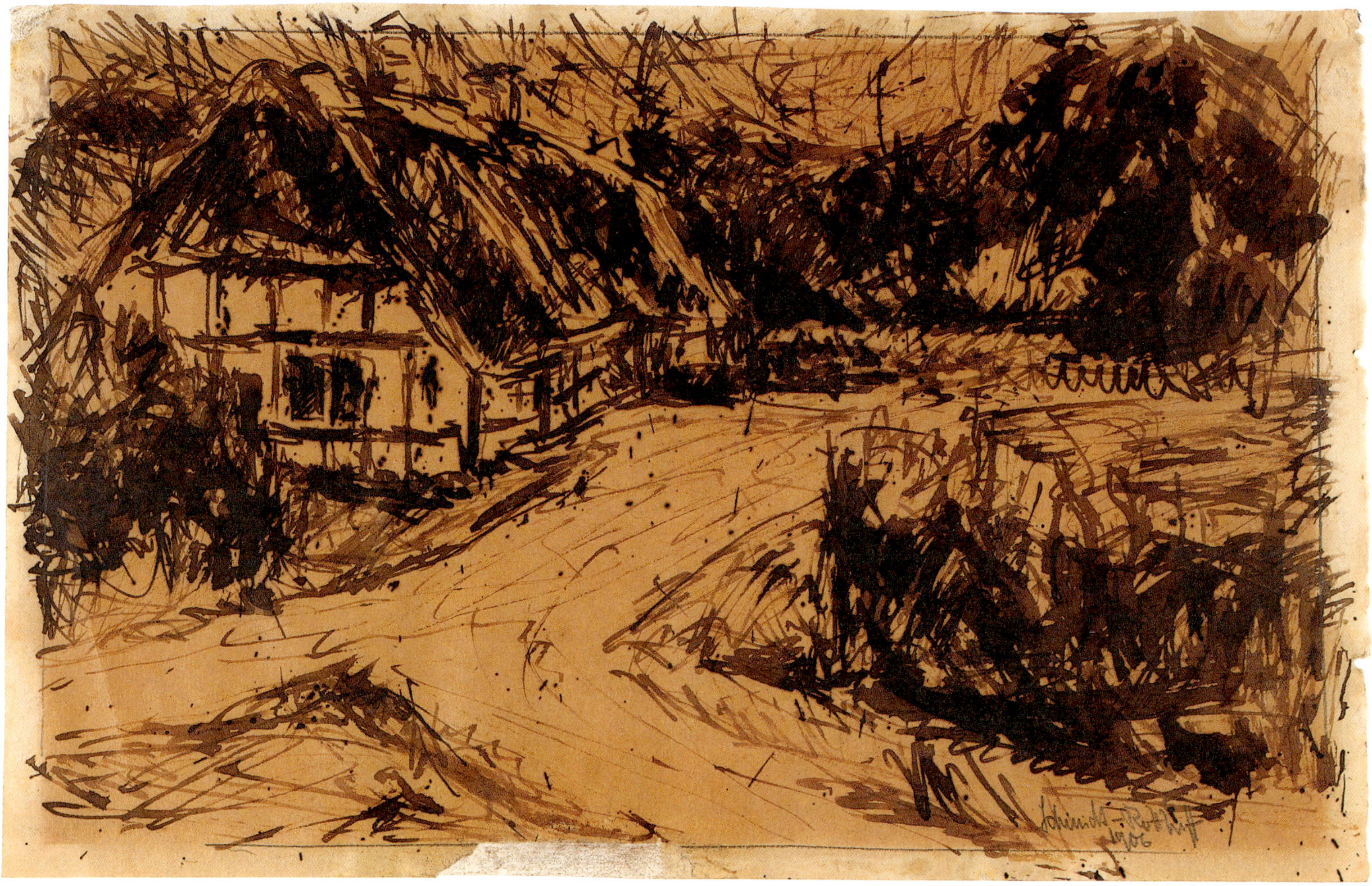

133 Nach dem Regen, 1906

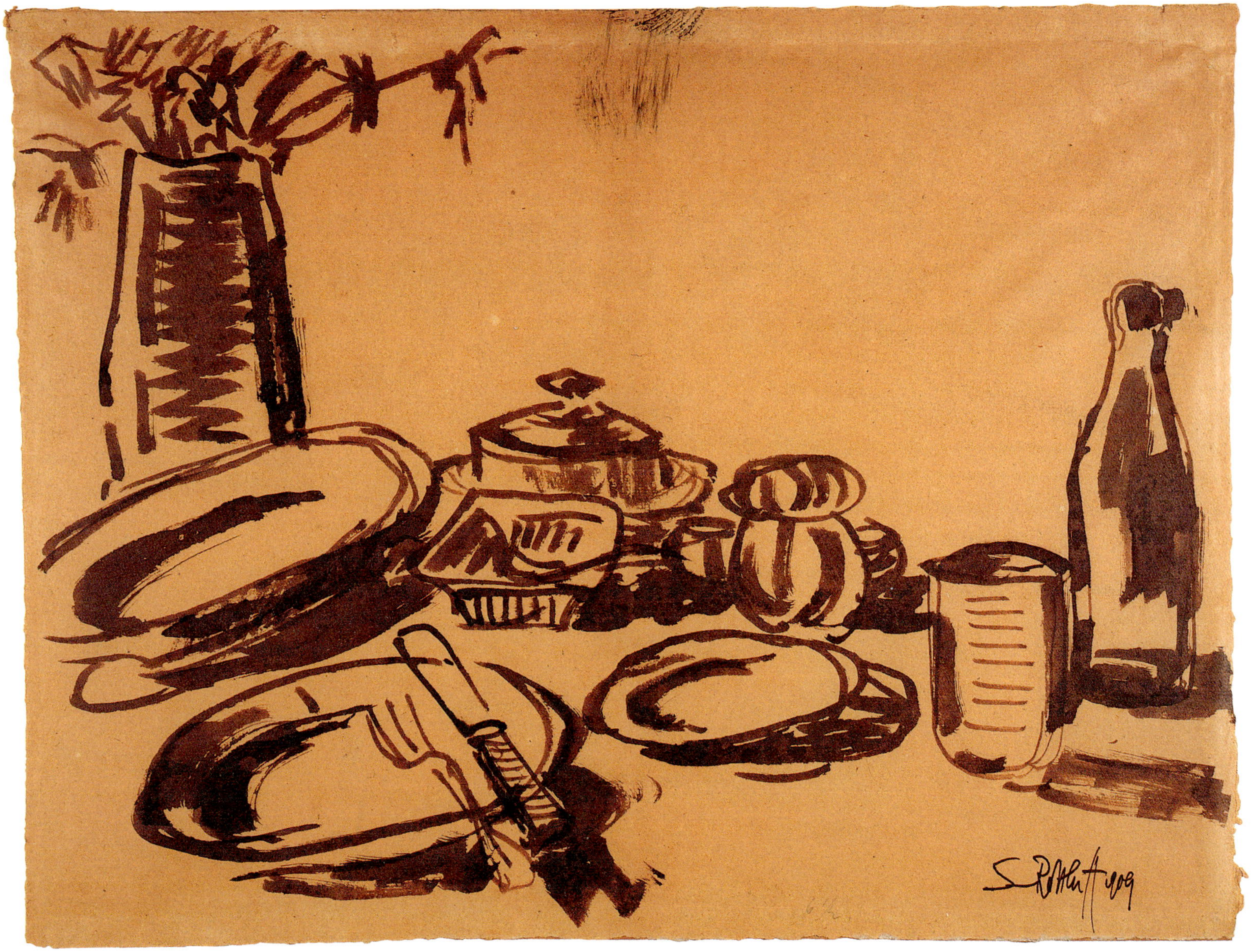

134 Frühstücksstilleben, 1909

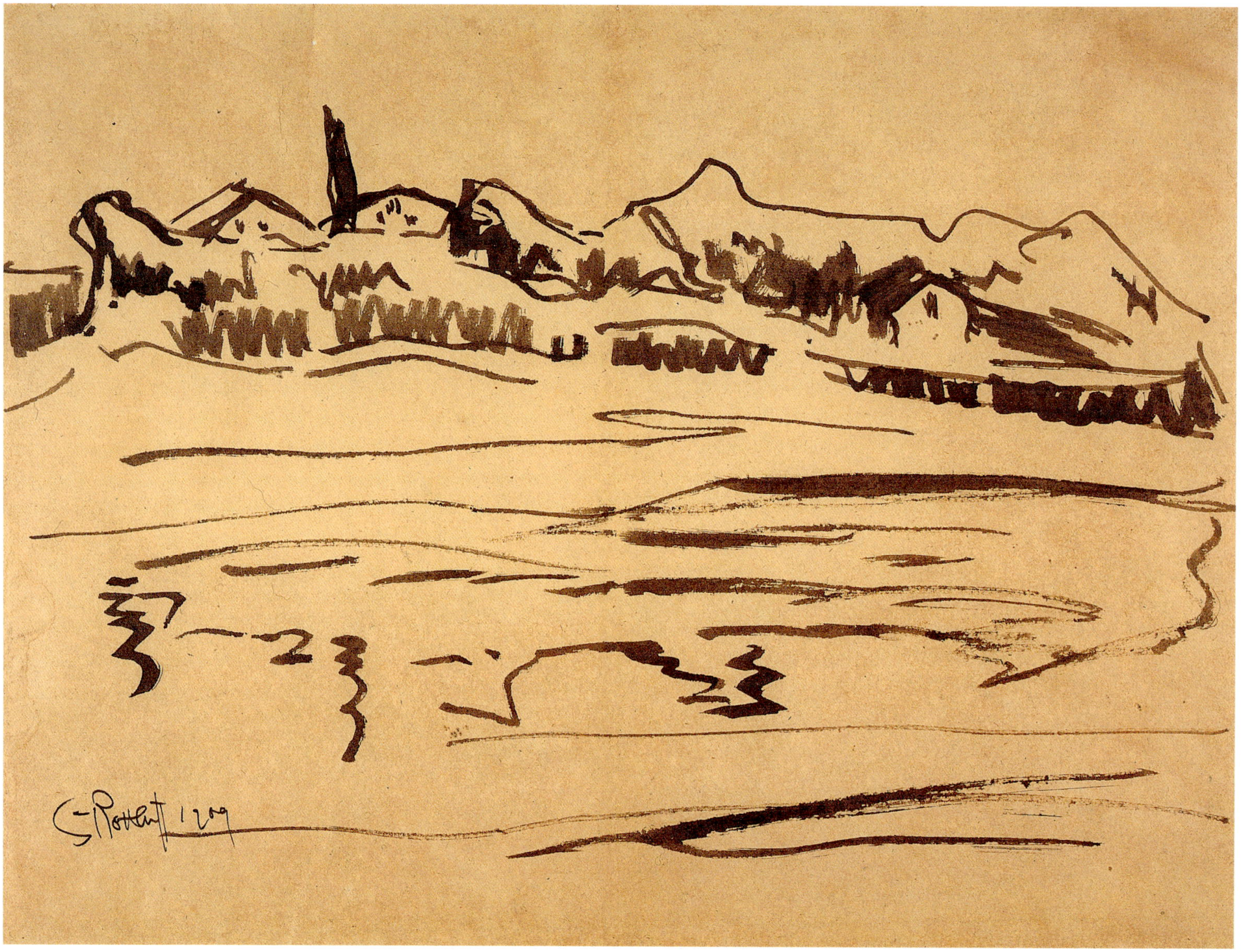

135 Höhenzug in Dangast, 1909

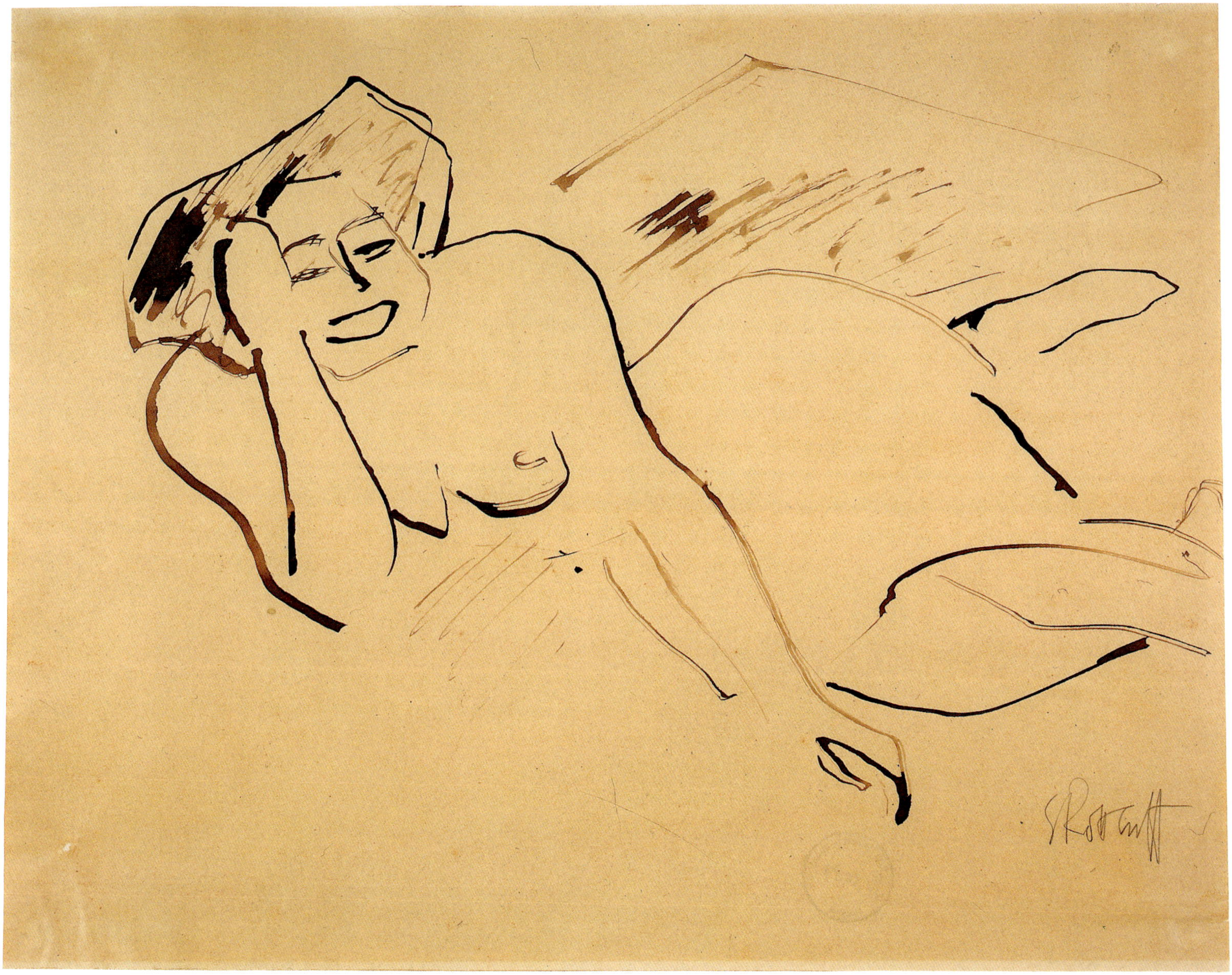

136 Liegender weiblicher Akt, um 1910

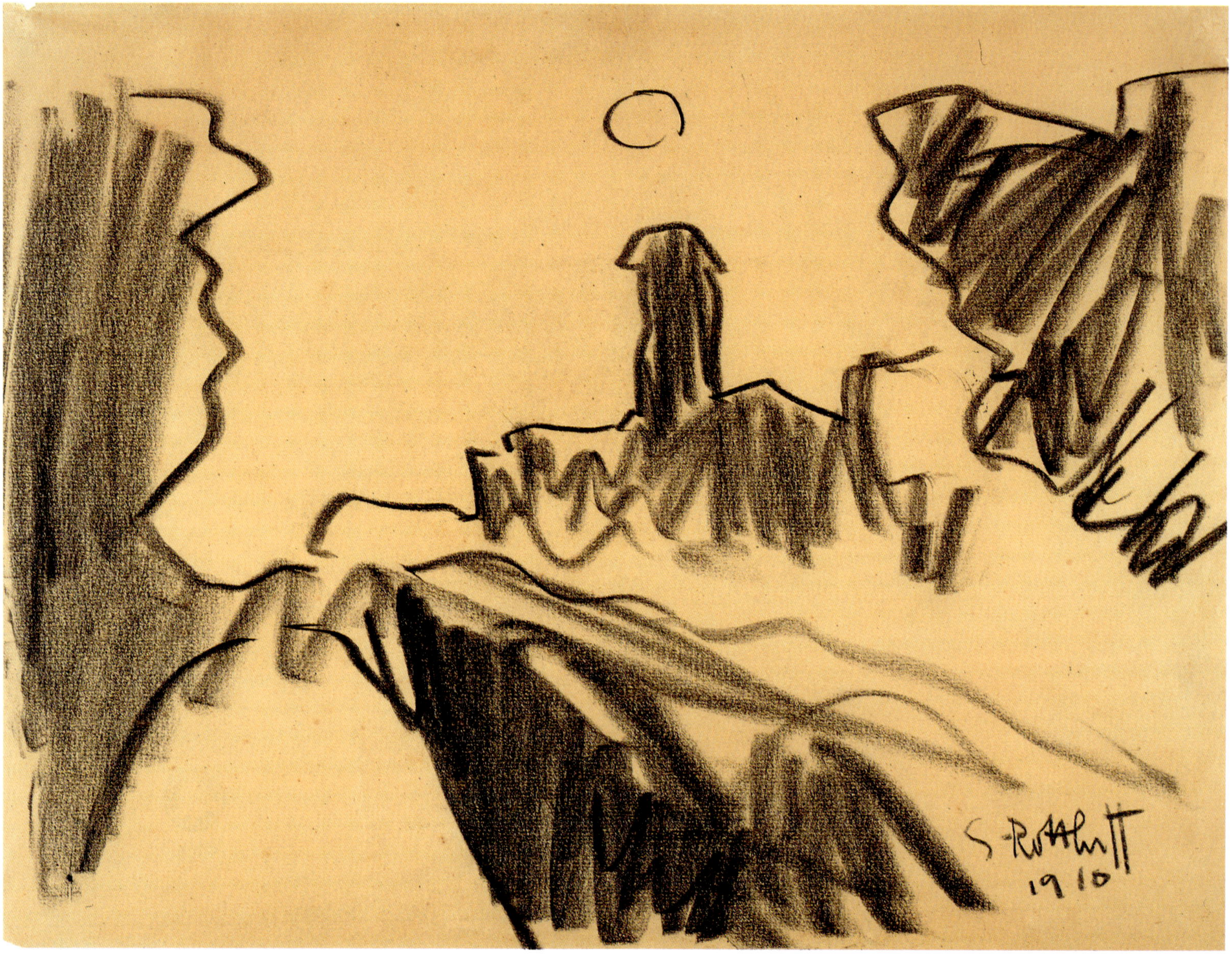

137 Landschaft in Dangast, 1910

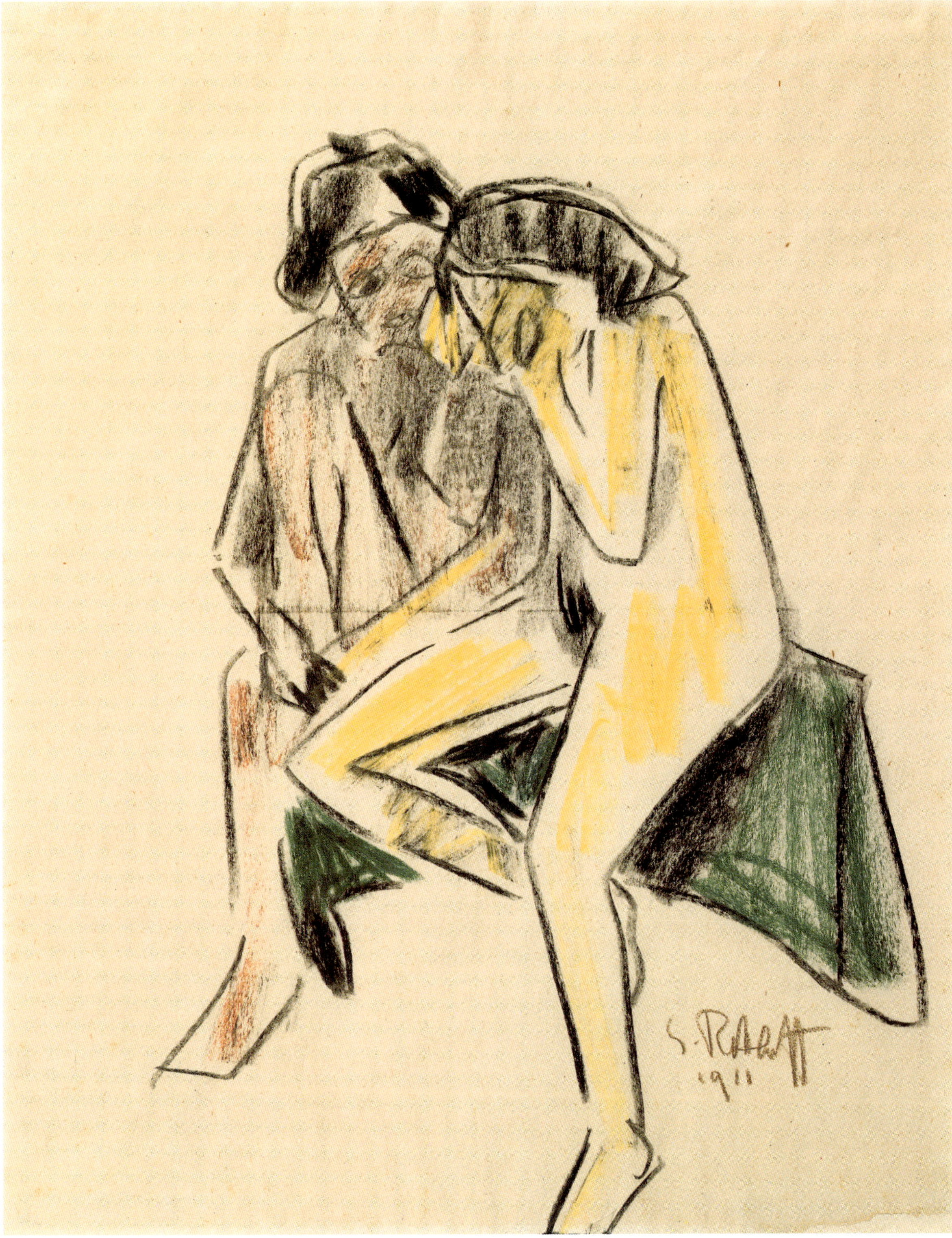

138 Zwei sitzende Mädchenakte, 1911

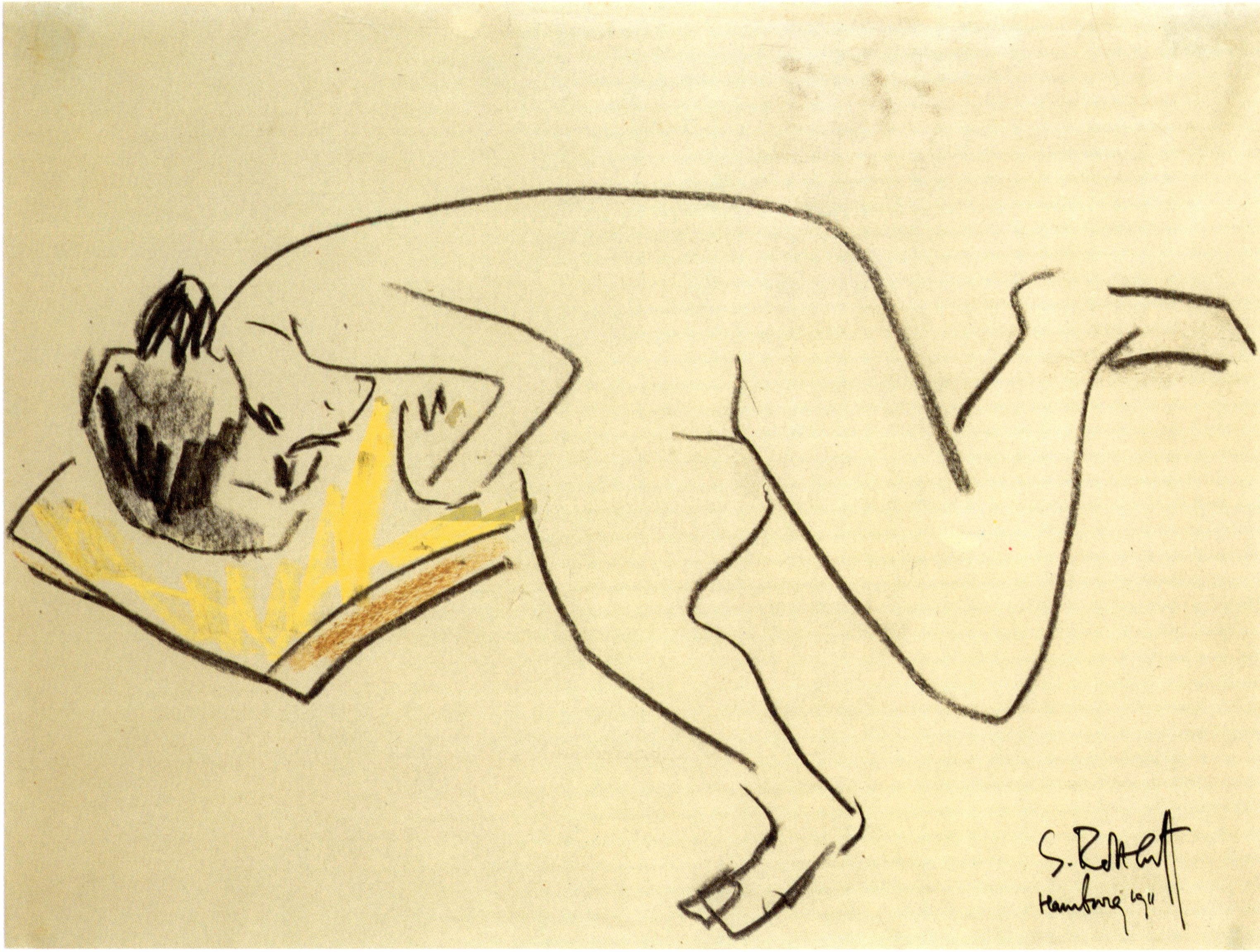

139 Liegender weiblicher Akt, 1911

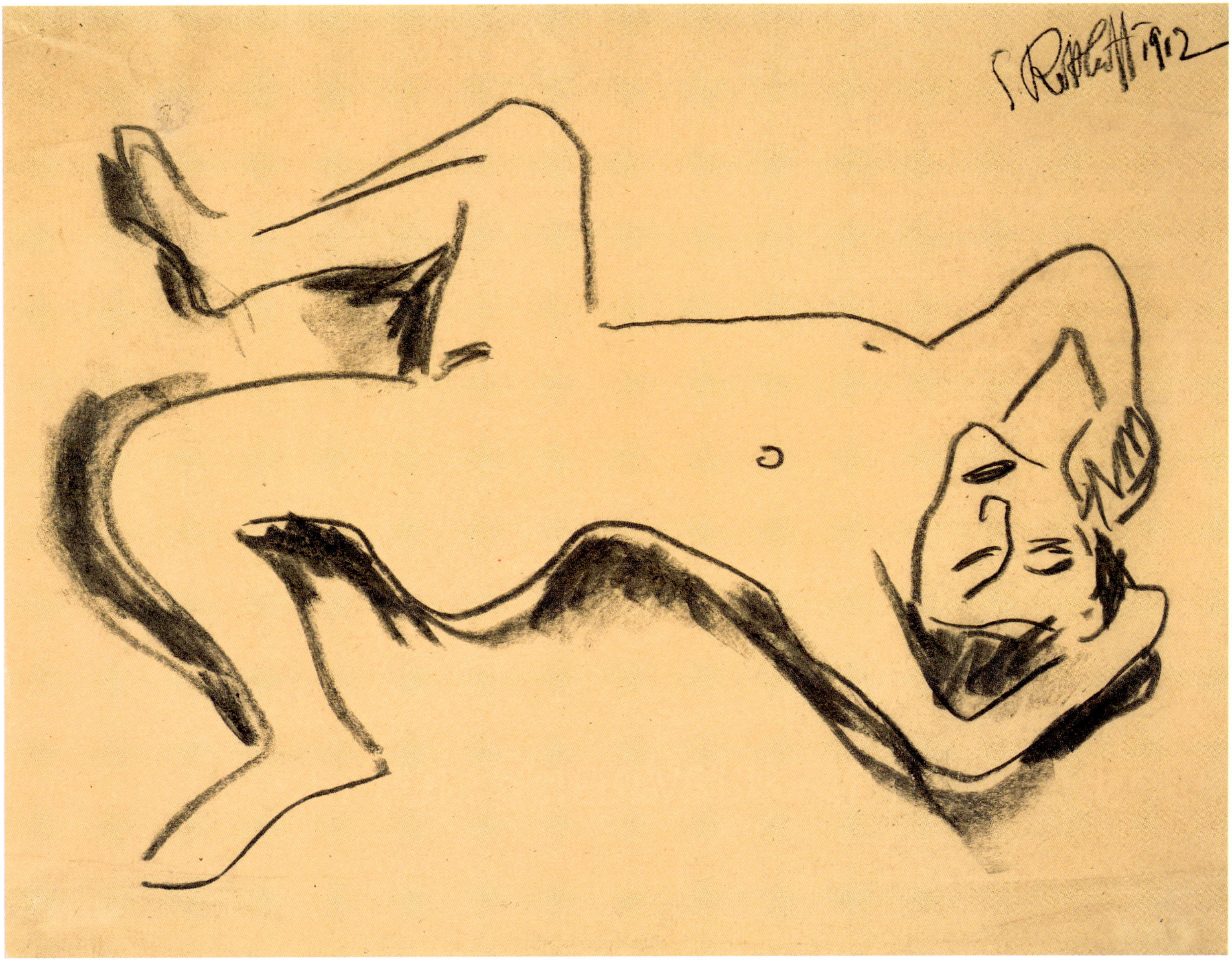

140 Auf dem Rücken liegender Akt, 1912

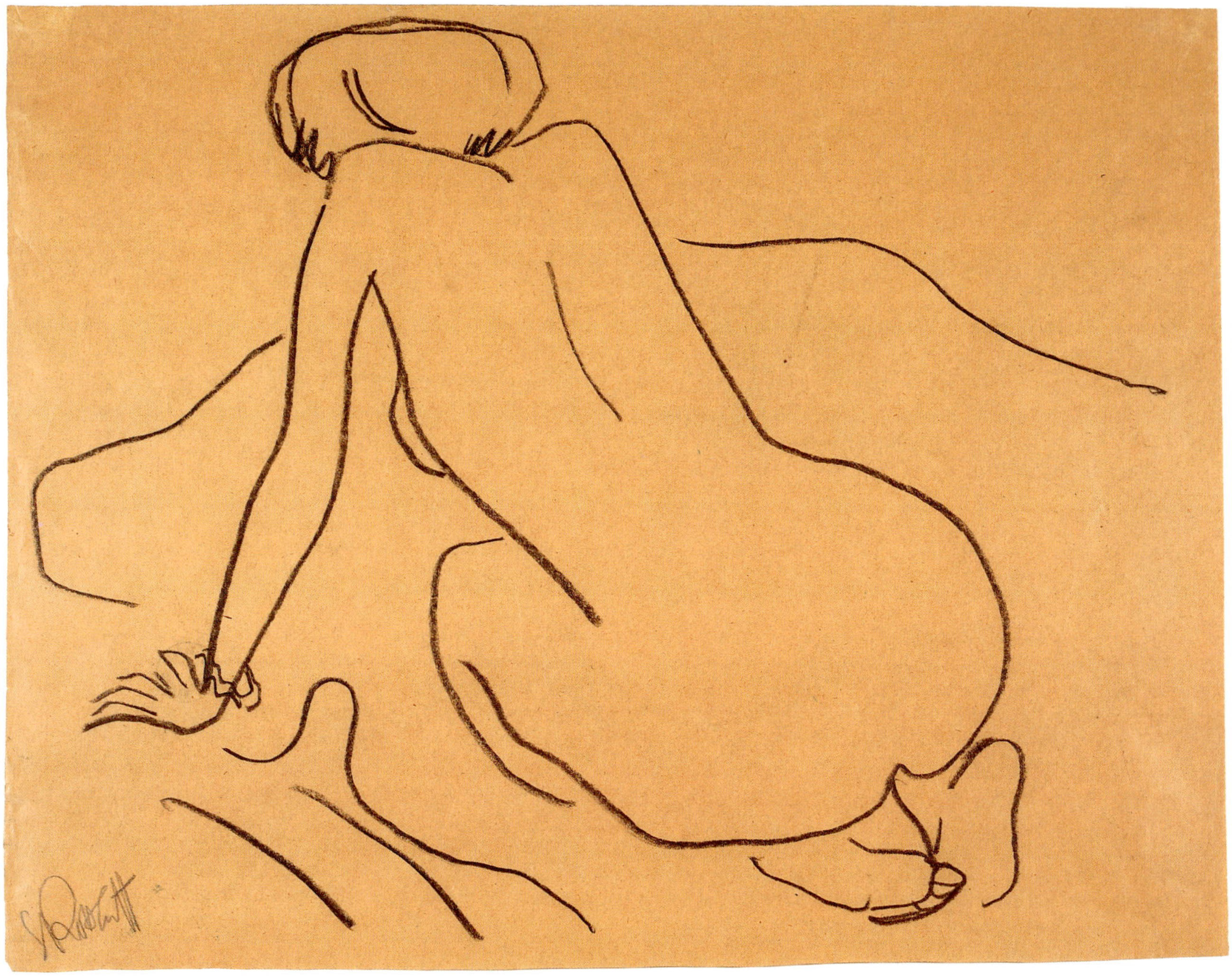

141 Kniender weiblicher Rückenakt, 1912

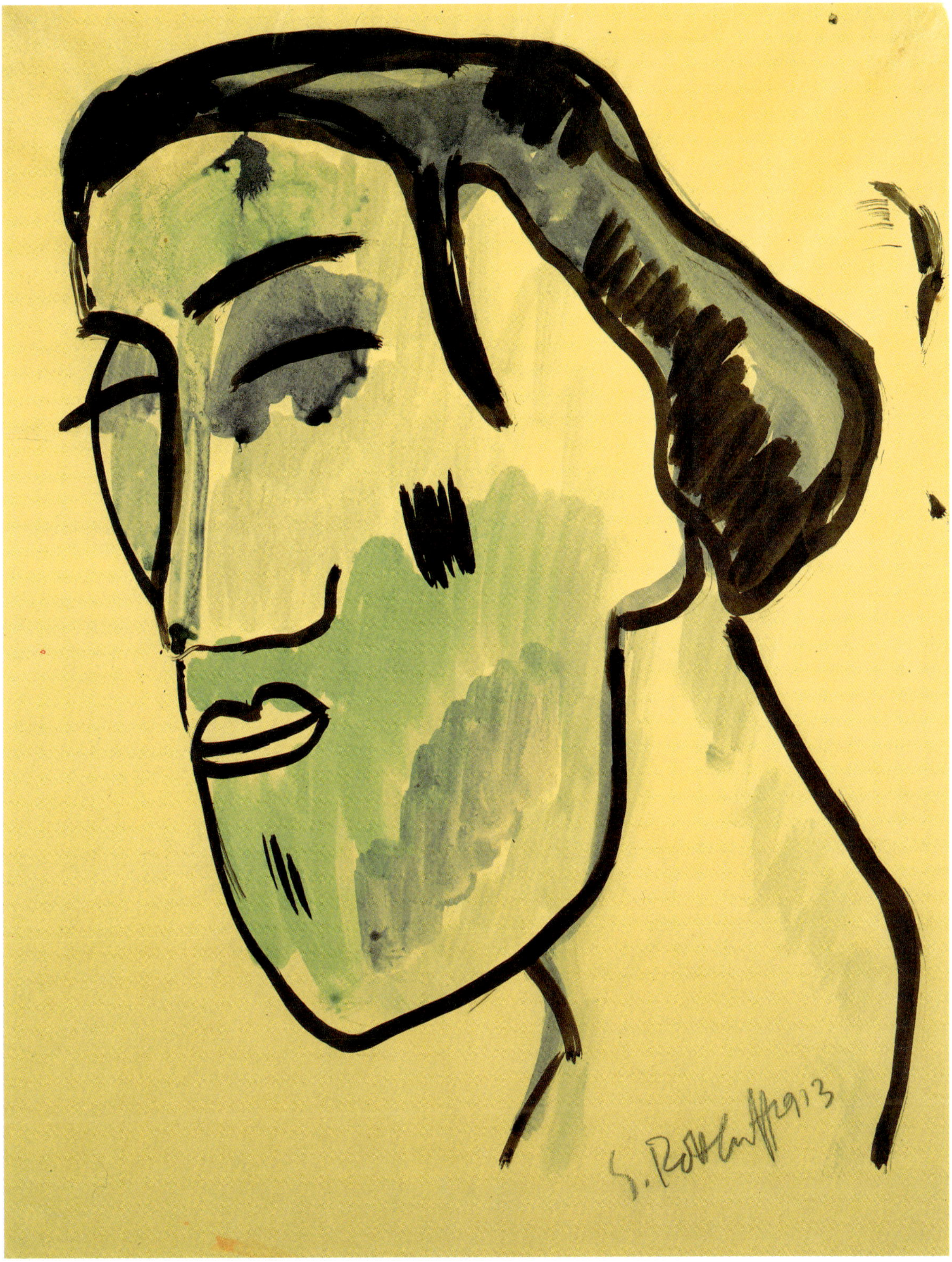

142 Frauenkopf, 1913

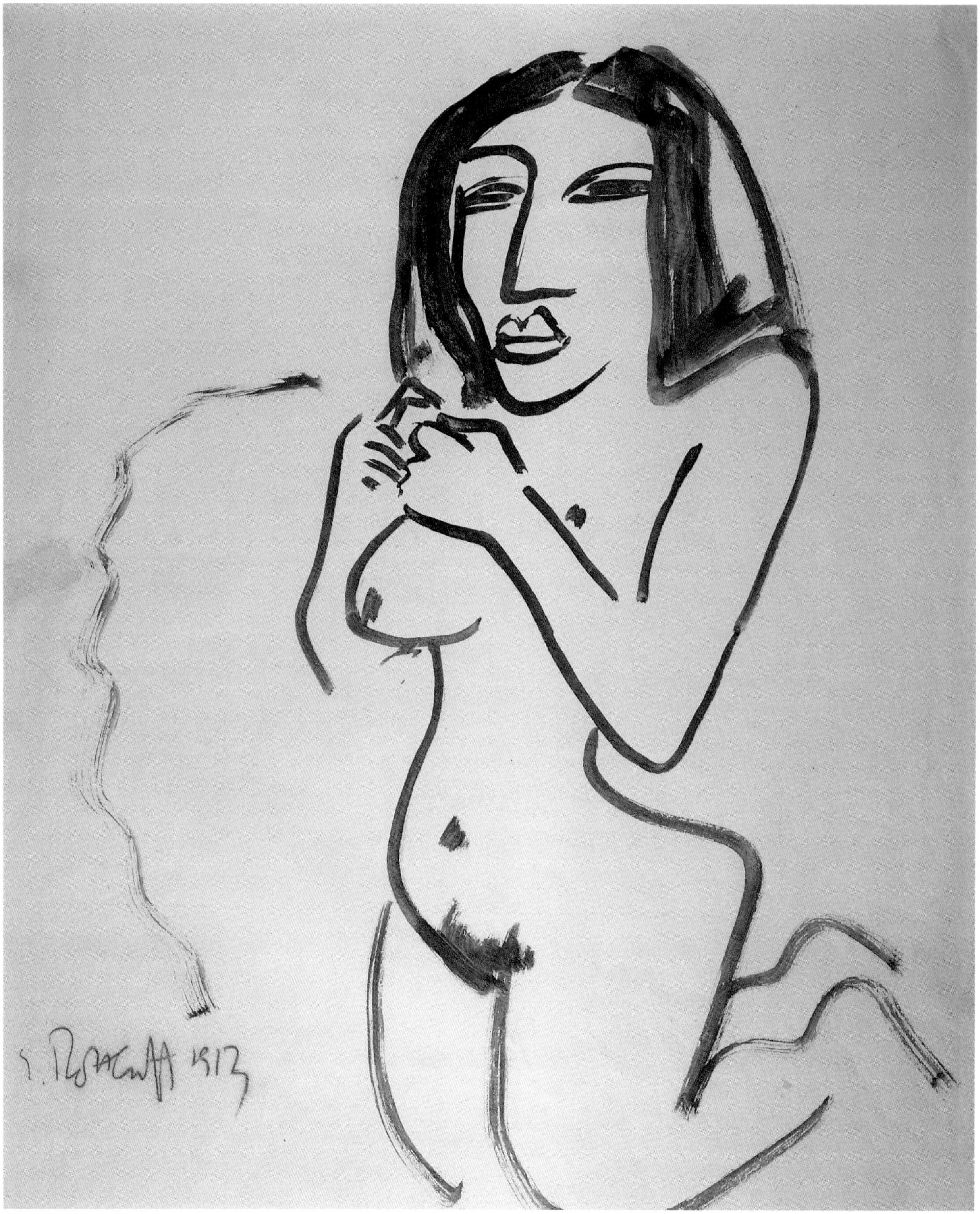

143 Kniendes Mädchen, 1913

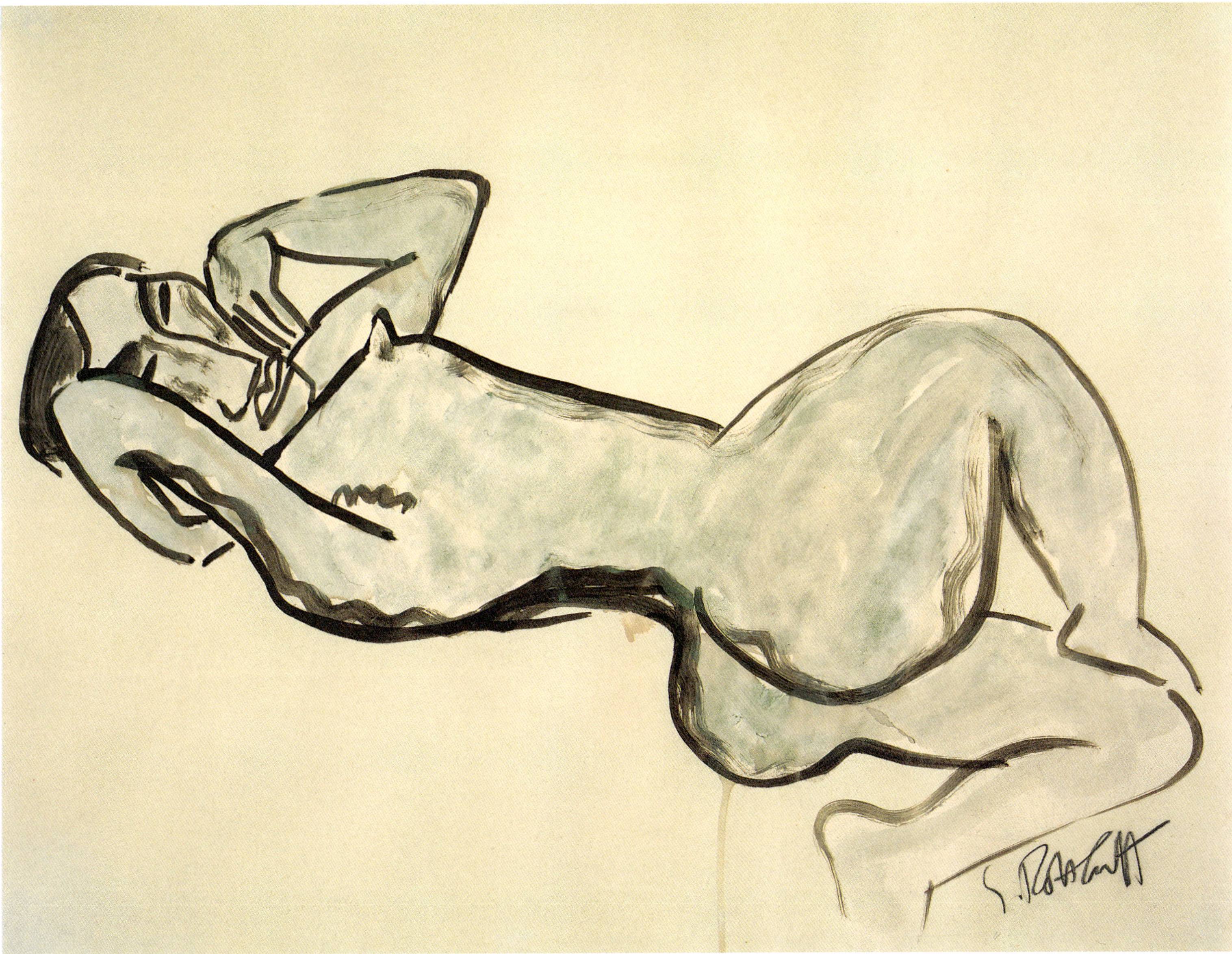

144 Liegender weiblicher Akt, 1913

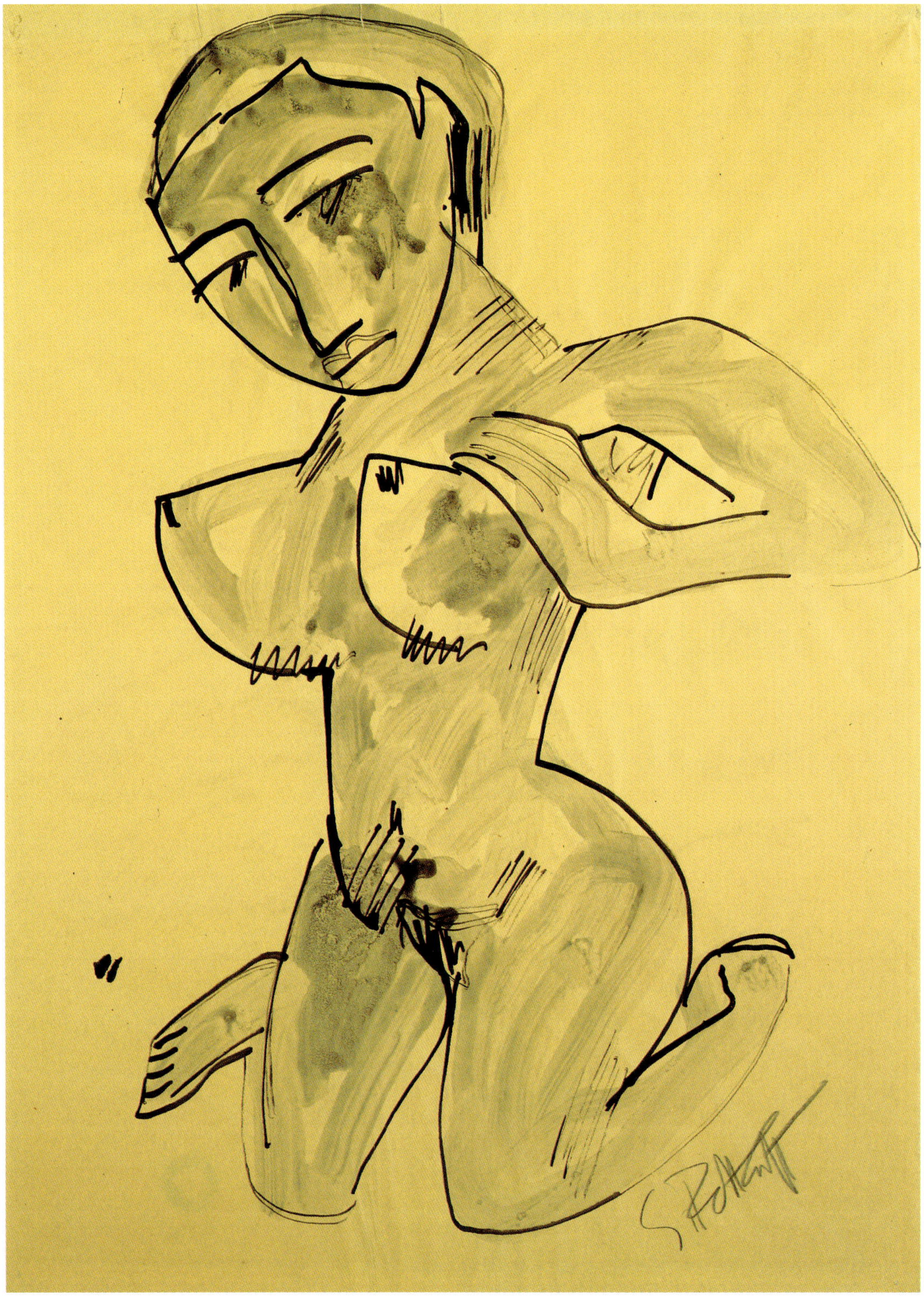

145 Kniender weiblicher Akt, 1913

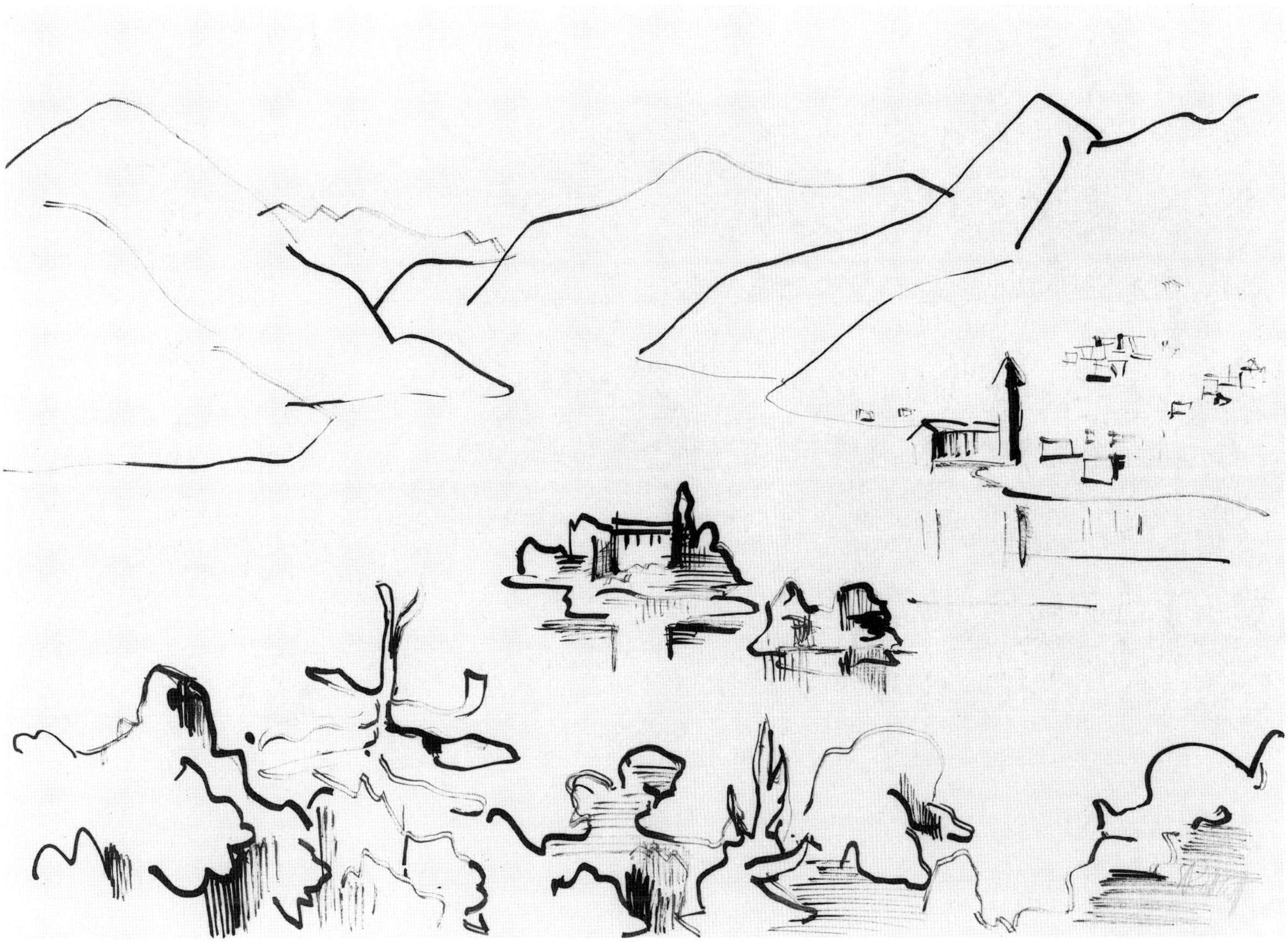

146 Inseln im Lago Maggiore, um 1927/28

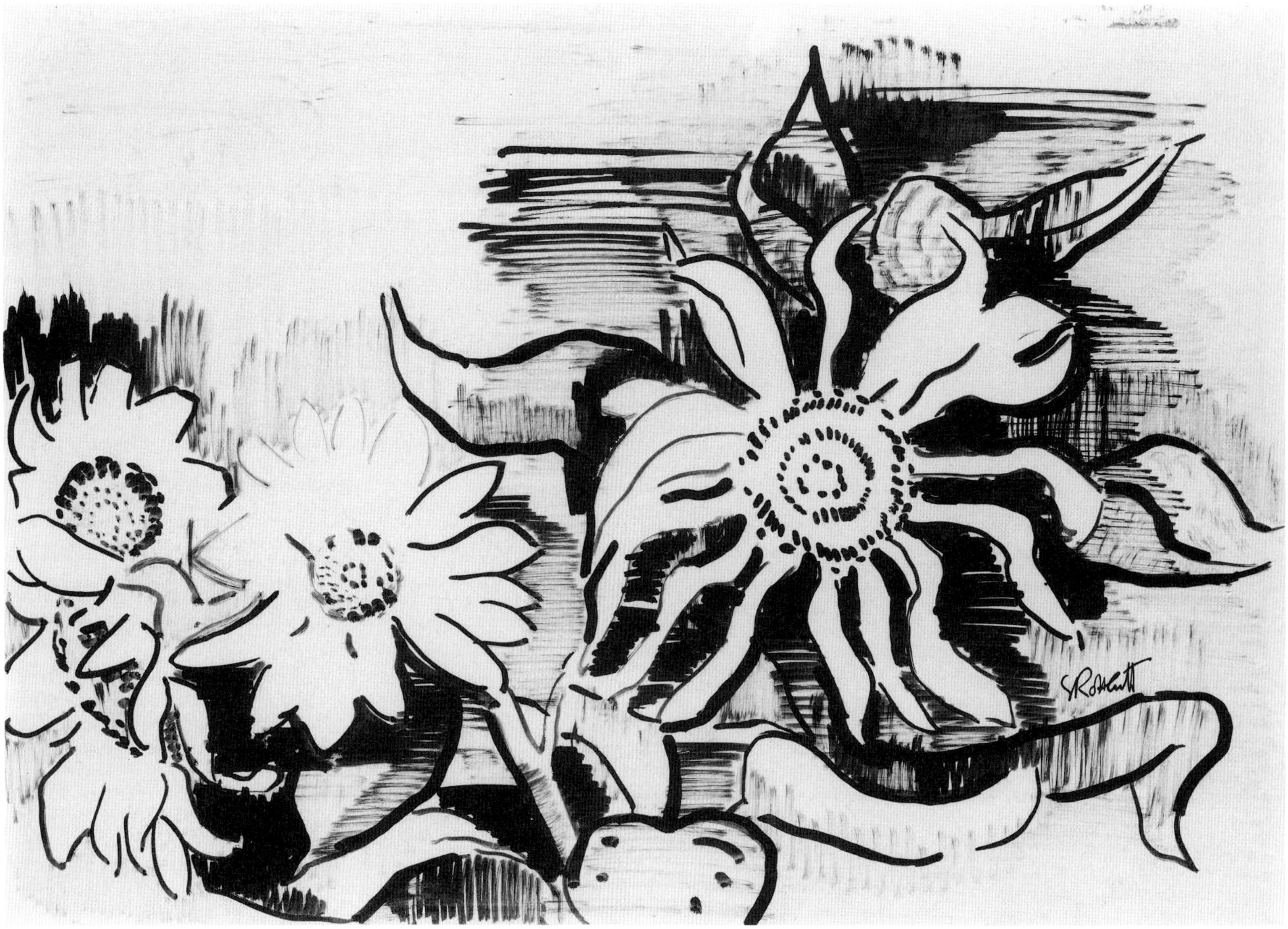

147 Sonnenblumen, 1933

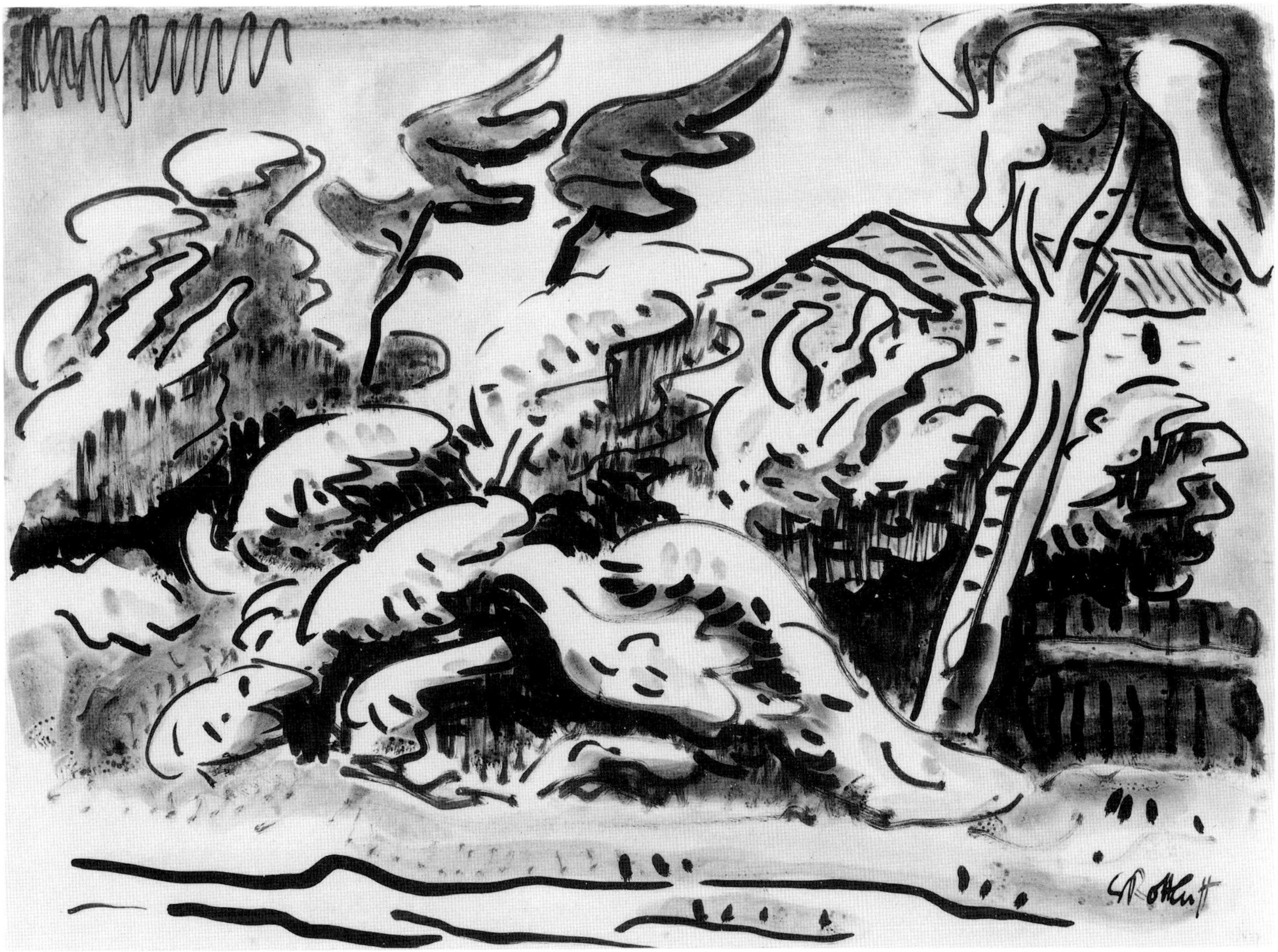

148 Sturm, 1934

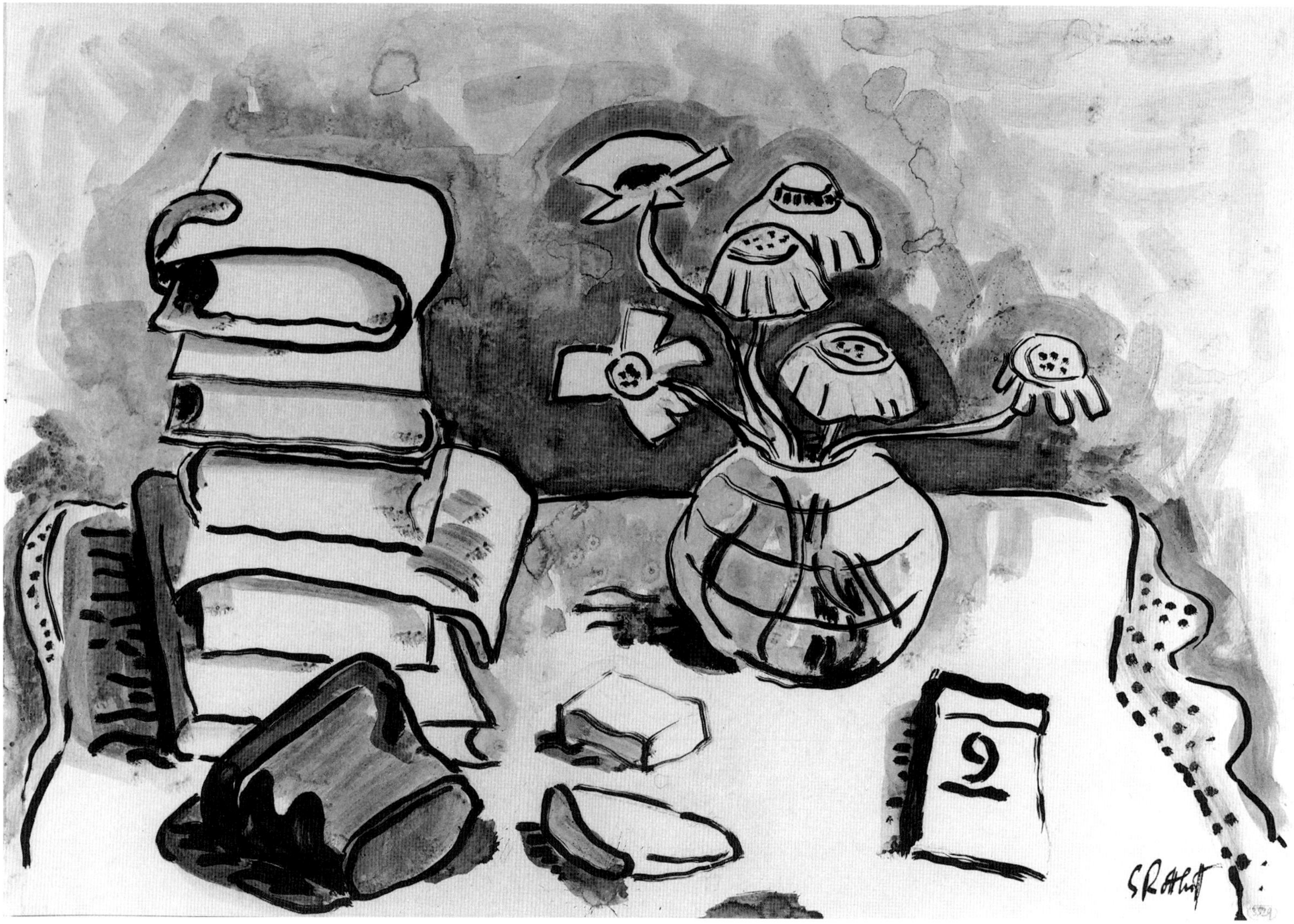

149 Stilleben mit Büchern, 1935

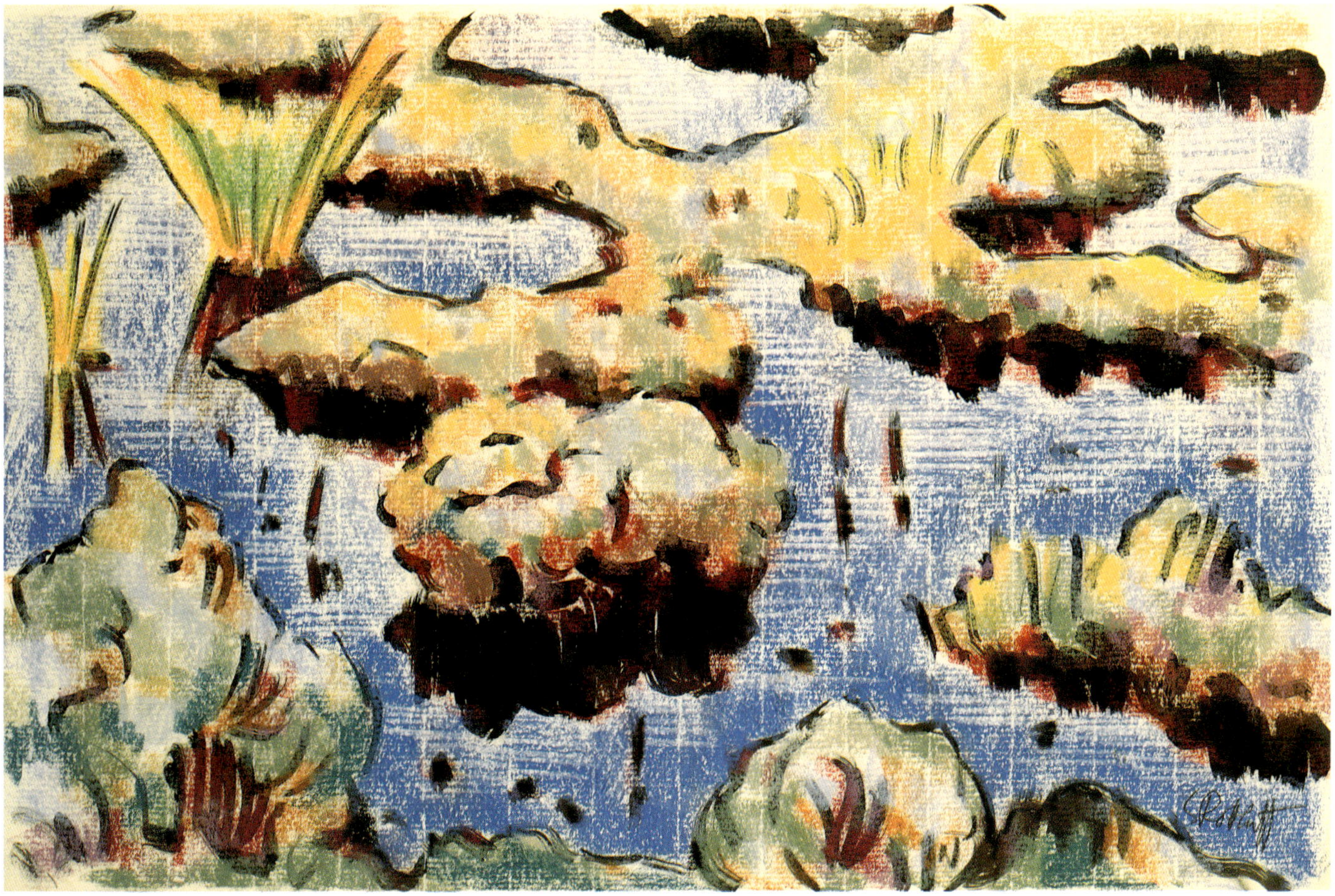

150 Moorlandschaft I, um 1940

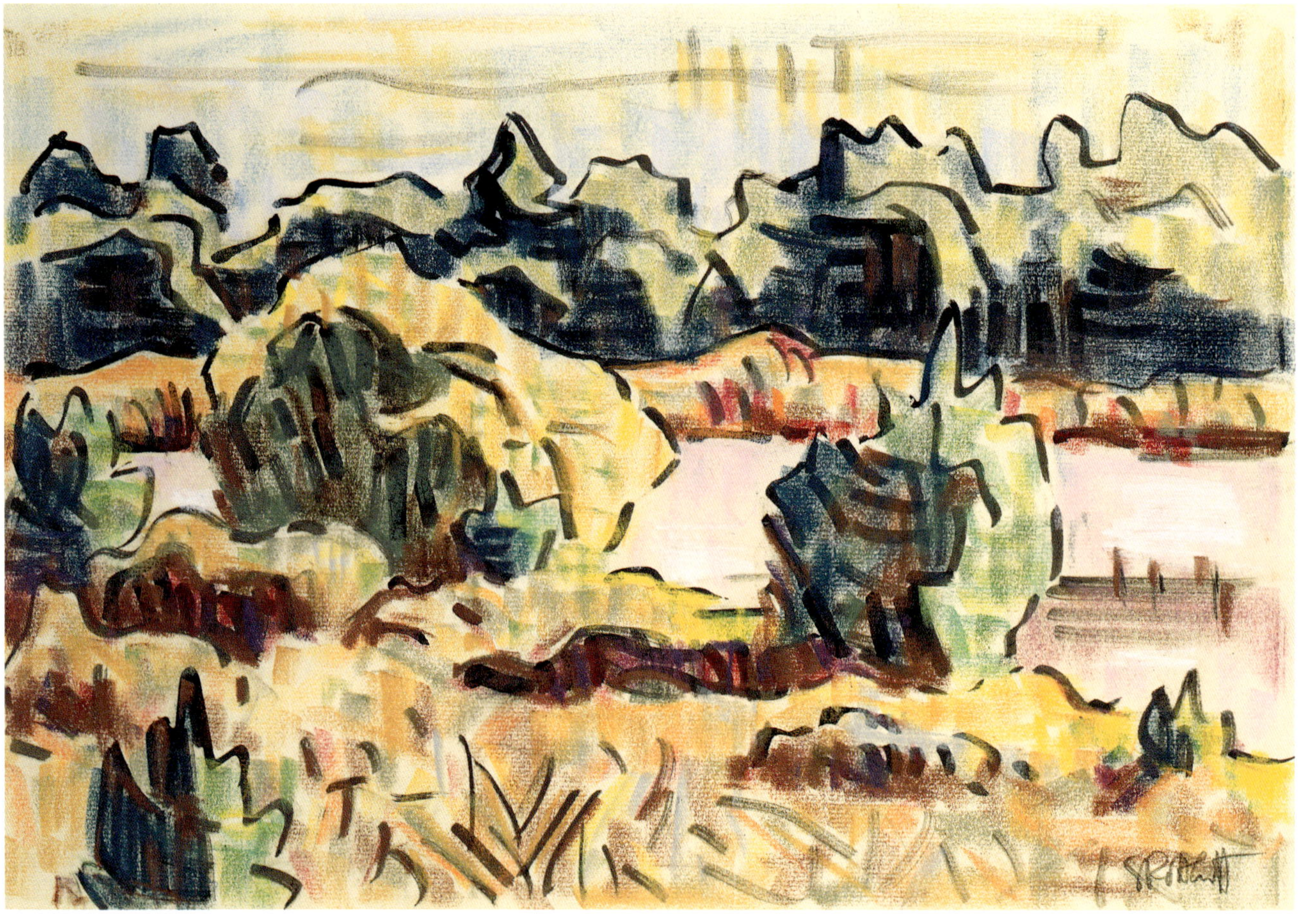

151 Moorlandschaft II, um 1940

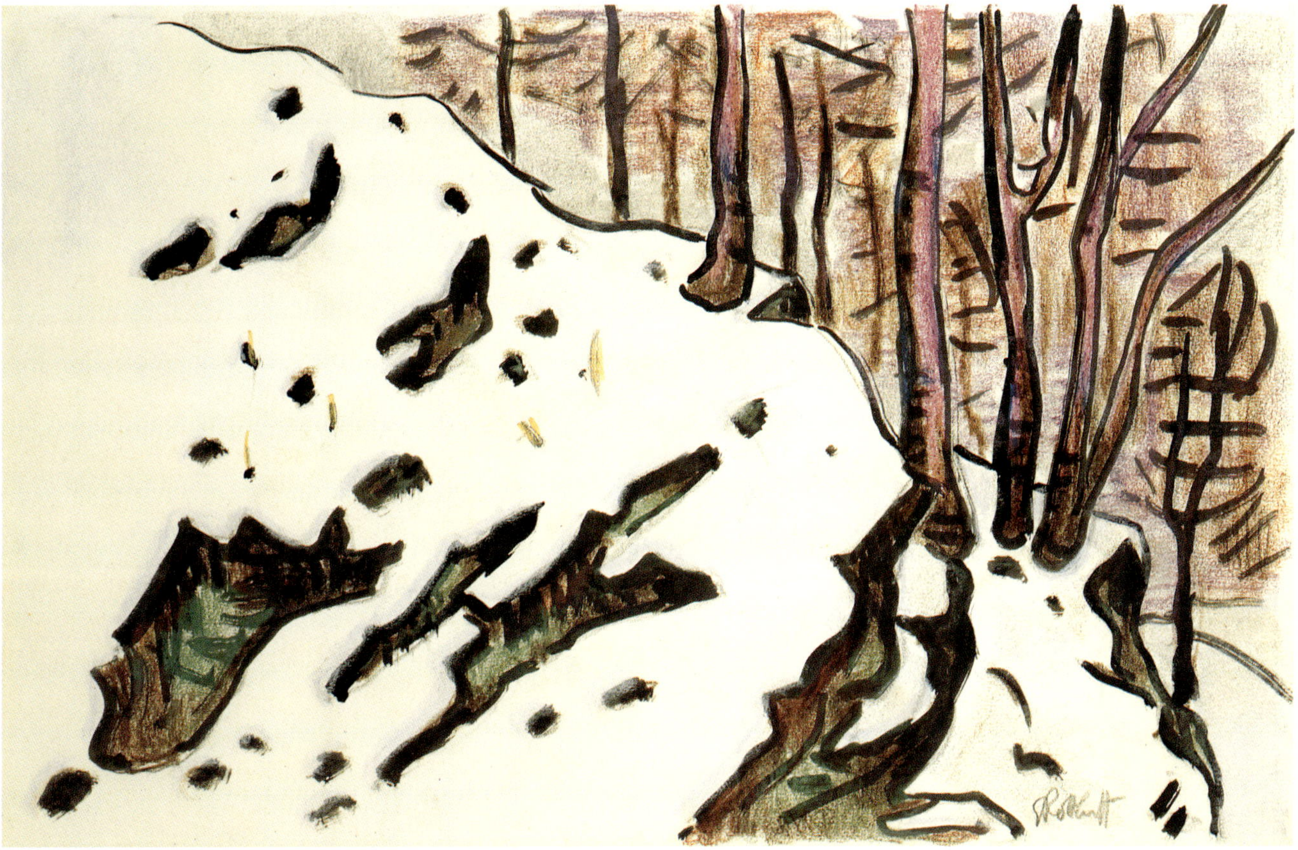

152 Verschneite Felsen, um 1940

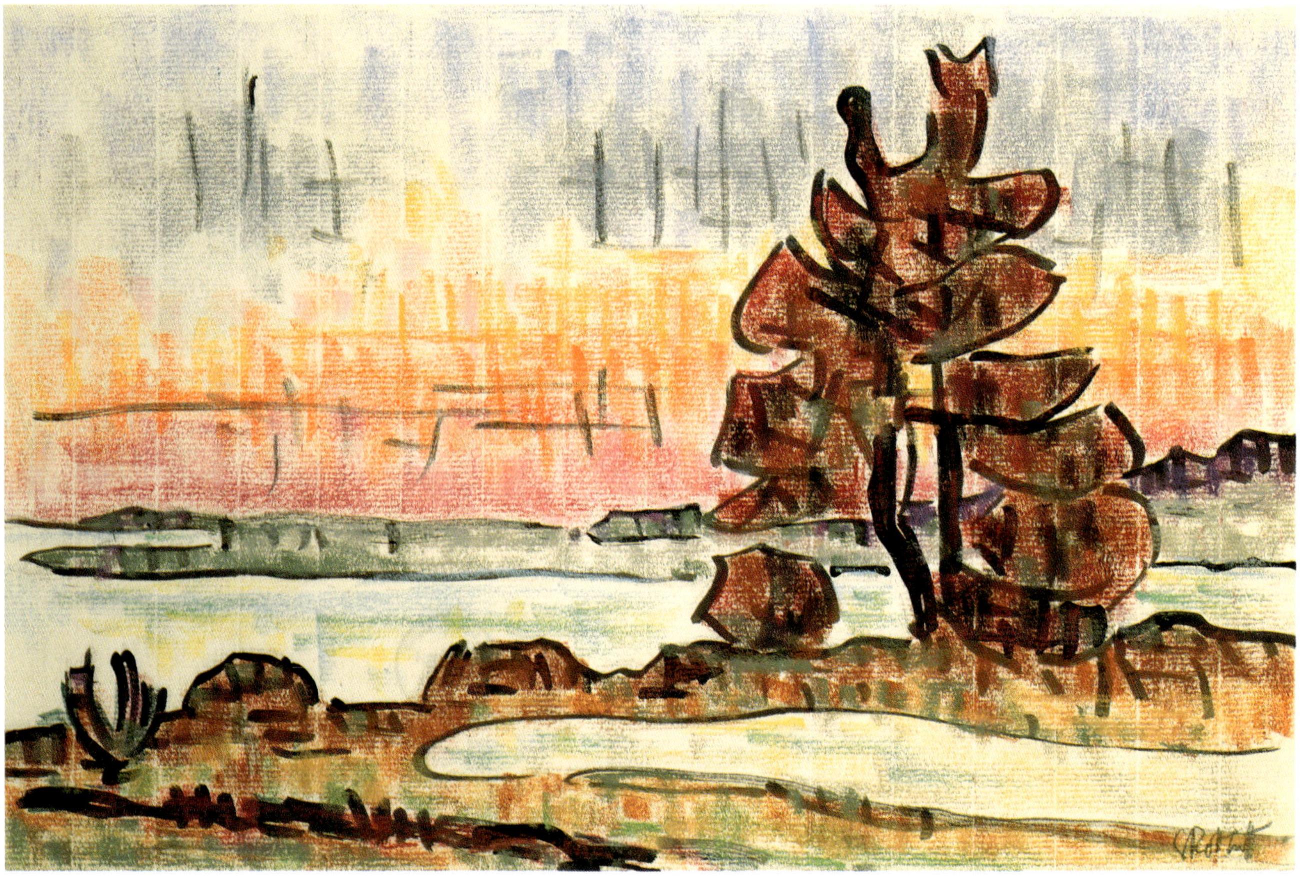

153 Abend am Lebasee, um 1940

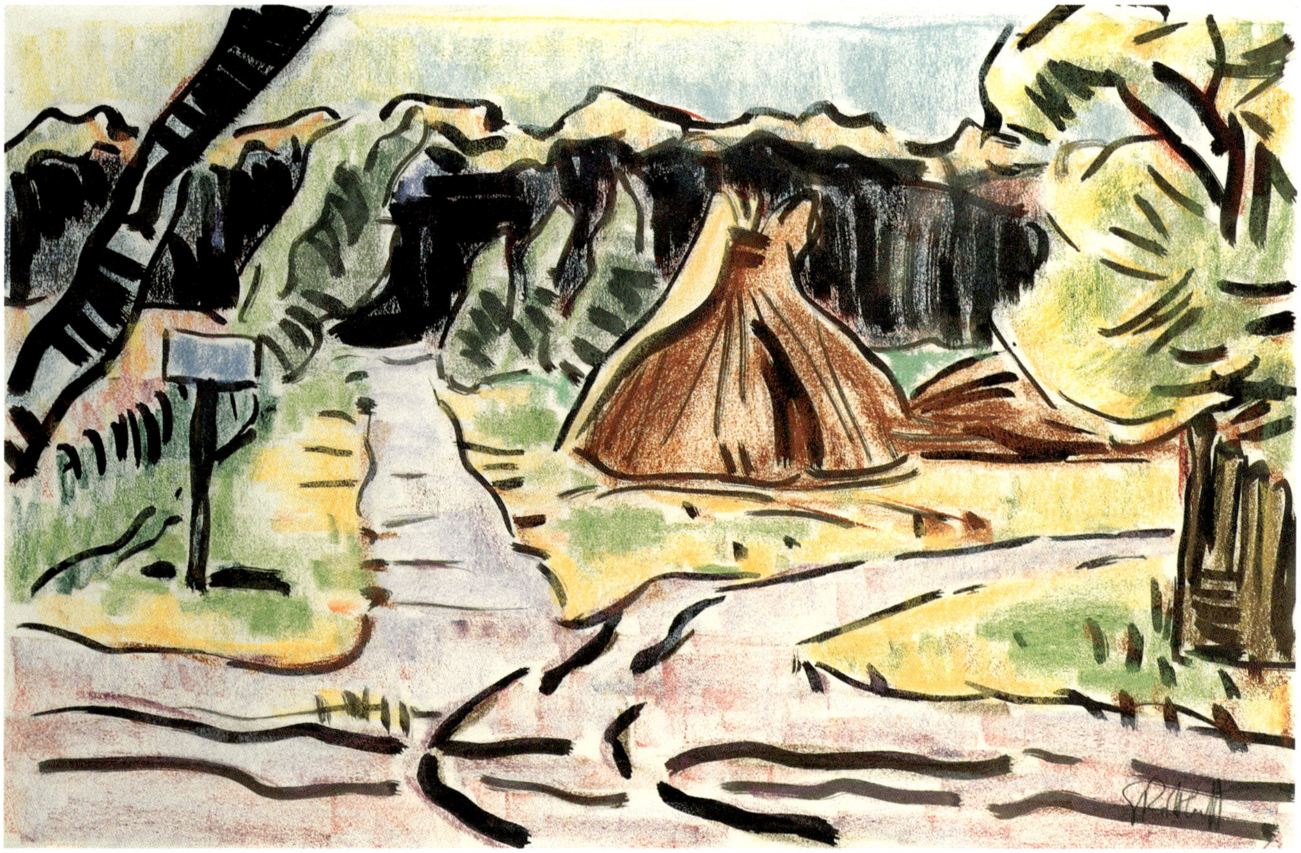

154 Wegkreuzung, um 1940

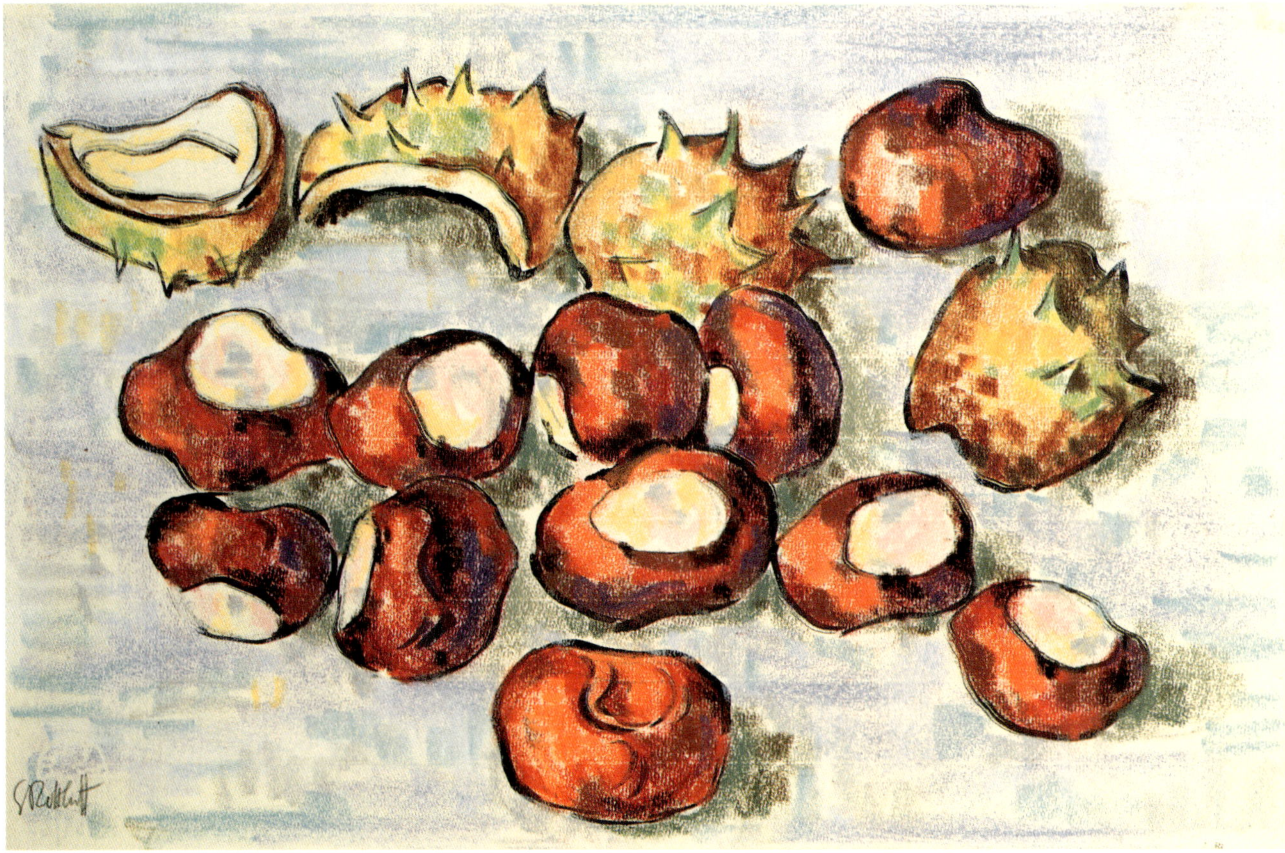

155 Kastanien, um 1940

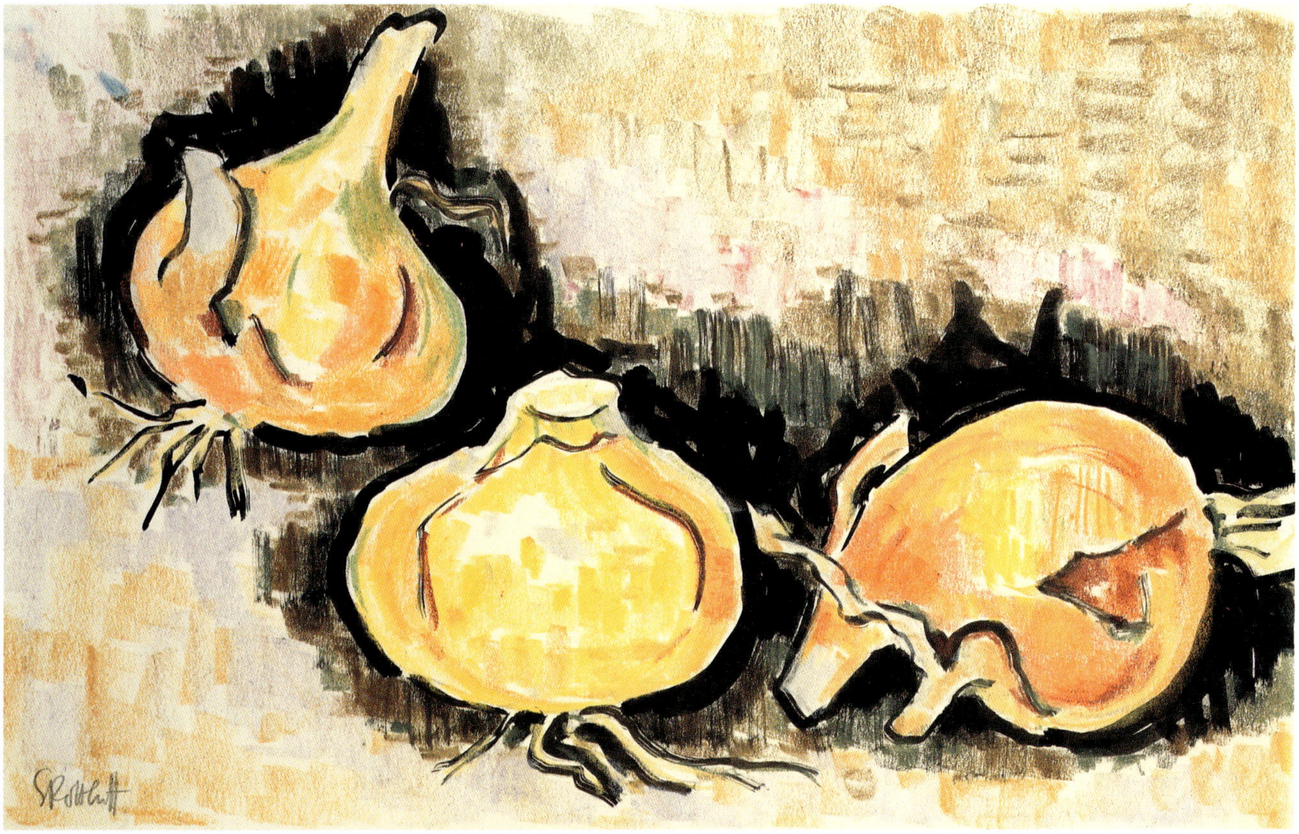

156 Zwiebeln, um 1940

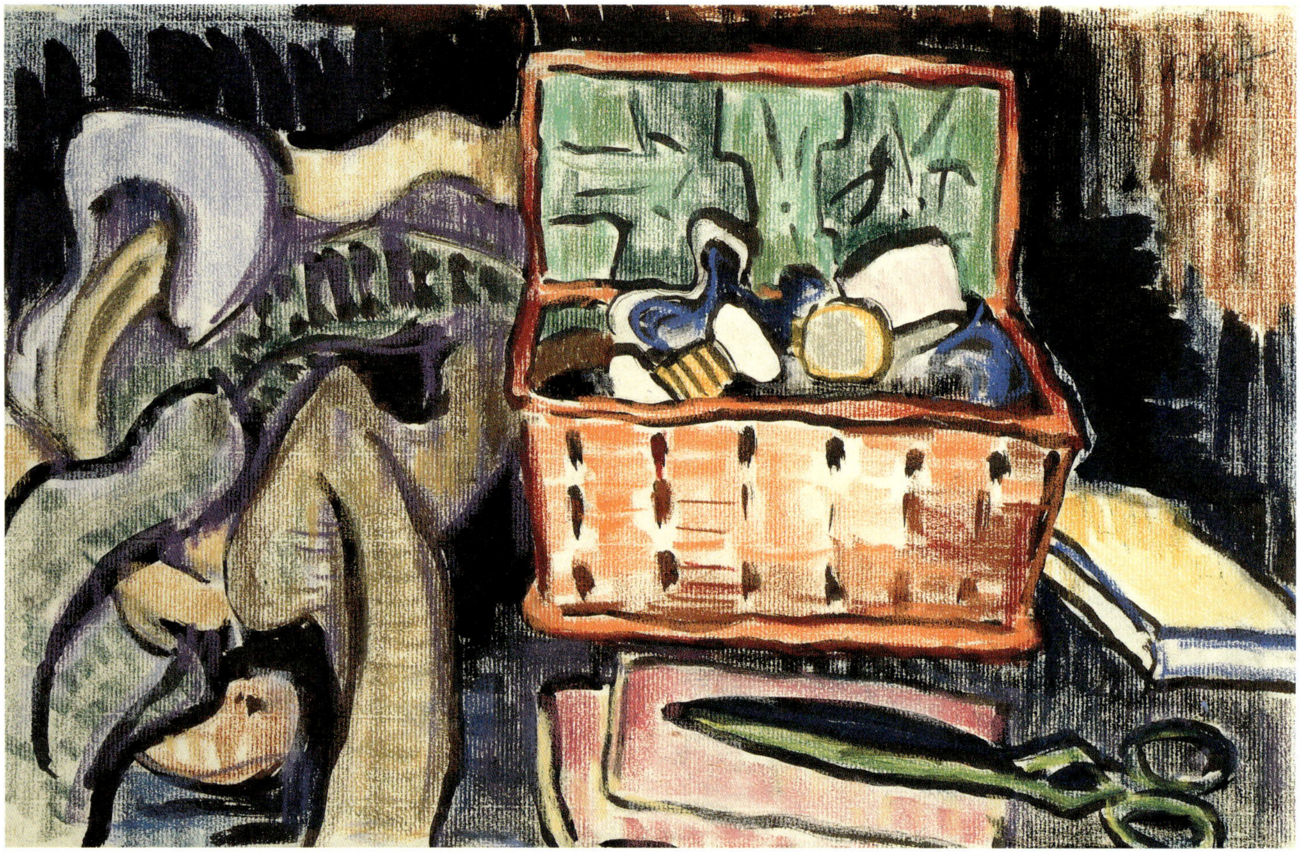

157 Nähkorb, um 1940

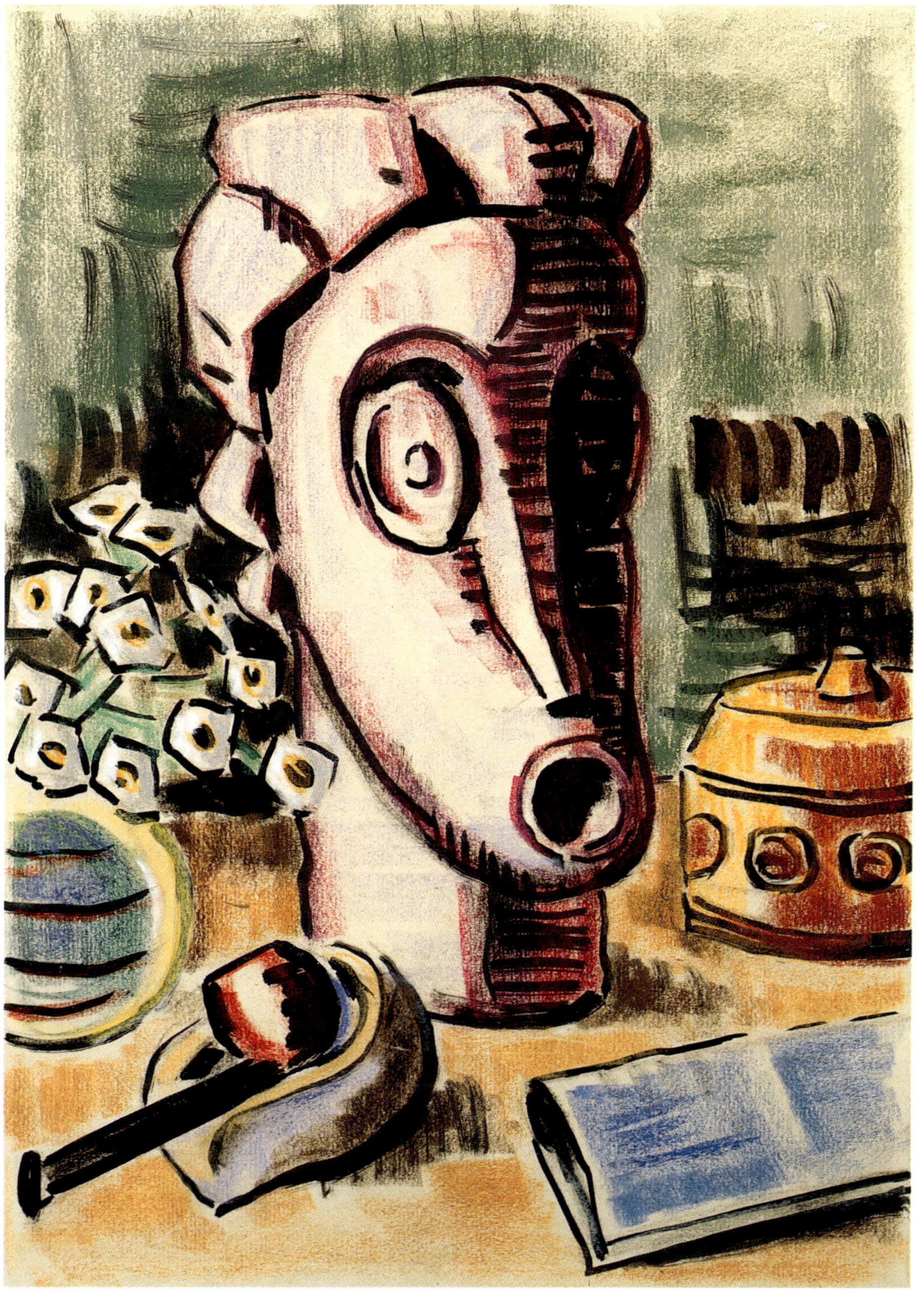

158 Stilleben mit Skulptur »Panischer Schrecken«, um 1940

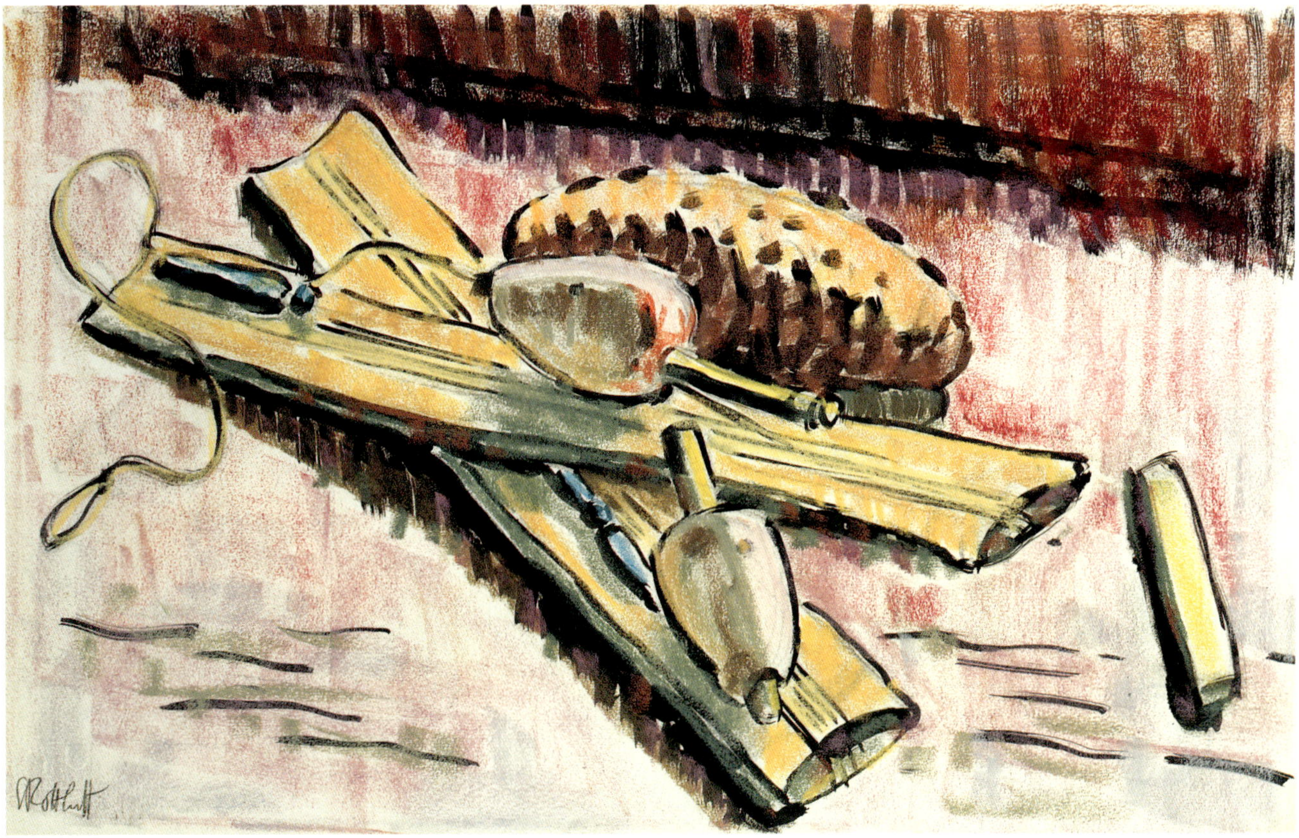

159 Angelgerät I, um 1940

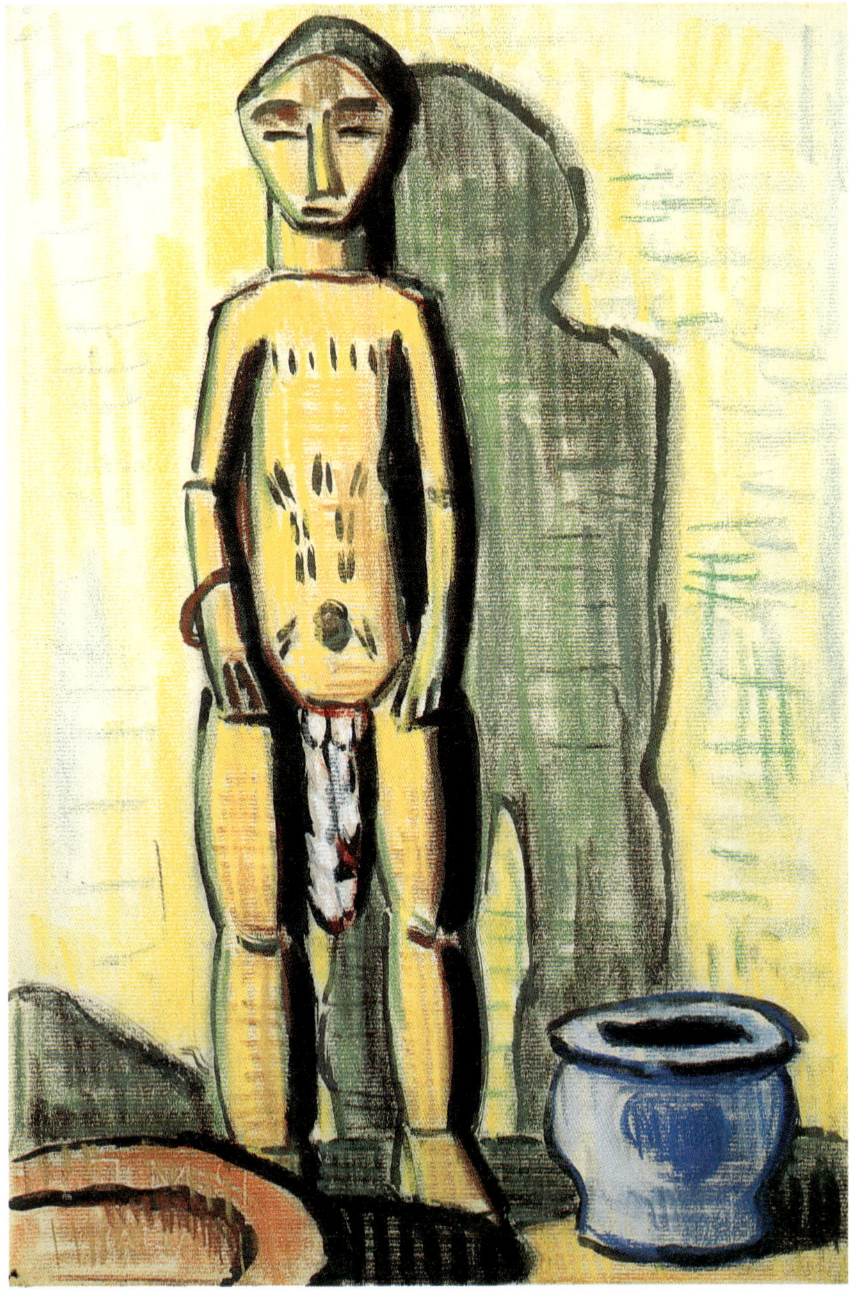

160 Stilleben mit Holzfigur, um 1940

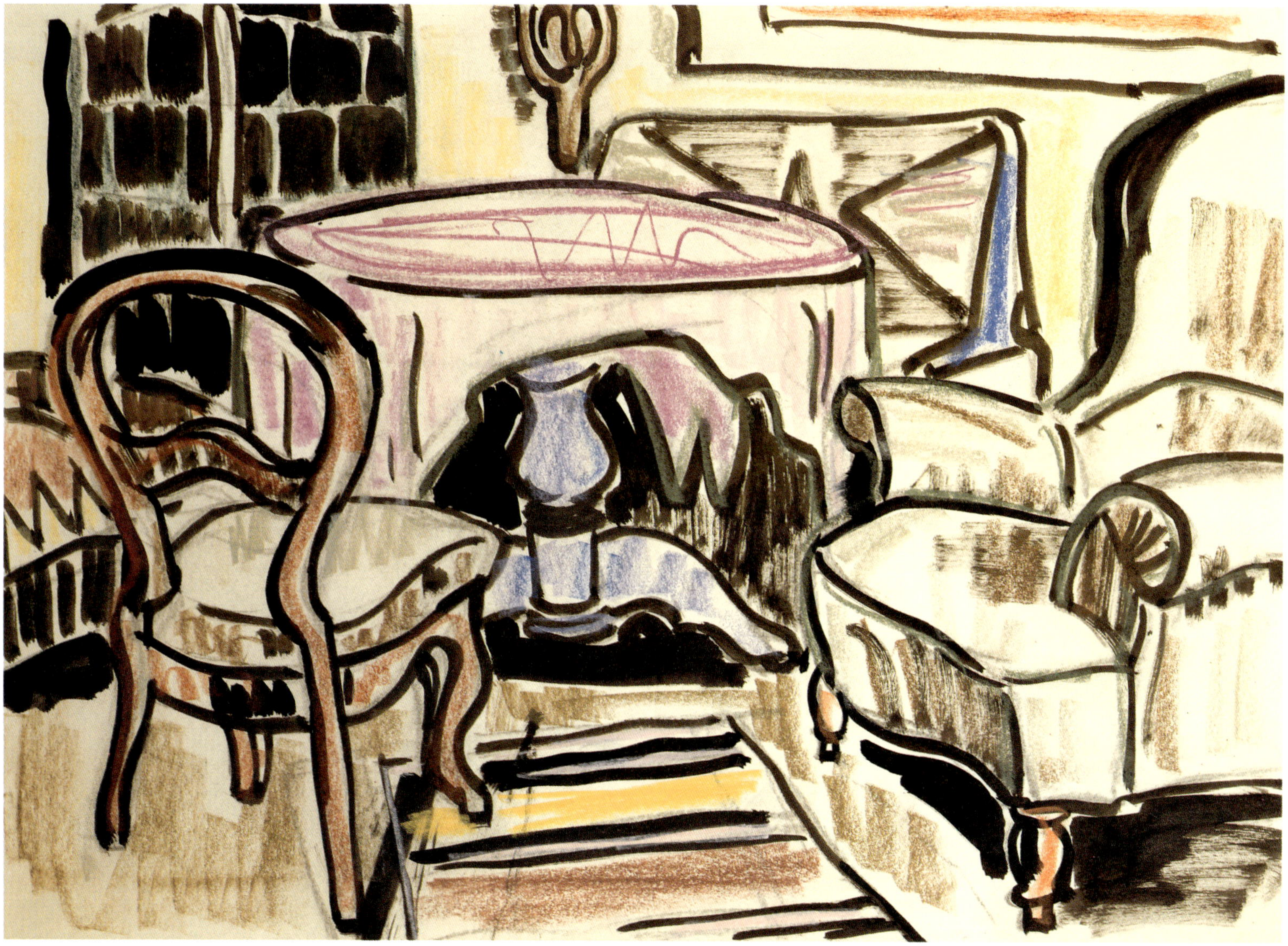

161 Zimmerecke, um 1940

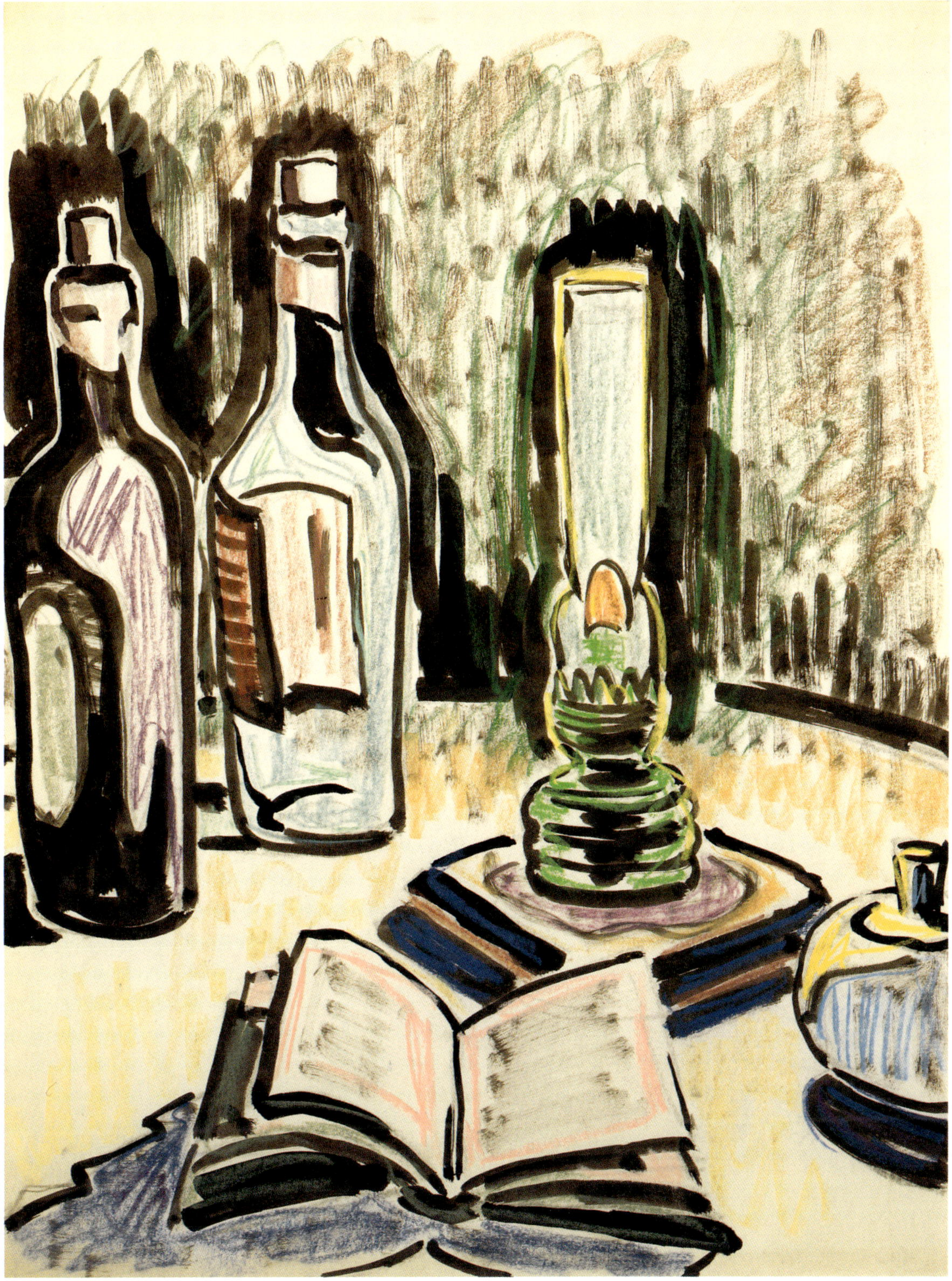

162 Blockadestilleben, Ende 40er Jahre

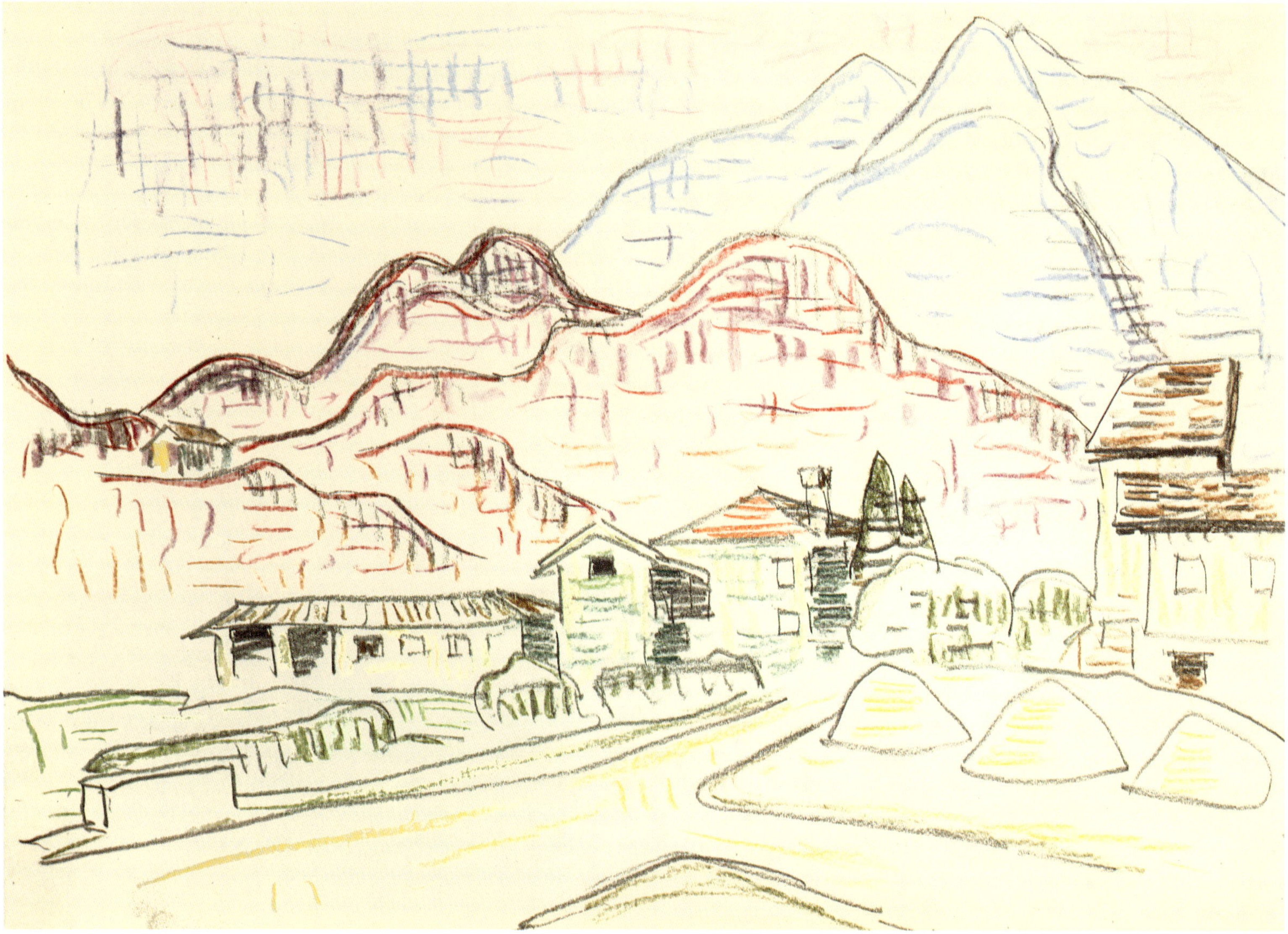

163 Dorf im Tessin, 50er Jahre

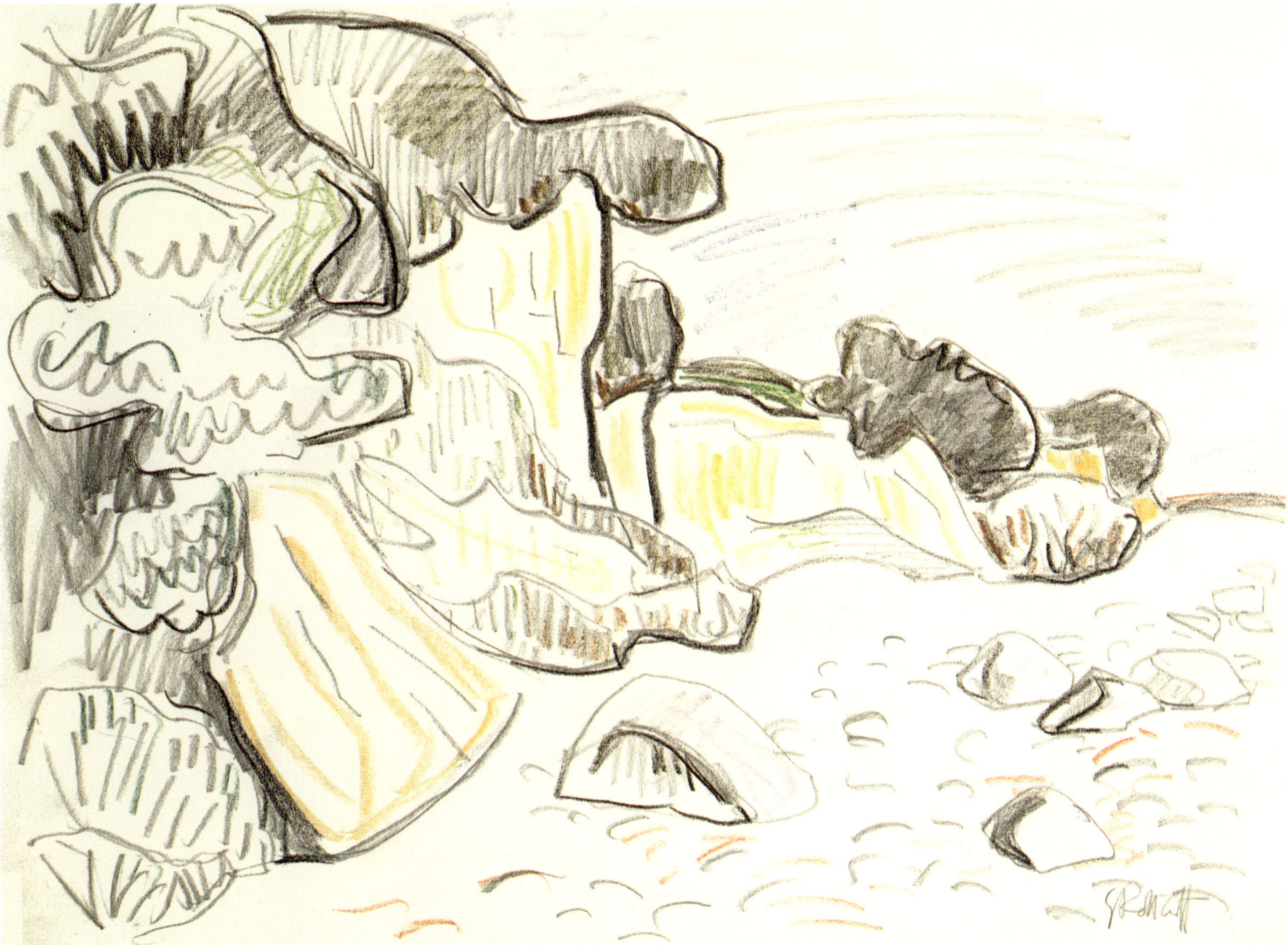

164 Steilküste, 50er Jahre

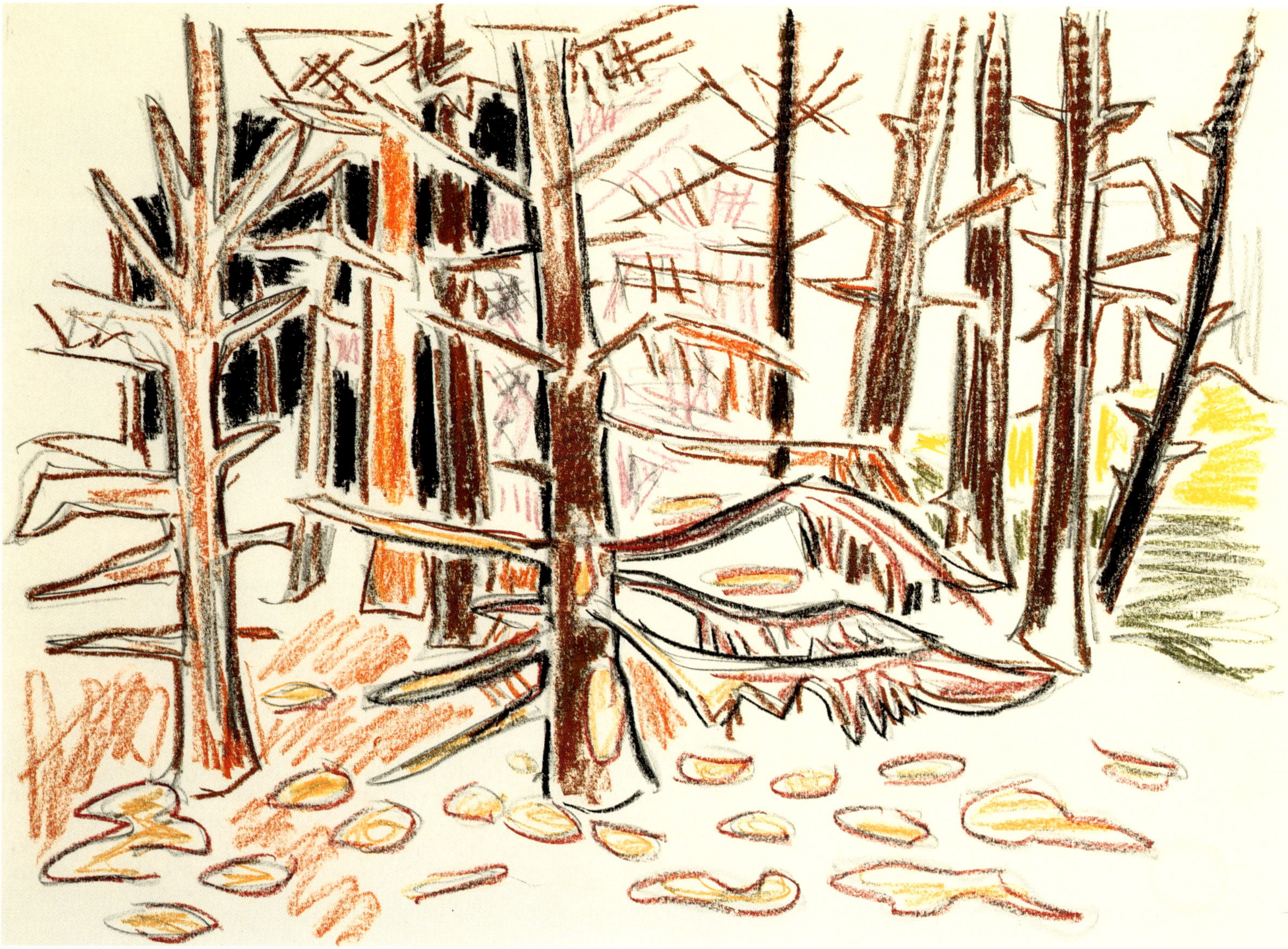

165 Grätenwald, 50er Jahre

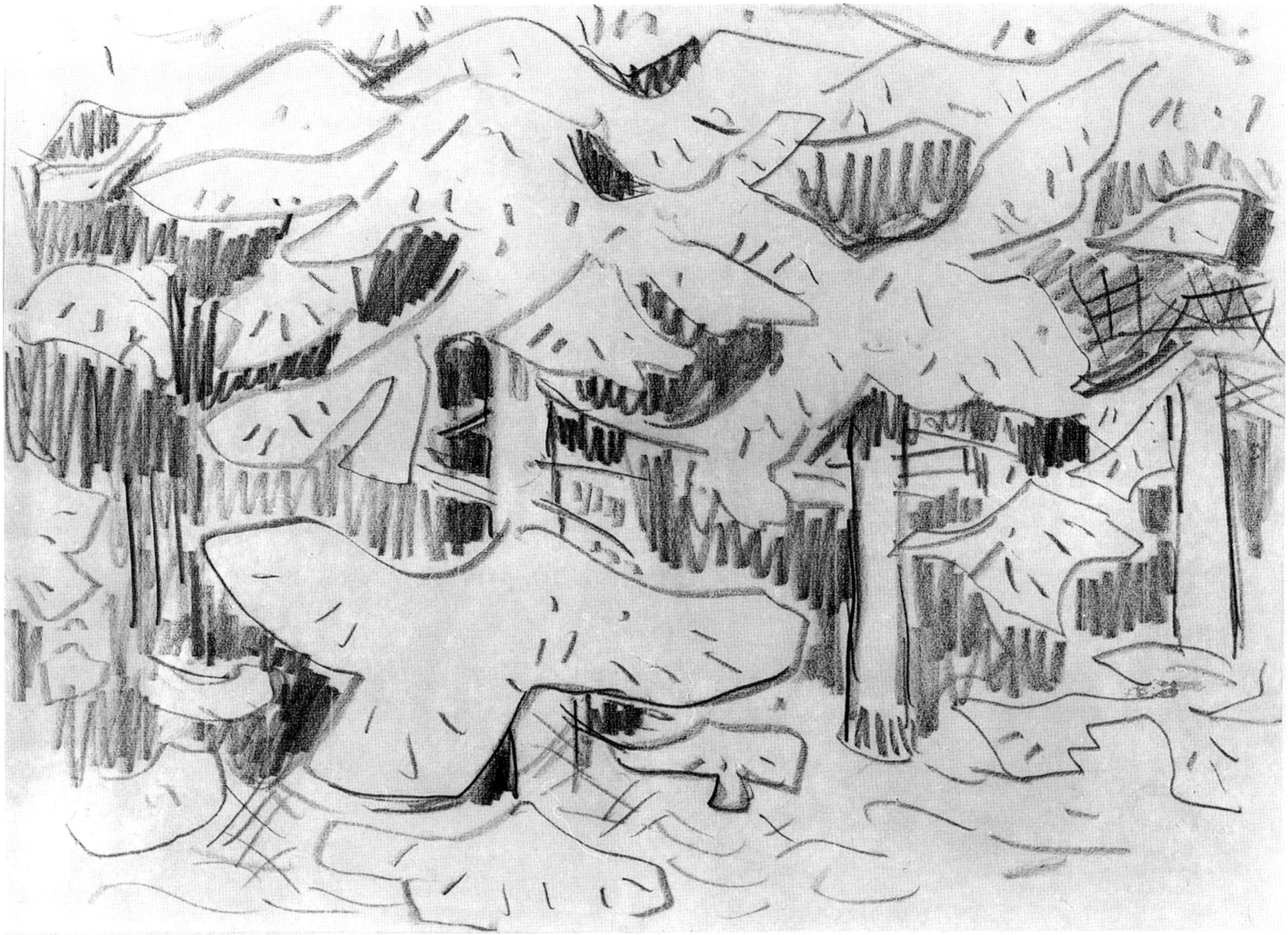

166 Im Fichtenwald, 50er Jahre

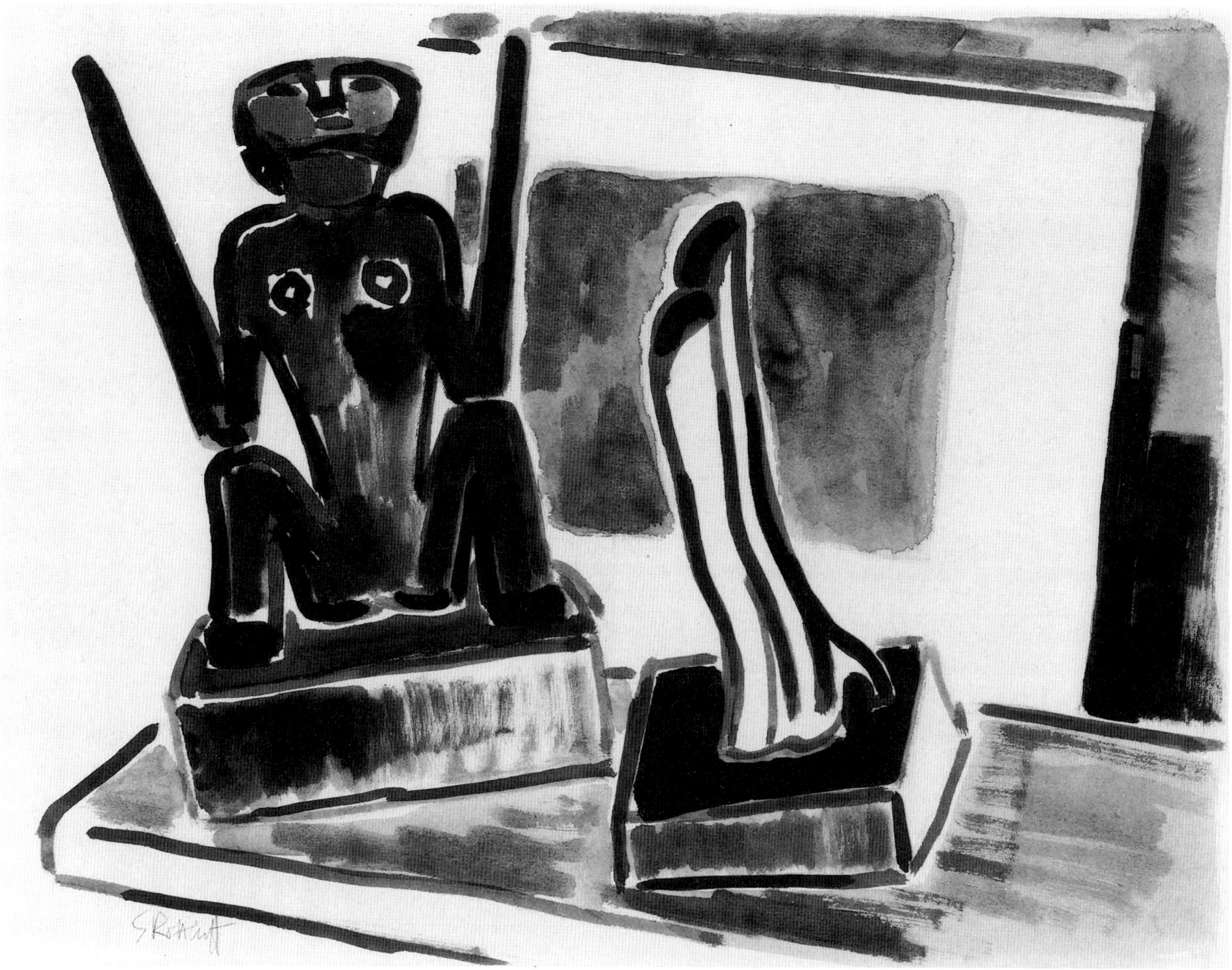

167 Zwei Plastiken, 50er Jahre

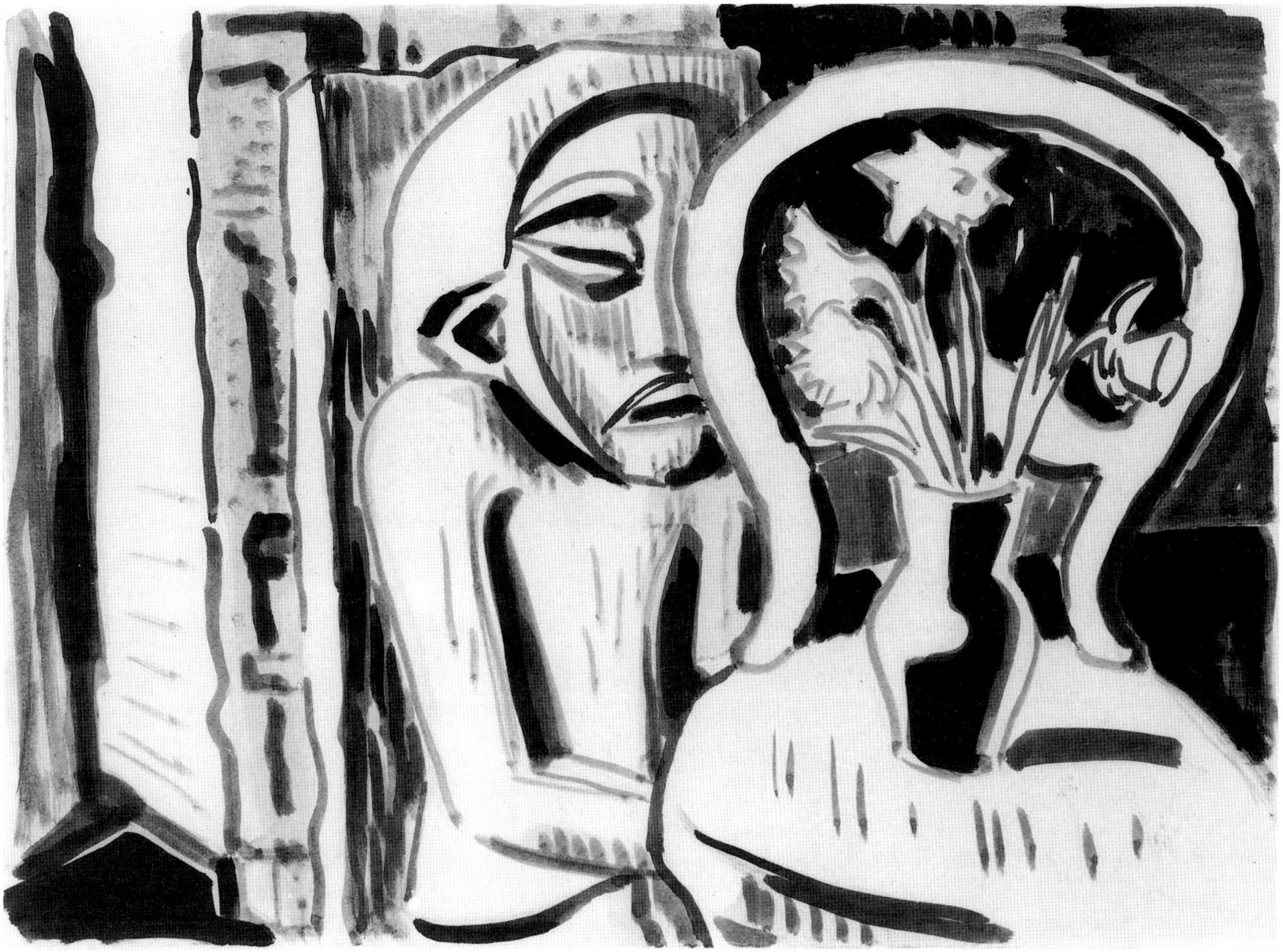

168 Holzplastik, 50er Jahre

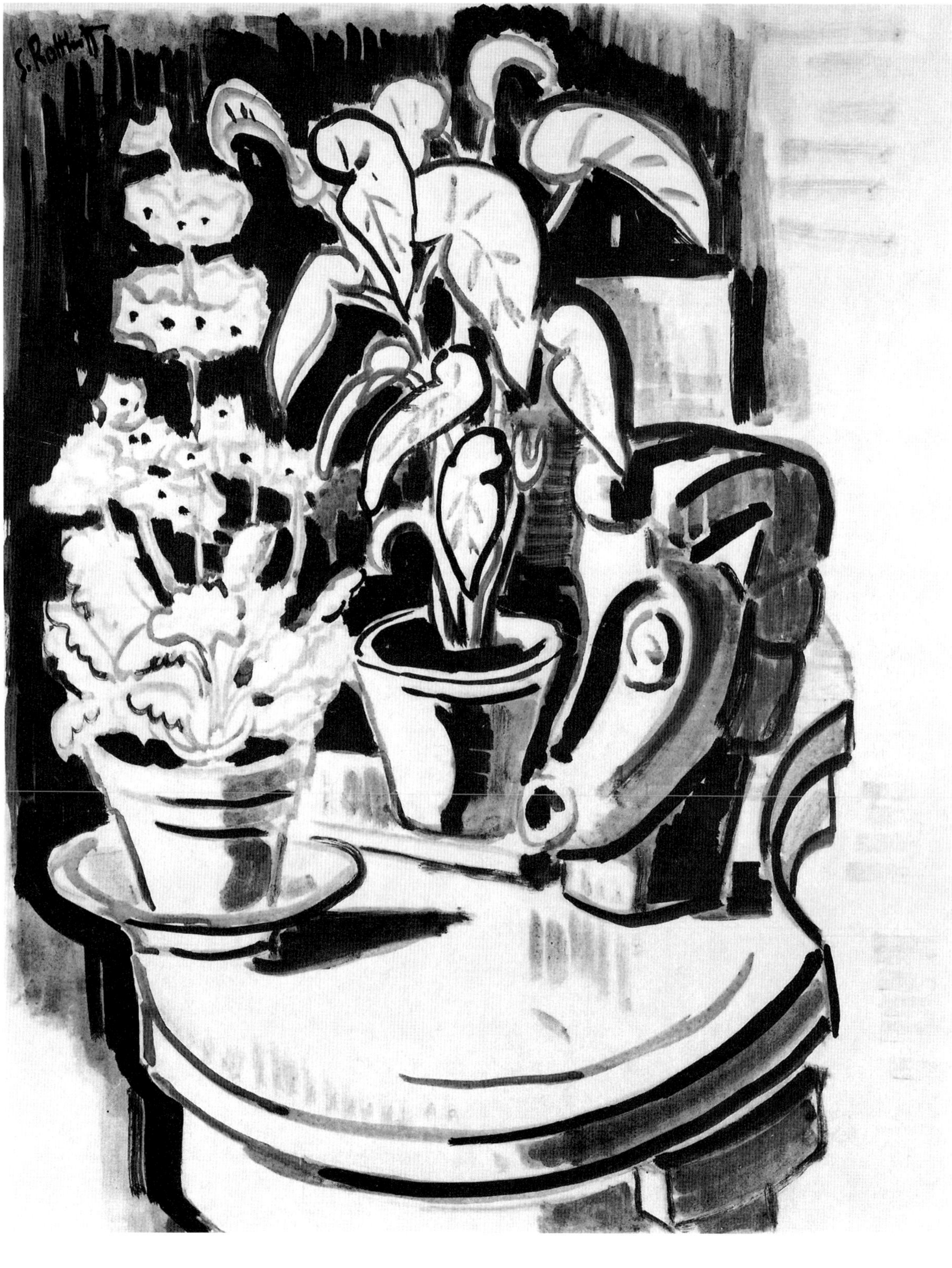

169 Topfpflanze und Plastik, 50er Jahre

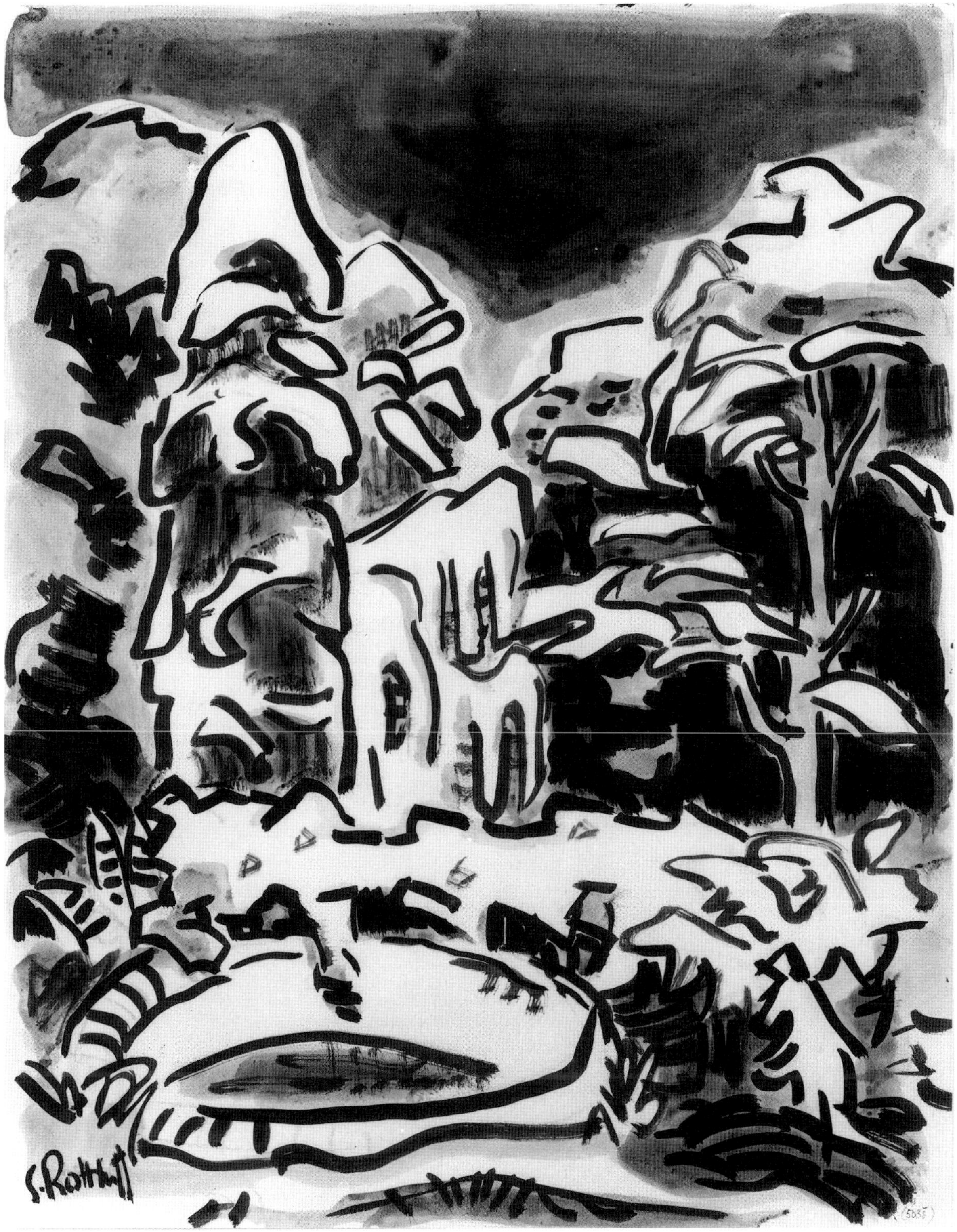

170 Park in Hofheim, 1950

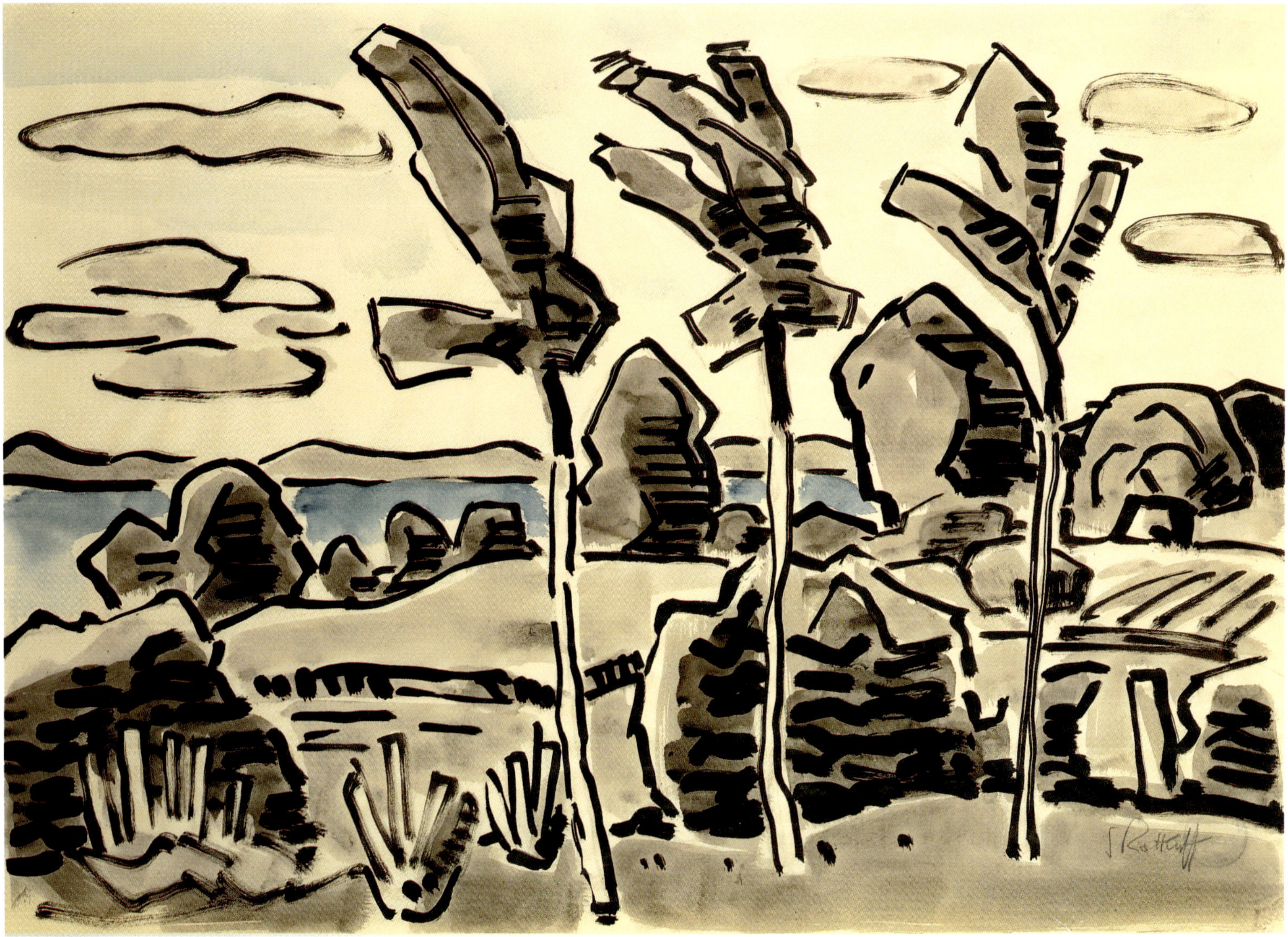

171 Drei Bäume am Wasser, 1954

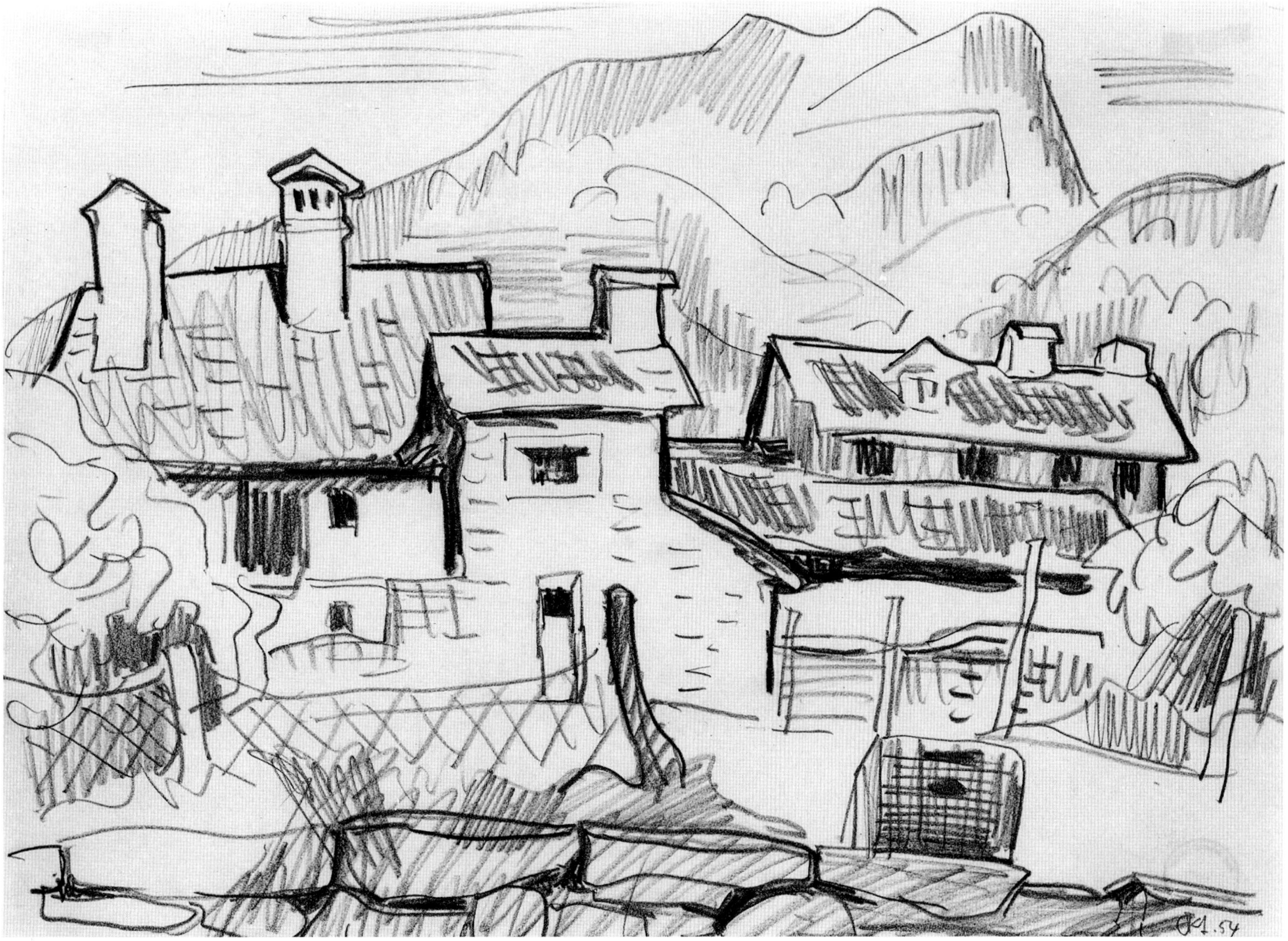

172 Dorf im Tessin, 1954

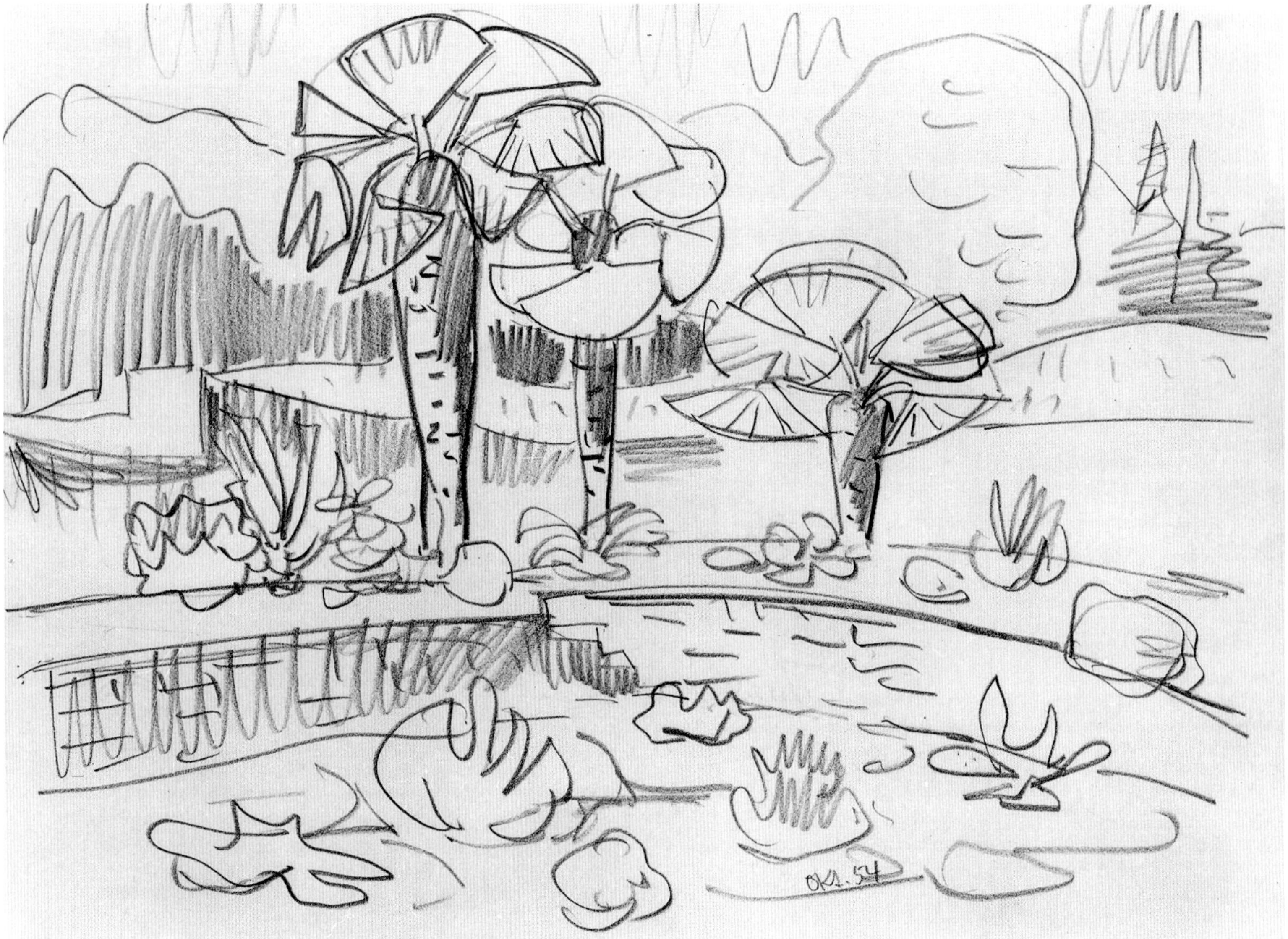

173 Terrasse mit Palmen, 1954

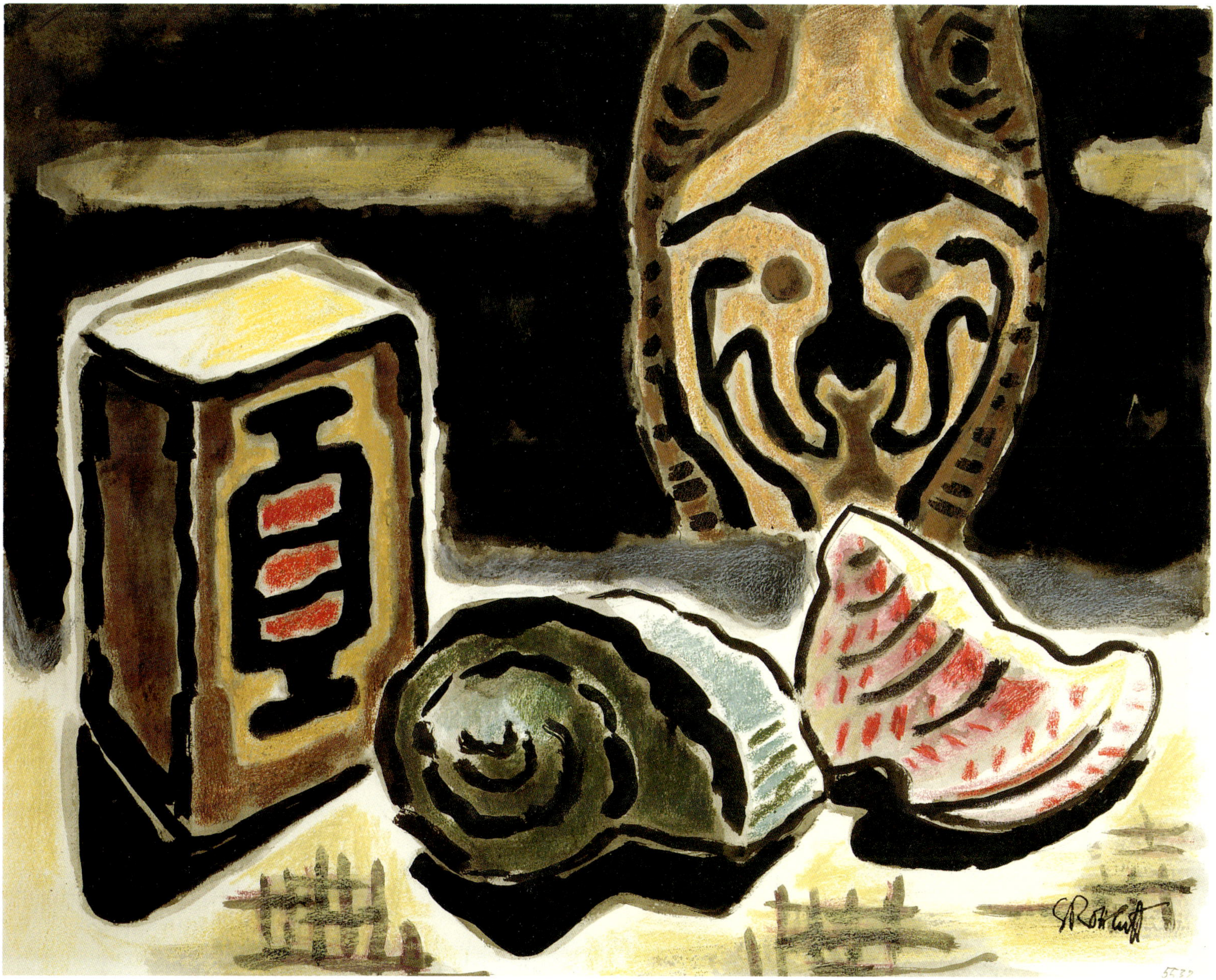

174 Meerschnecken und Südseeschild, 1955

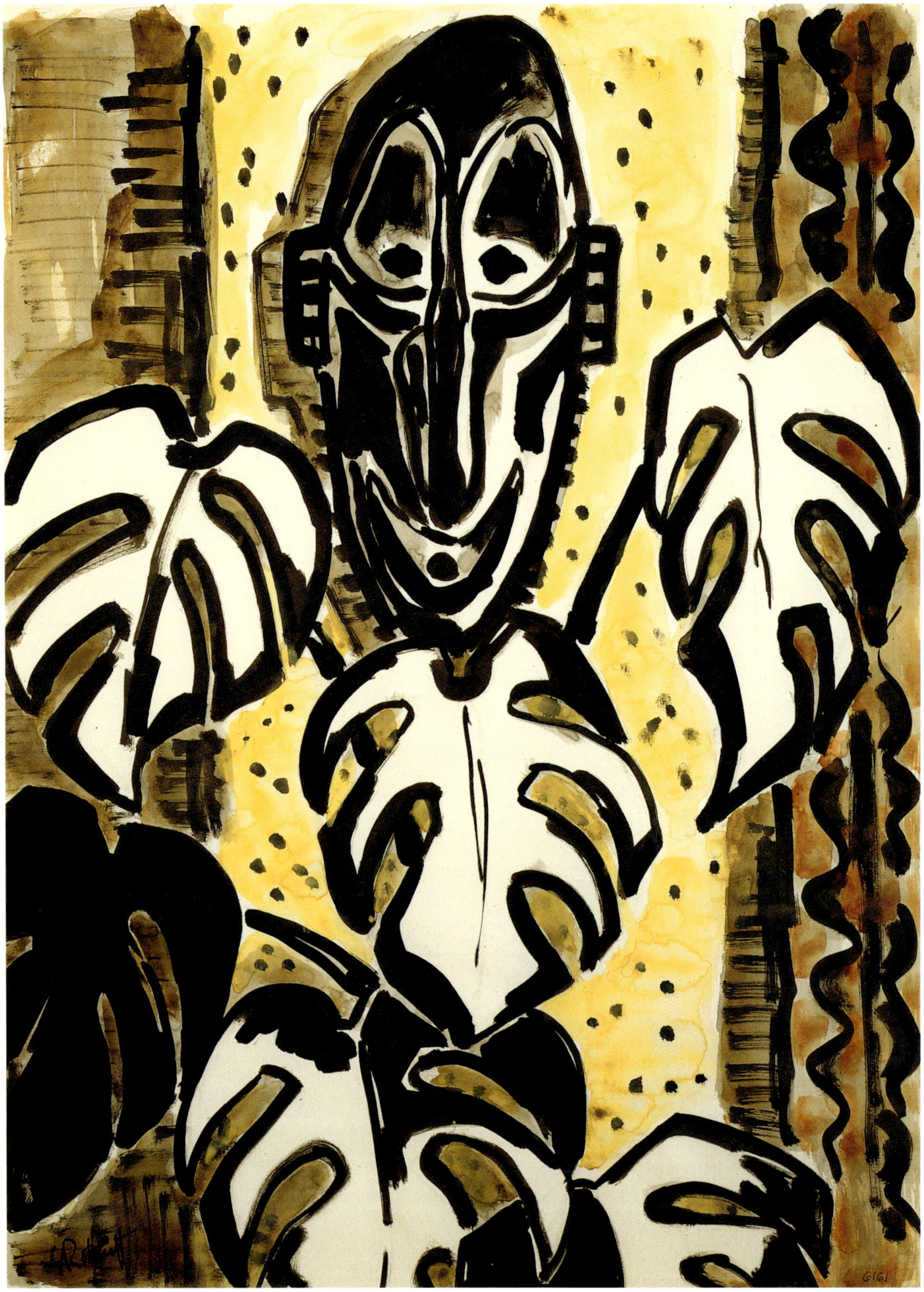

175 Maske über Philodendronblättern, 1961

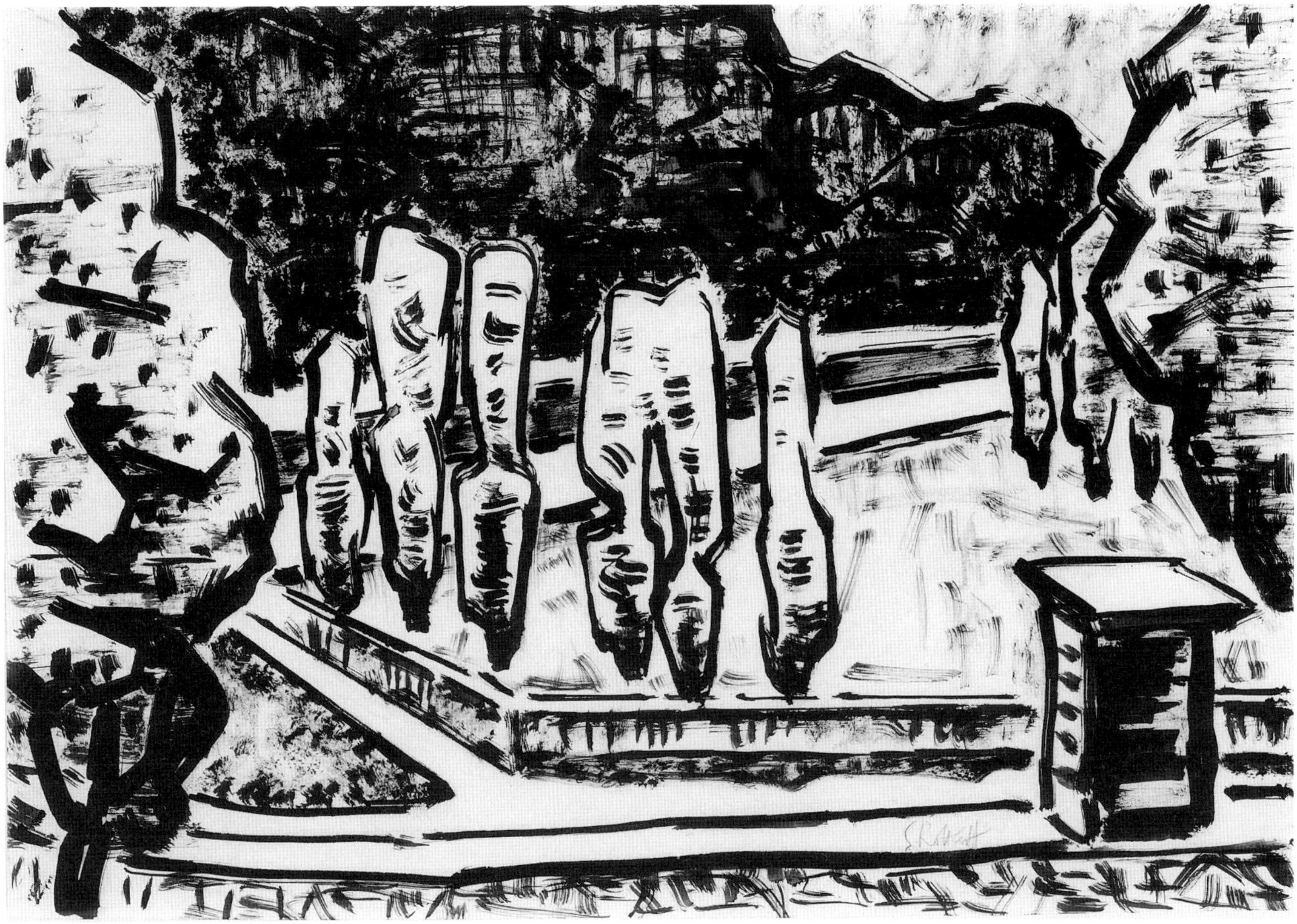

176 Ausblick Schützallee, 1963

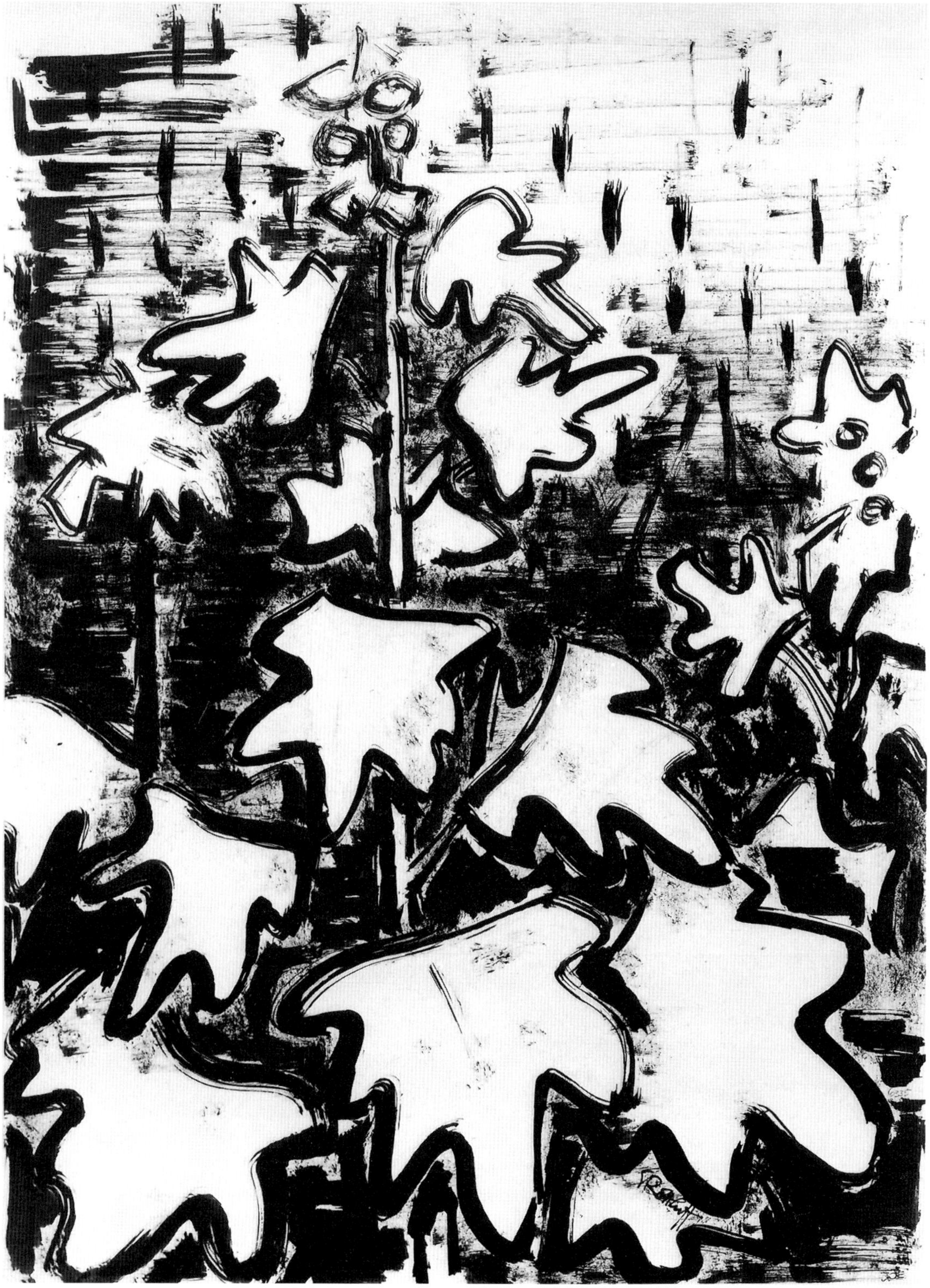

177 Malvenstock, 1963

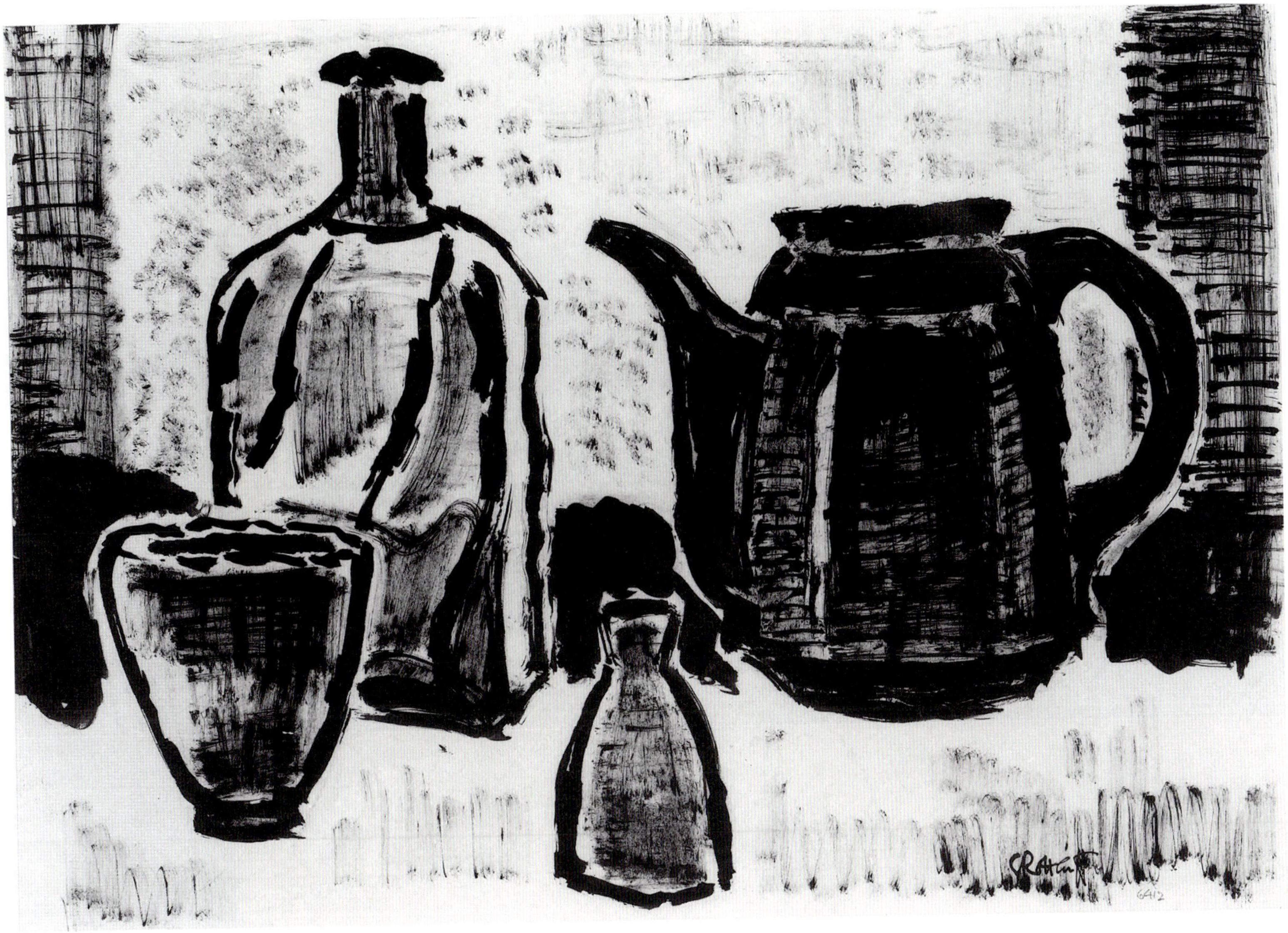

180 Ungleiche Gefäße, 1965

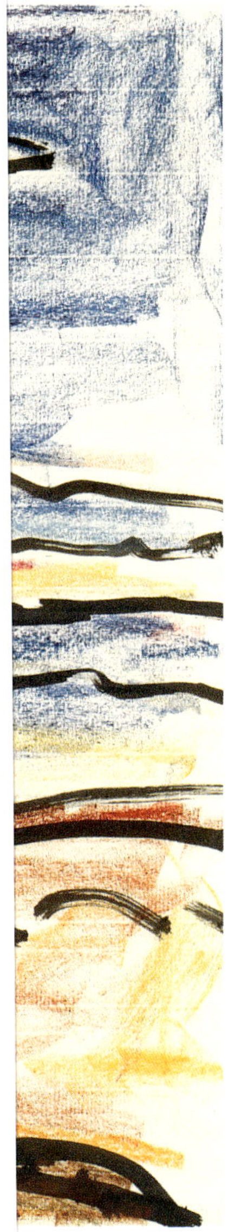

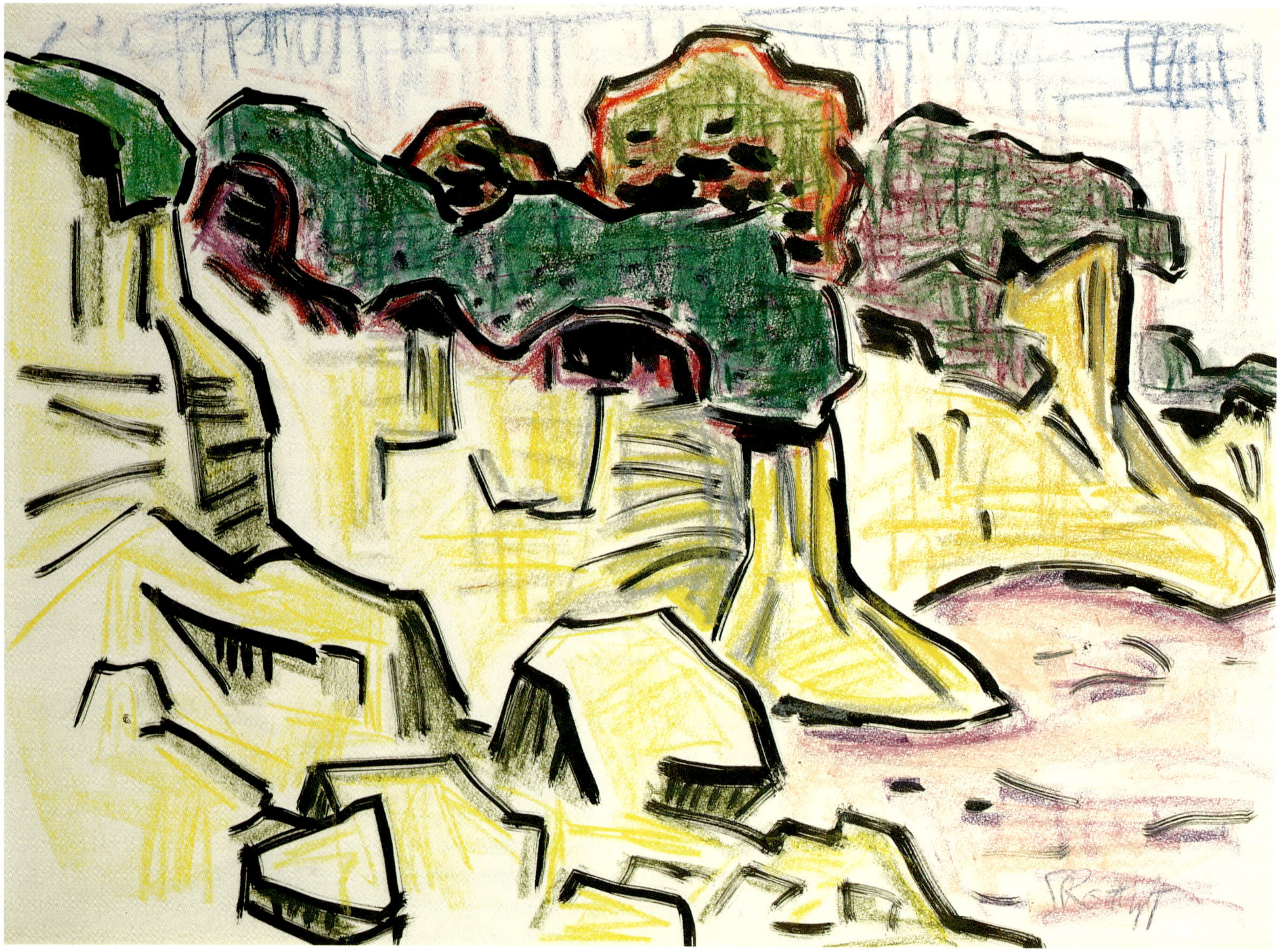

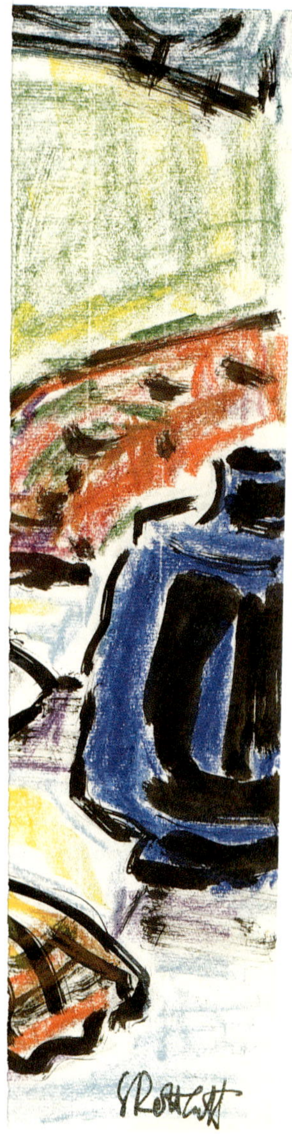

183 Steilküste, frühe 70er Jahre

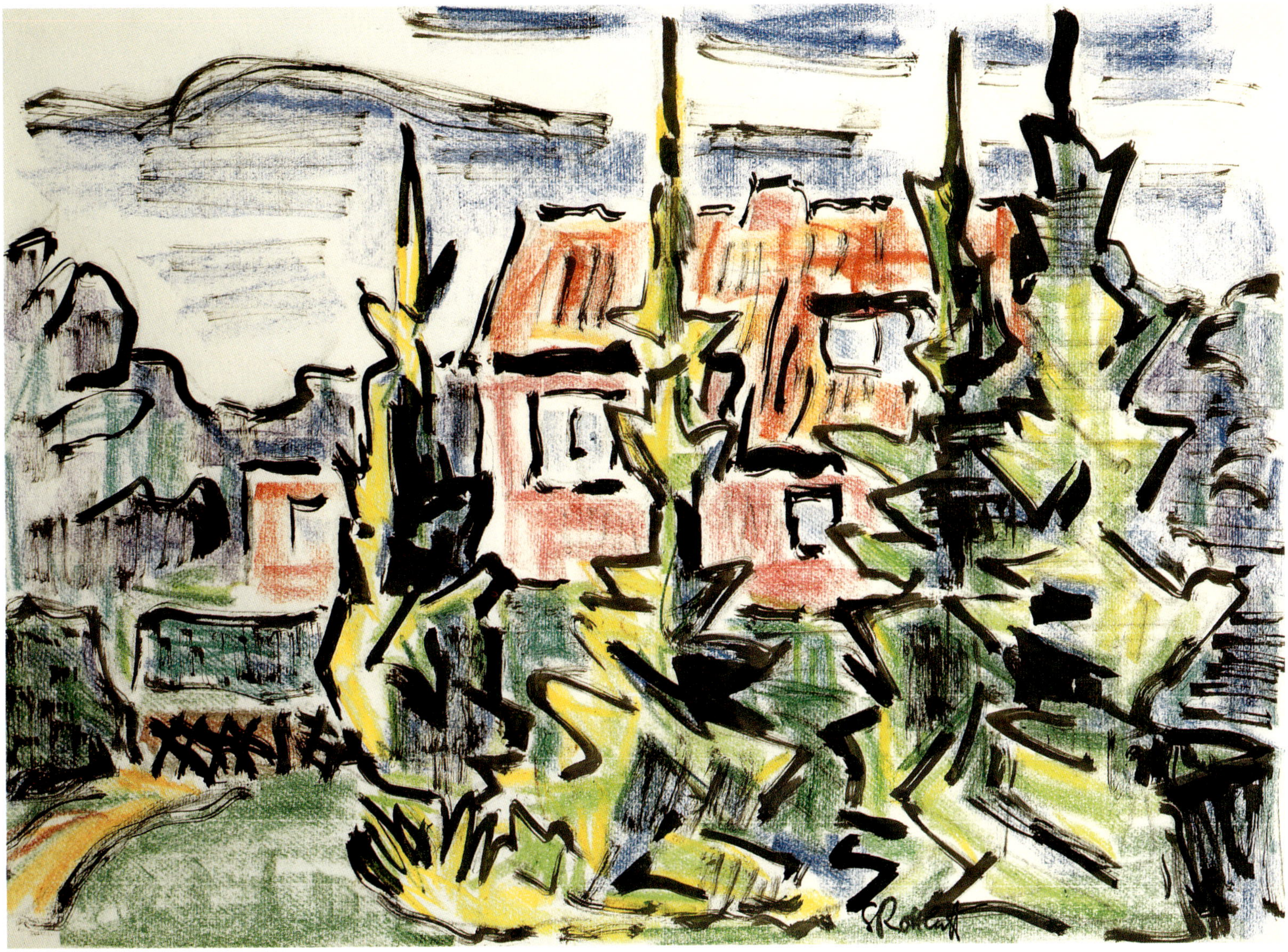

184 Rotes Haus hinter Tannen, frühe 70er Jahre

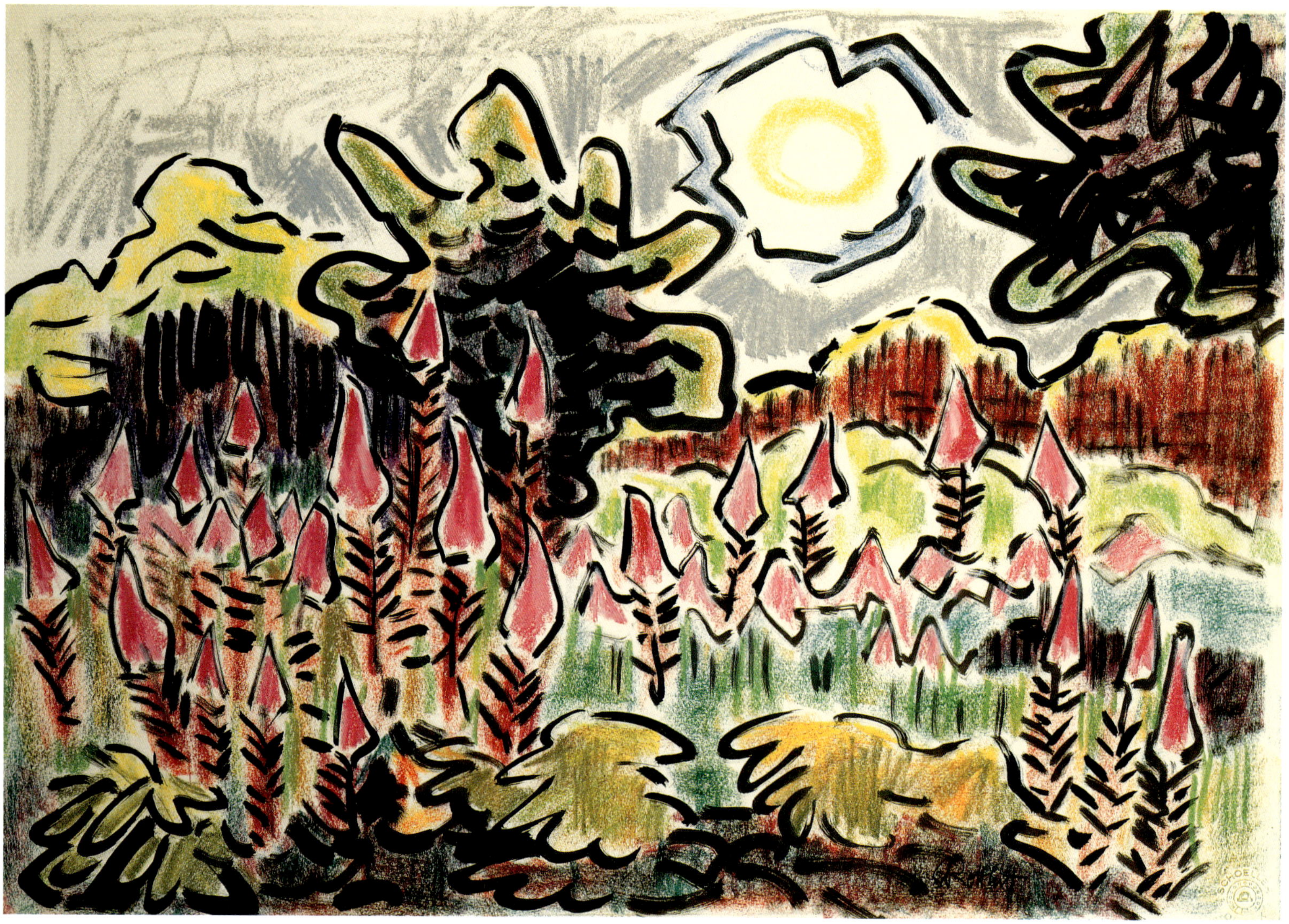

185 Waldwiese, frühe 70er Jahre

Postkarten

Kat. 186-195

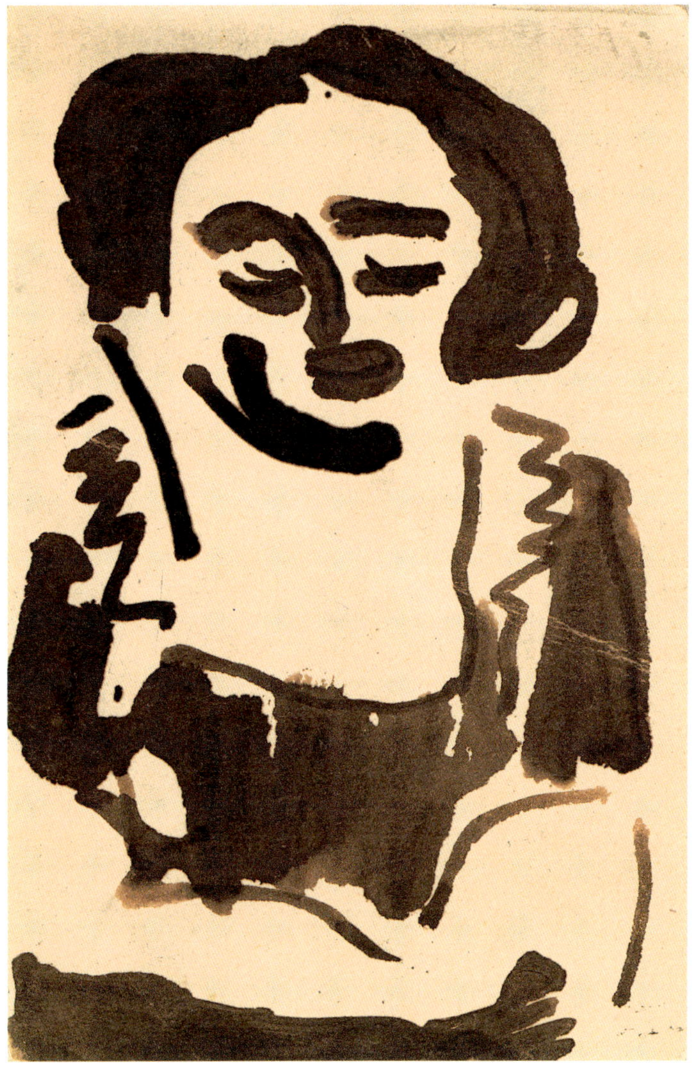

186 Frauenstudie, 1909

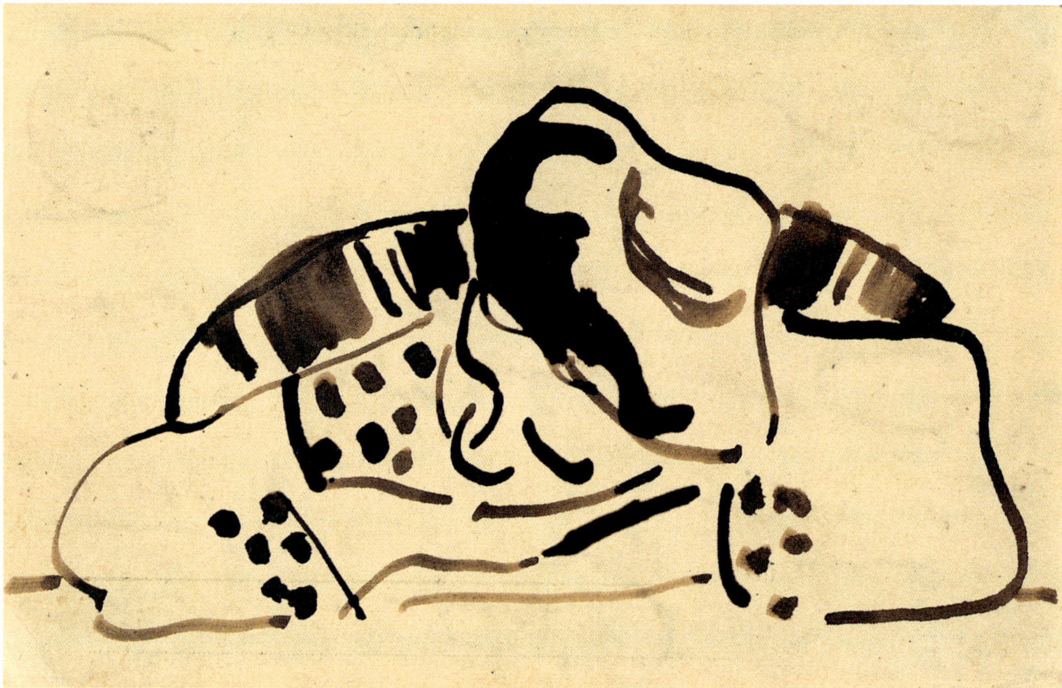

187 Am Tisch schlafende Frau, 1910

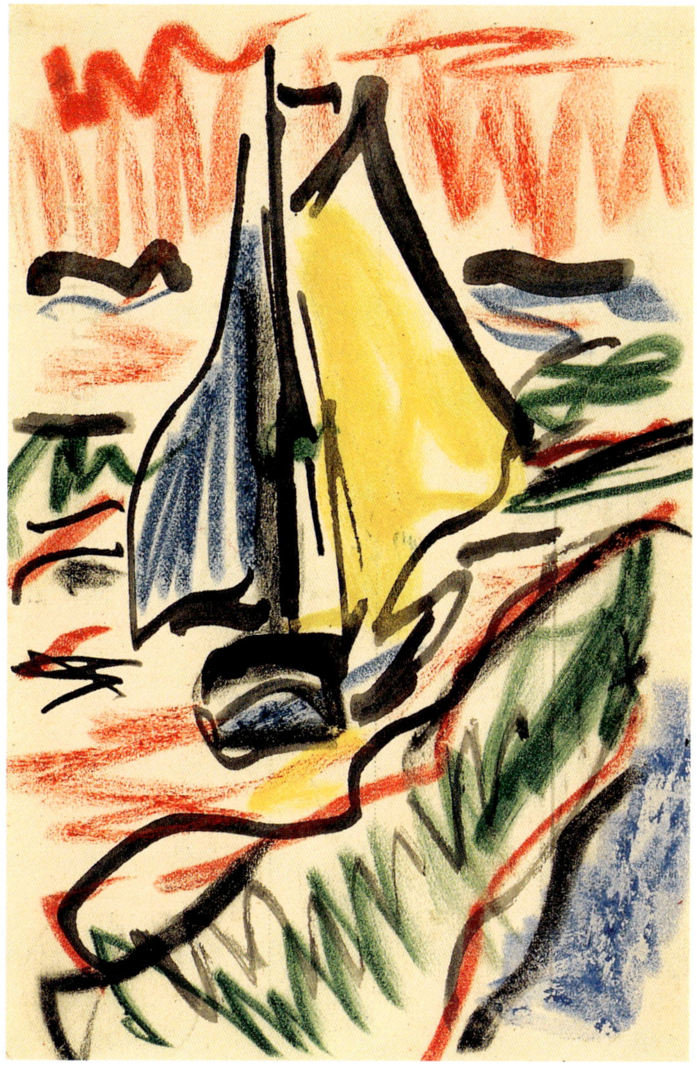

188 Segelboot an der Küste, 1910

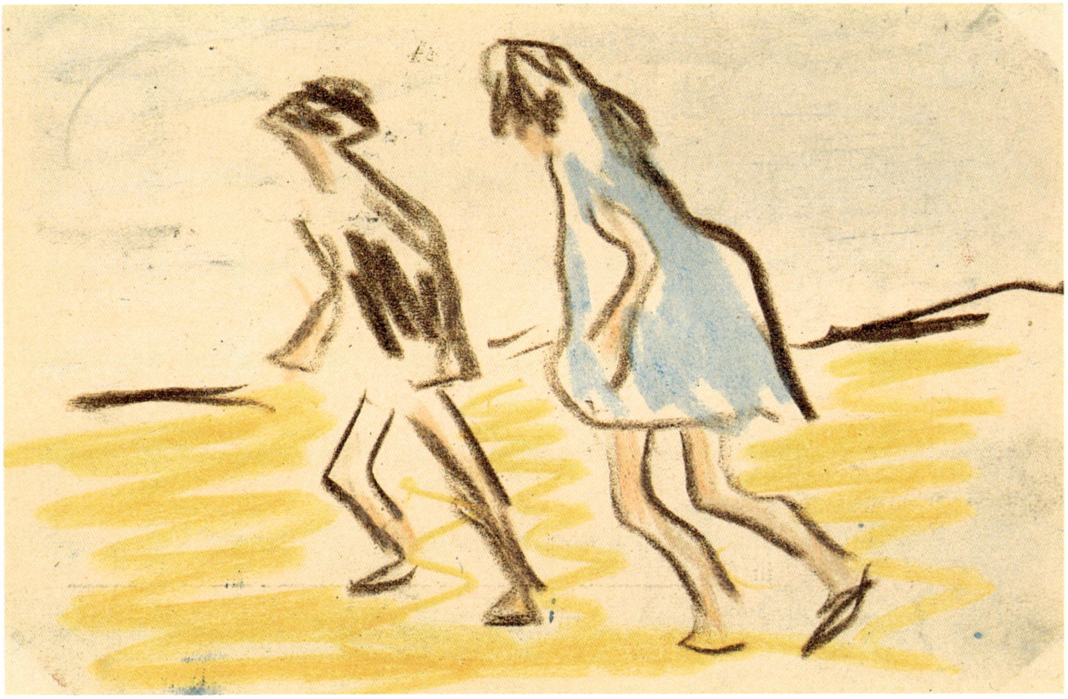

189 Kinder am Strand, 1910

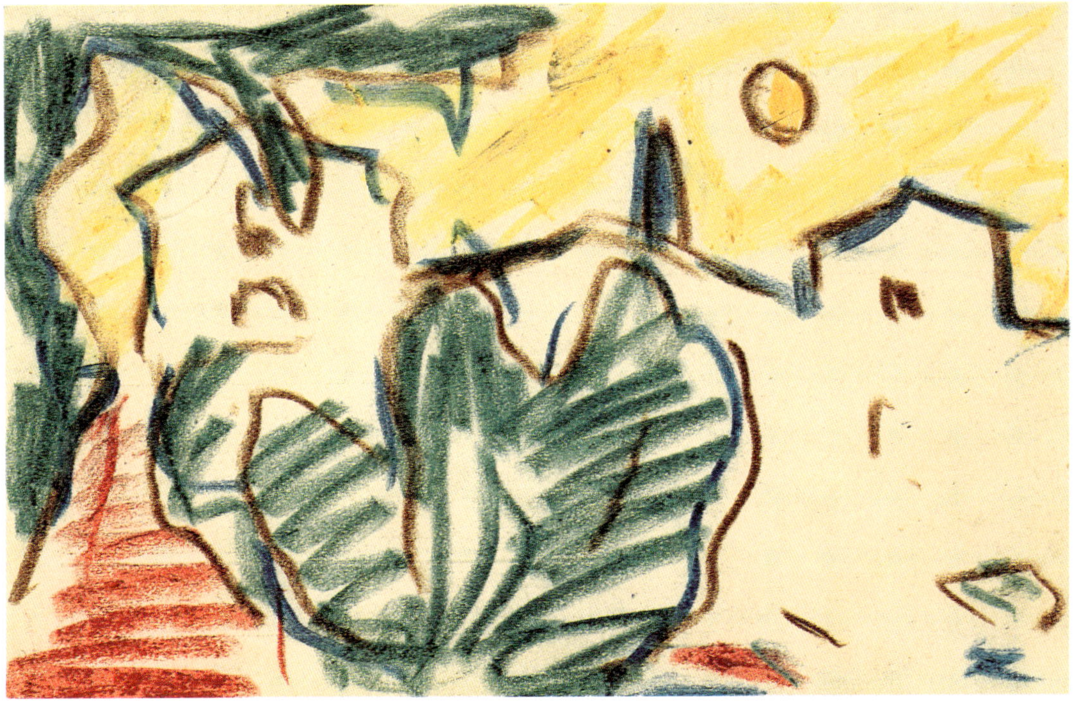

190 Häuser am Park, um 1910

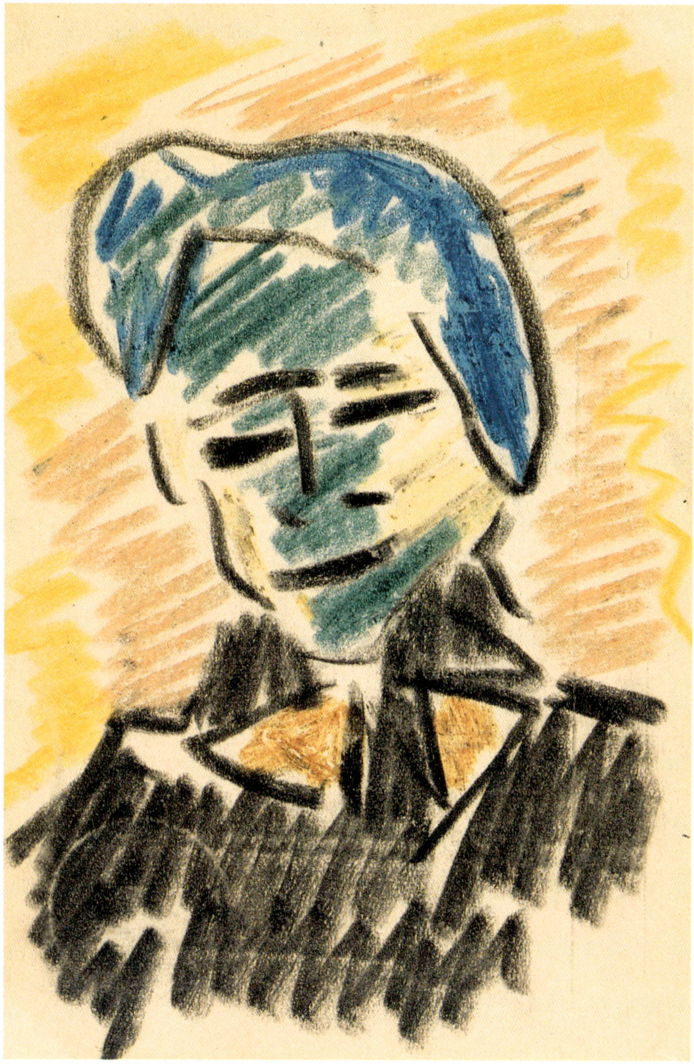

191 Bildnis E. (Emma Ritter), 1910

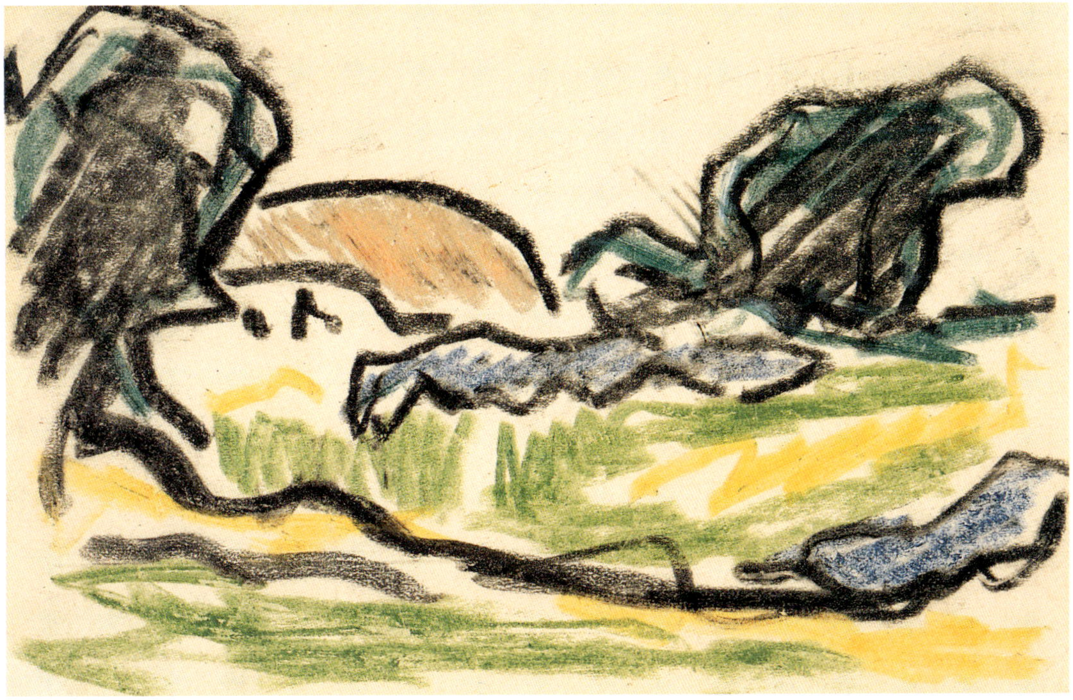

192 Bauernhaus in Dangast, 1910

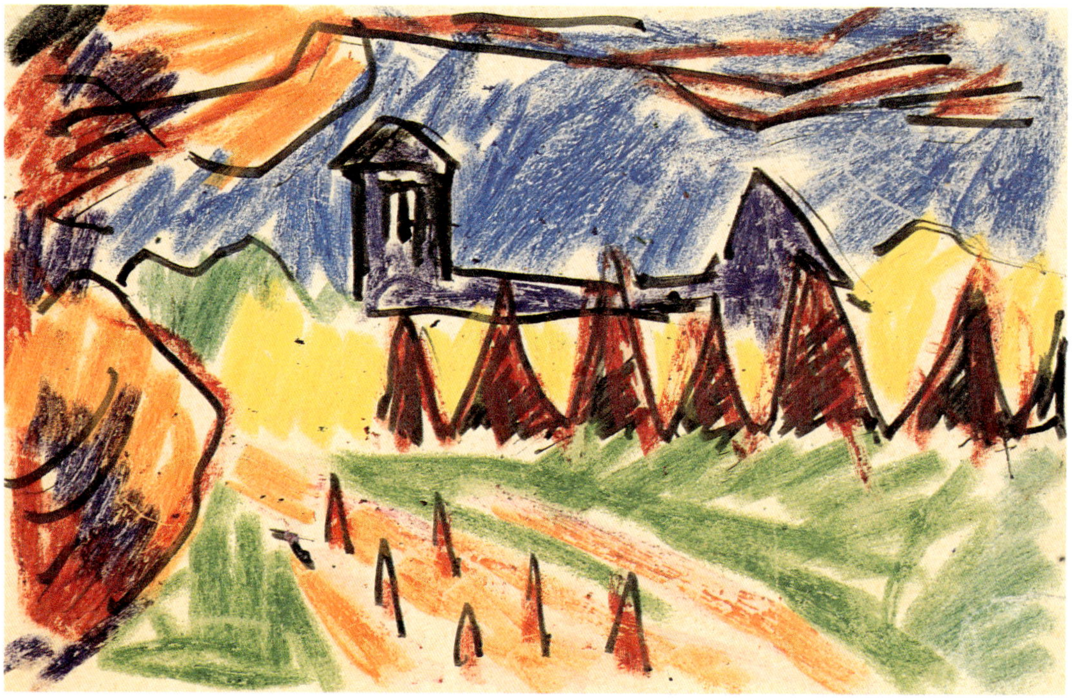

193 Villa mit Turm, um 1911

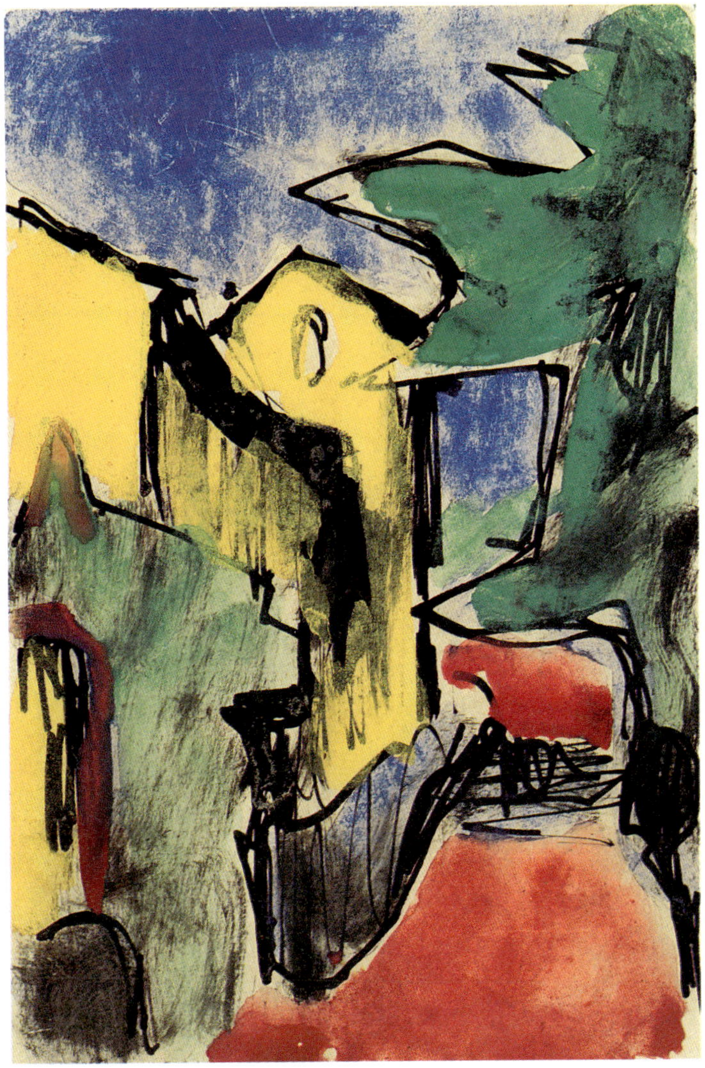

194 Weg mit gelbem Haus, 1911

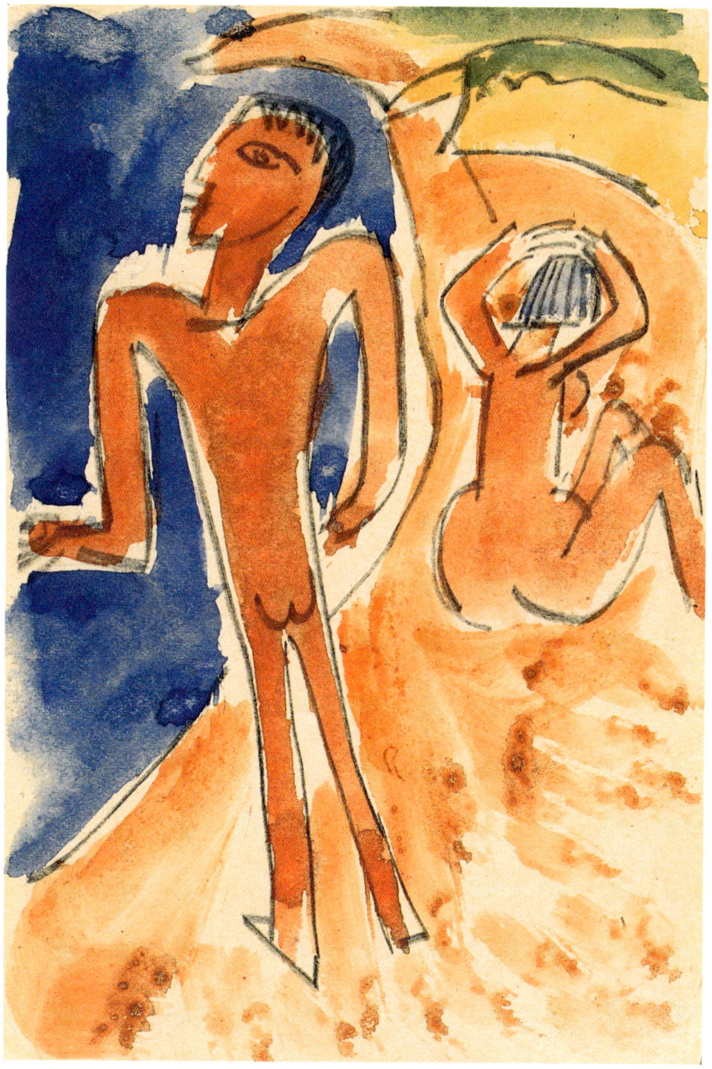

195 Badende am Meer, 1920

Holzschnitte
Kat. 196-241

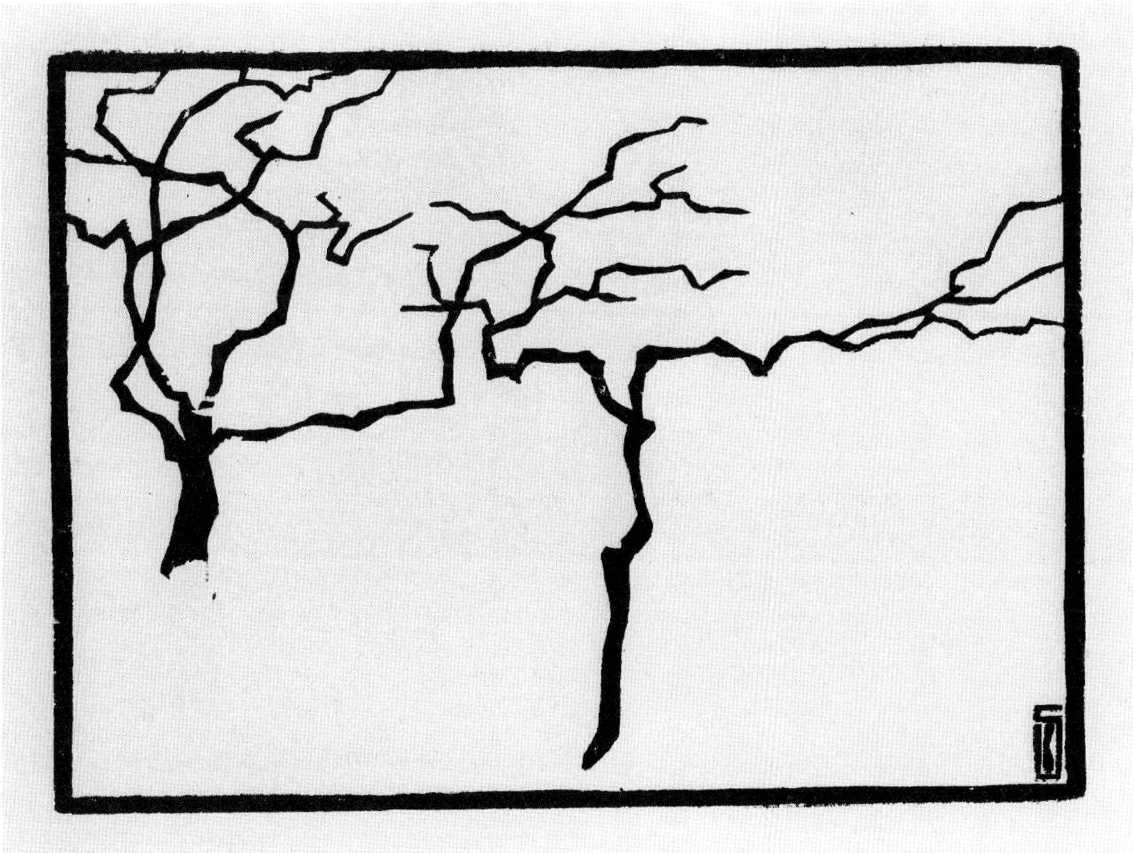

196 Bäume im Winter, um 1905

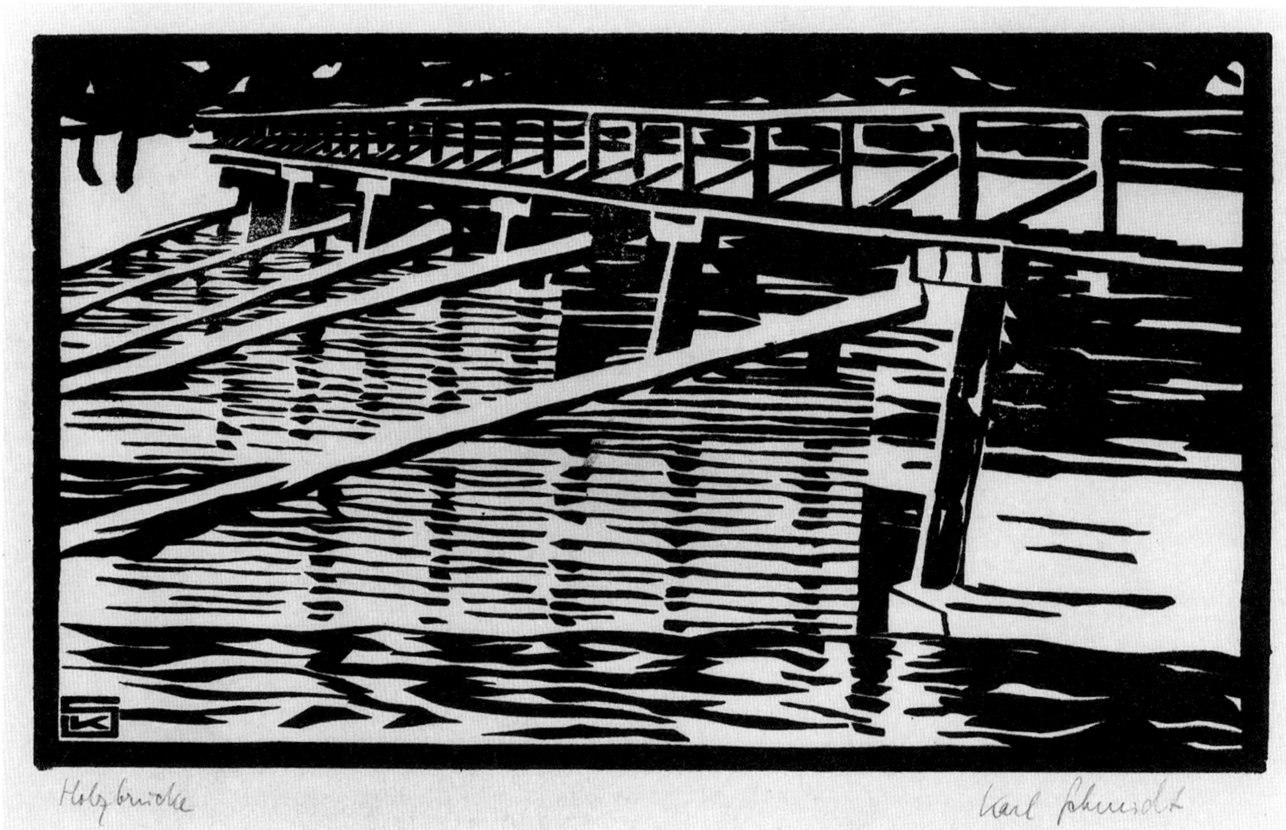

197 Holzbrücke, 1905

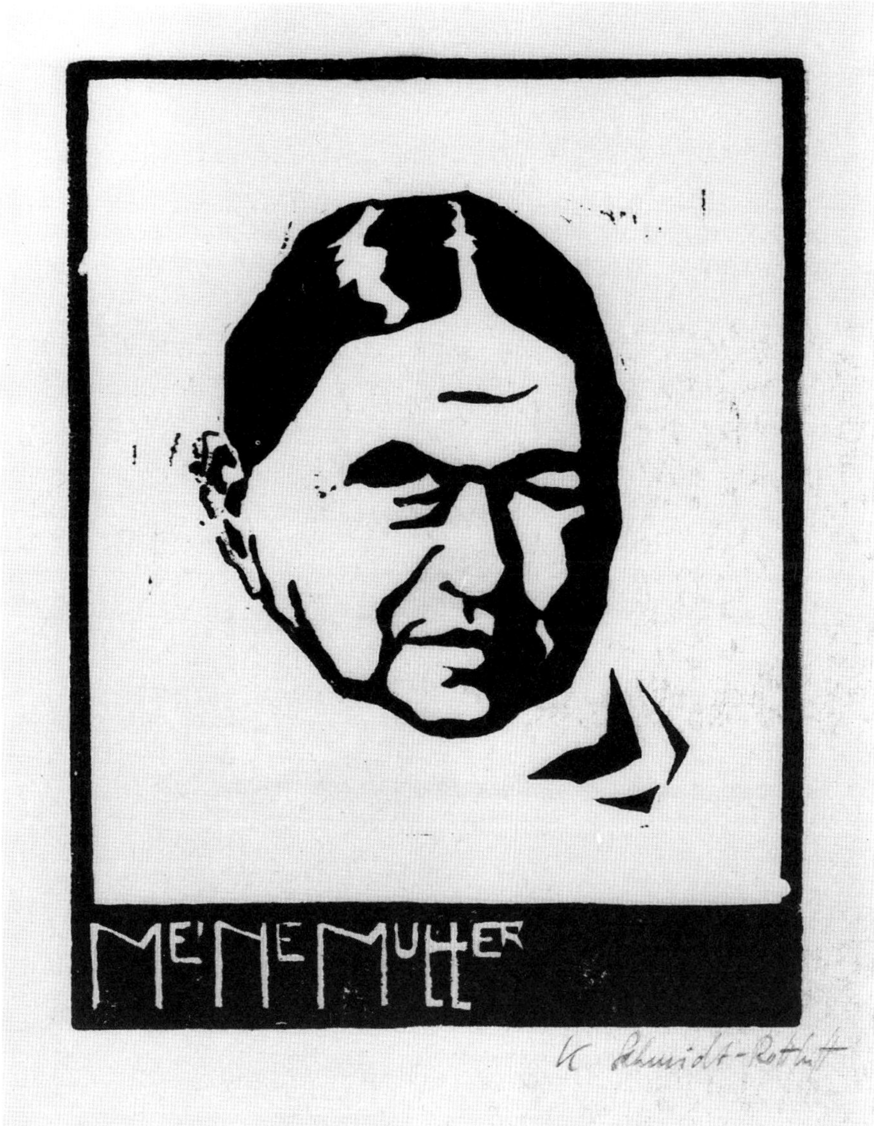

198 Meine Mutter, 1905

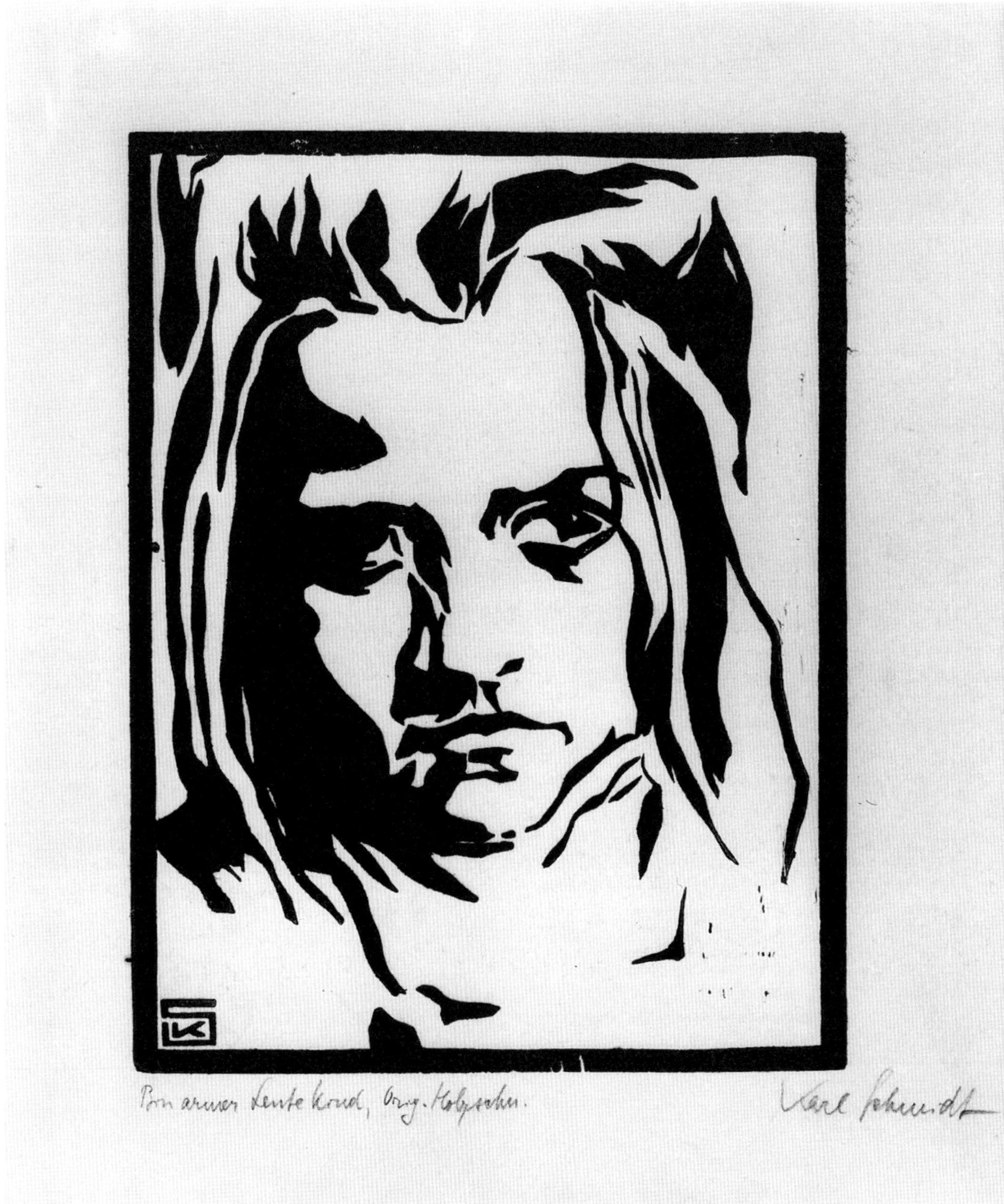

199 Bin armer Leute Kind, 1905

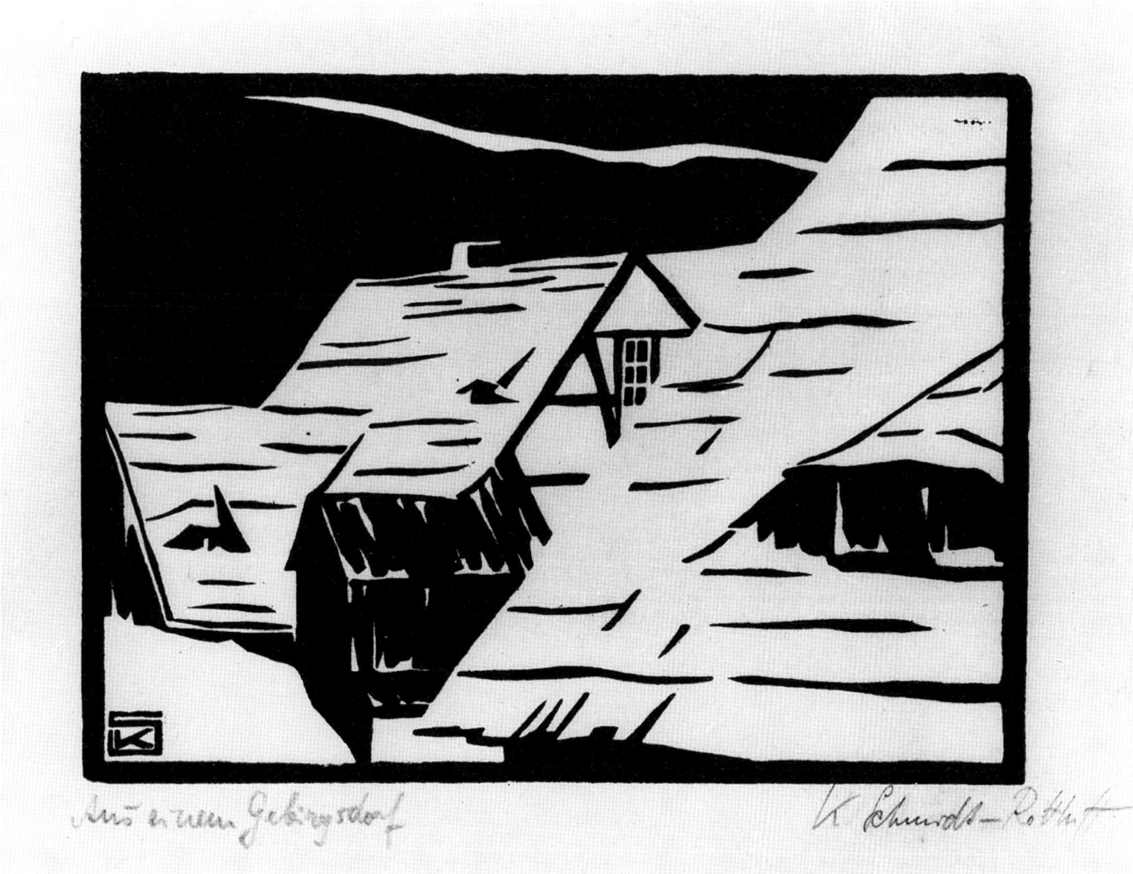

200 Aus einem Gebirgsdorf, 1905

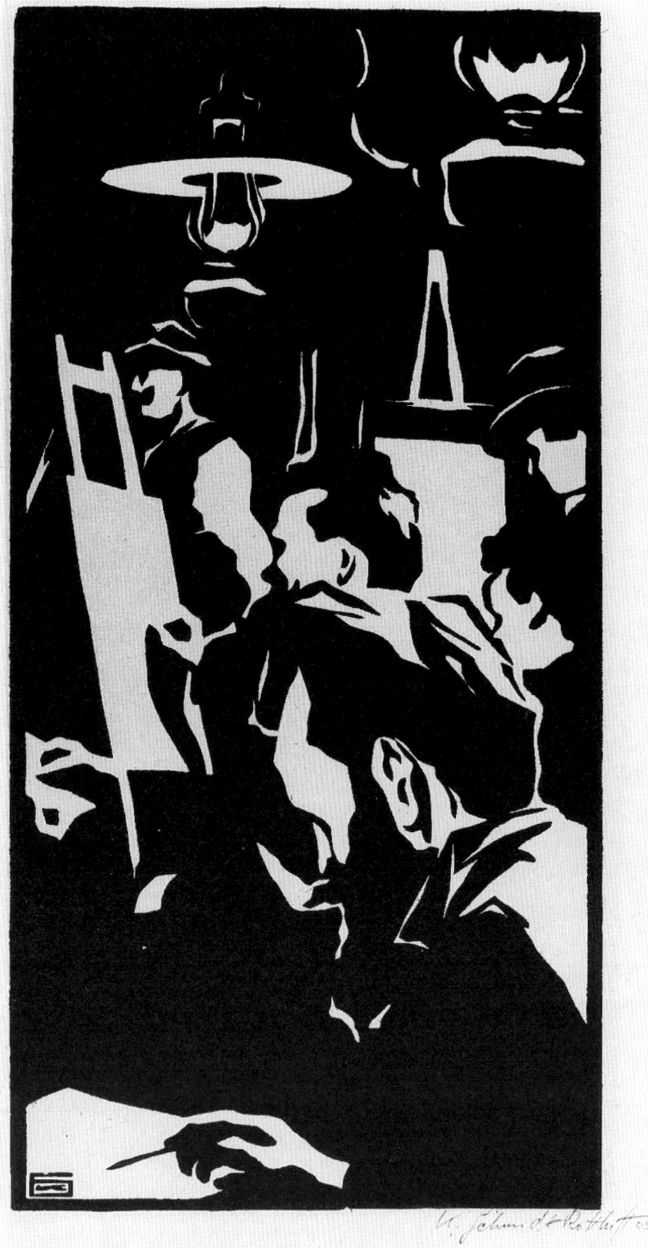

201 In einem Atelier, 1905

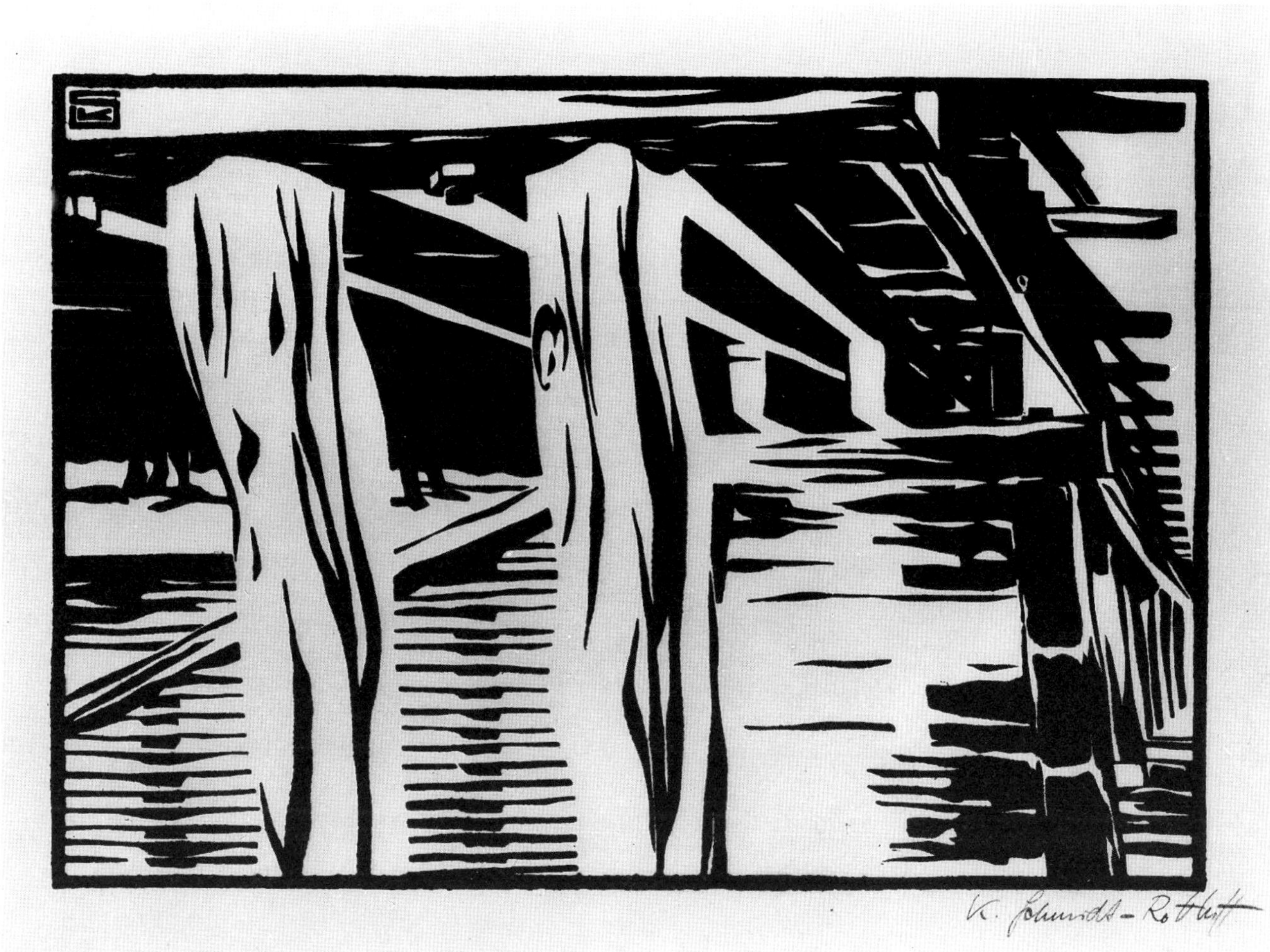

202 Unter der Brücke, 1905

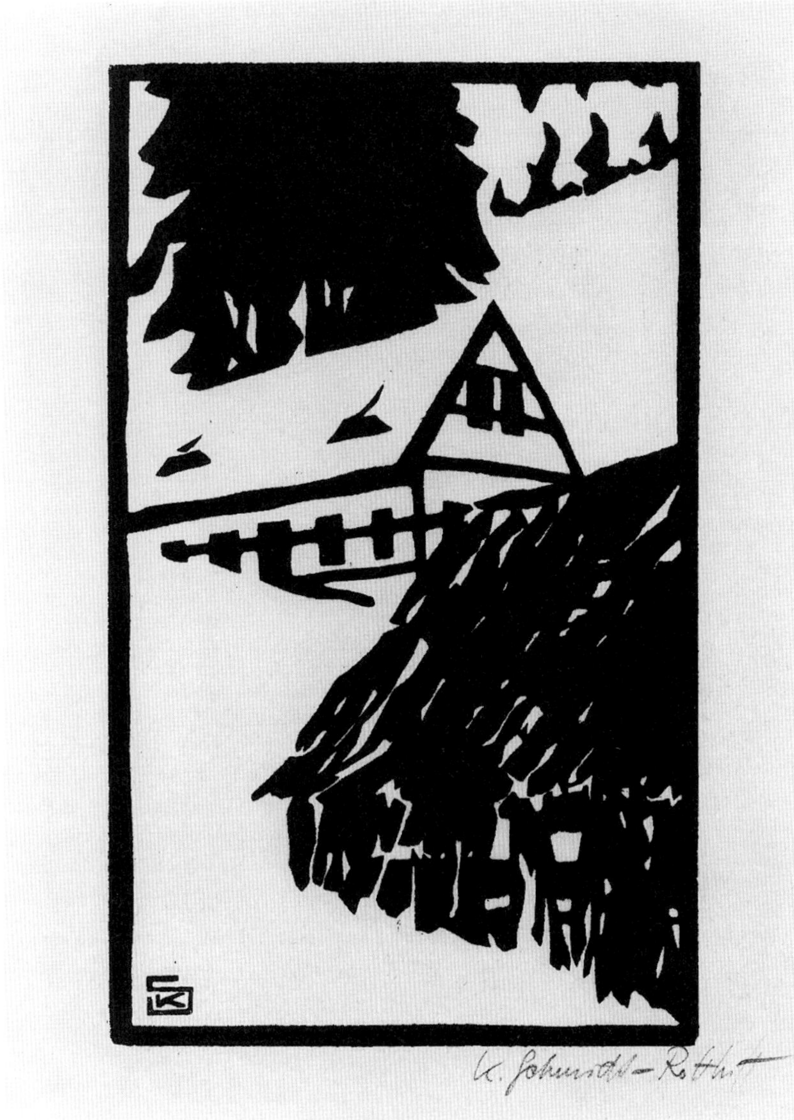

203 Aus einem Bergwerksdorf, 1905

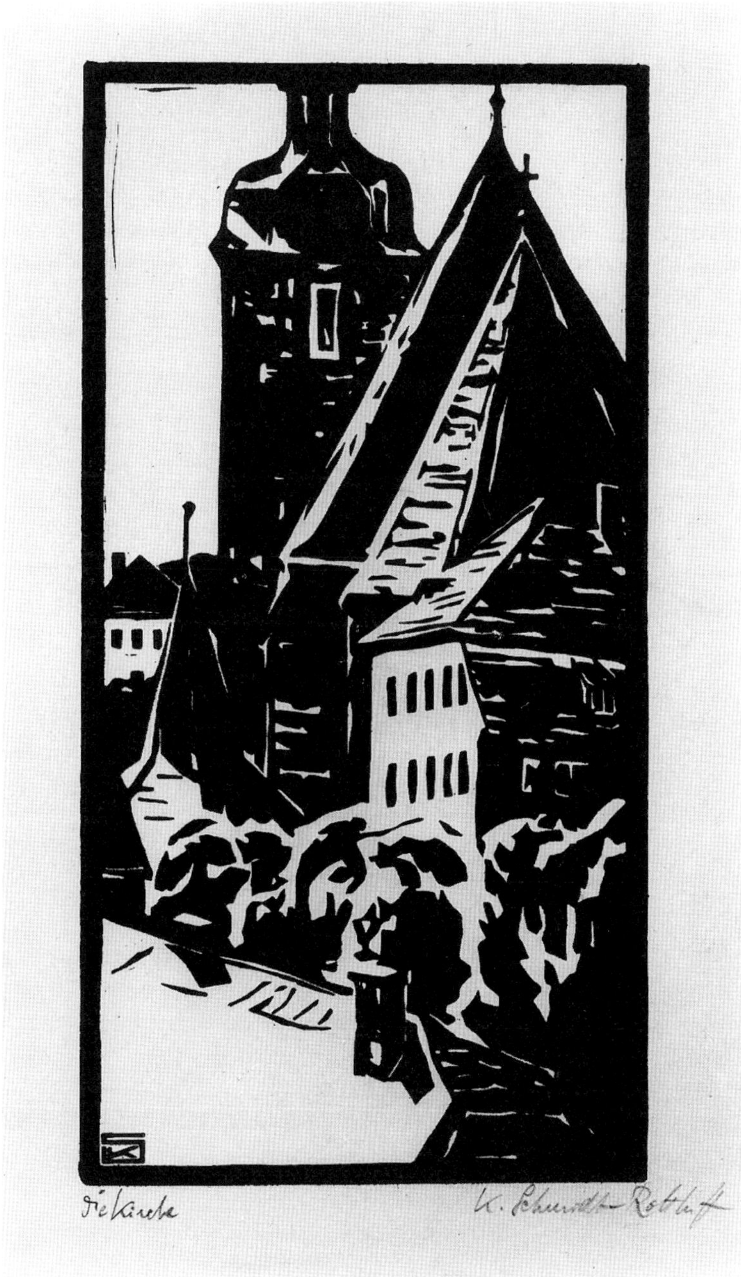

204 Die Kirche, 1905

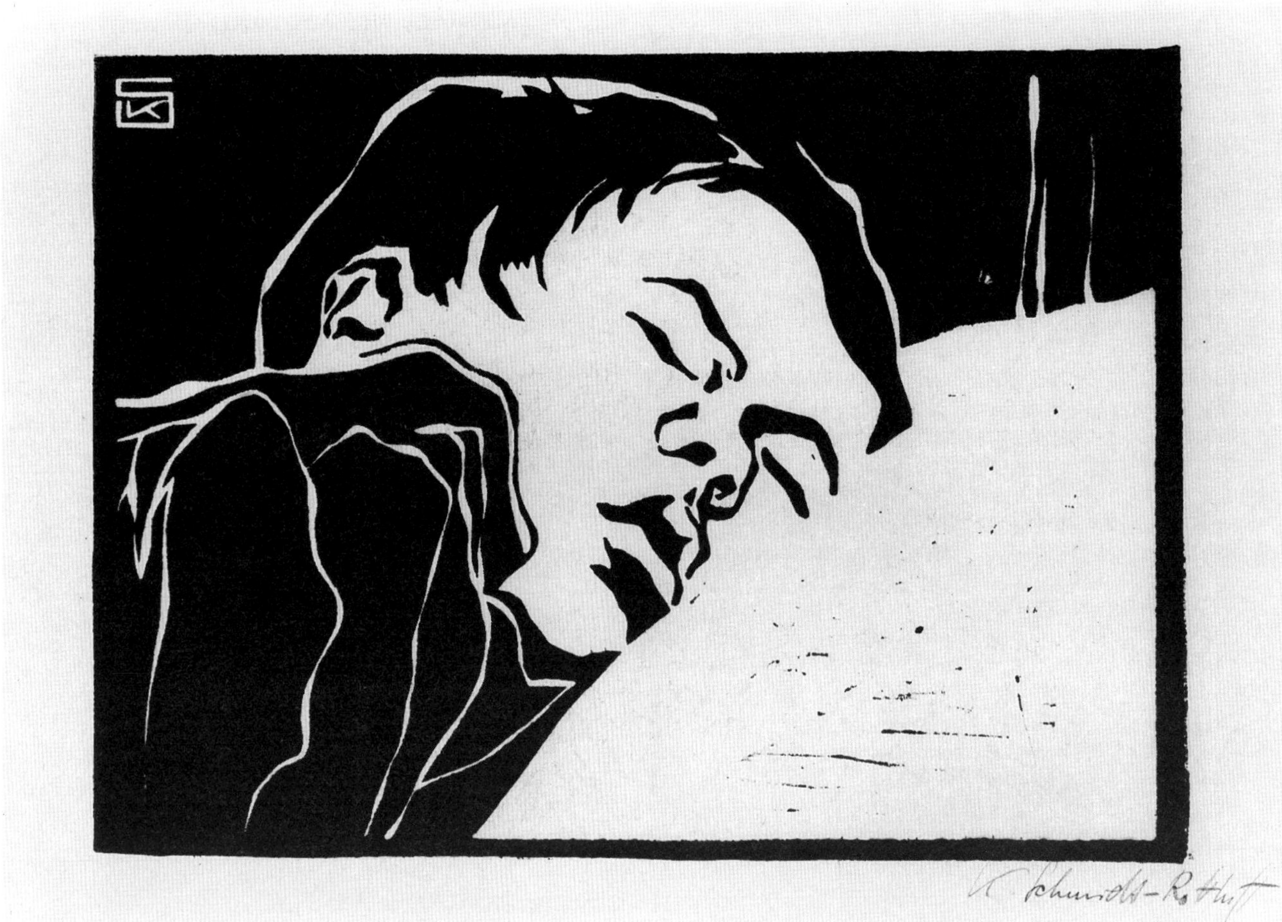

205 Schlafender Junge, 1905

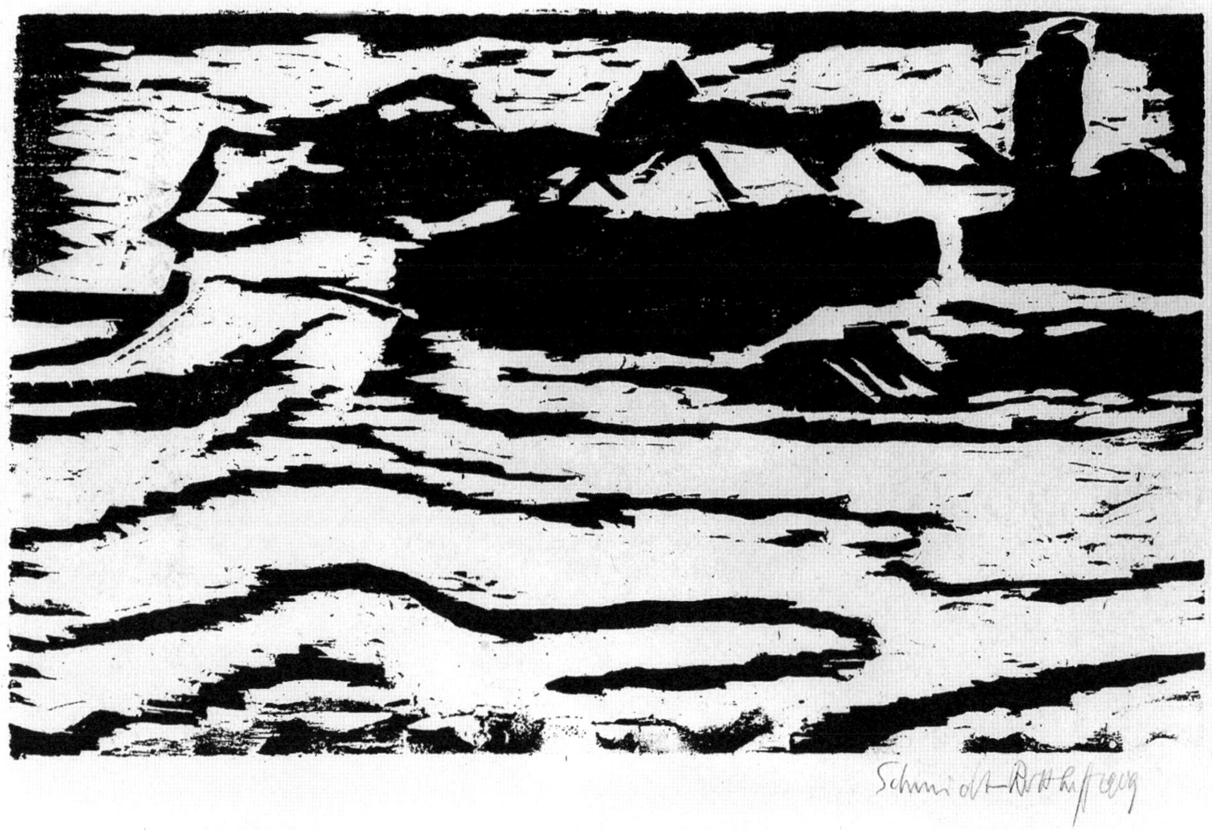

206 Dangast, 1909

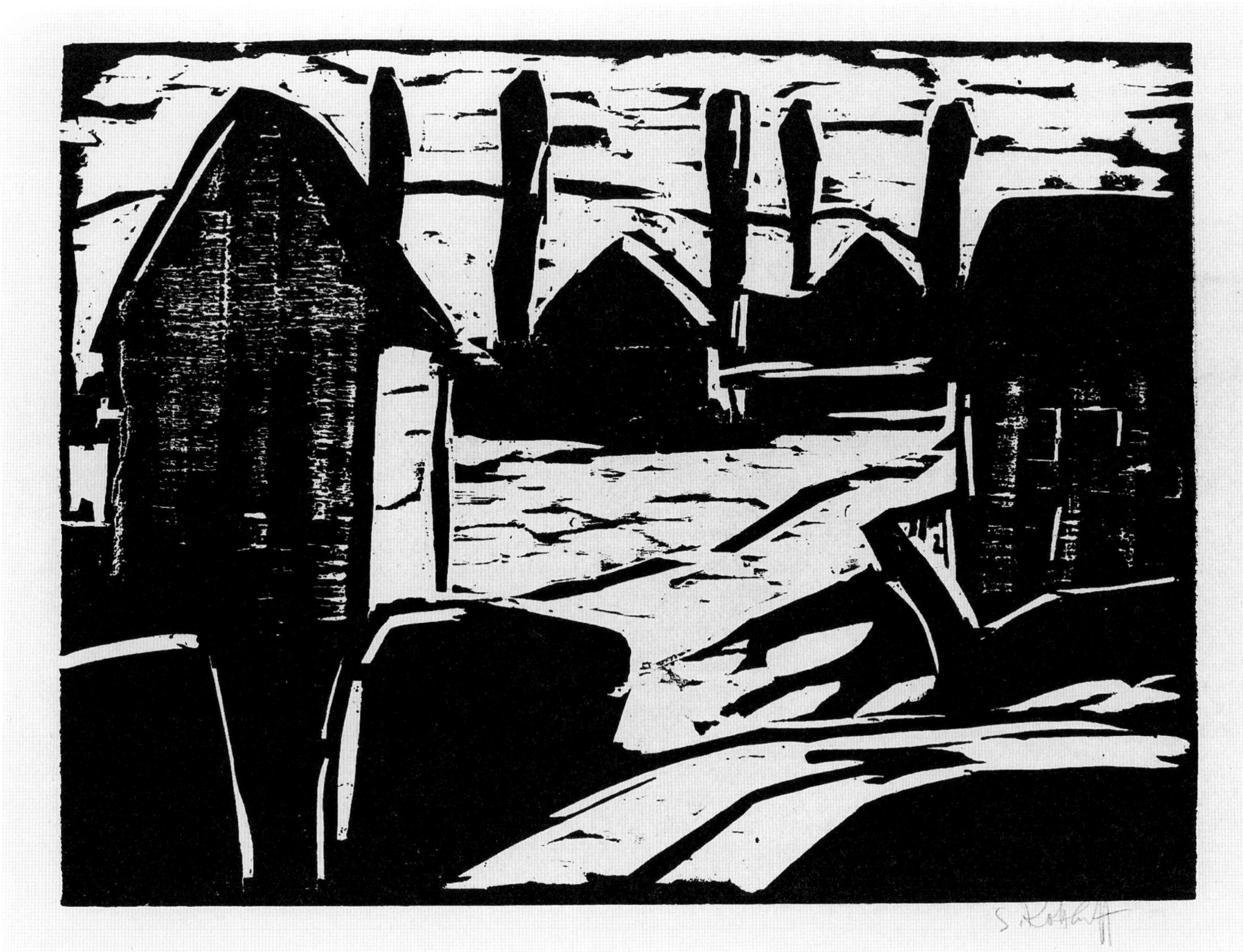

207 Aus Rabenstein, 1910

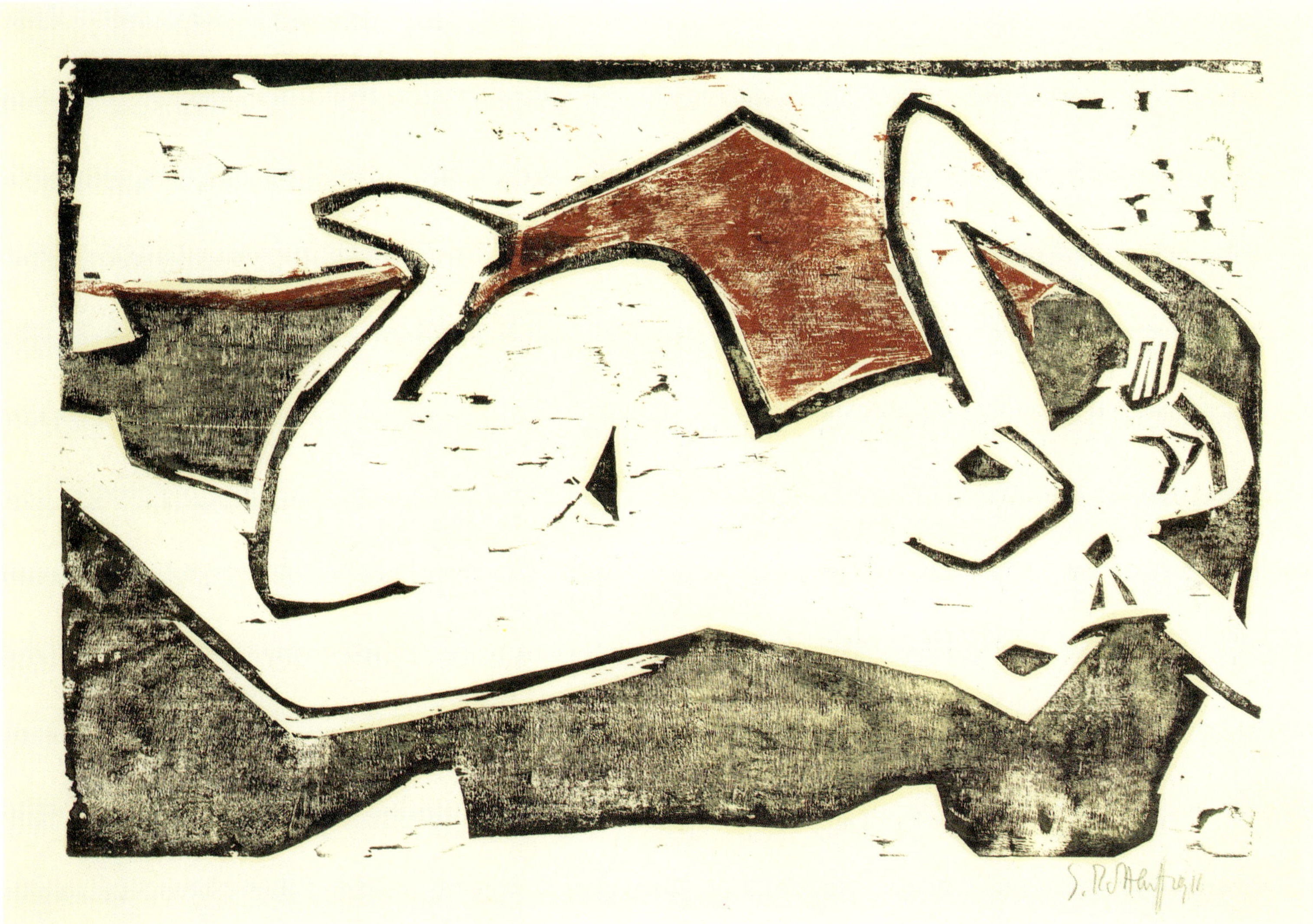

208 Modell, 1911

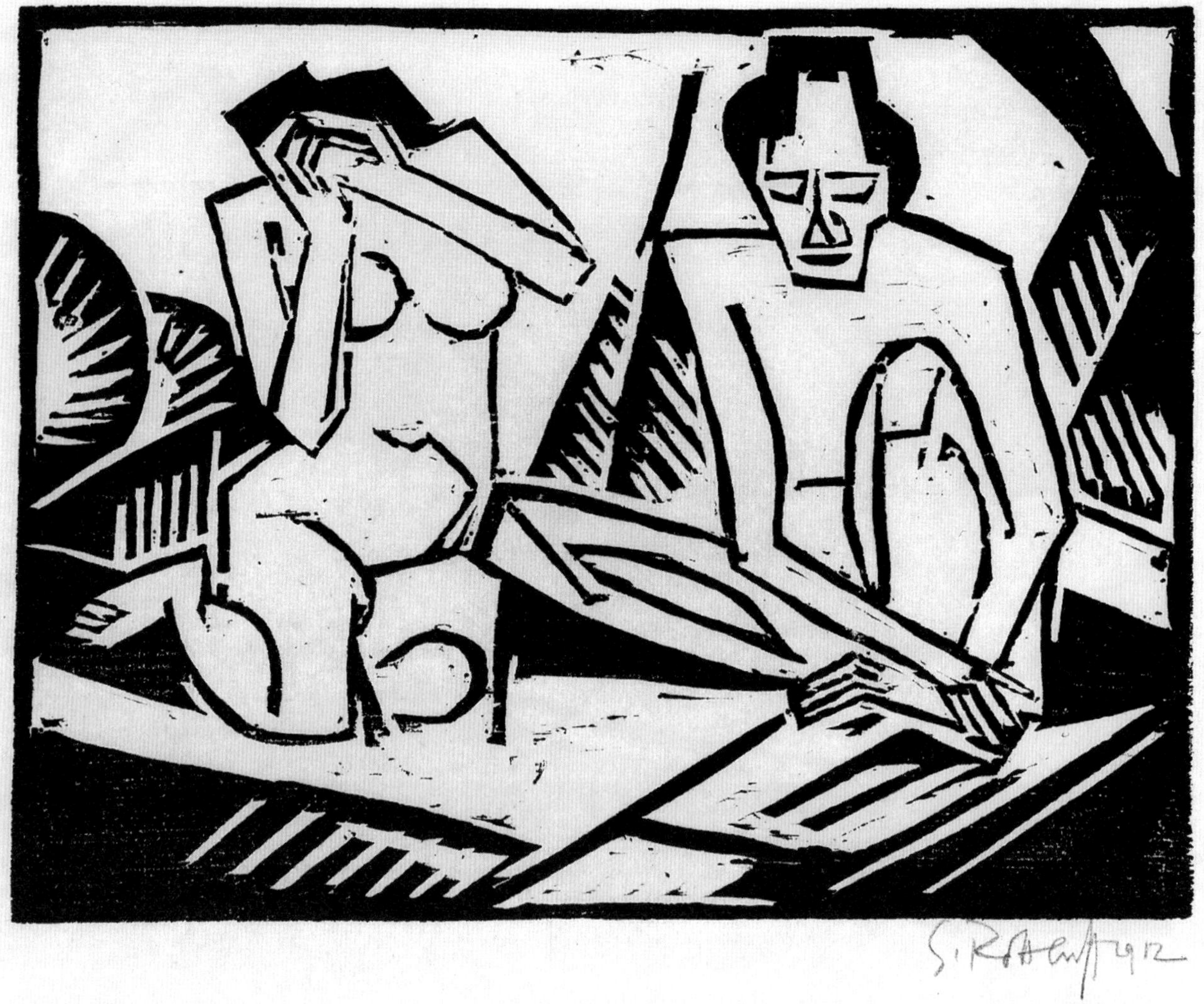

209 Mann und Weib, 1912

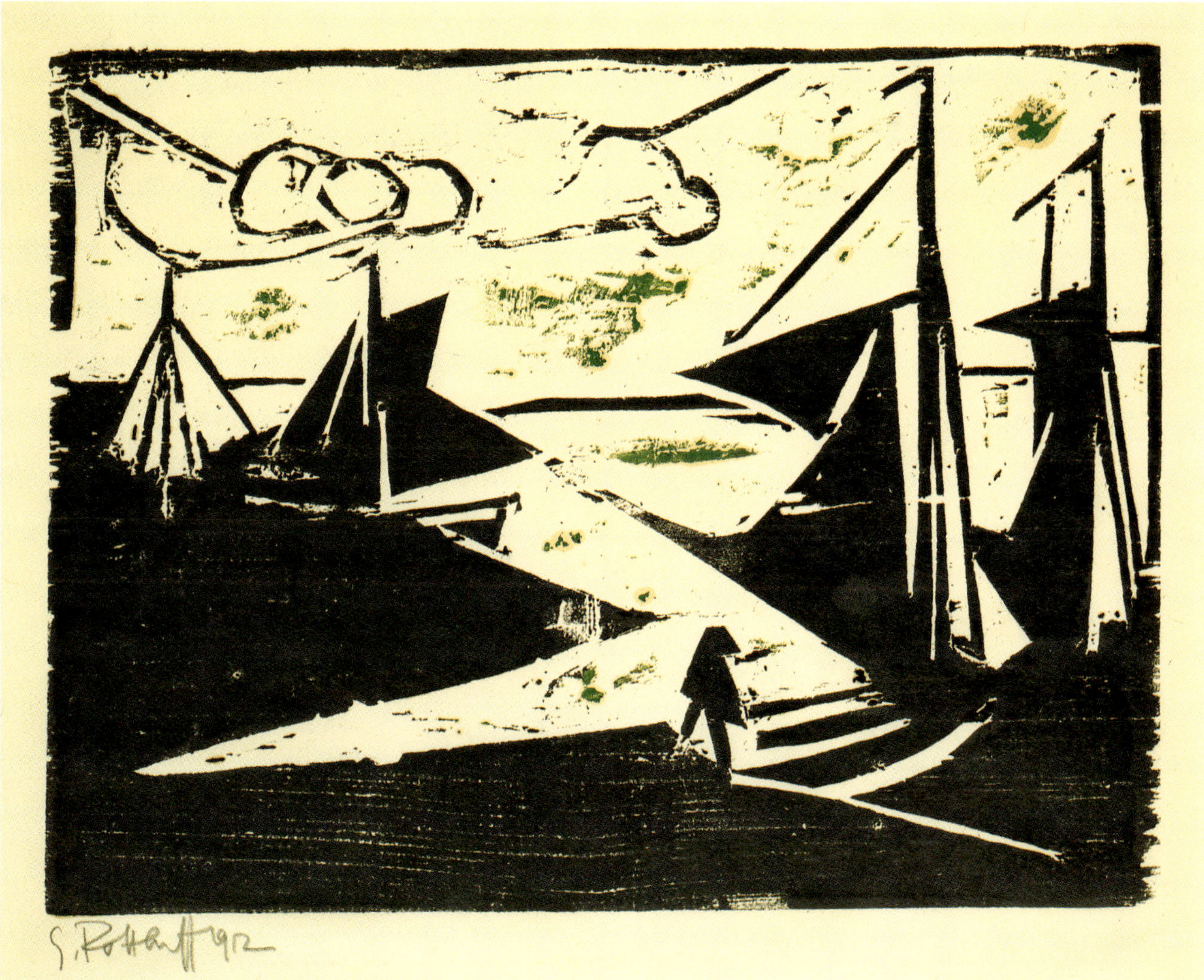

210 Hafen, 1912

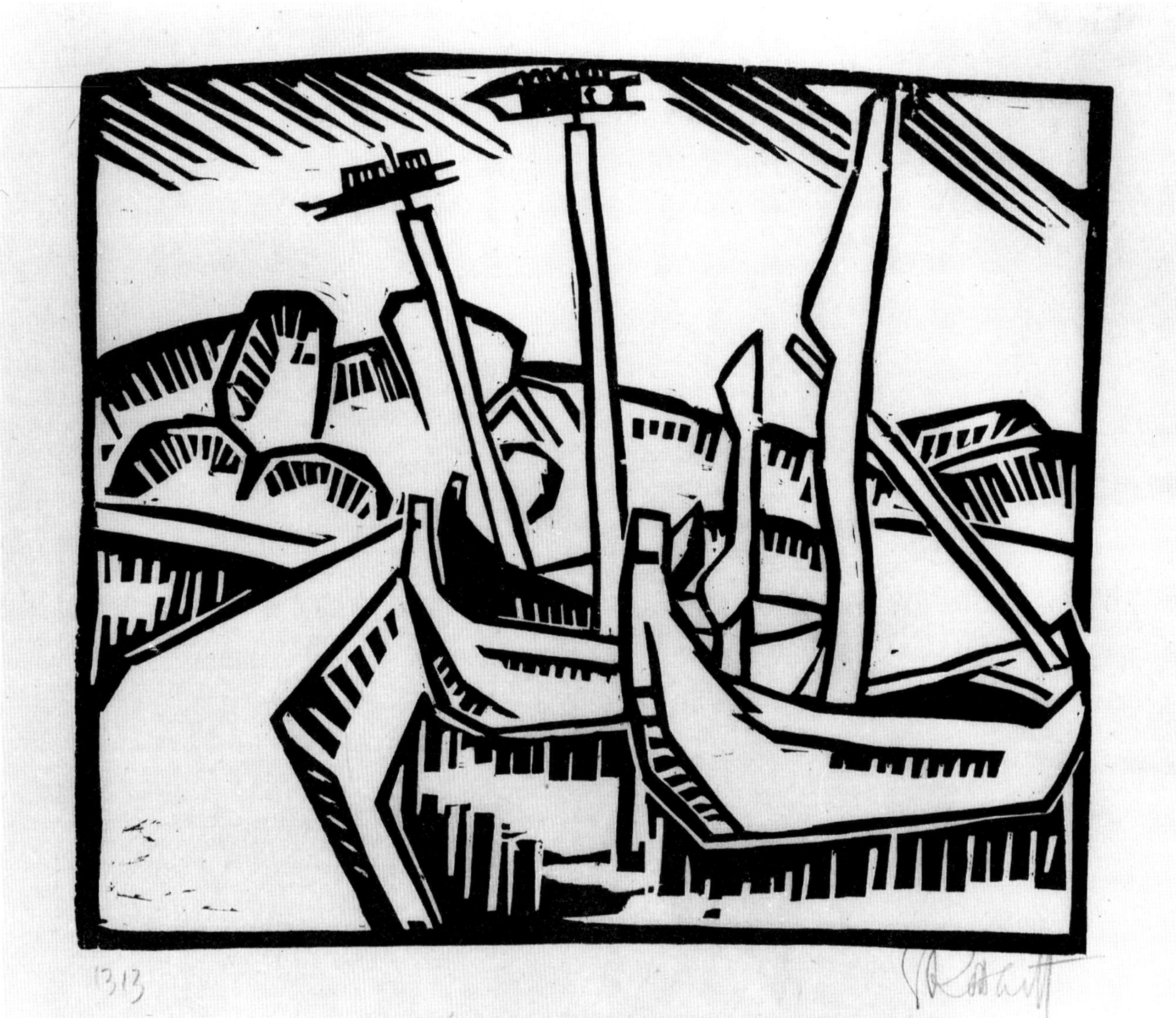

211 Schiffe im Hafen, 1913

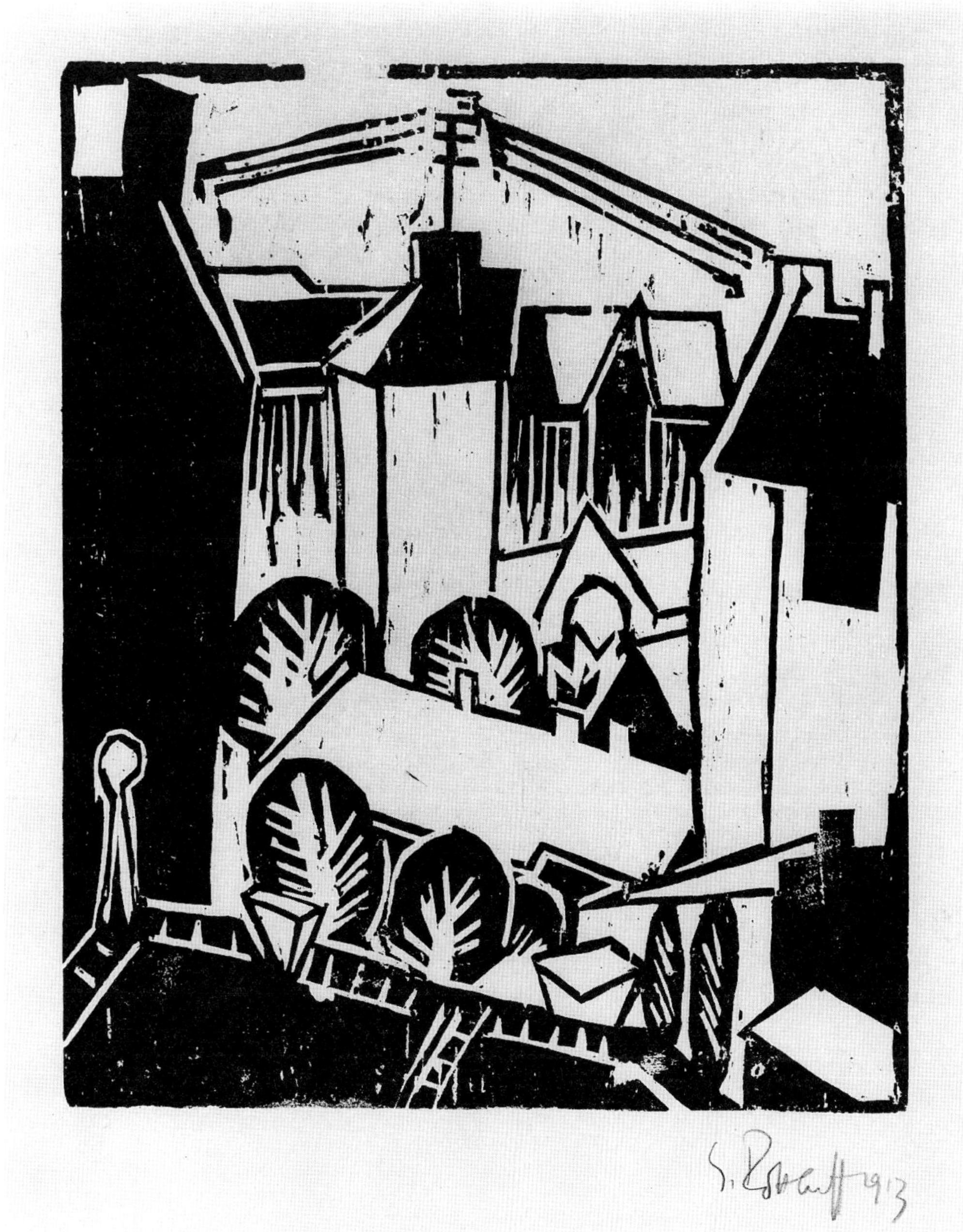

212 Blick vom Balkon, 1913

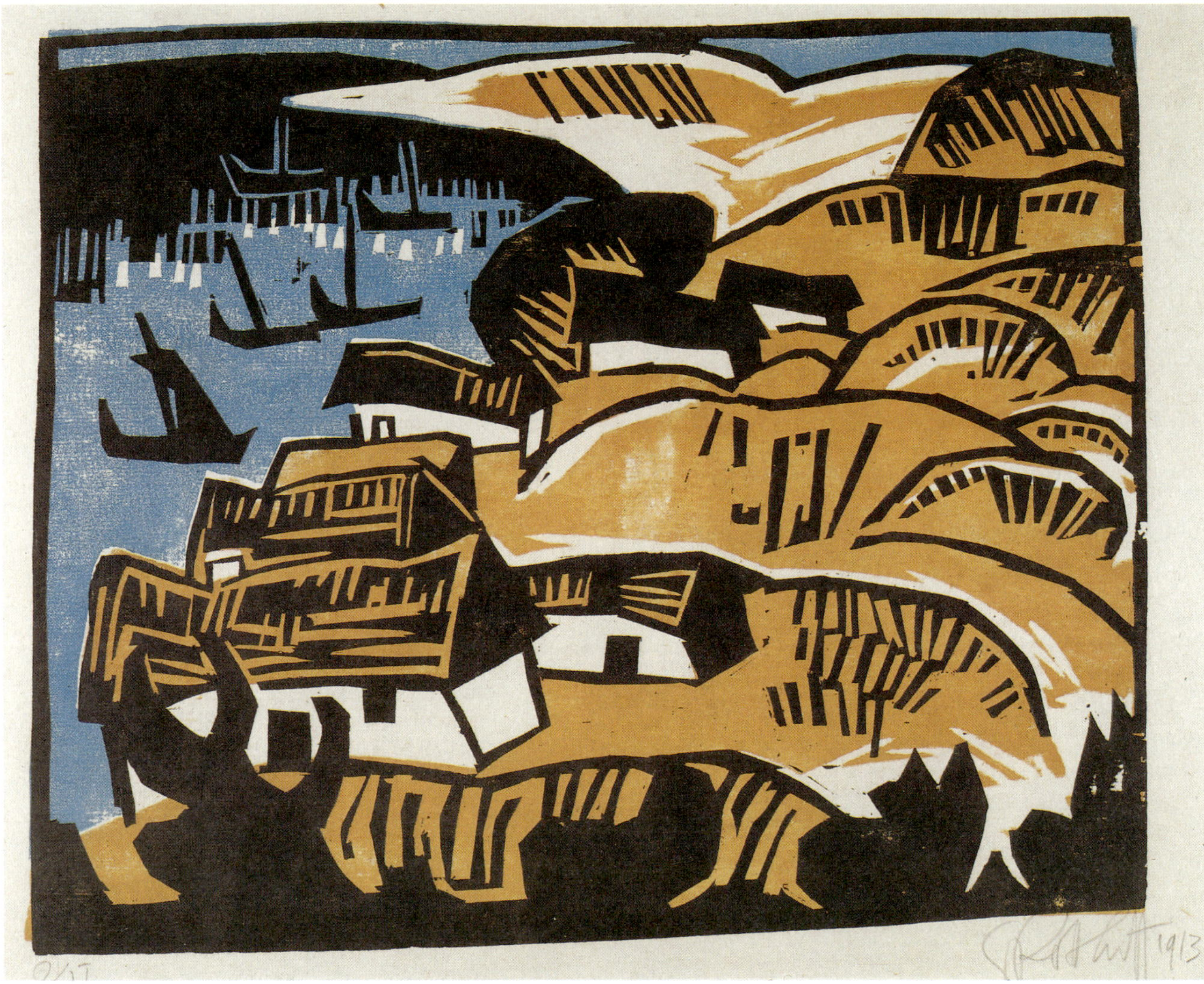

213 Die Bucht, 1913

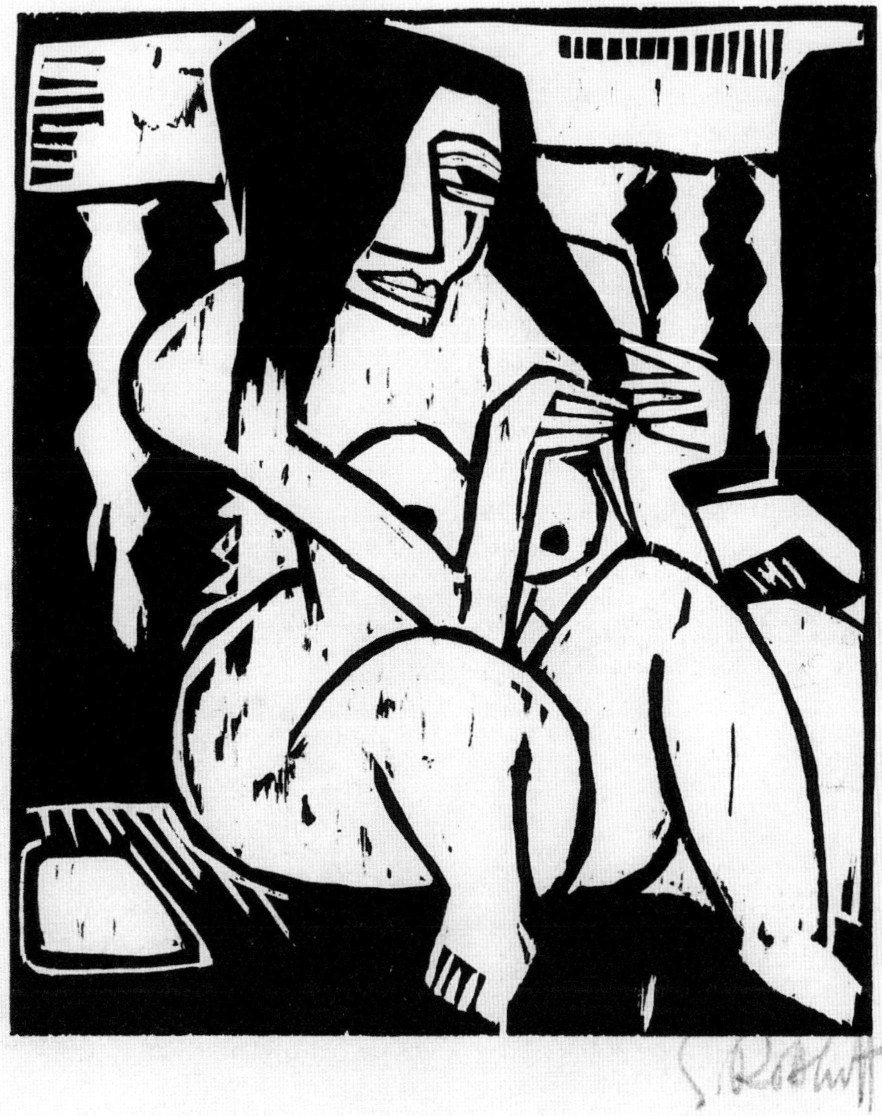

214 Frau mit aufgelöstem Haar, 1913

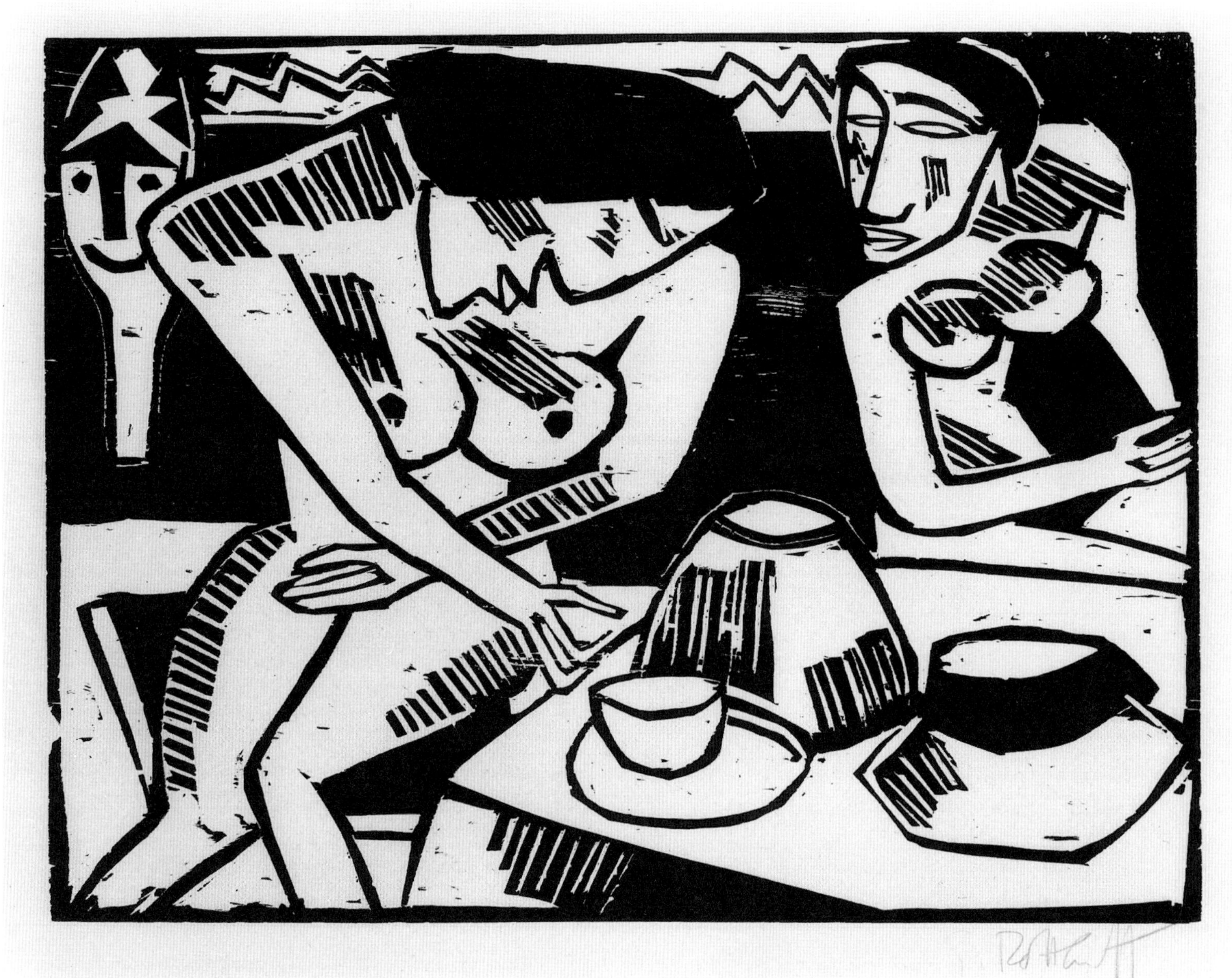

215 Frauen am Tisch, 1914

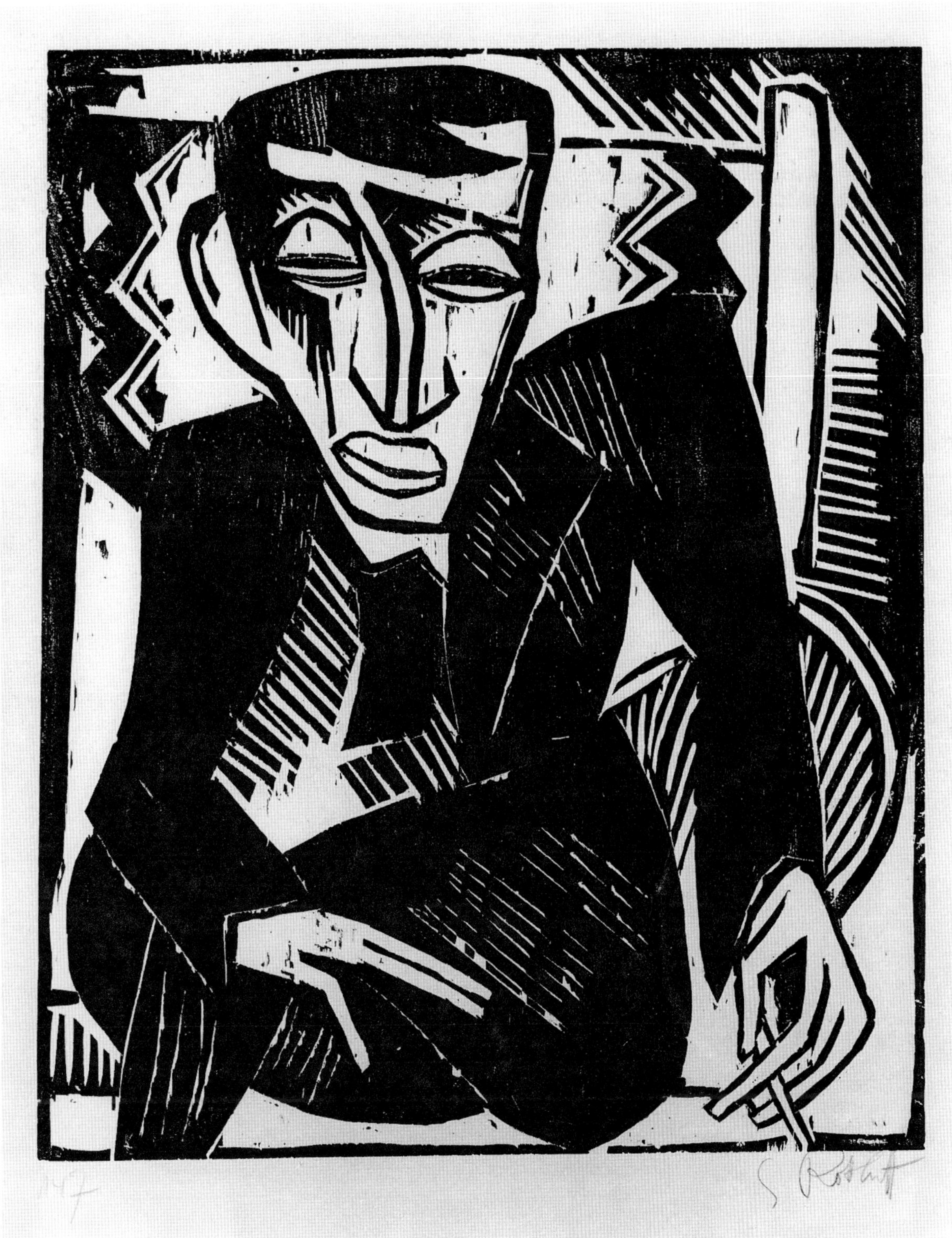

216 Bildnis G. (Guthmann), 1914

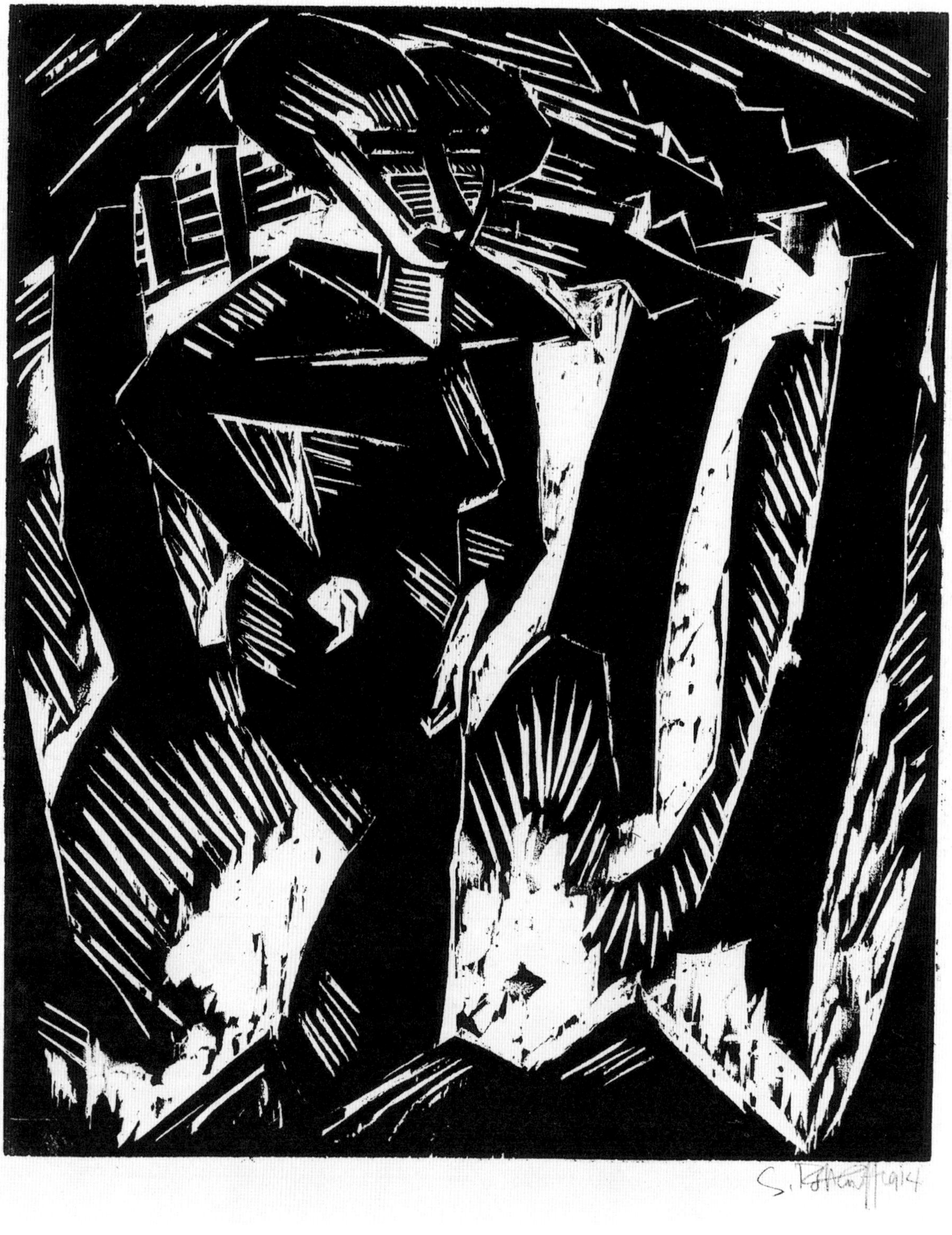

217 Frau unter Bäumen, 1914

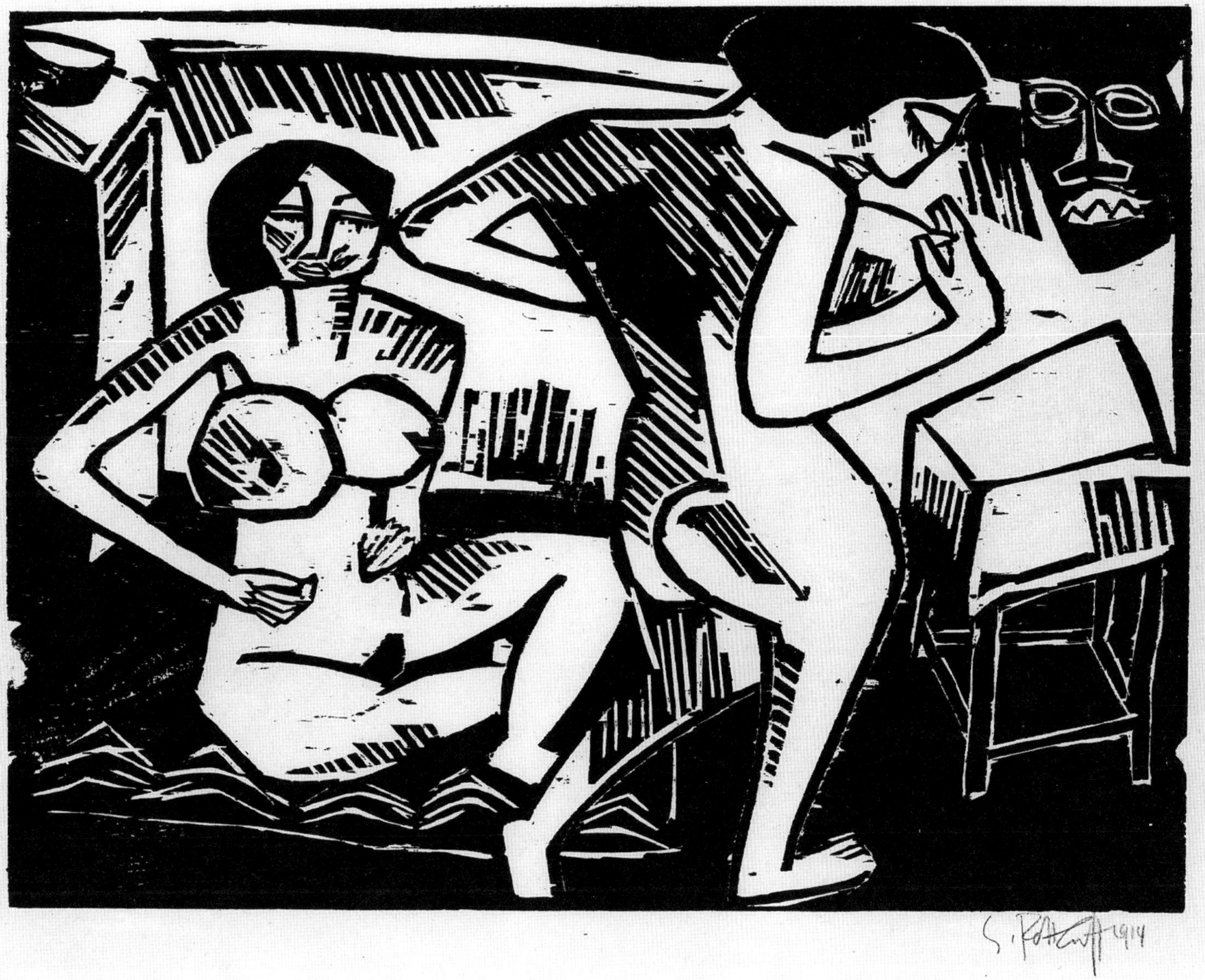

218 Hetären nach dem Bade, 1914

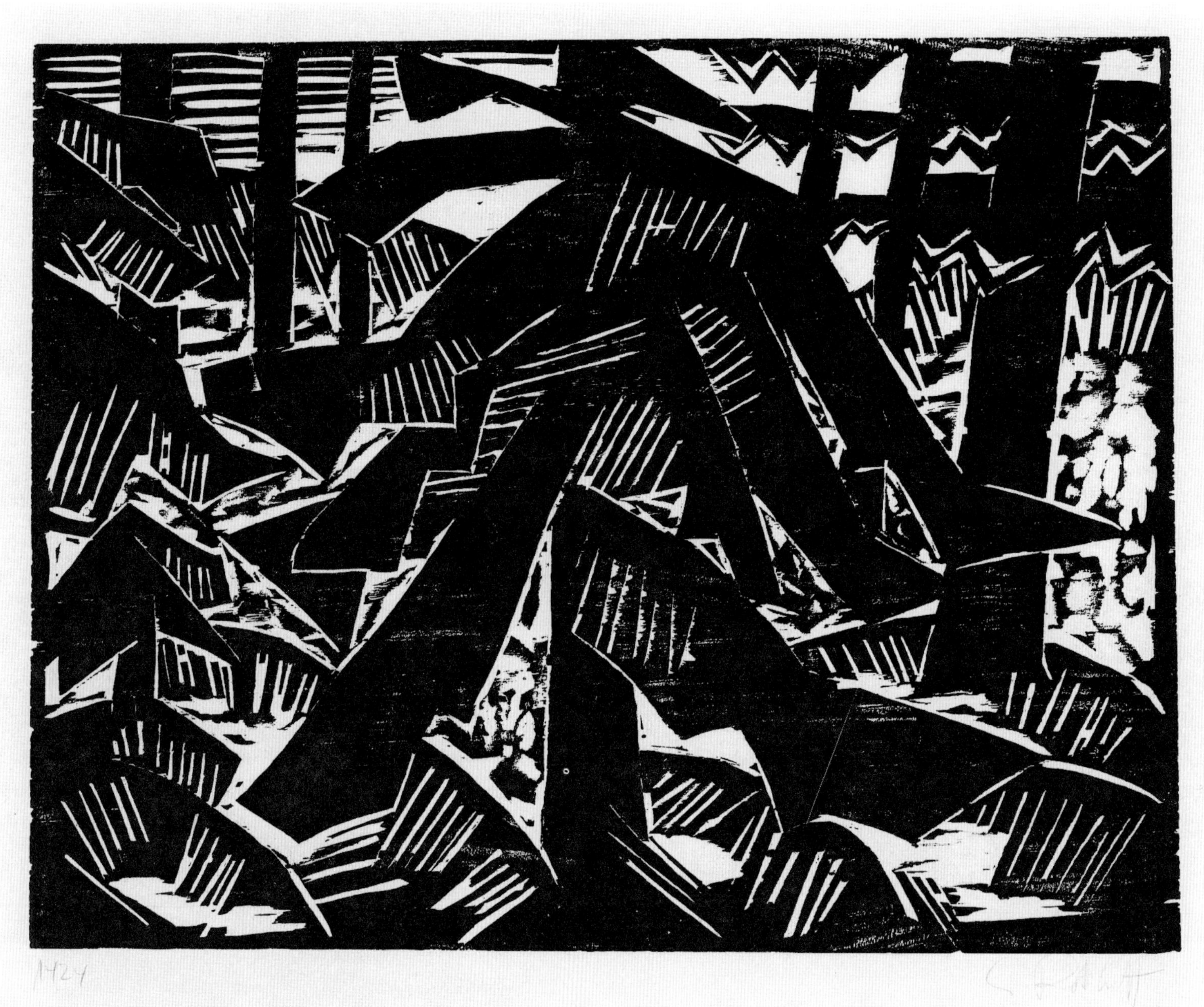

219 Tanne, 1914

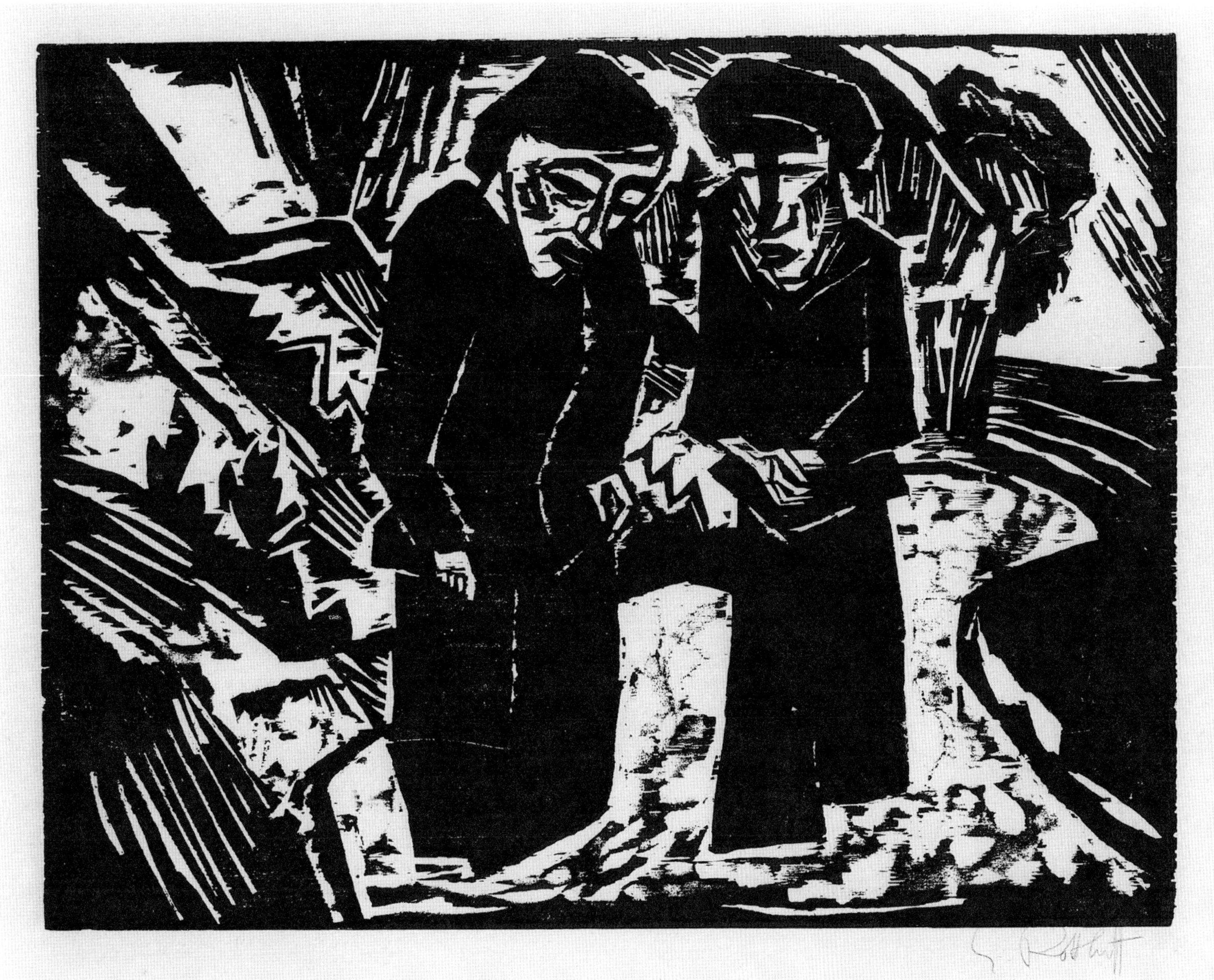

220 Trauernde am Strand, 1914

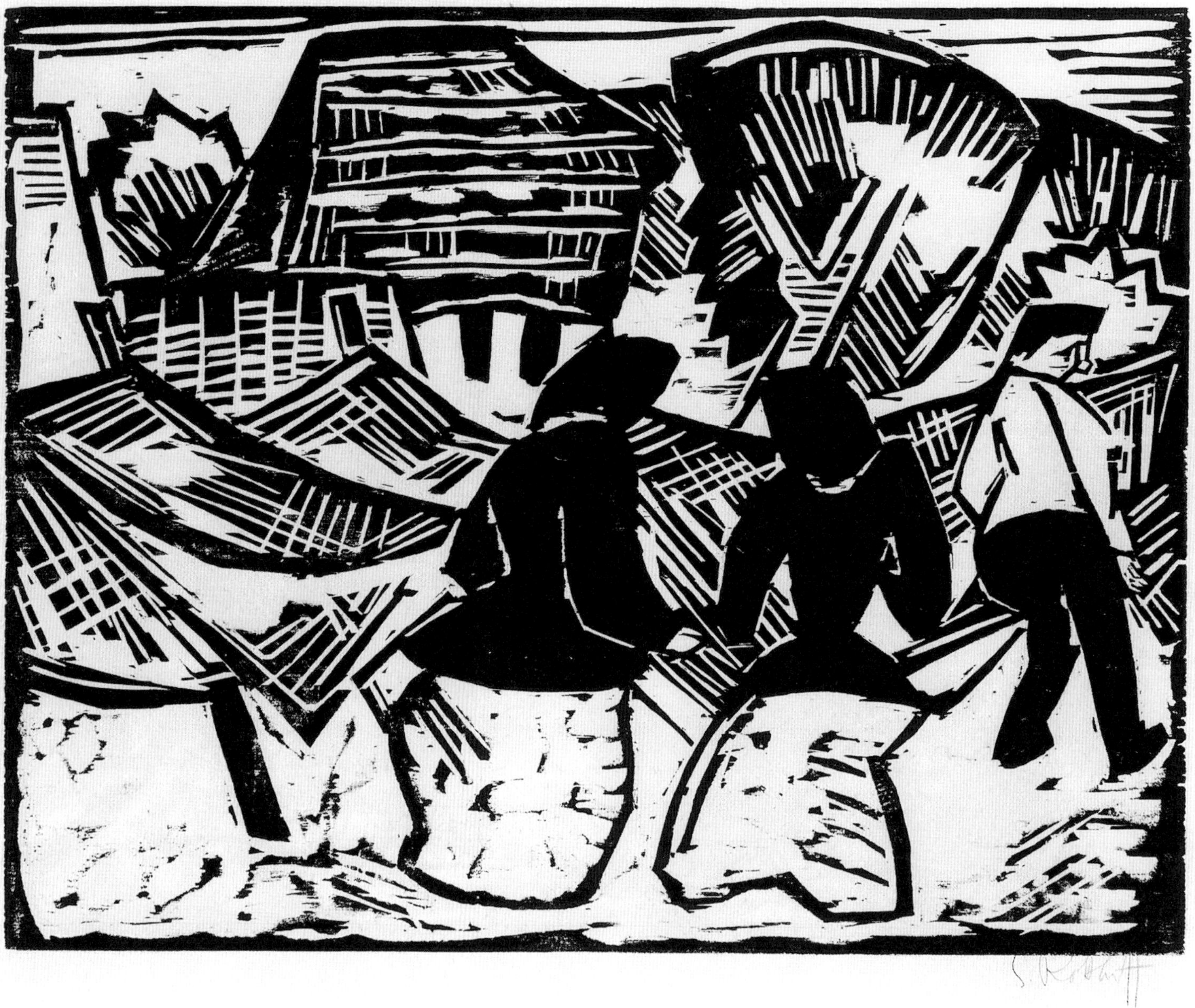

221 Bei den Netzen, 1914

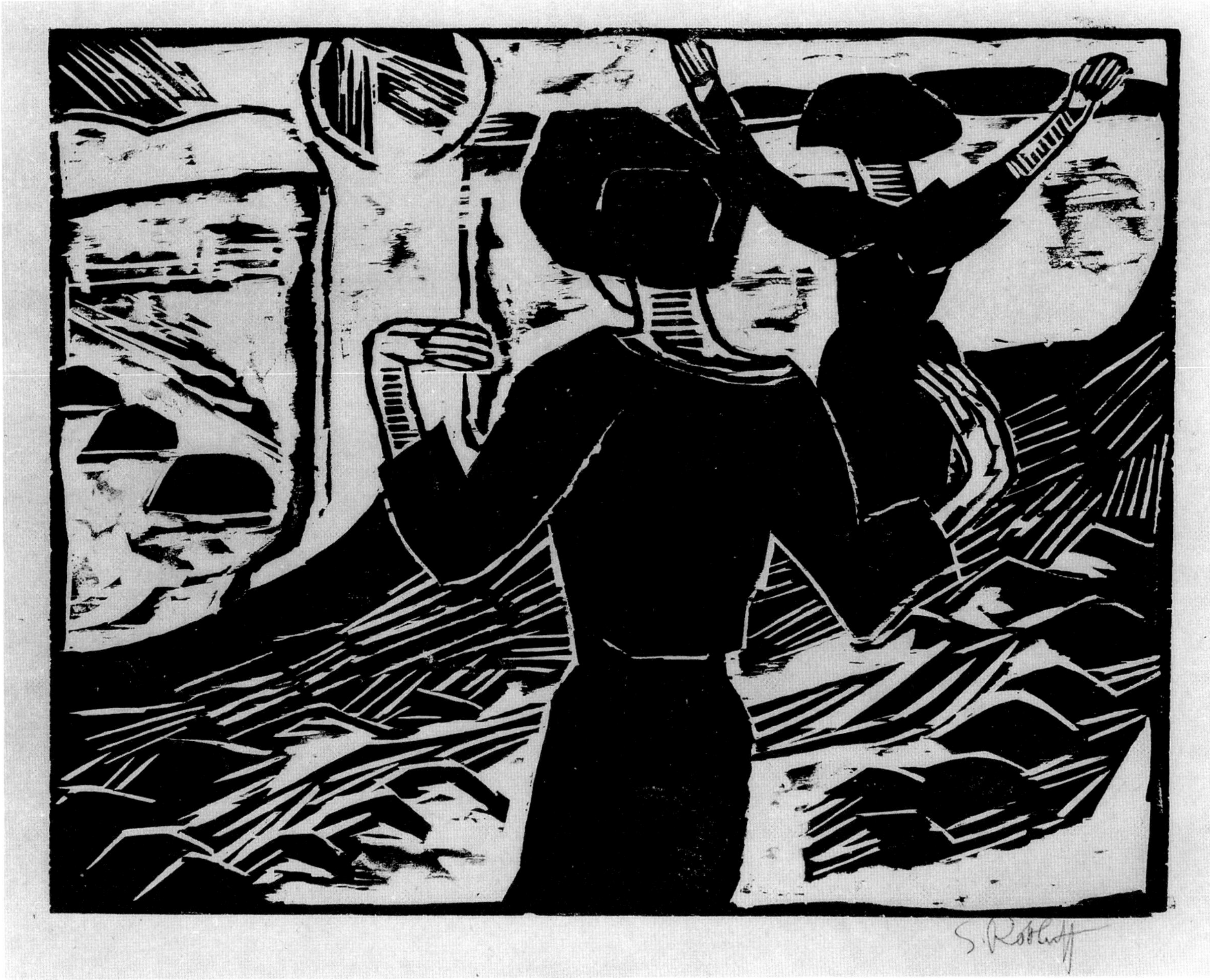

222 Die Sonne, 1914

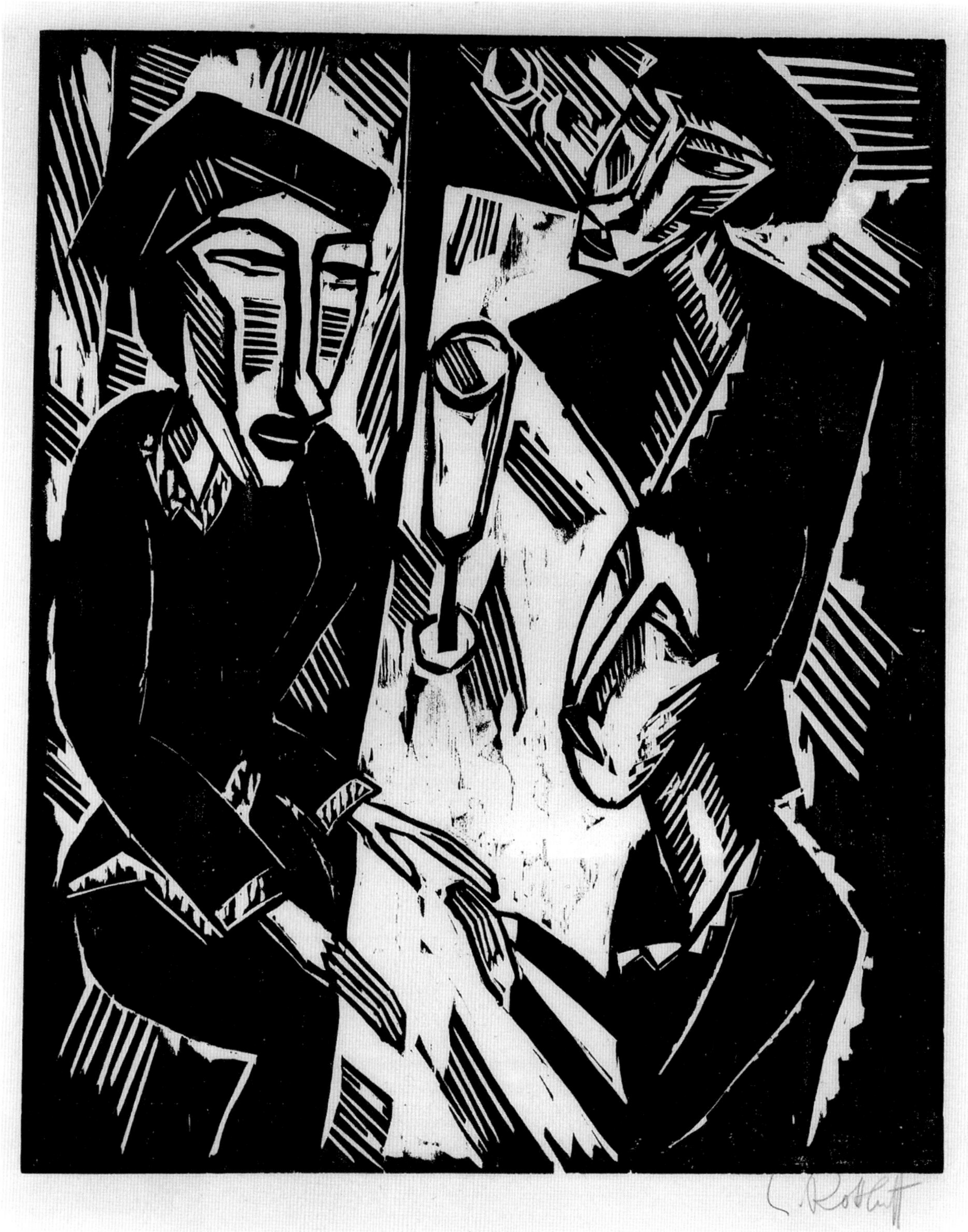

223 Drei am Tisch, 1914

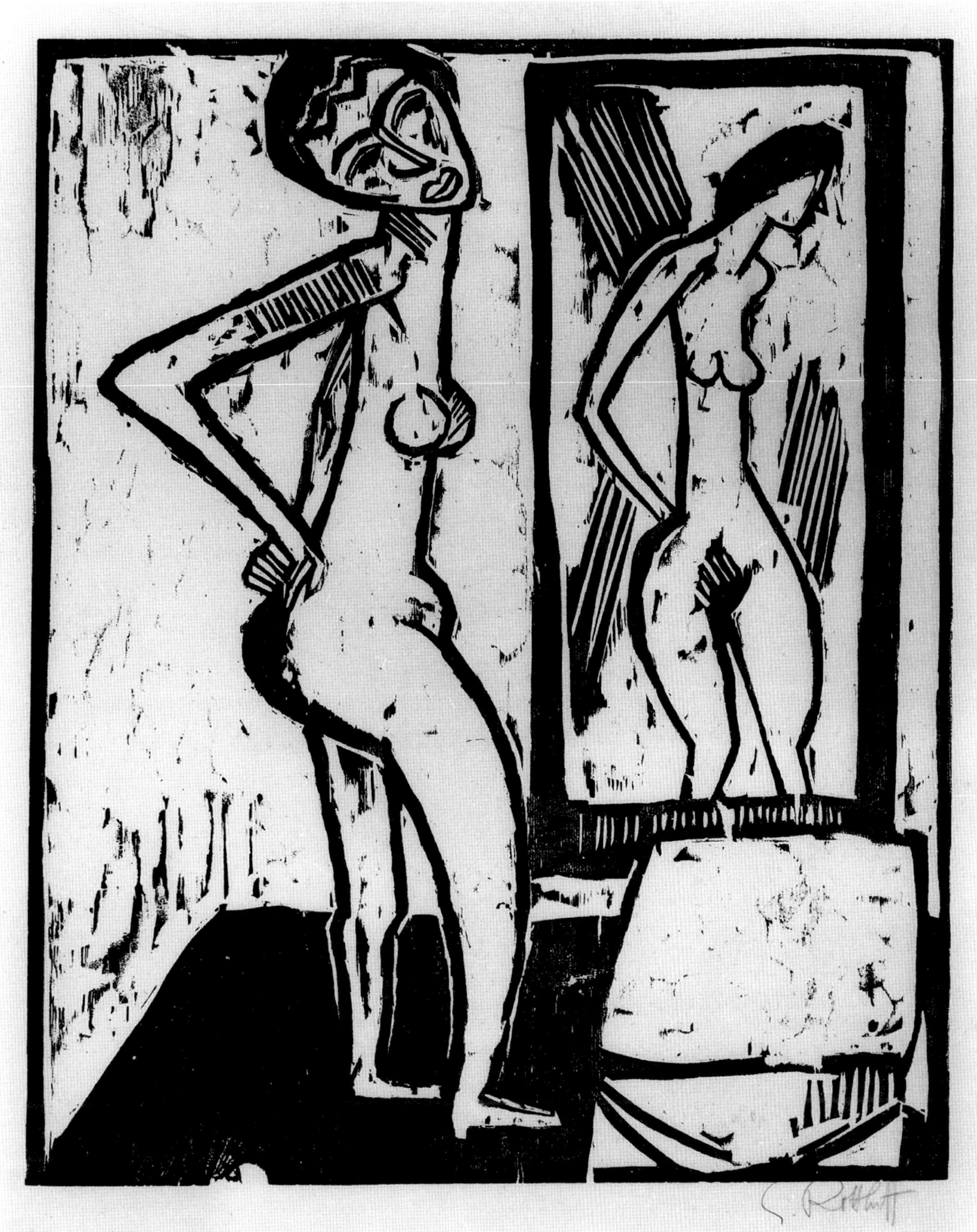

224 Mädchen vorm Spiegel, 1914

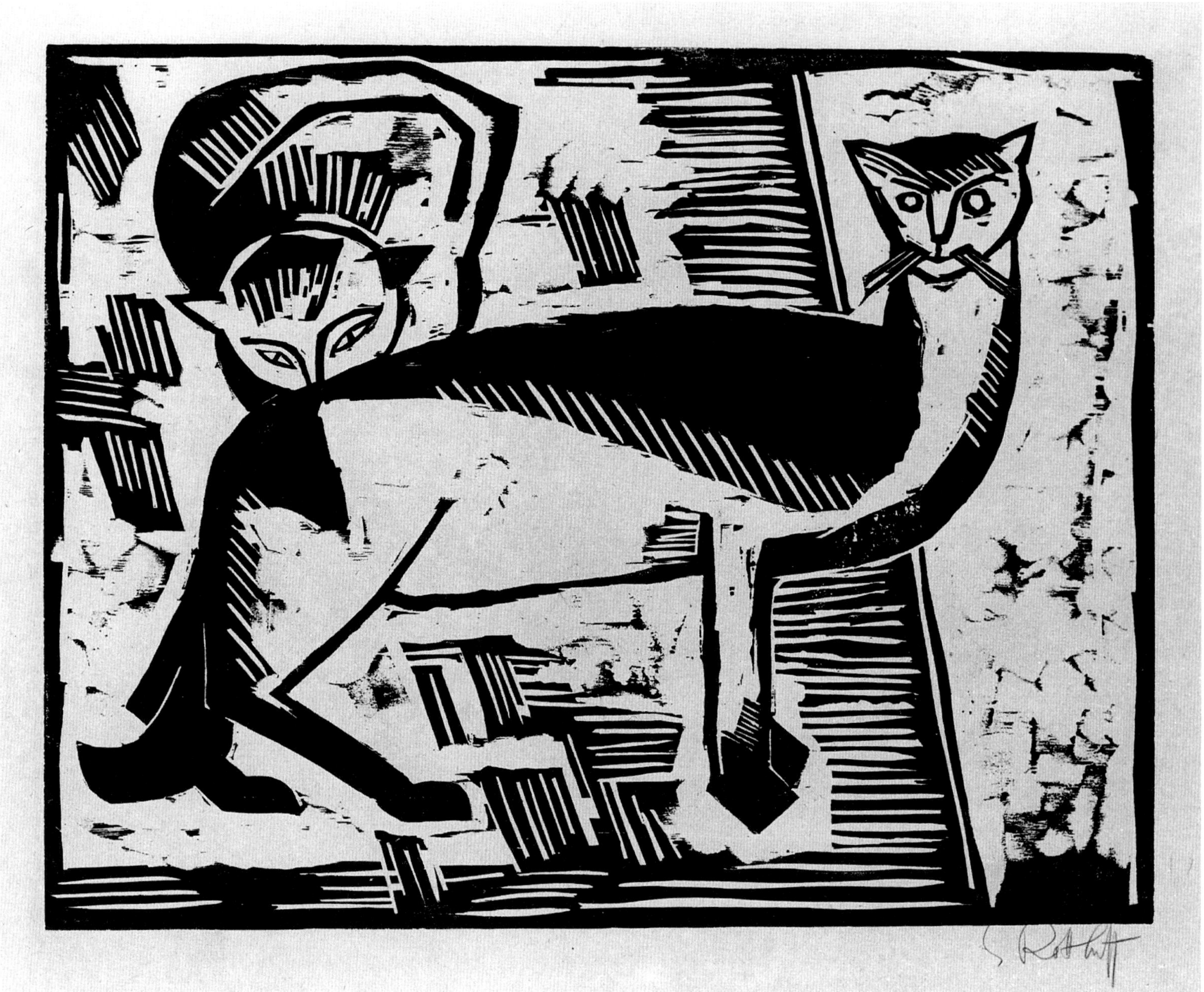

225 Katze (Katzen), 1915

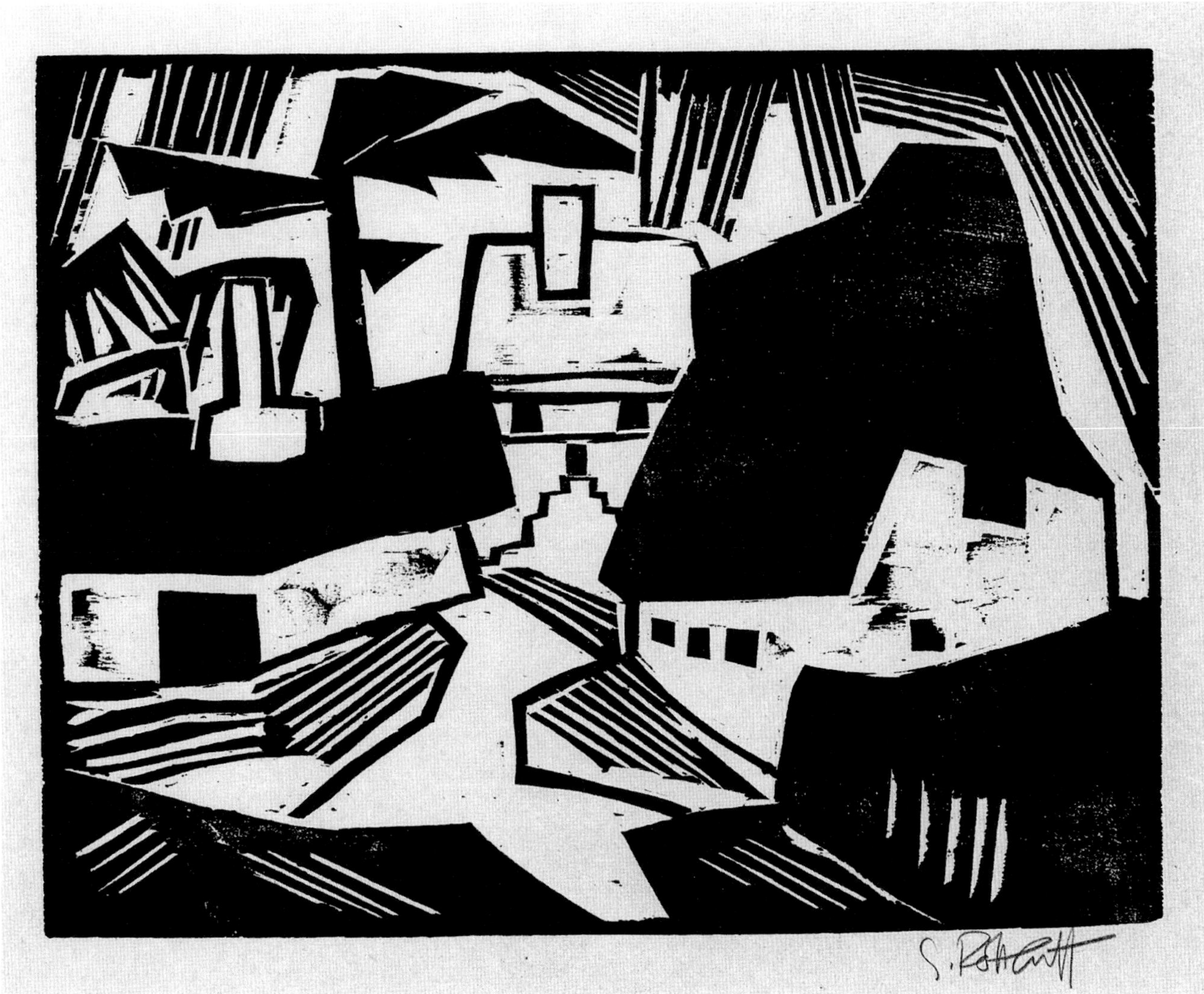

226 Gutshof, 1915

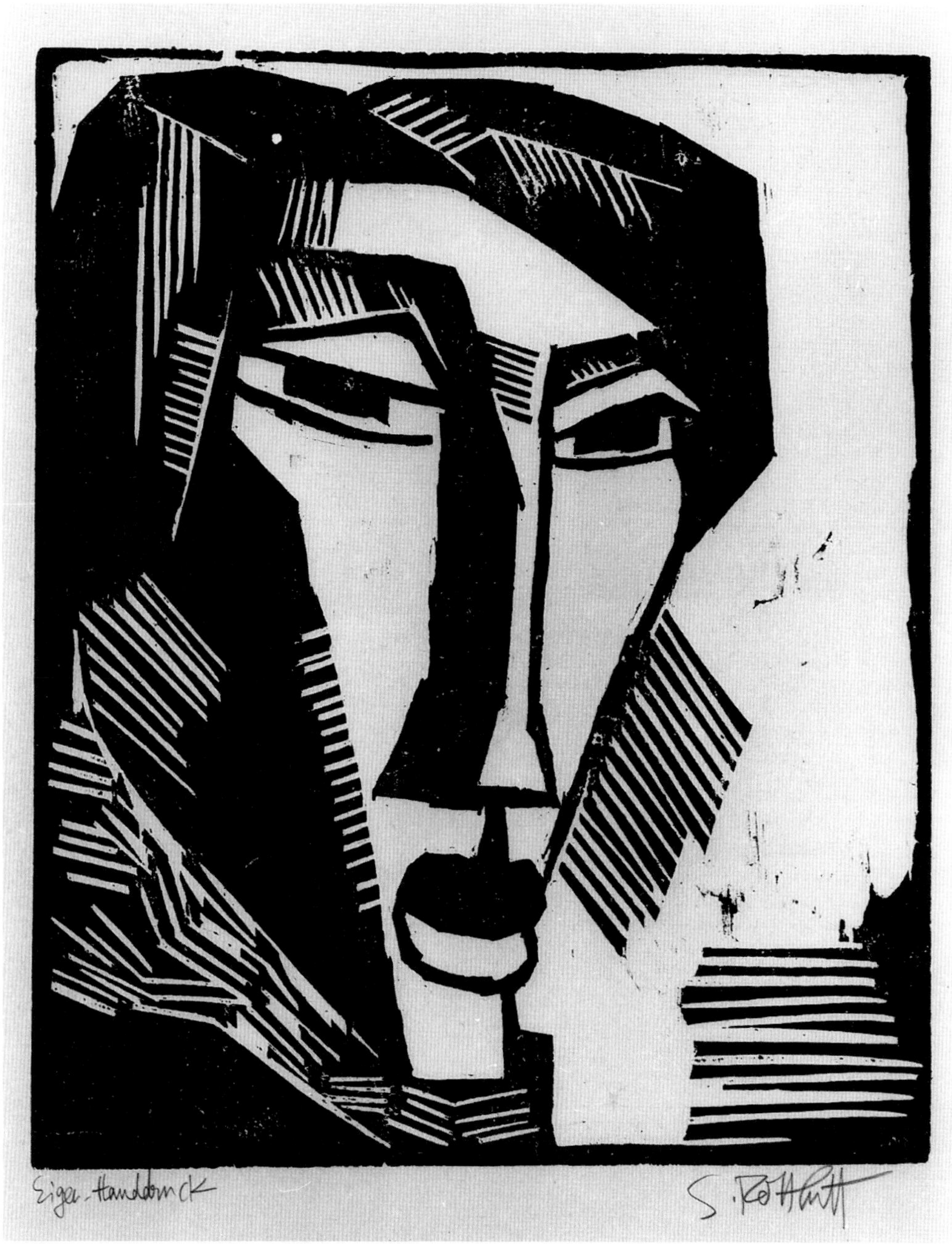

227 Frauenkopf, 1915

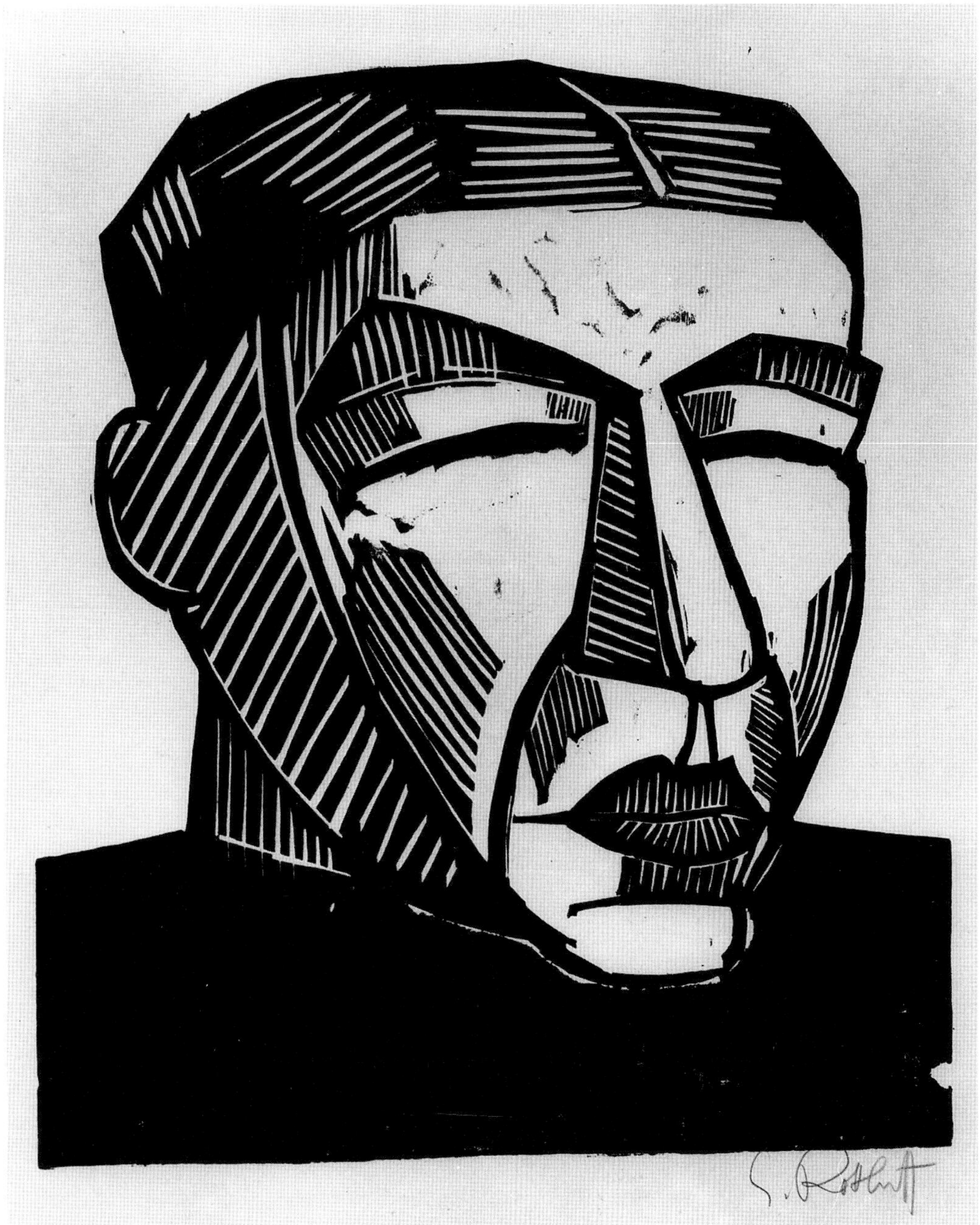

228 Mutter, 1916

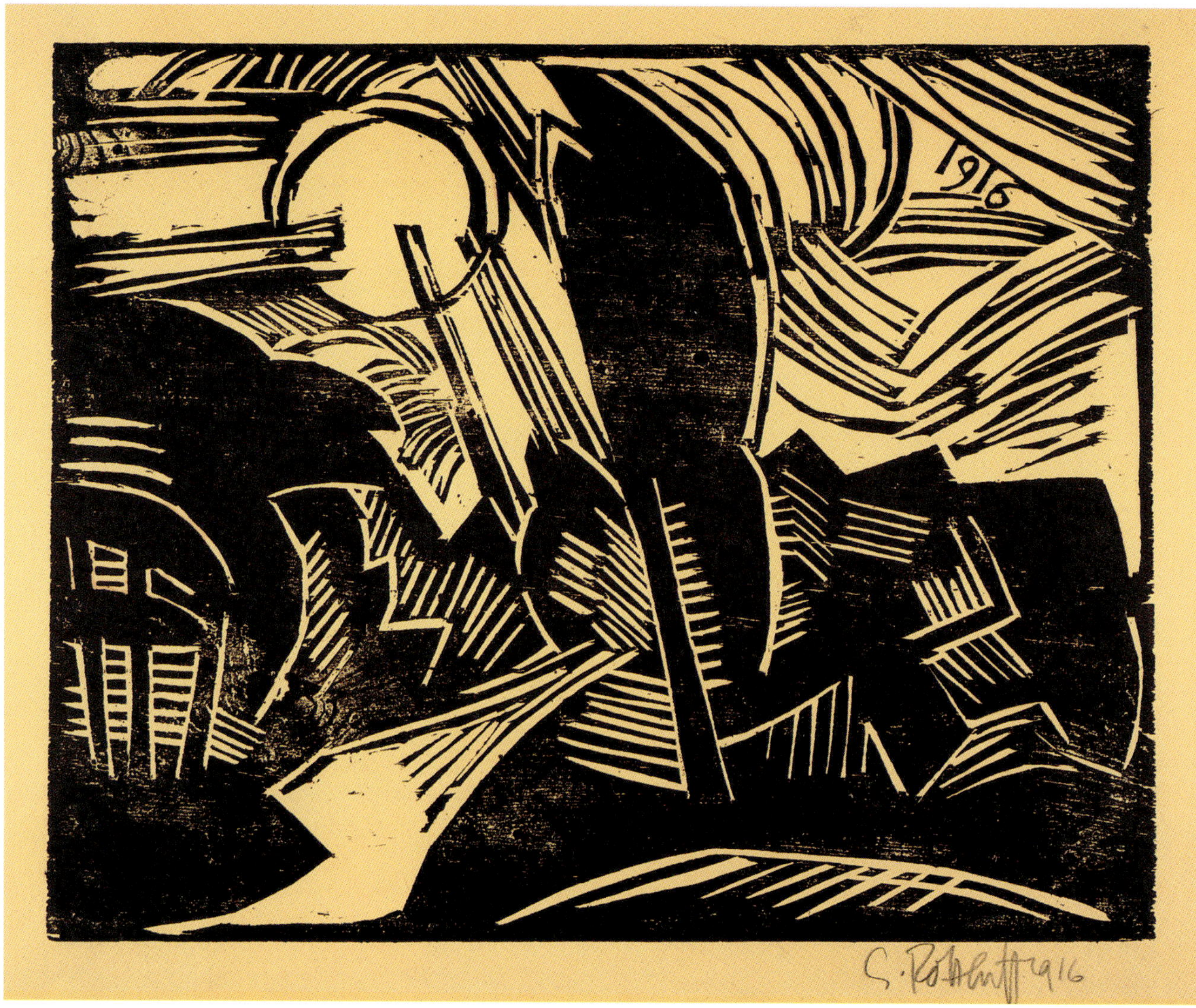

229 Landschaft mit Sonne, 1916

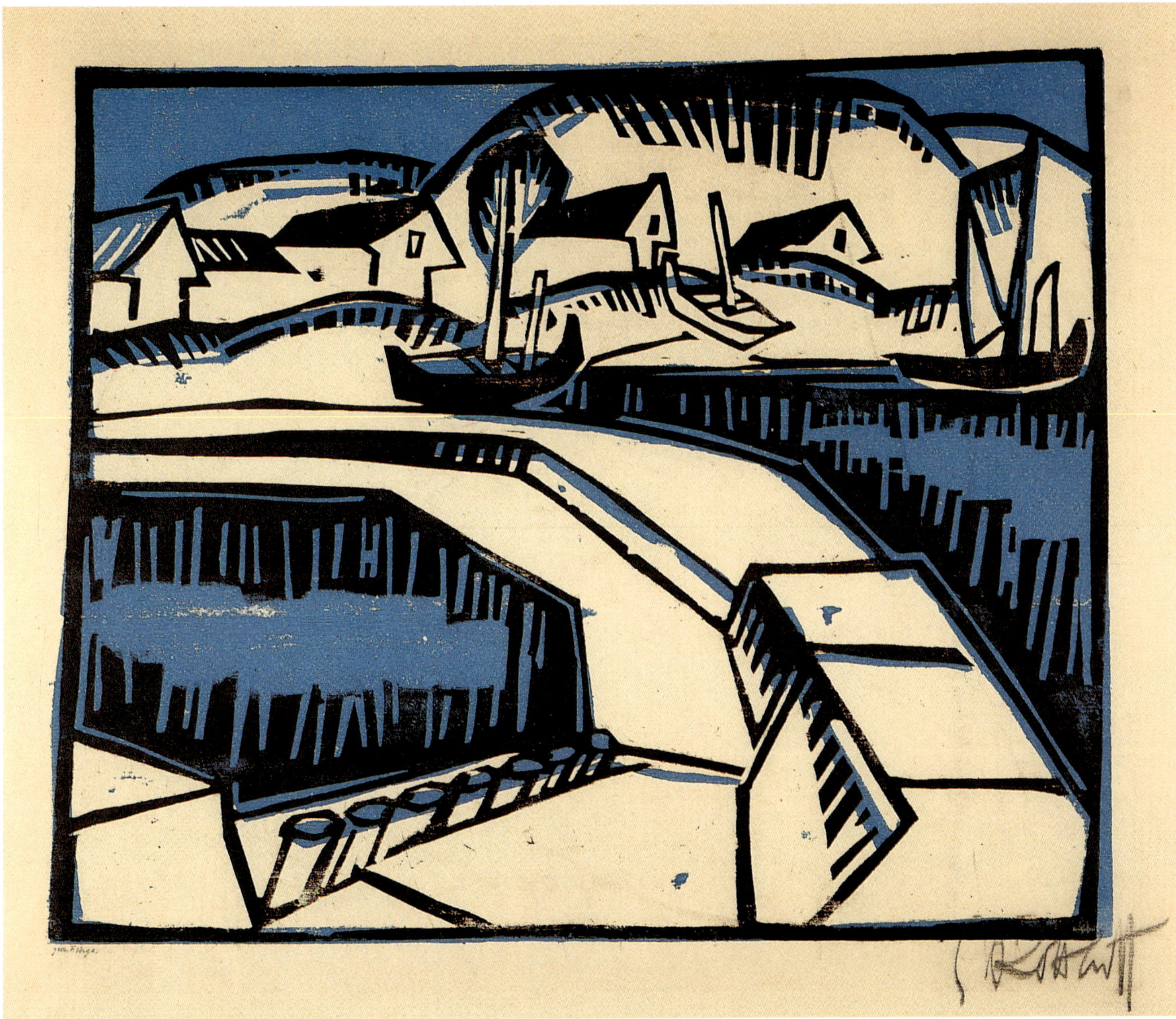

230 Dünen und Mole, 1917

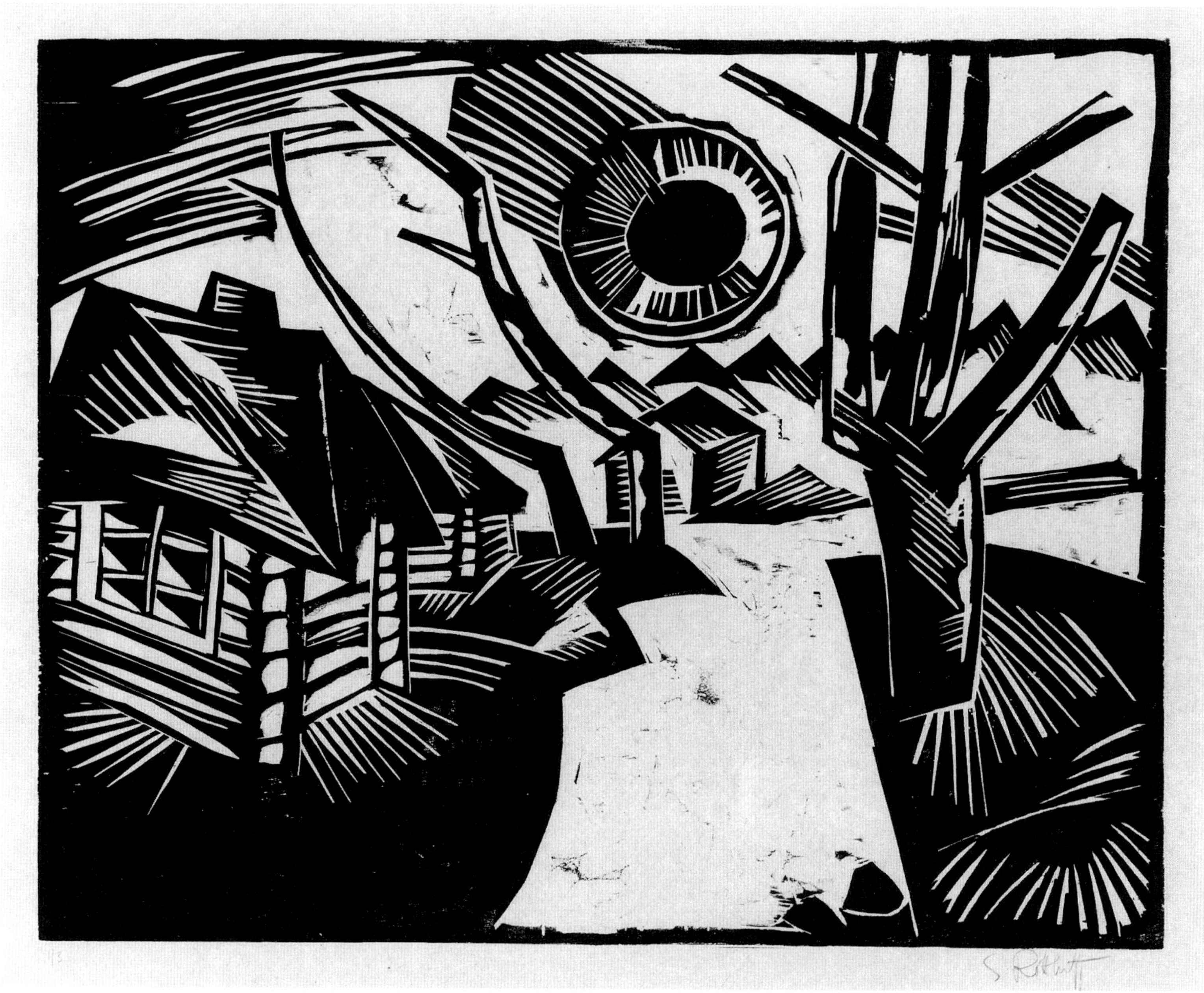

237 Russische Landschaft mit Sonne, 1919

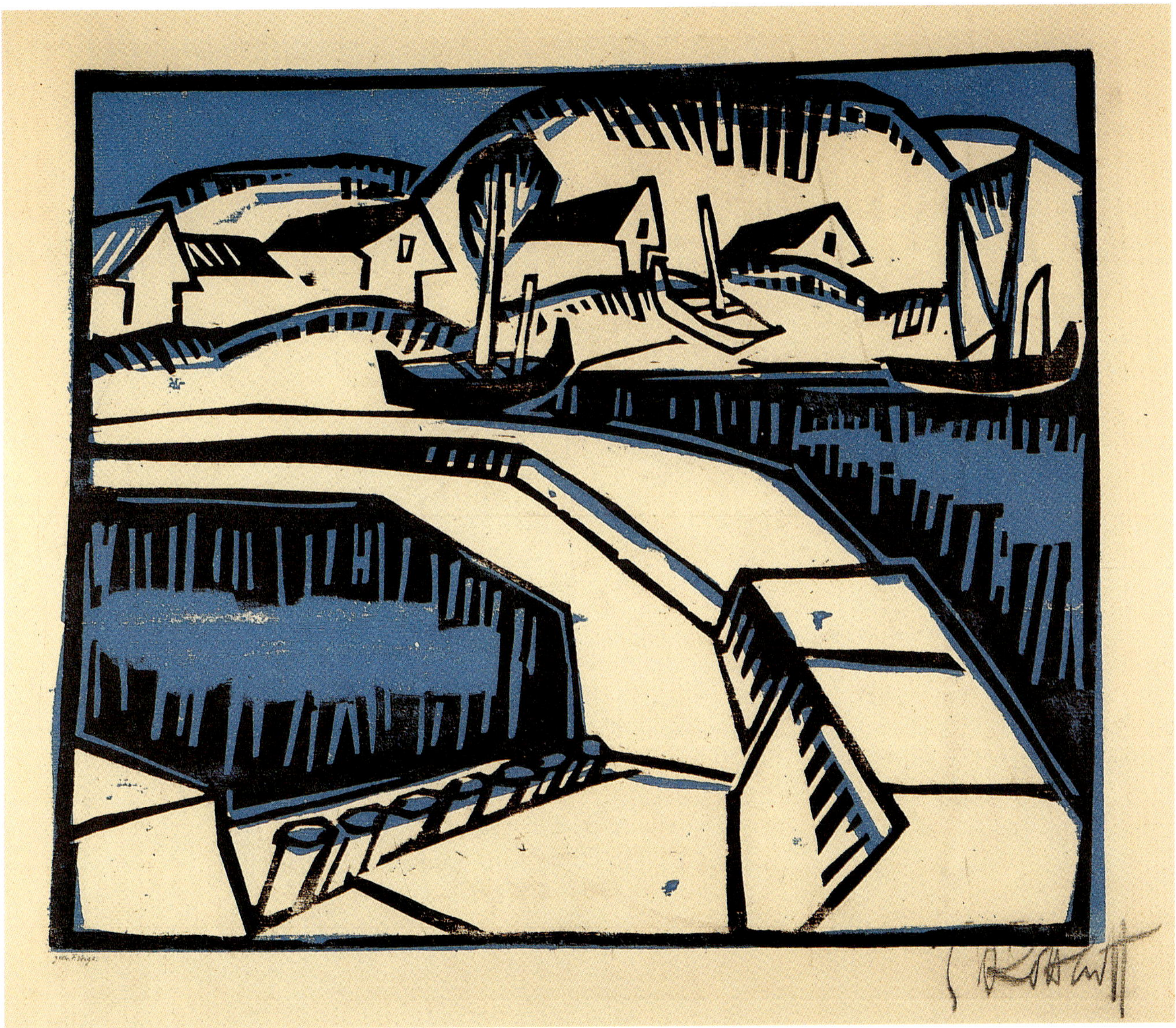

230 Dünen und Mole, 1917

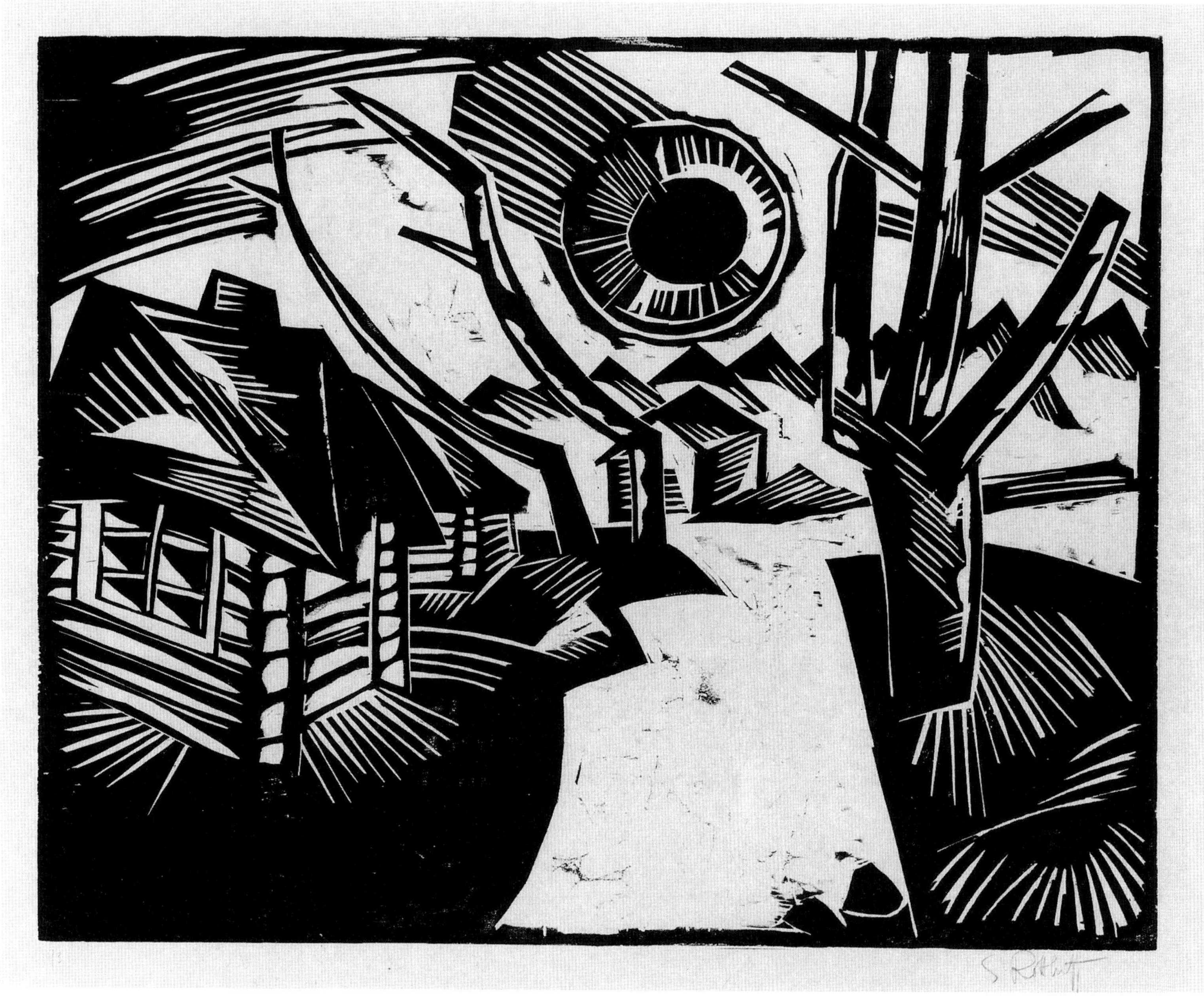

237 Russische Landschaft mit Sonne, 1919

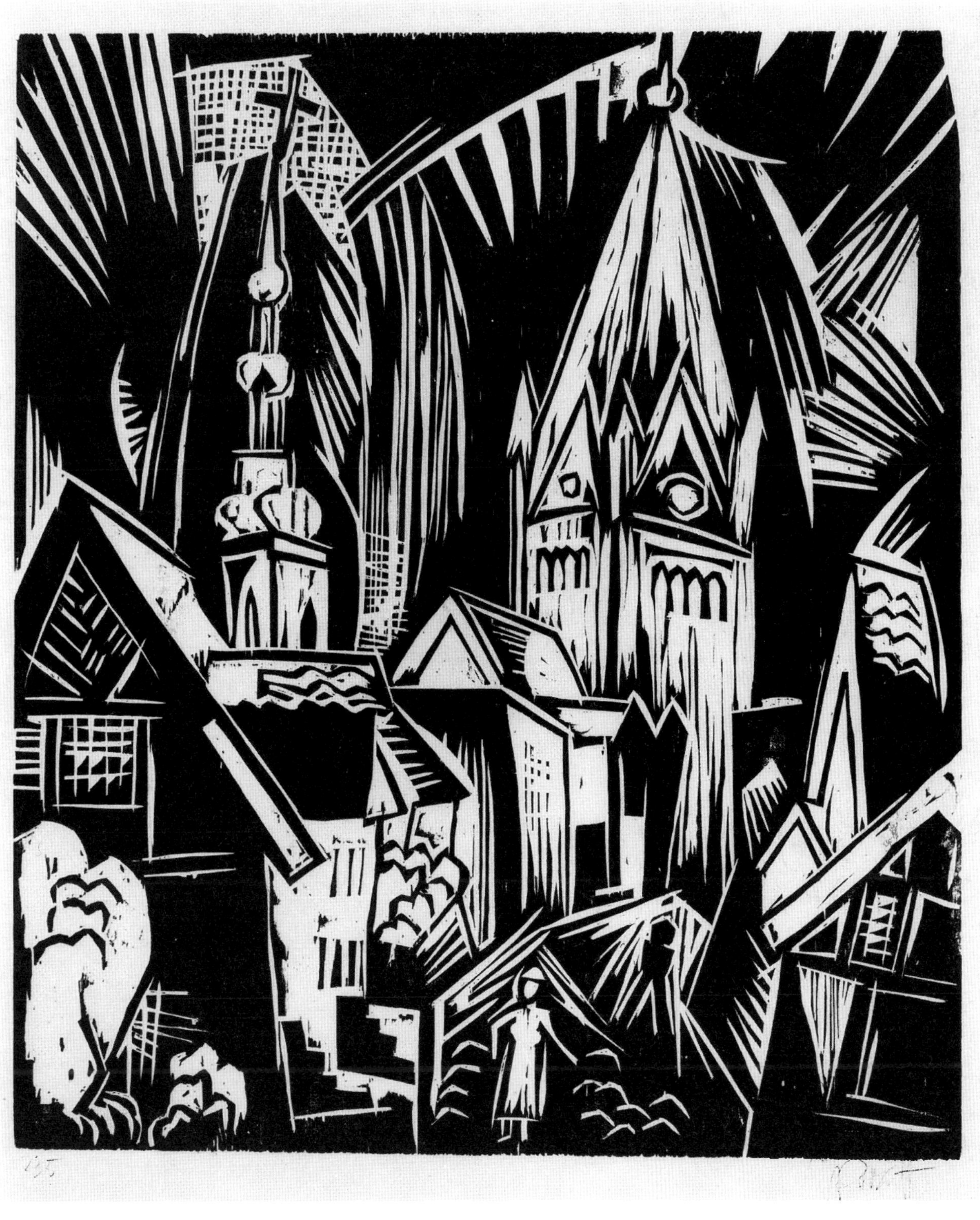

238 Stadtbild aus Soest, 1923

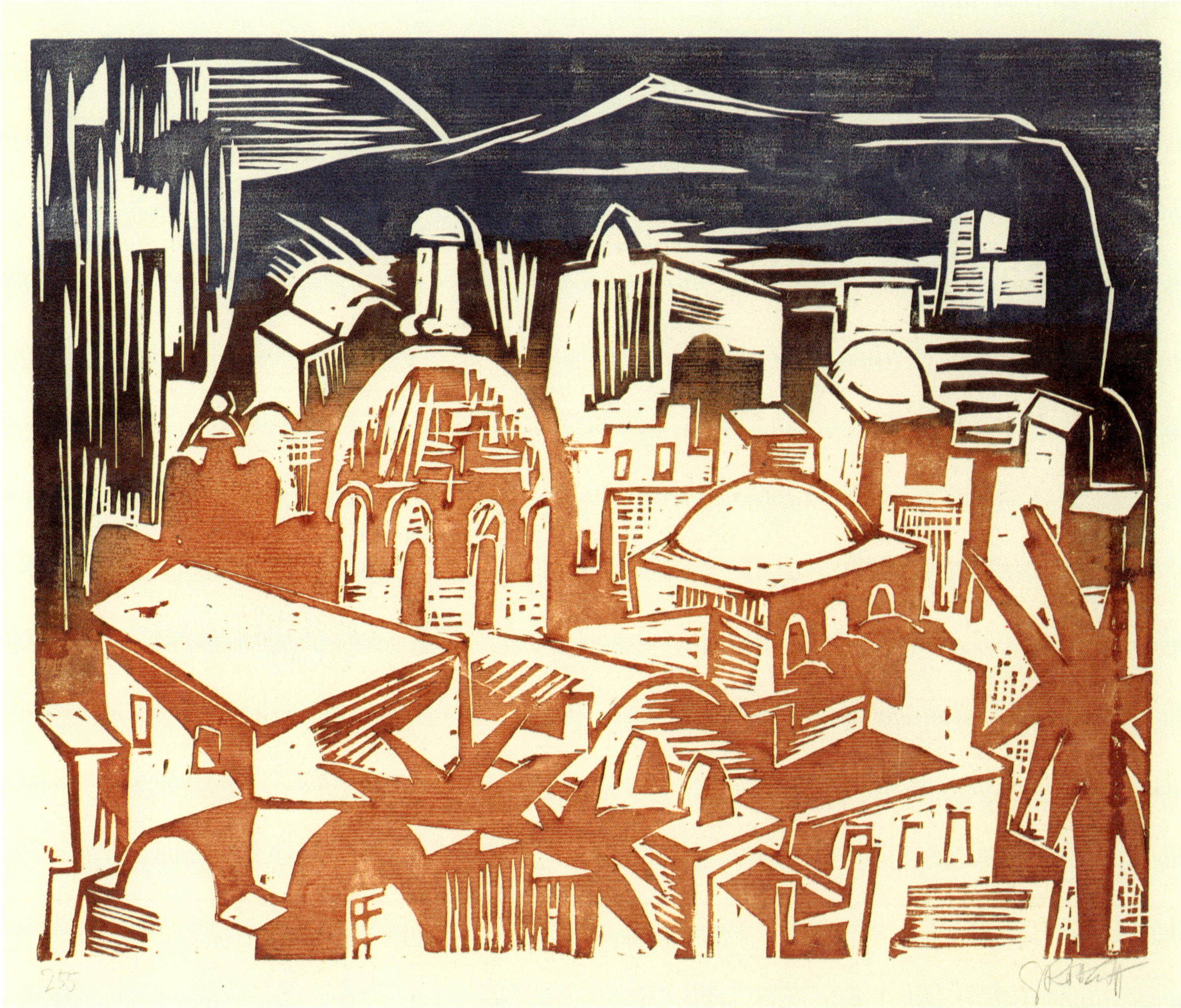

239 Orientalische Stadt, 1925

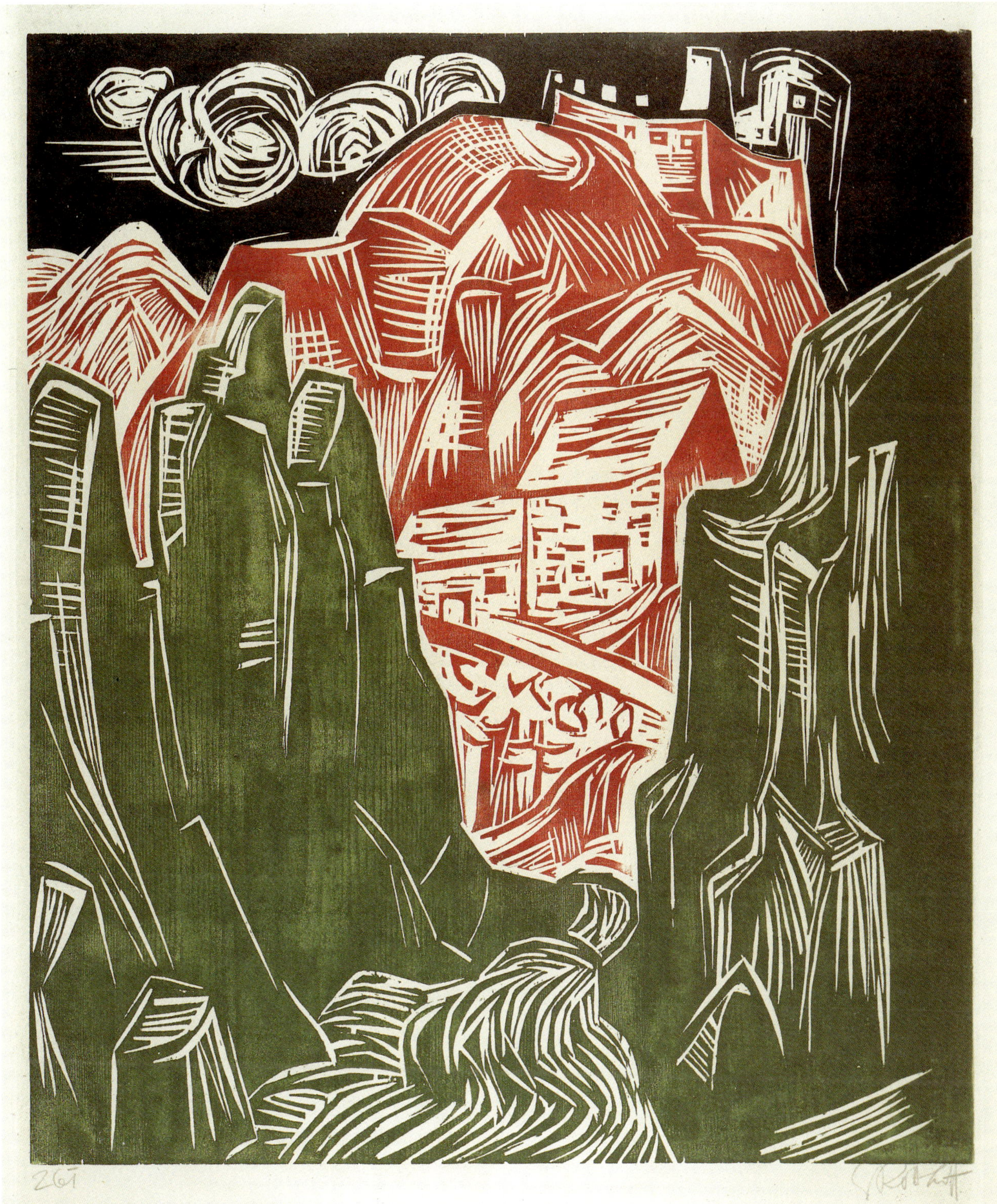

240 Straße mit Burg und Häusern in felsigem Gebirge, 1926

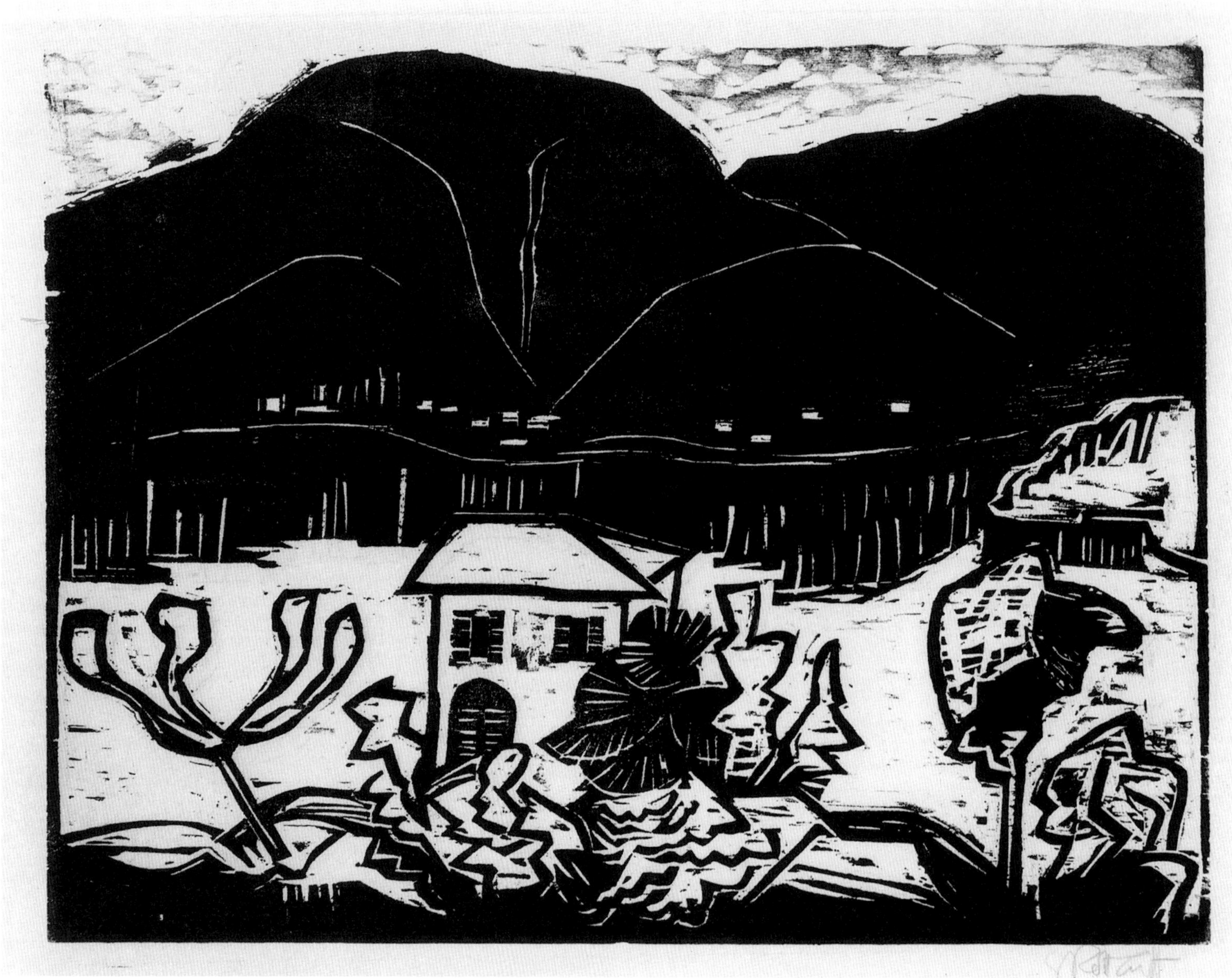

241 Lago Maggiore, 1930

Radierungen

Kat. 242-247

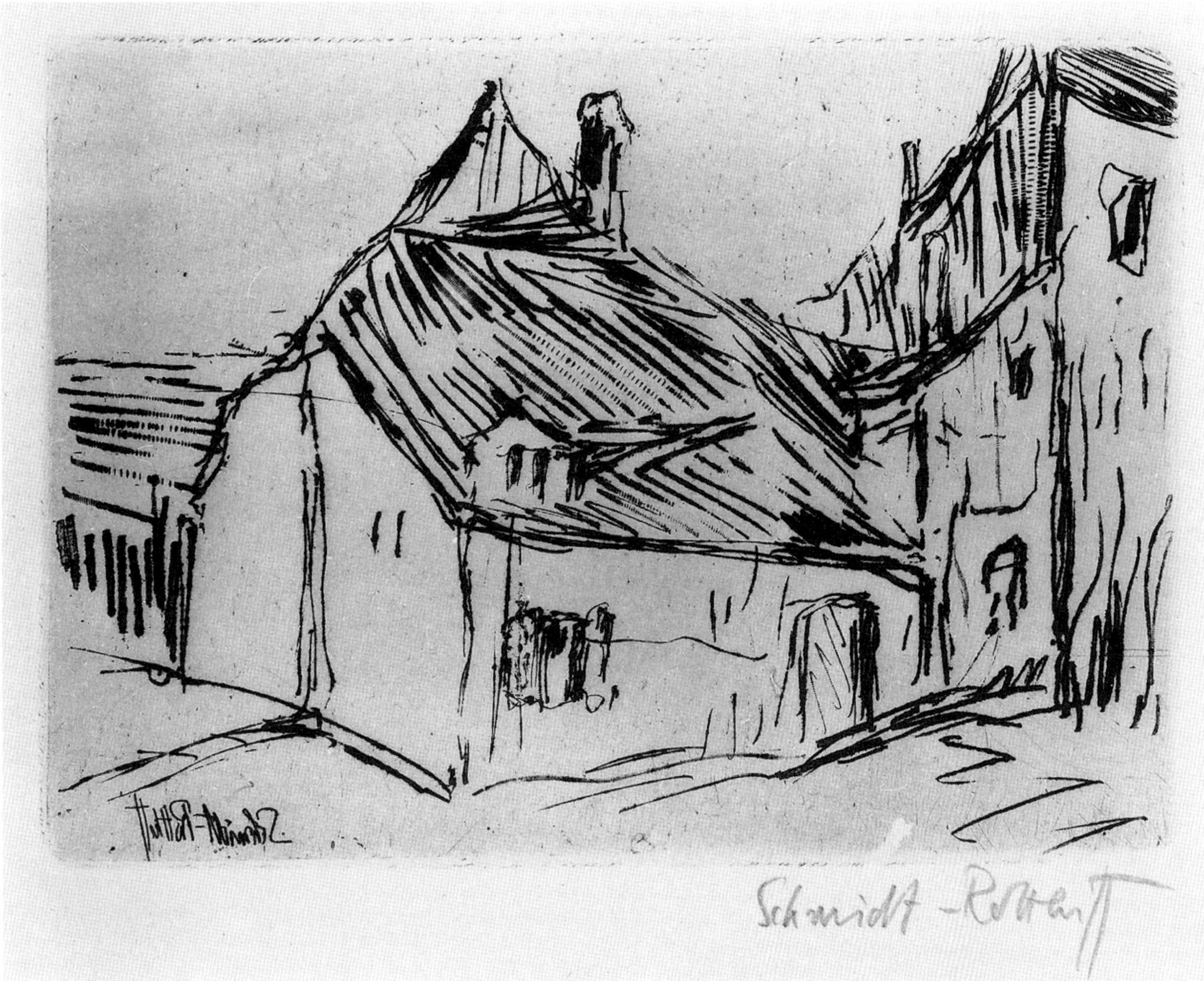

242 Altdresdener Häuser, 1908

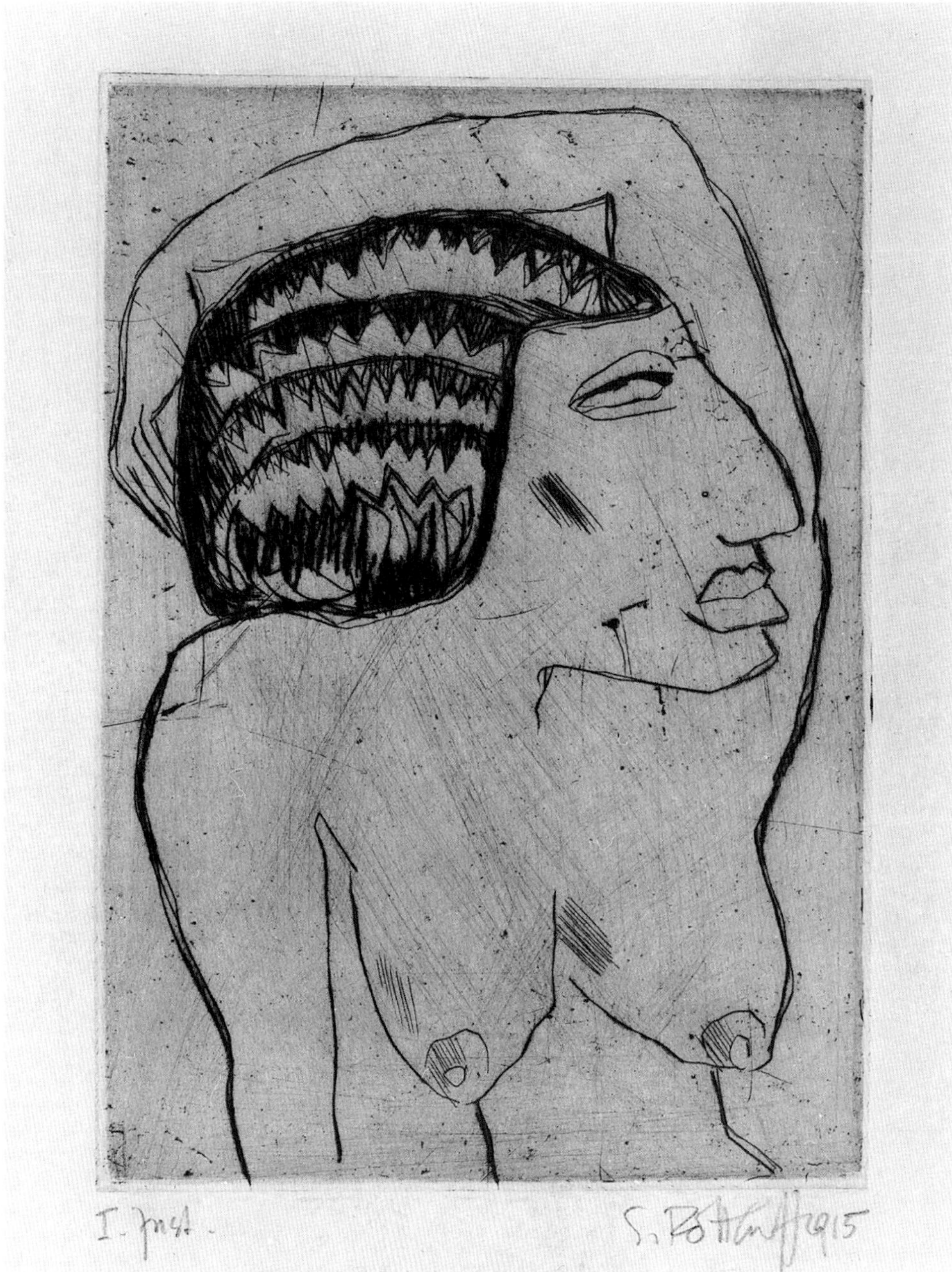

243 Egypterin, 1915

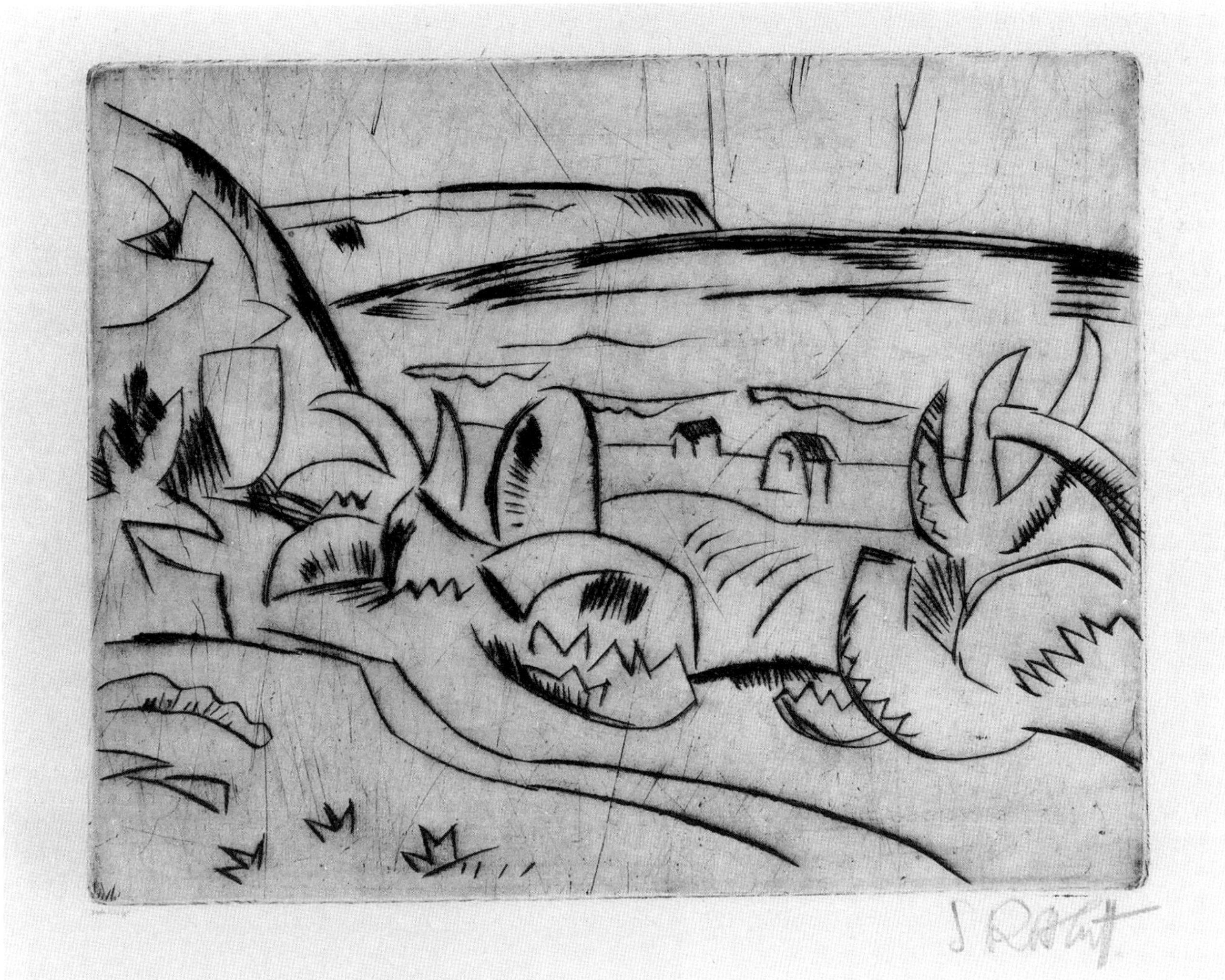

244 Ostseeküste, 1920

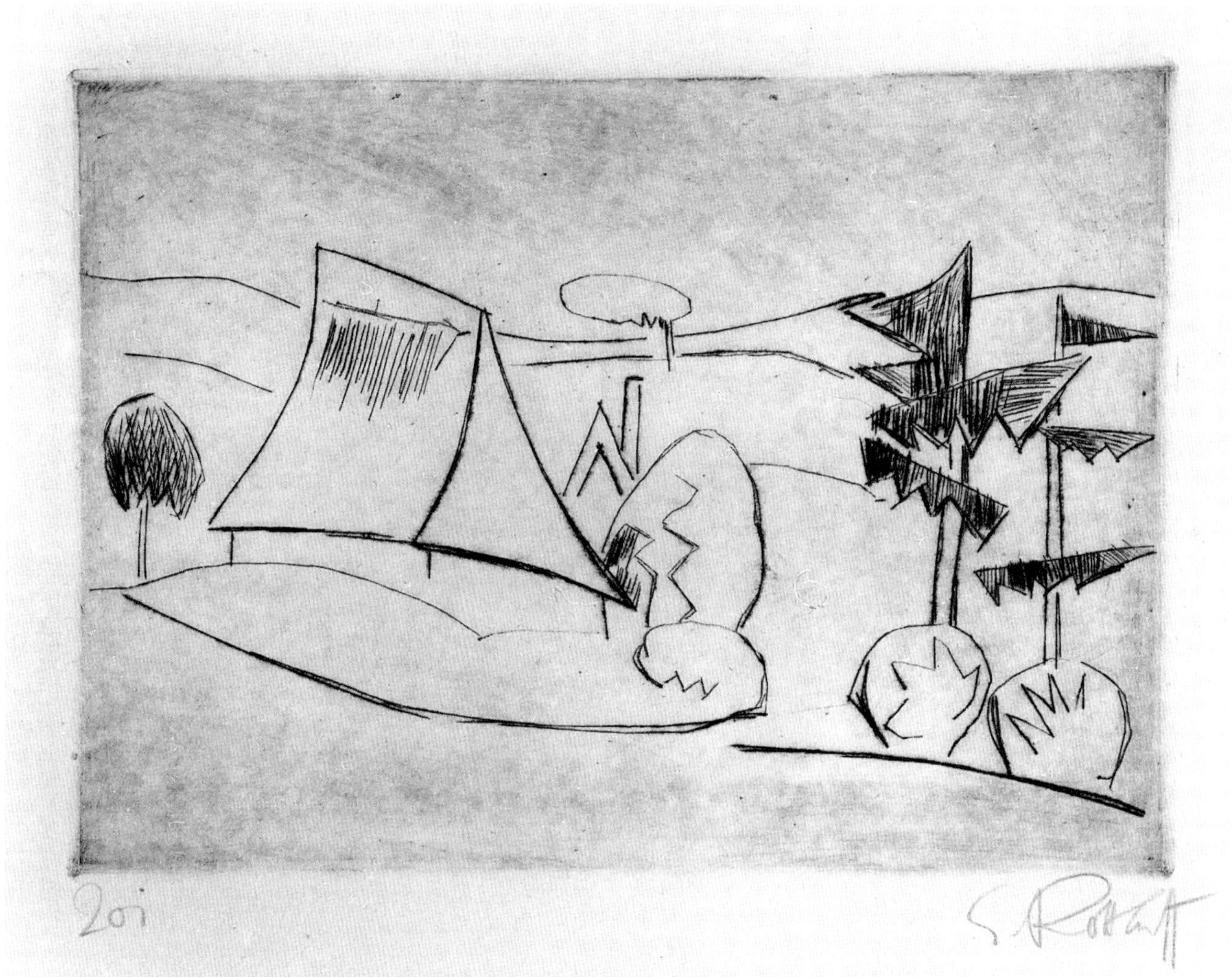

245 Holsteinische Landschaft I, 1920

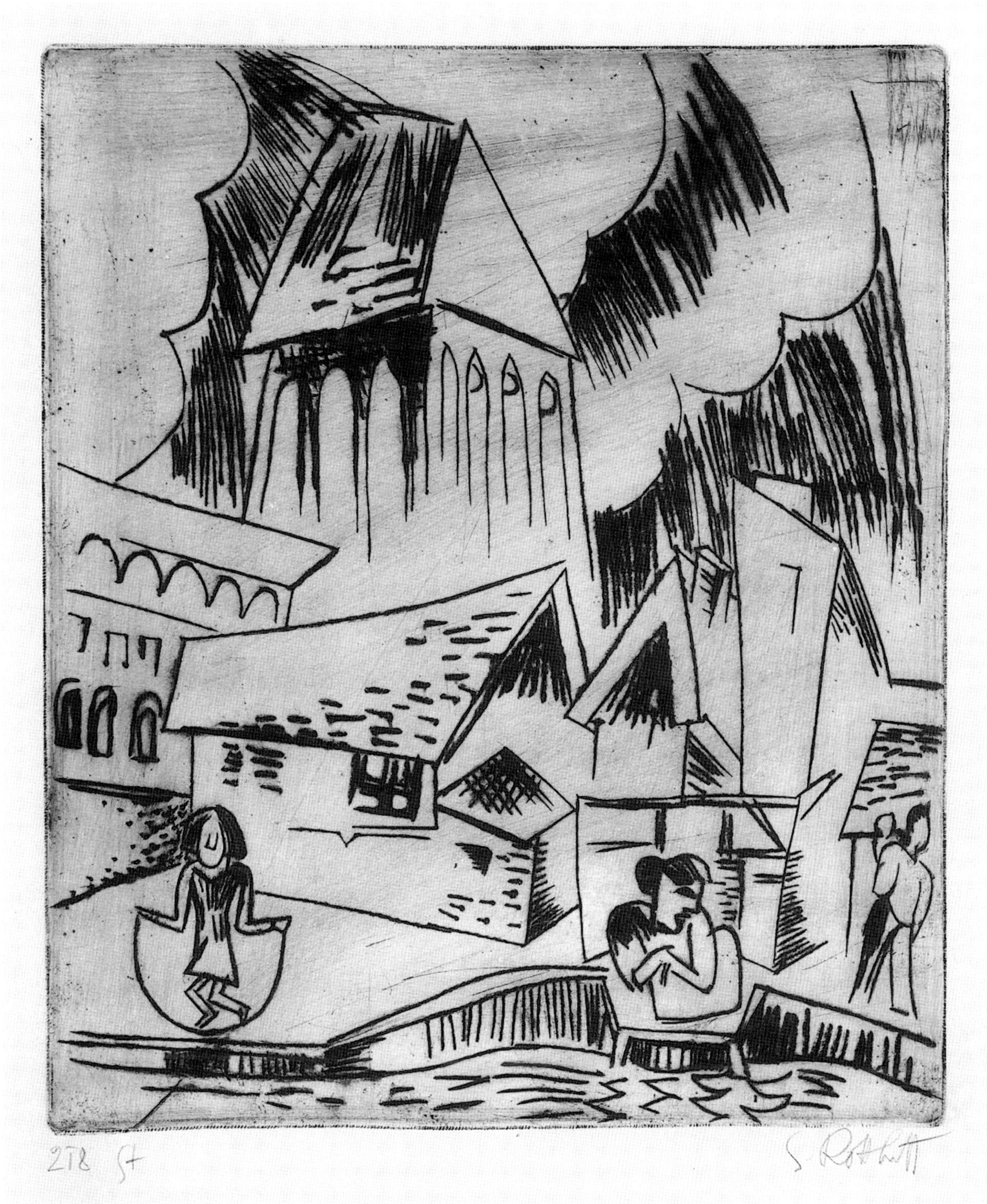

246 Alte Stadt, 1921

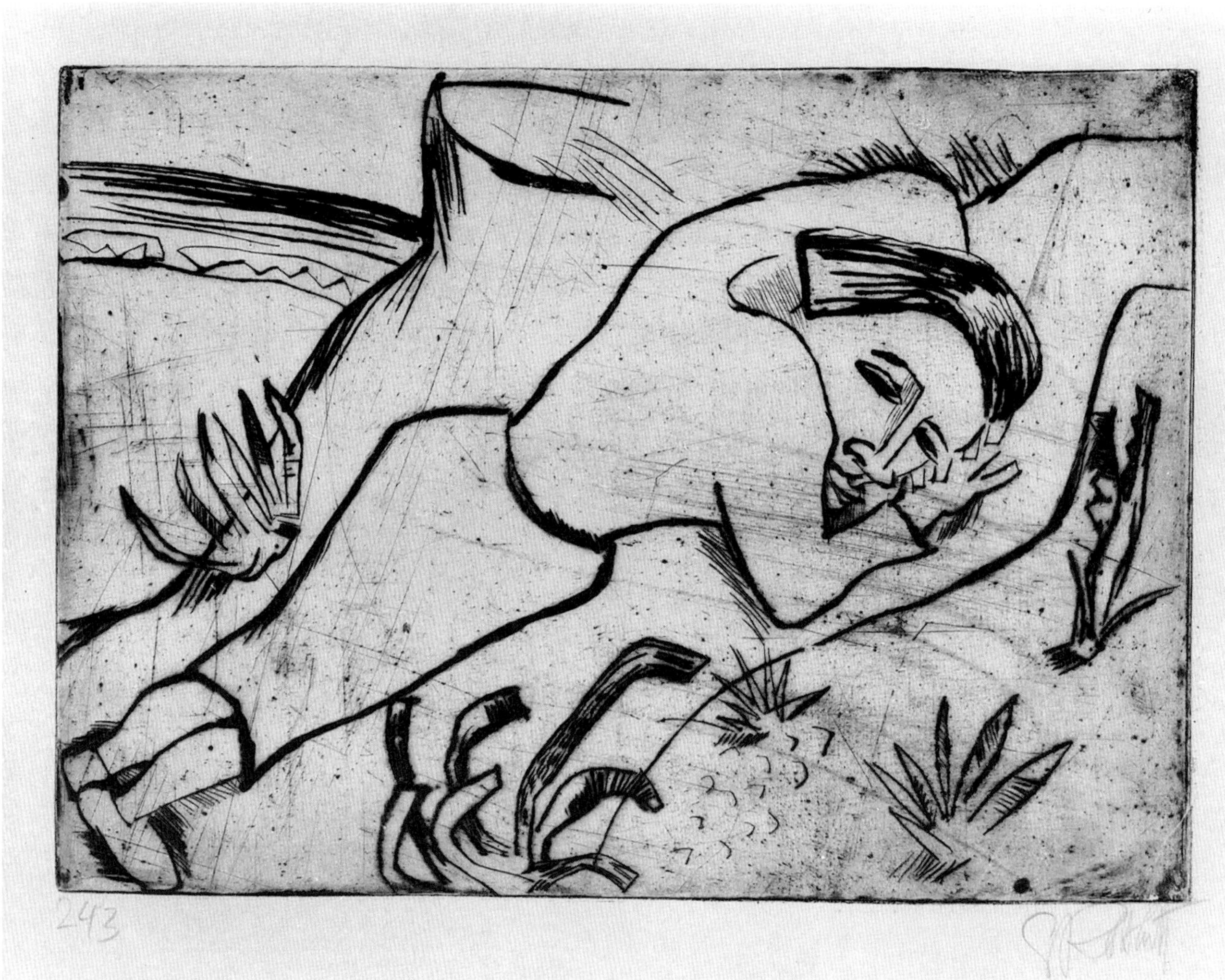

247 Ruhende in den Dünen, 1924

Lithographien
Kat. 248-266

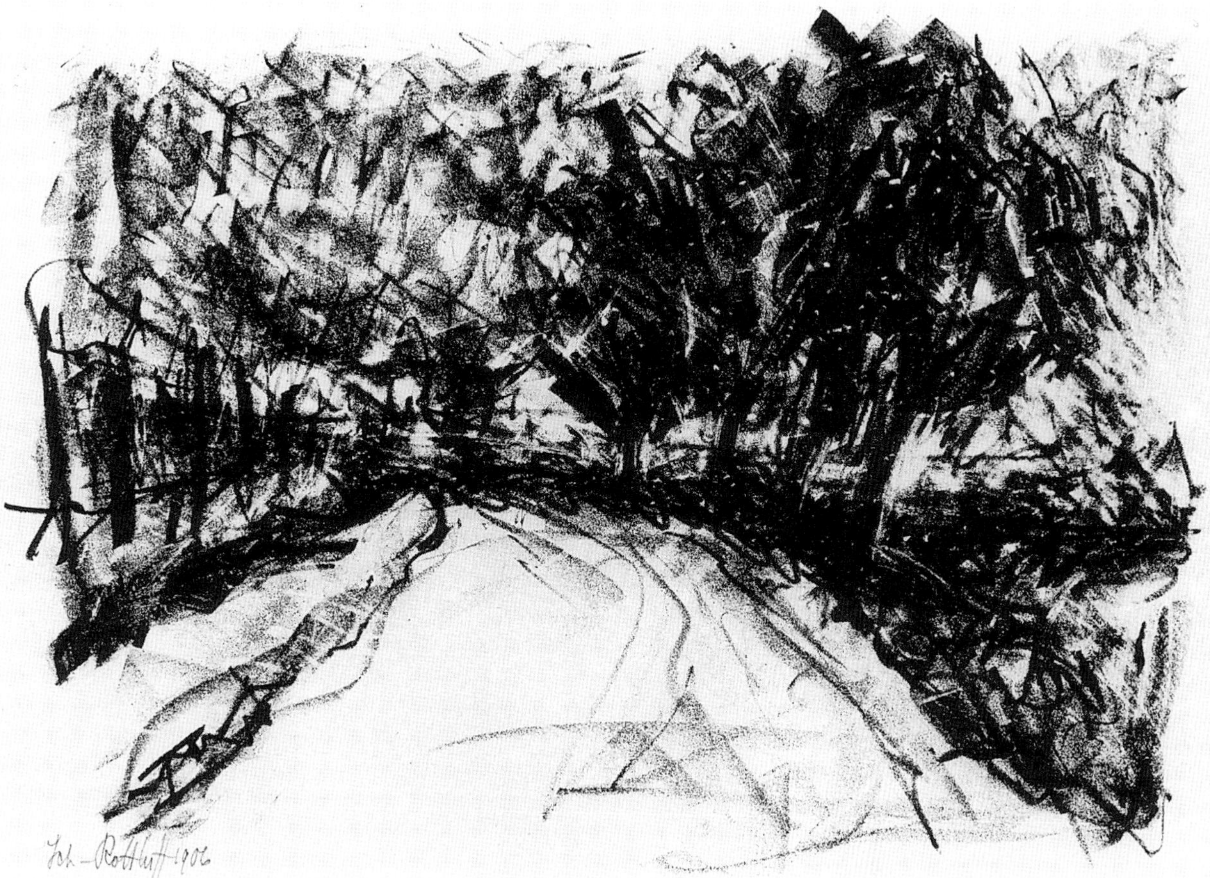

248 Bergstraße, 1906

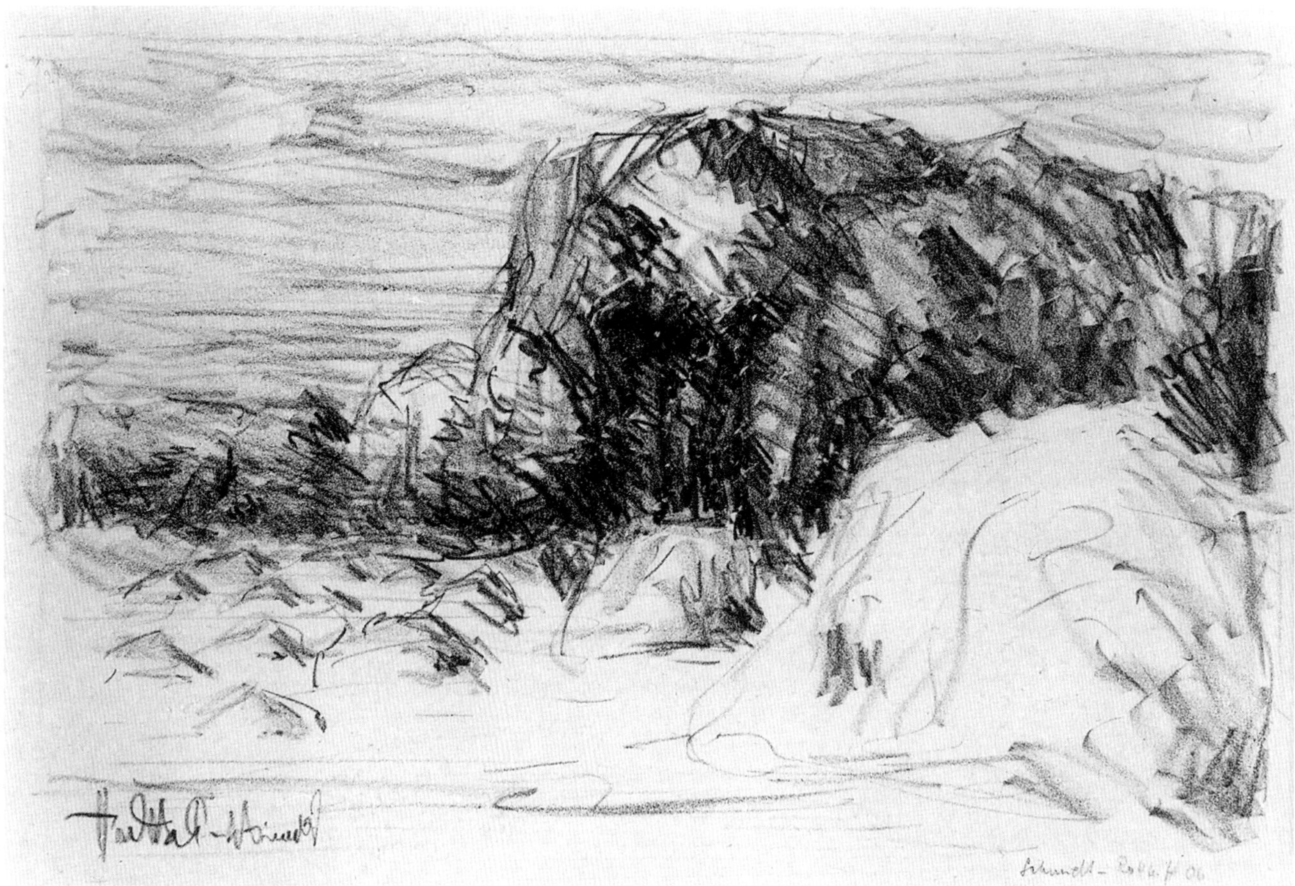

249 Heugeruch, 1906

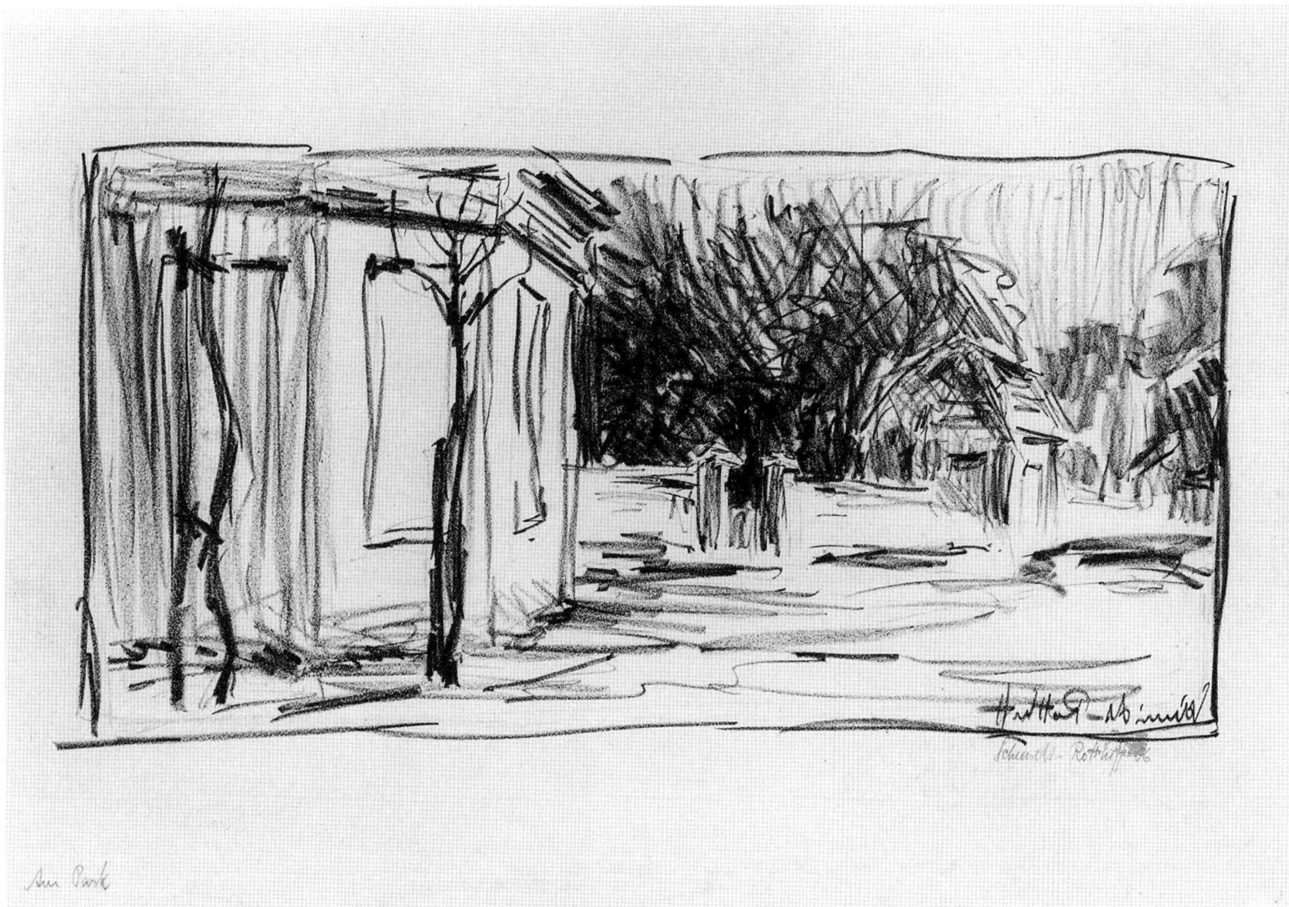

250 Am Park, 1906

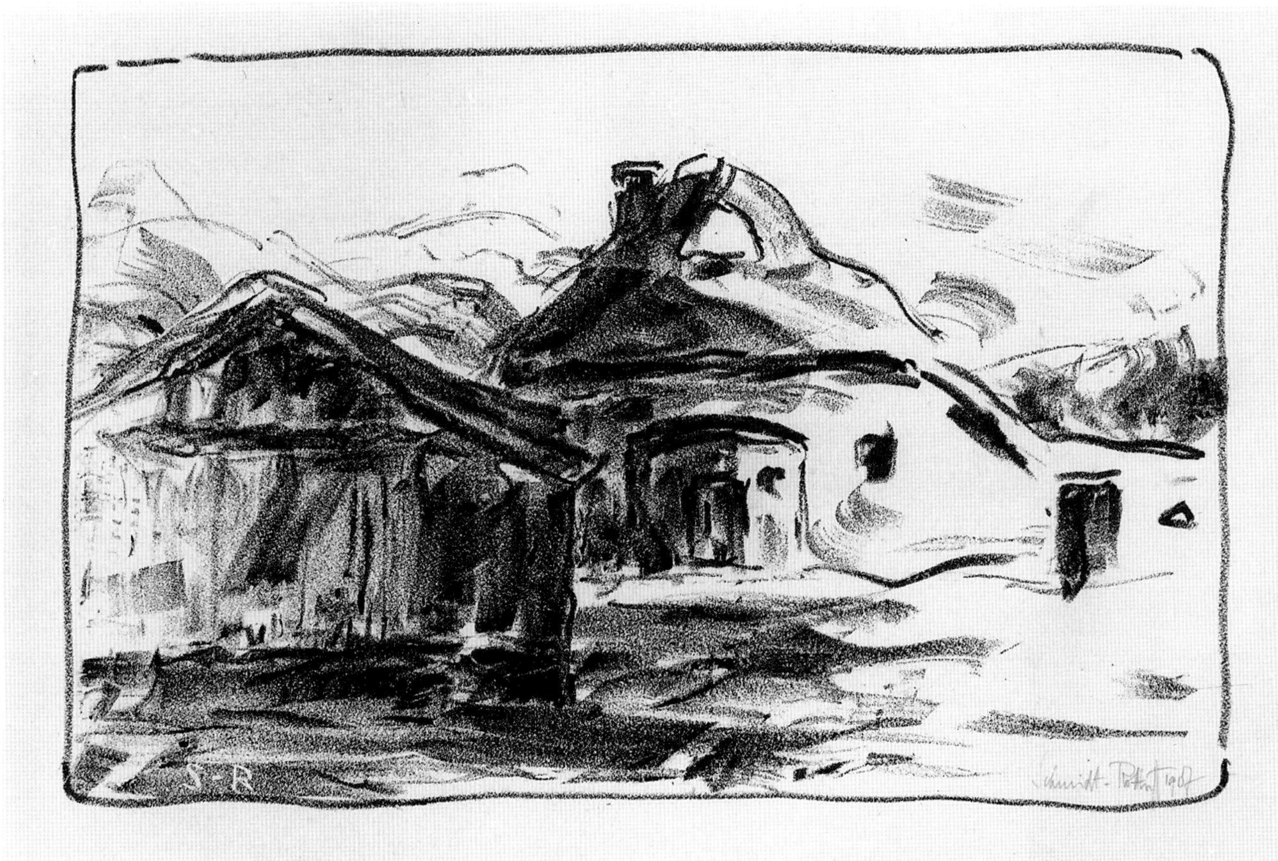

251 Gehöft im Moor, 1907

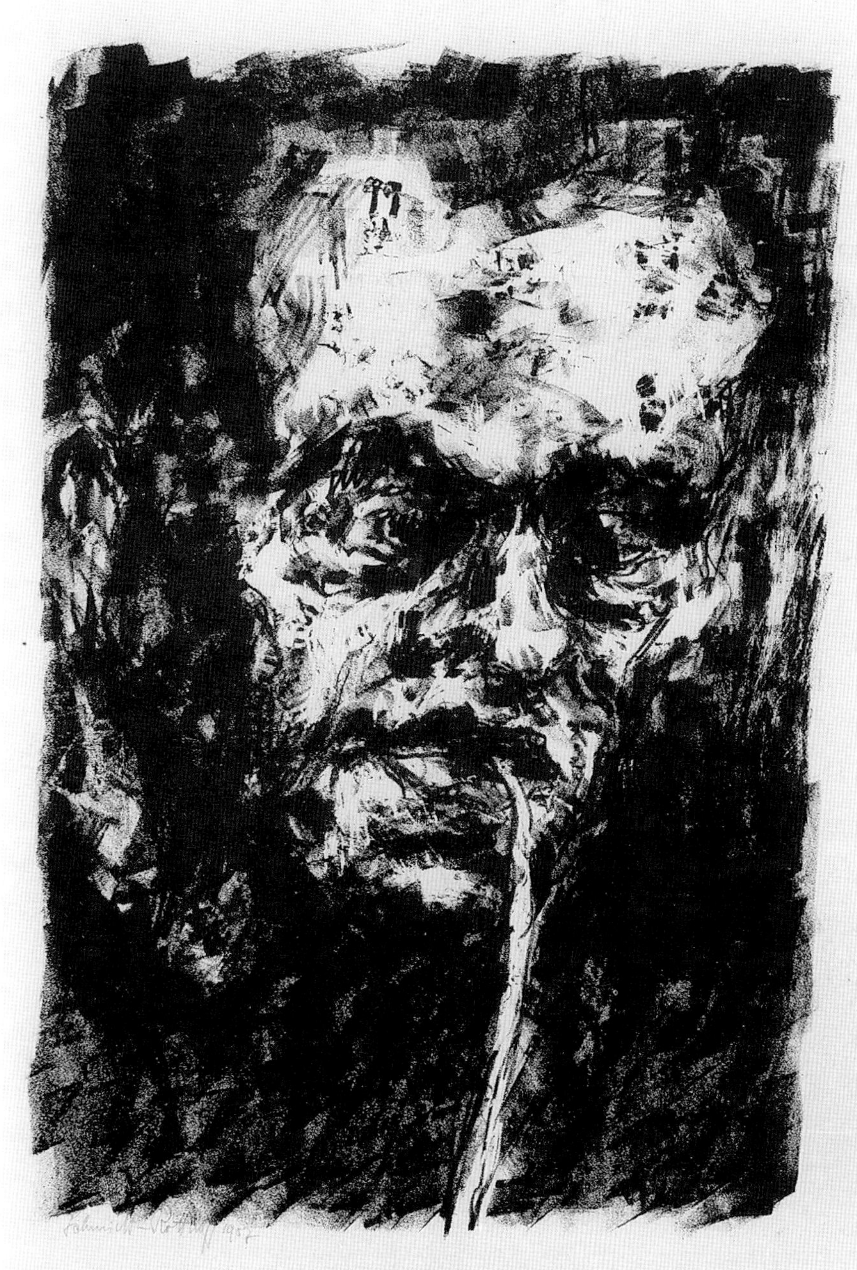

252 Mann mit Pfeife (Selbstbildnis), 1907

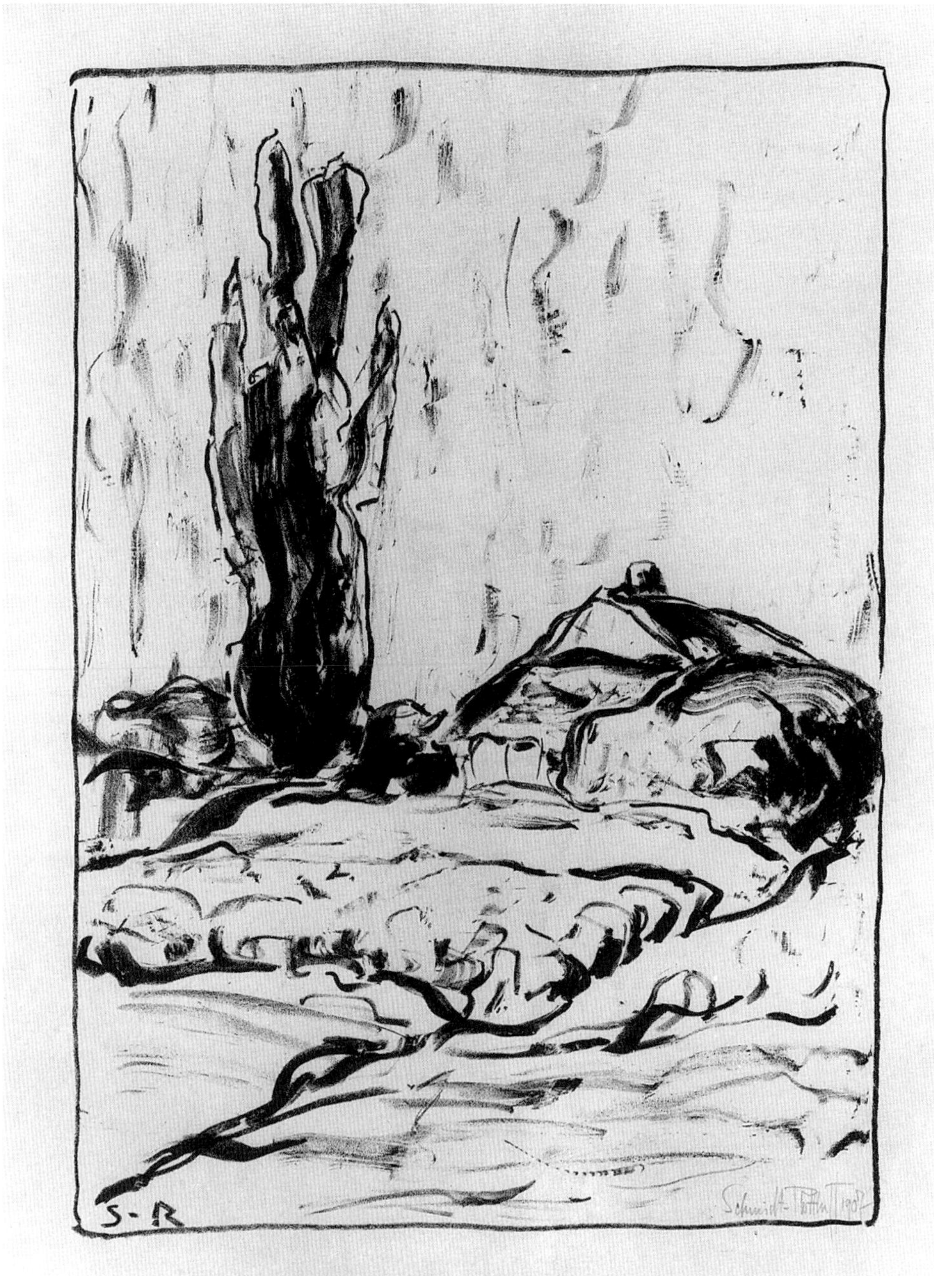

253 Die Pappel, 1907

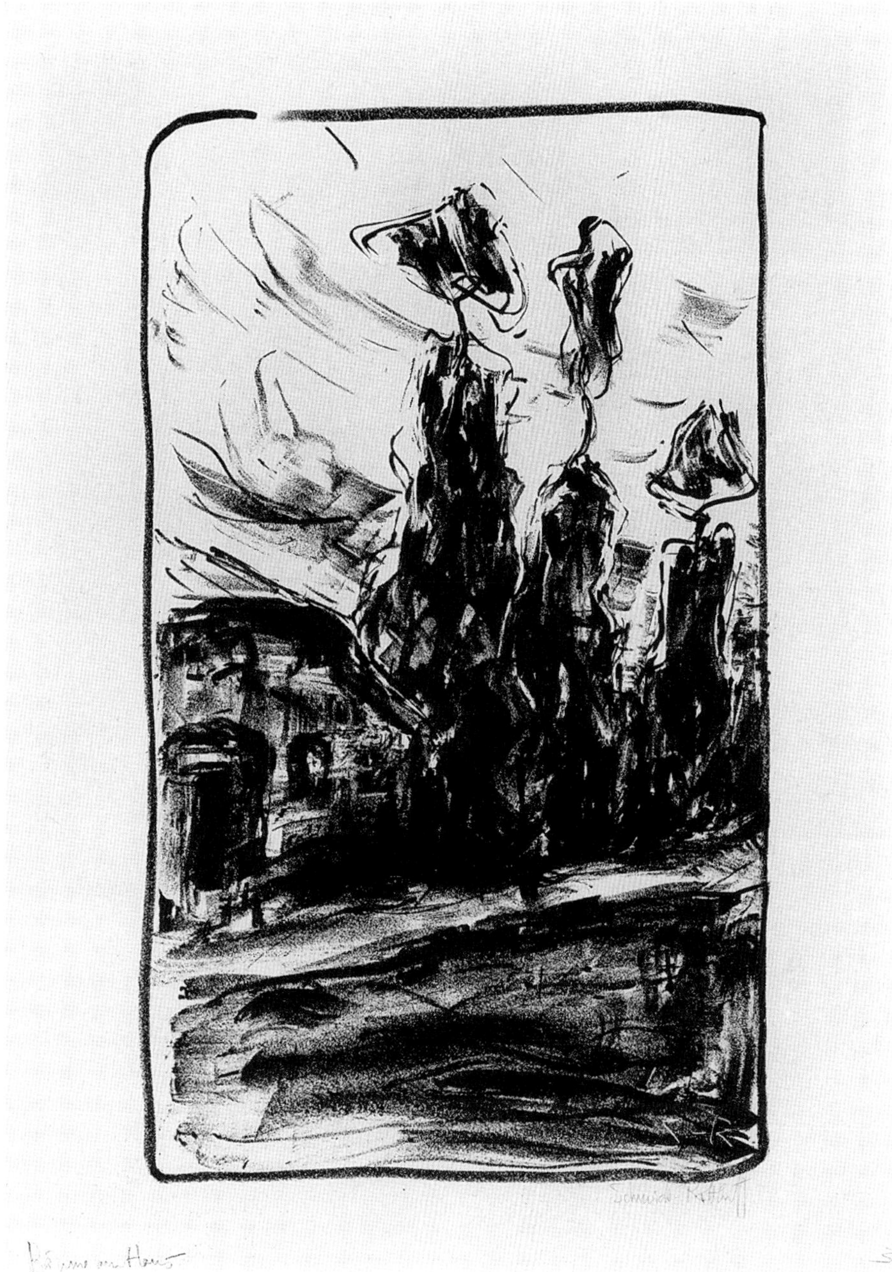

254 Bäume am Haus, 1907

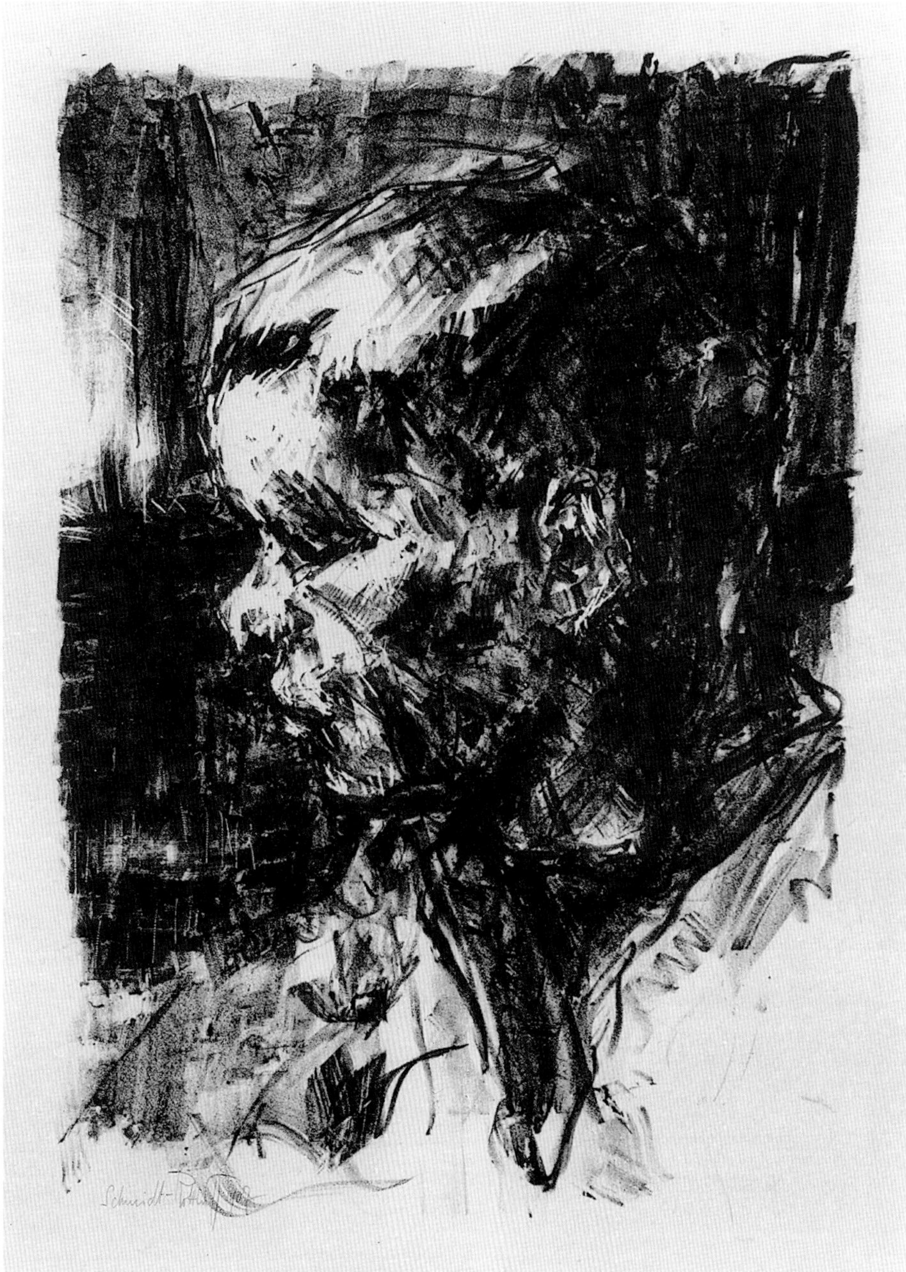

255 Bubenbildnis, 1907

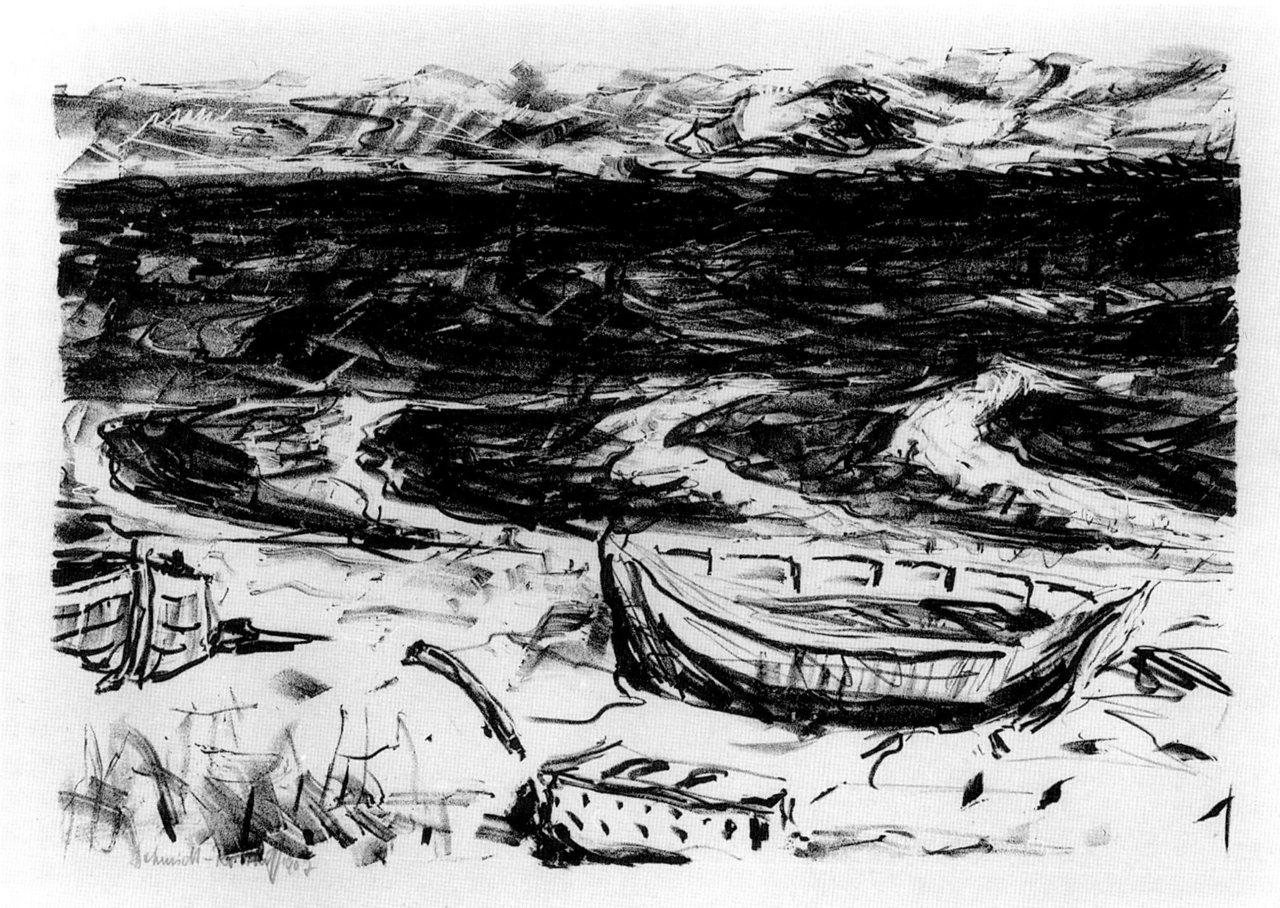

256 Herbstliches Meer, 1907

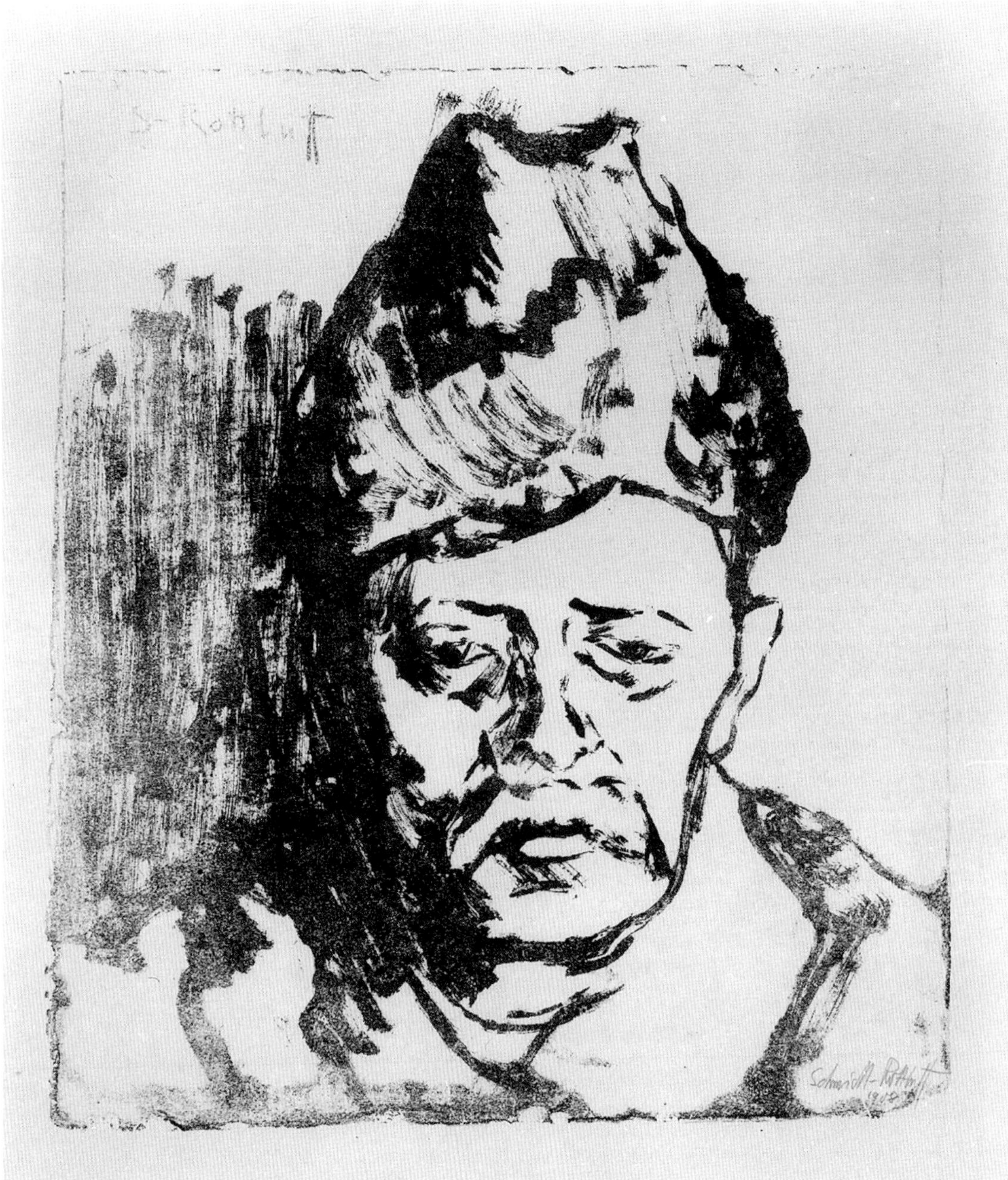

257 Mann mit Pelzmütze, 1908

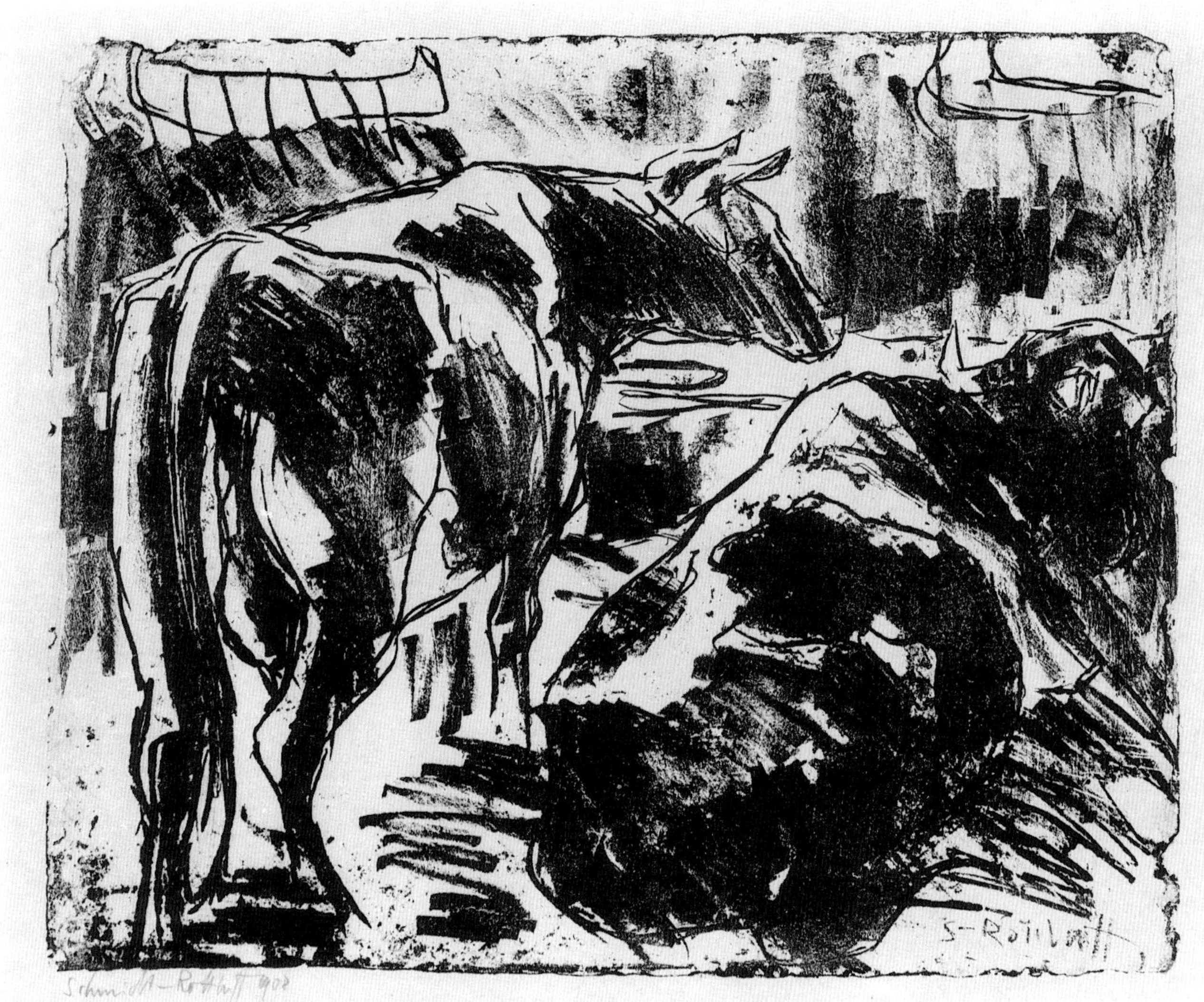

258 Kühe im Stall I, 1908

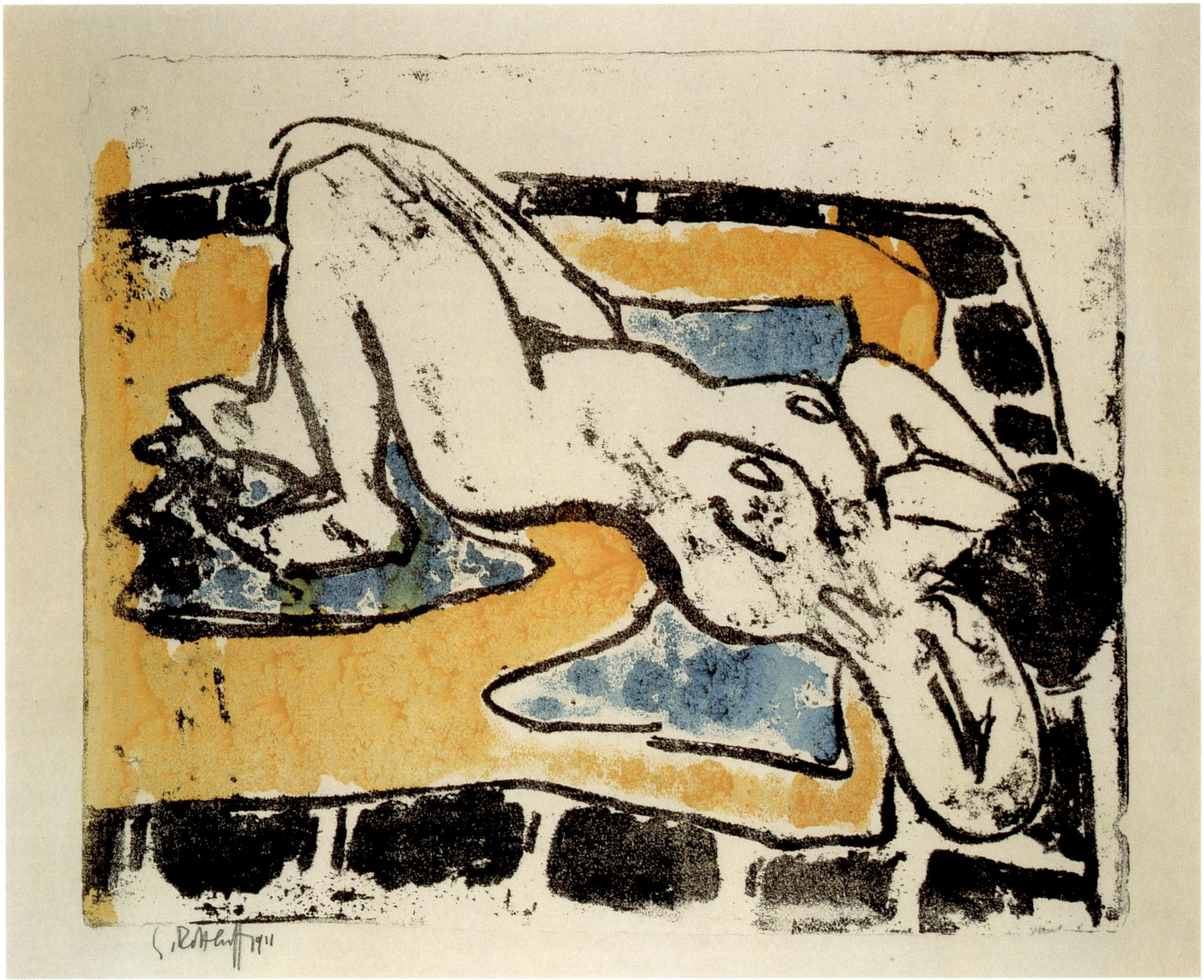

261 Akt auf Teppich, 1911

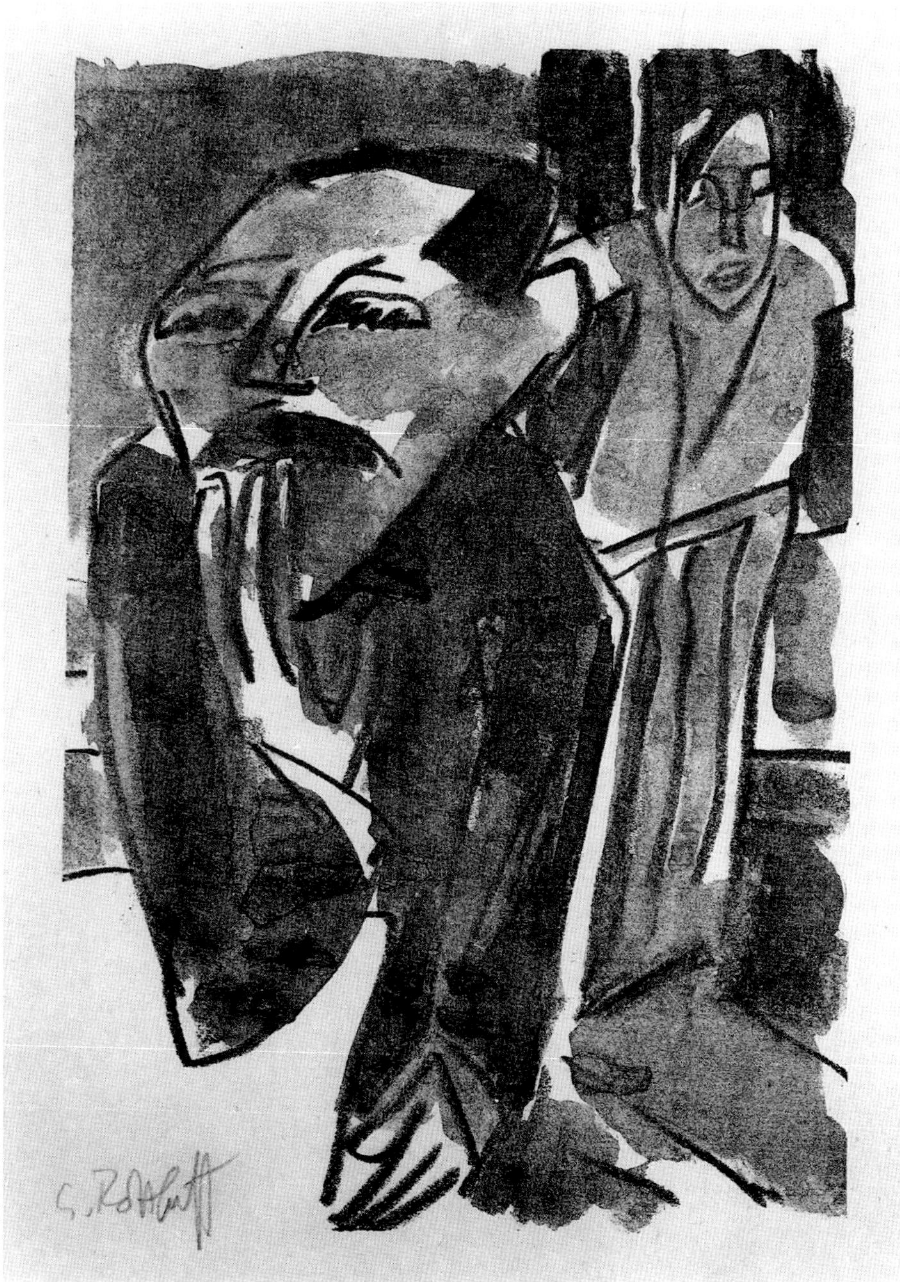

262 Im Nachtcafé, 1914

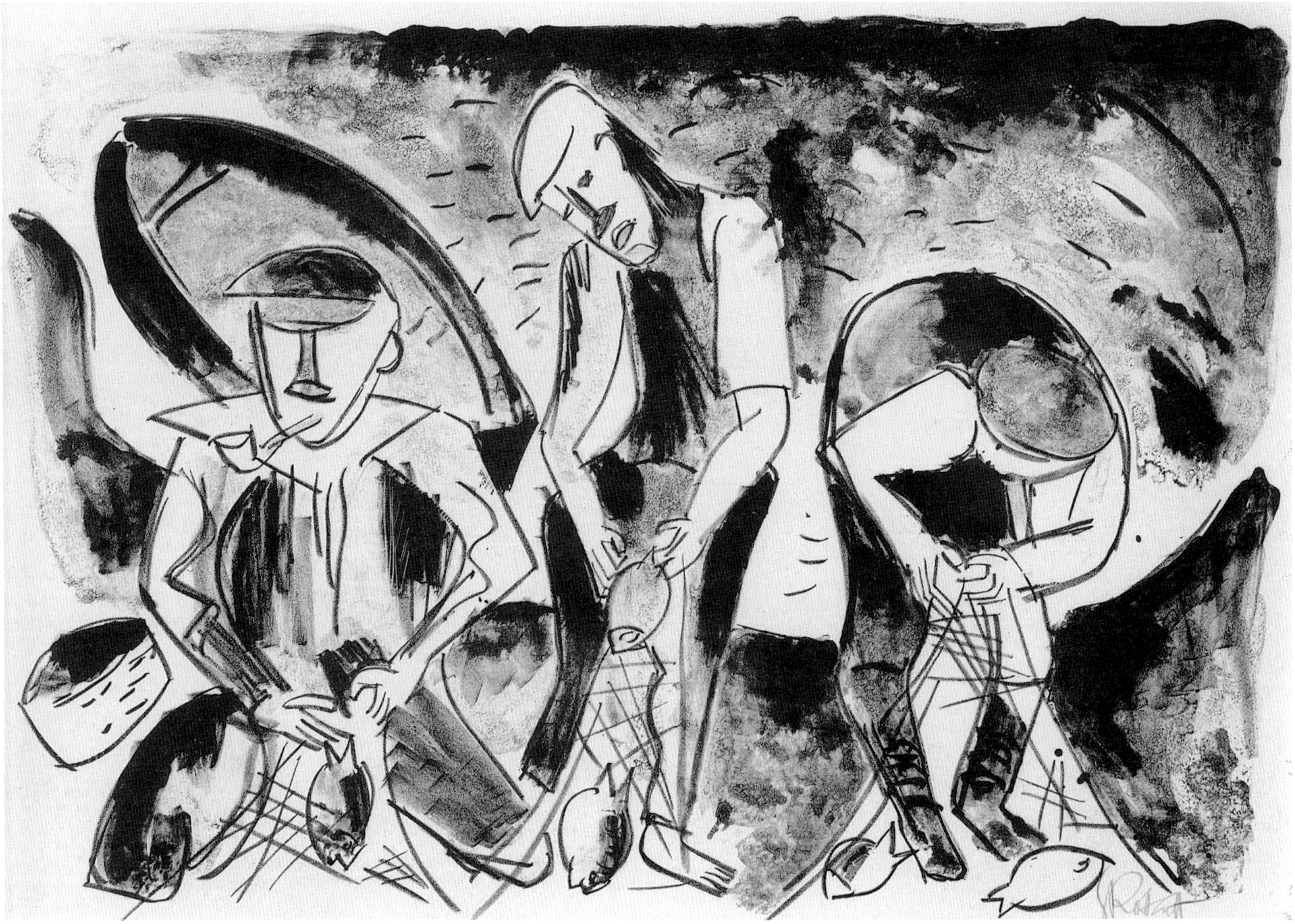

263 Nach dem Fang, 1923

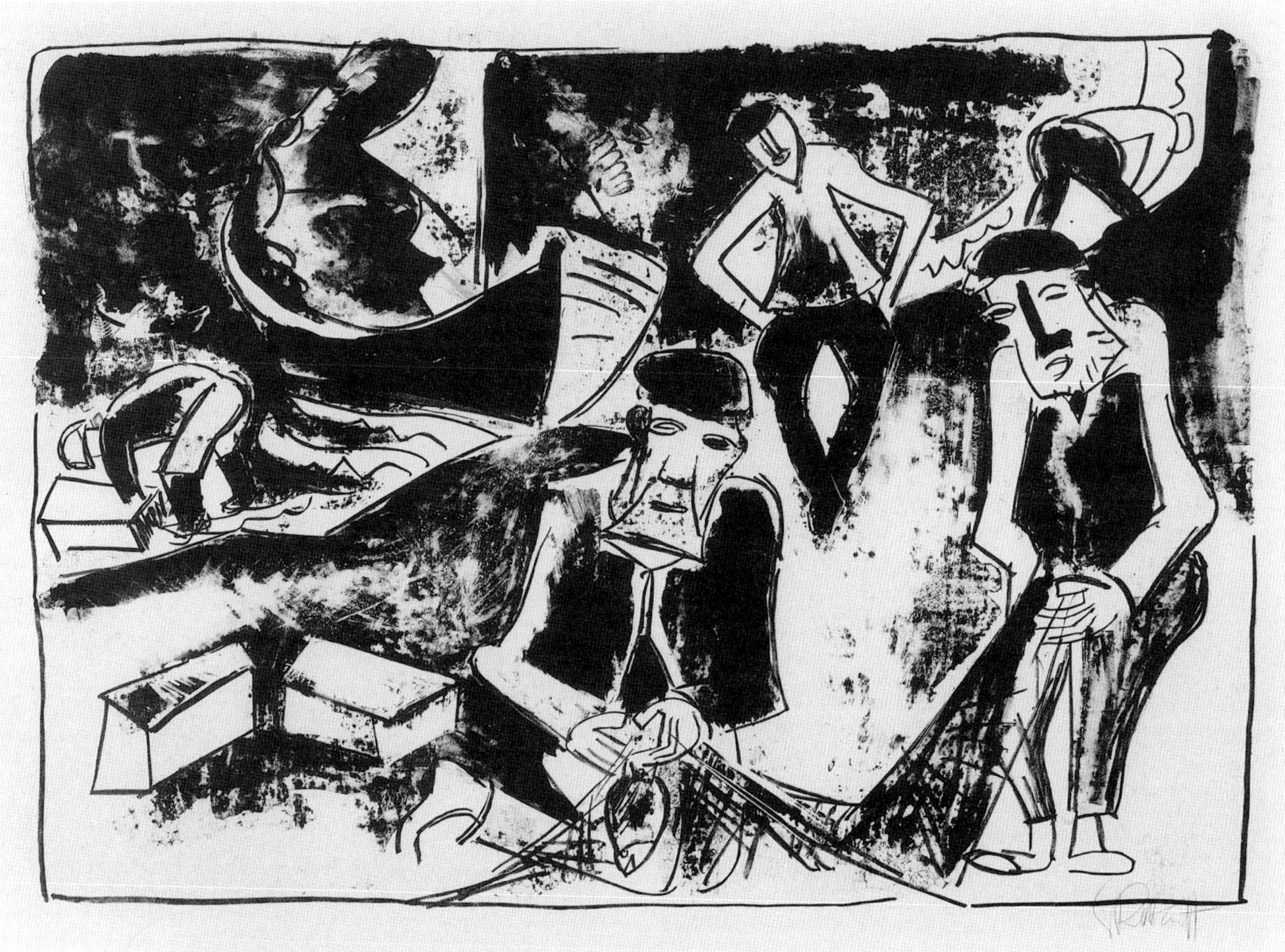

264 Heimkehr der Fischer II, 1923

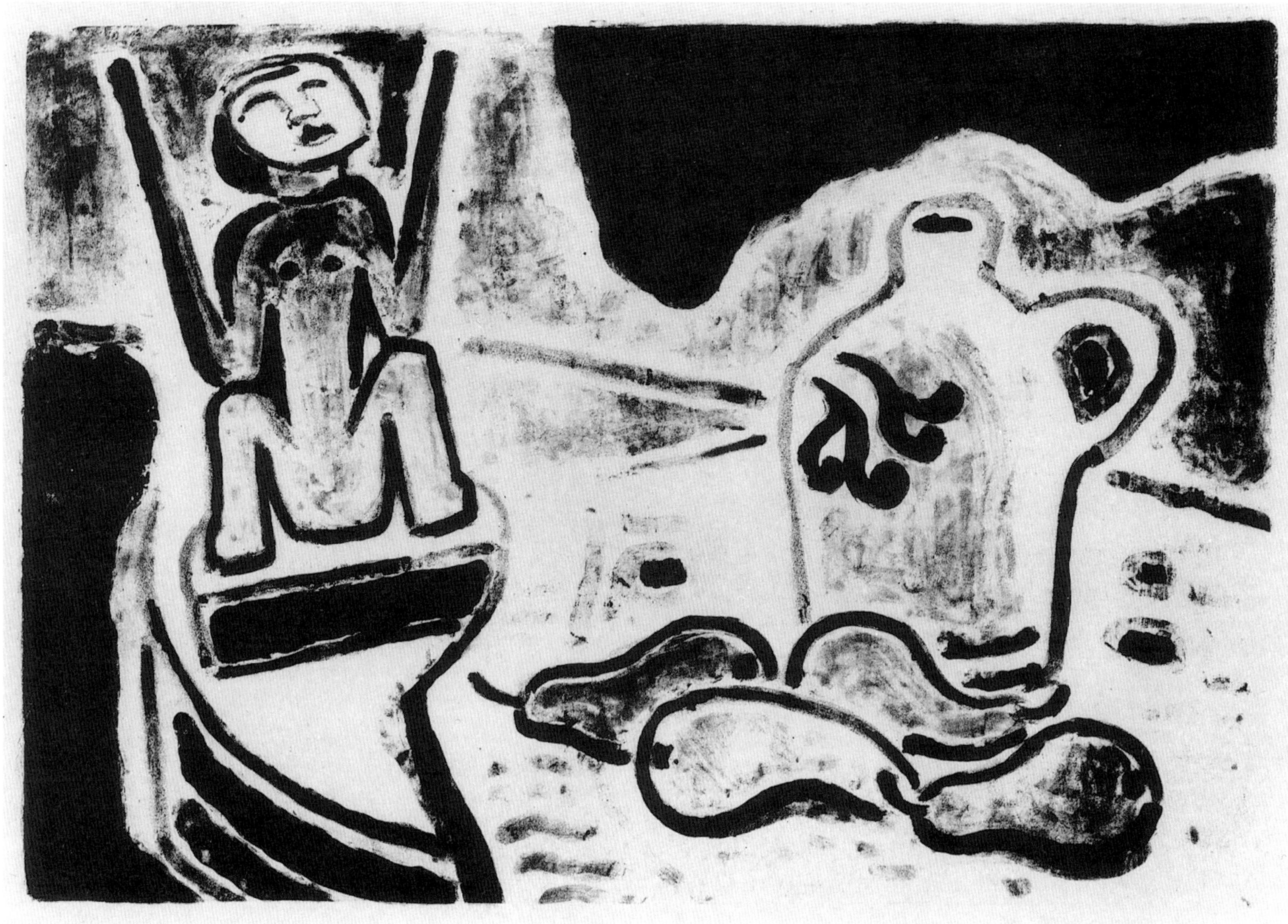

265 Stilleben mit Plastik, Birnen und Krug, 1953

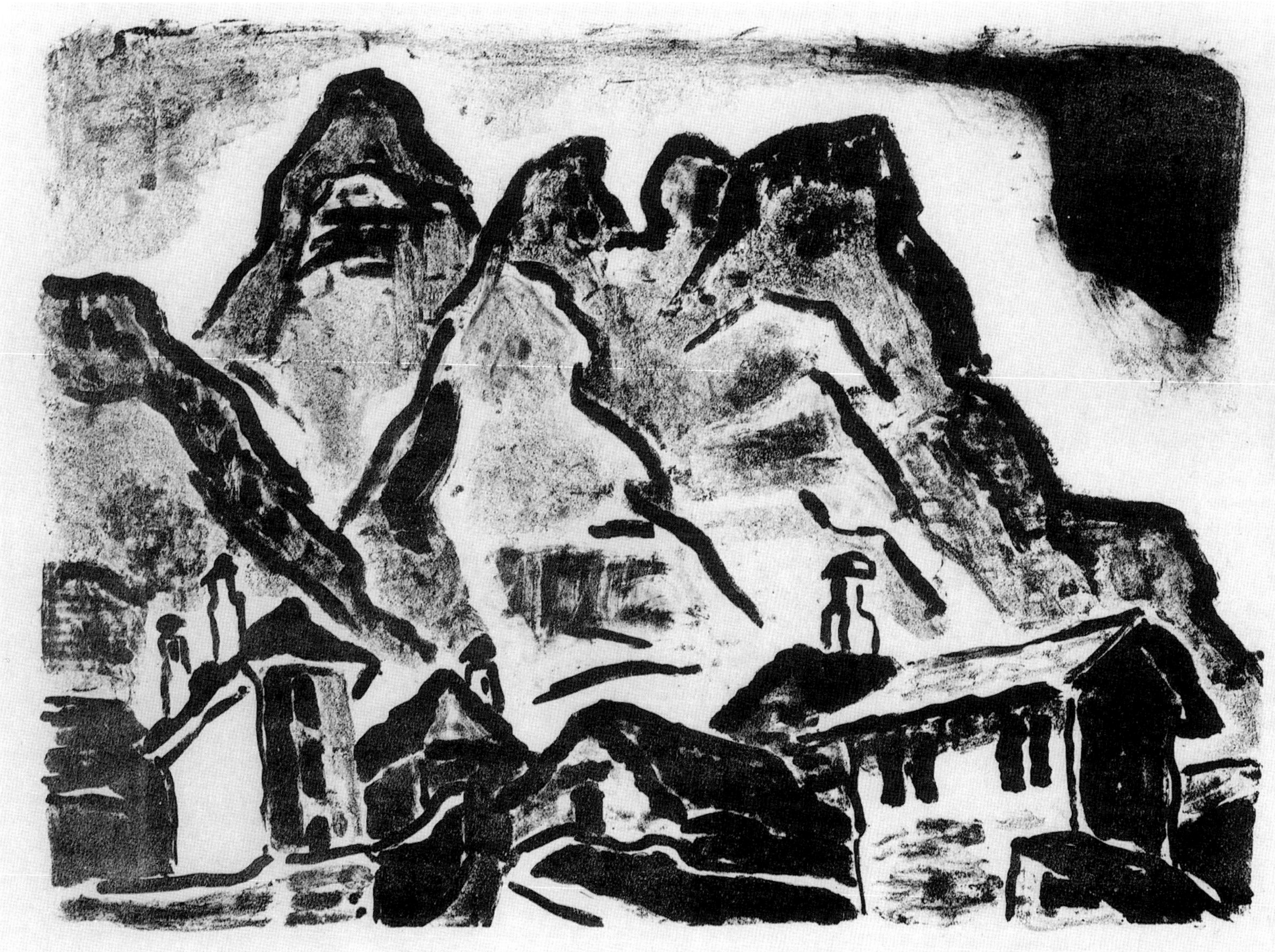

266 Tessiner Bergort, 1953

Gebrauchsgraphik
Kat. 267-286

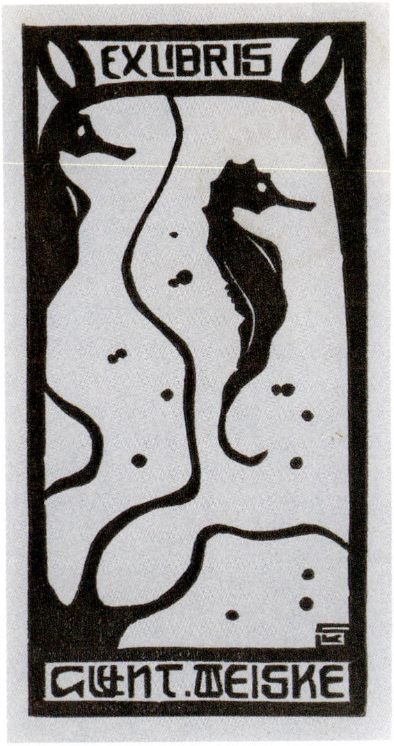

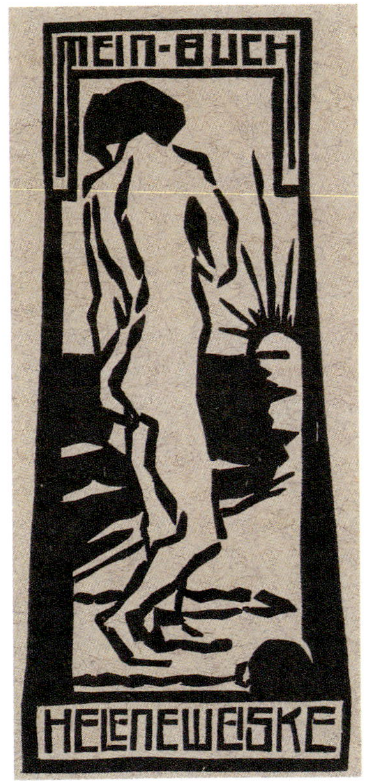

268 Exlibris Guent. (Guenther) Weiske, 1905

269 Exlibris Mein Buch / Helene Weiske, 1905

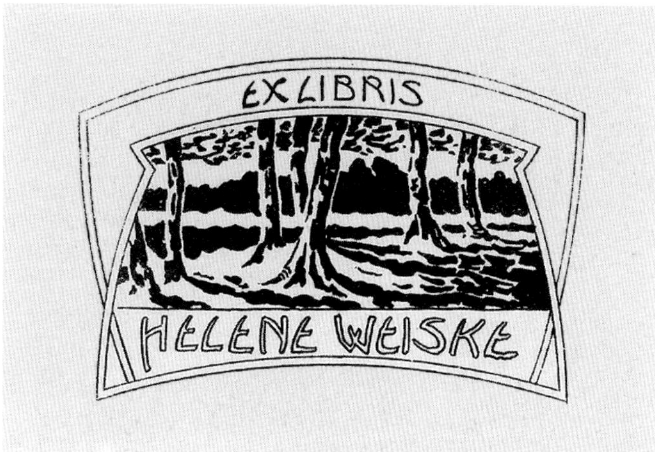

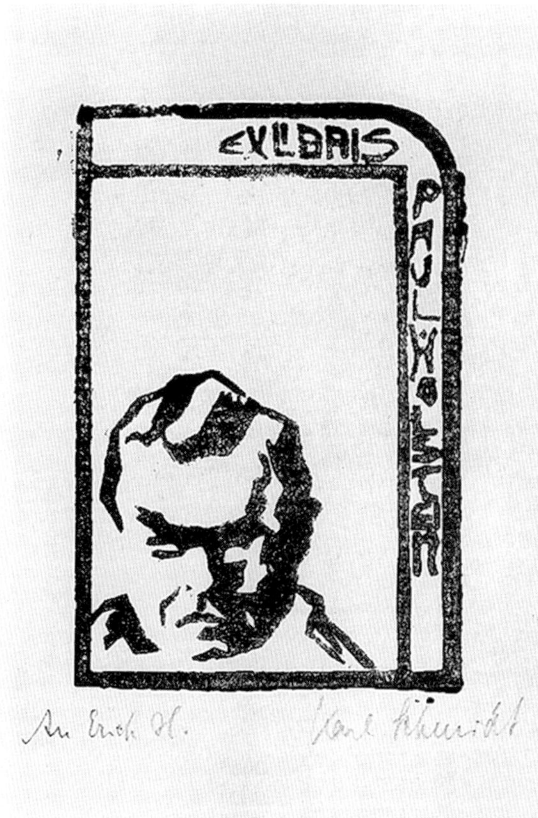

267 Exlibris Helene Weiske, 1905

270 Exlibris Paul Holstein, 1905

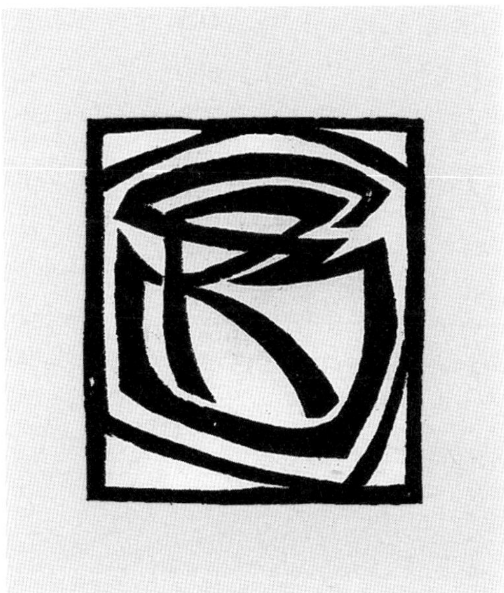

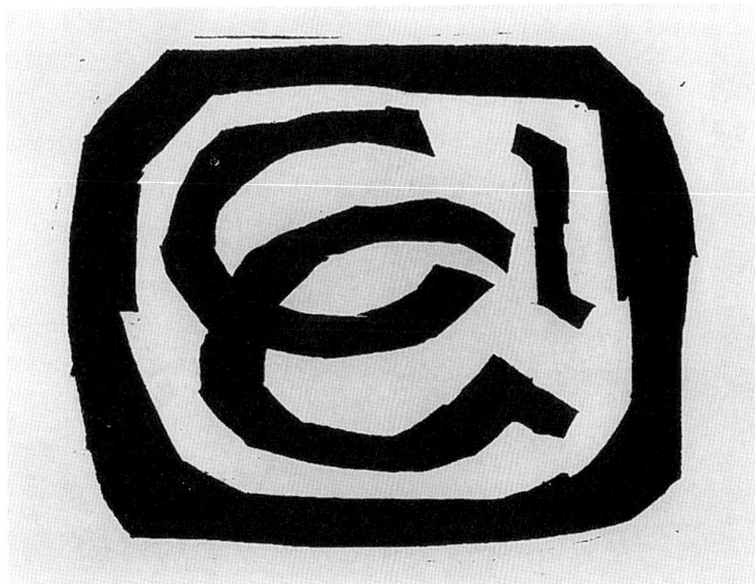

271 Exlibris R S (Rosa Schapire), 1909

272 Exlibris Cl G (Clara Goldschmidt), 1910

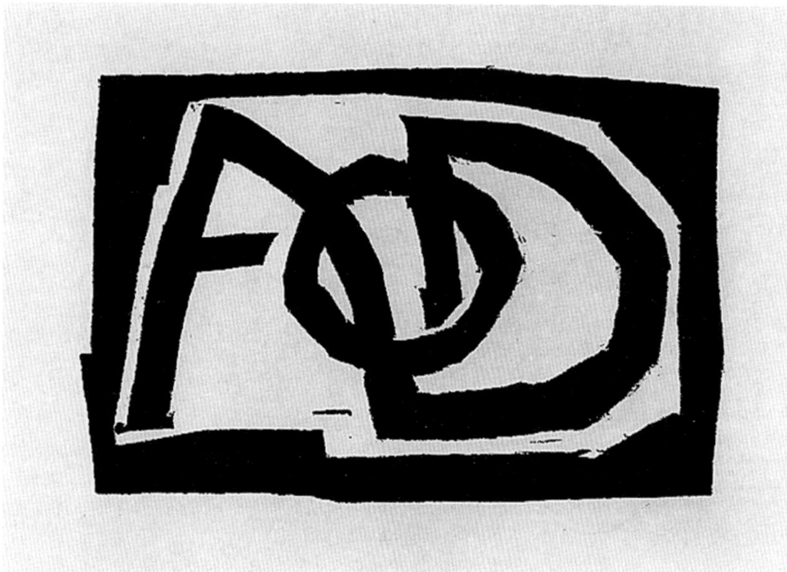

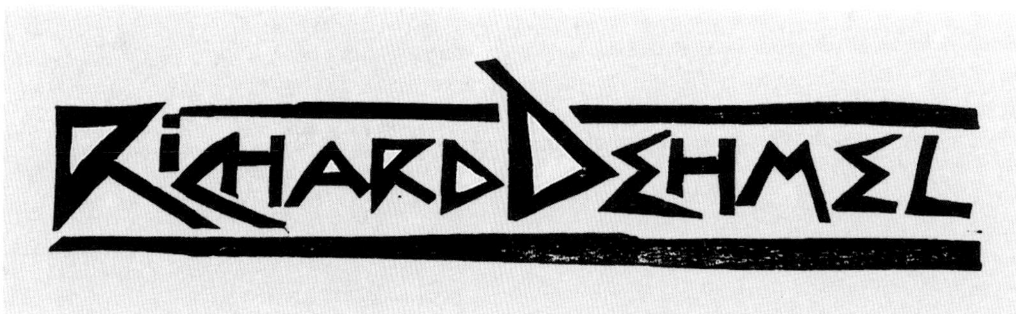

274 Exlibris A O D (A. und Olga Danziger), 1911

275 Briefbogenkopf Richard Dehmel, 1911

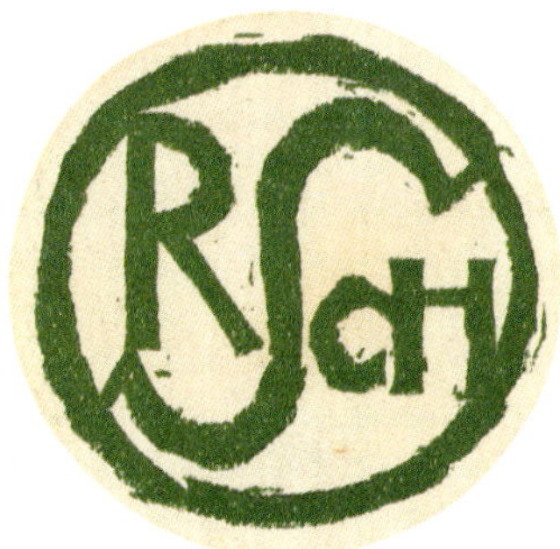

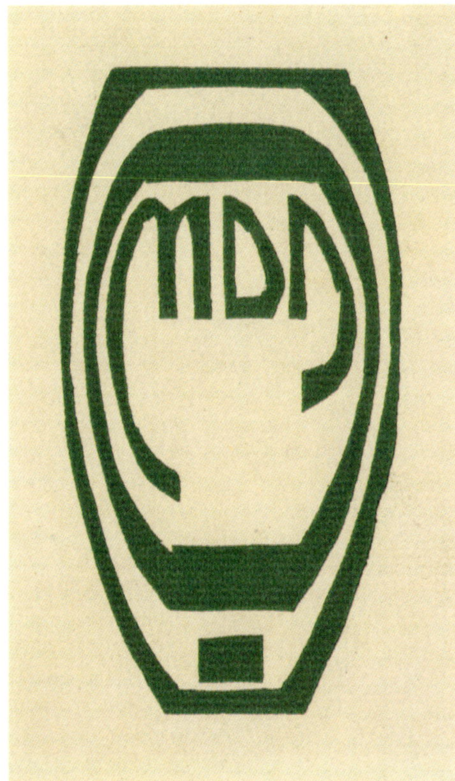

276 Briefverschluß R SCH (Rosa Schapire), 1911

273 Exlibris M D D (Minya Diéz-Duhrkoop), 1910

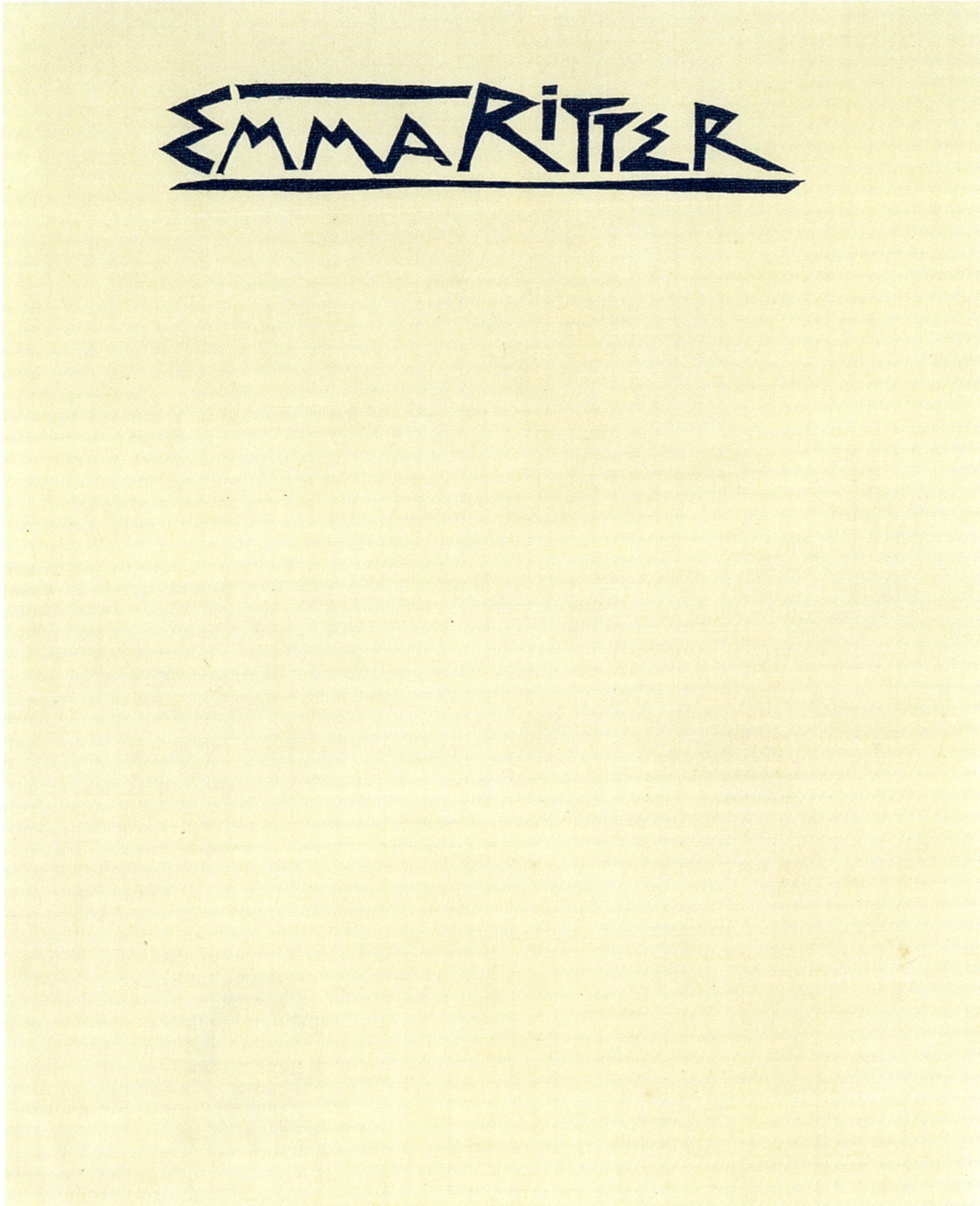

277 Briefbogenkopf Emma Ritter, 1911

278 Exlibris S R (Schmidt-Rottluff), 1911 ▷

279 Exlibris F H (Franz Haßler), 1912 ▷

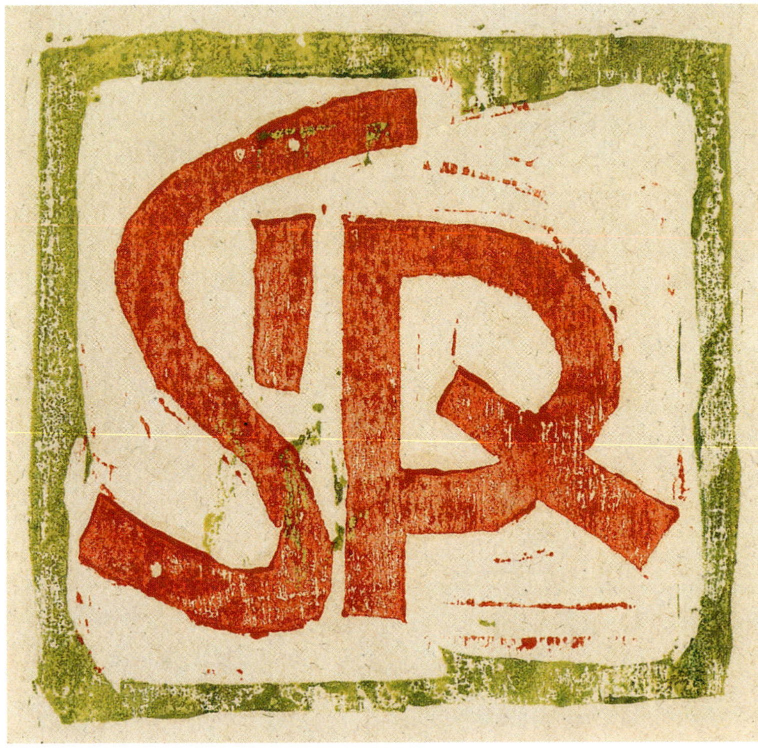

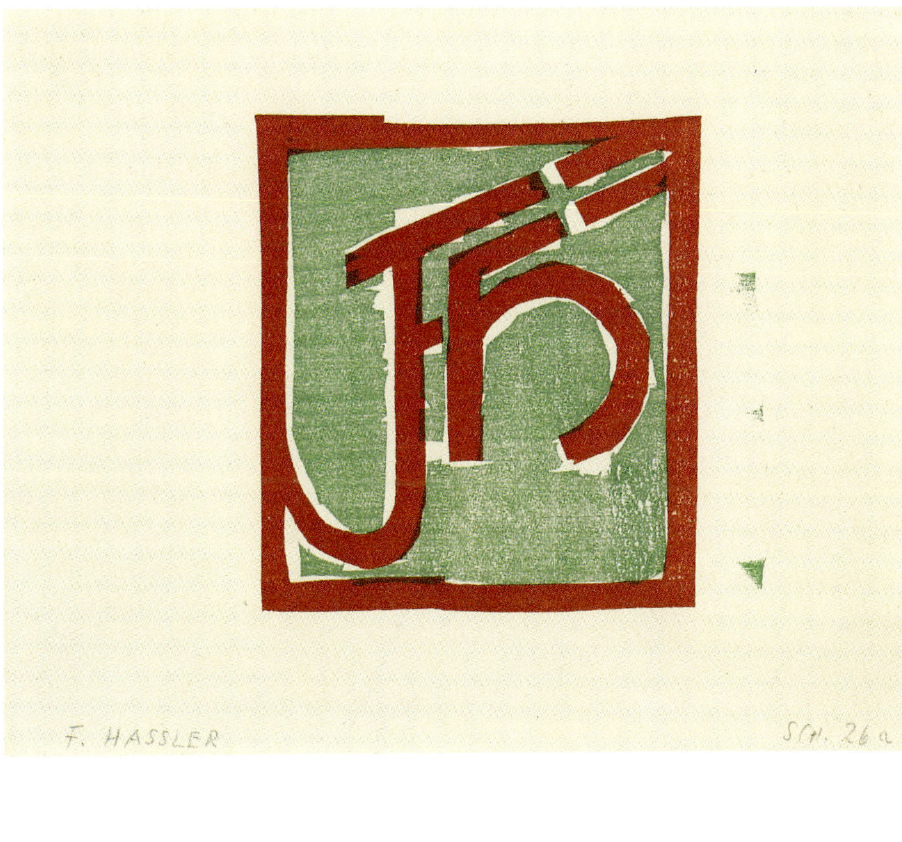
F. HASSLER
SCH. 26a

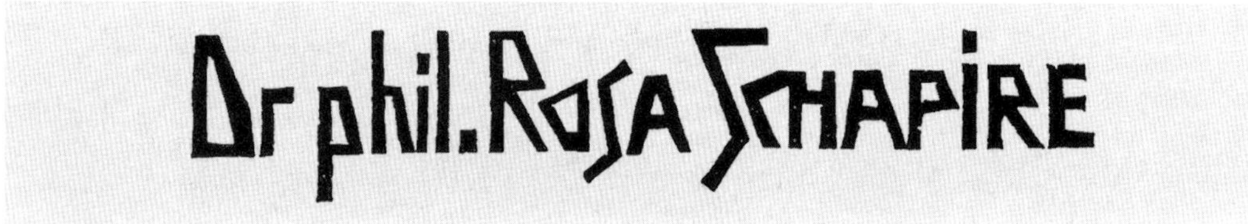

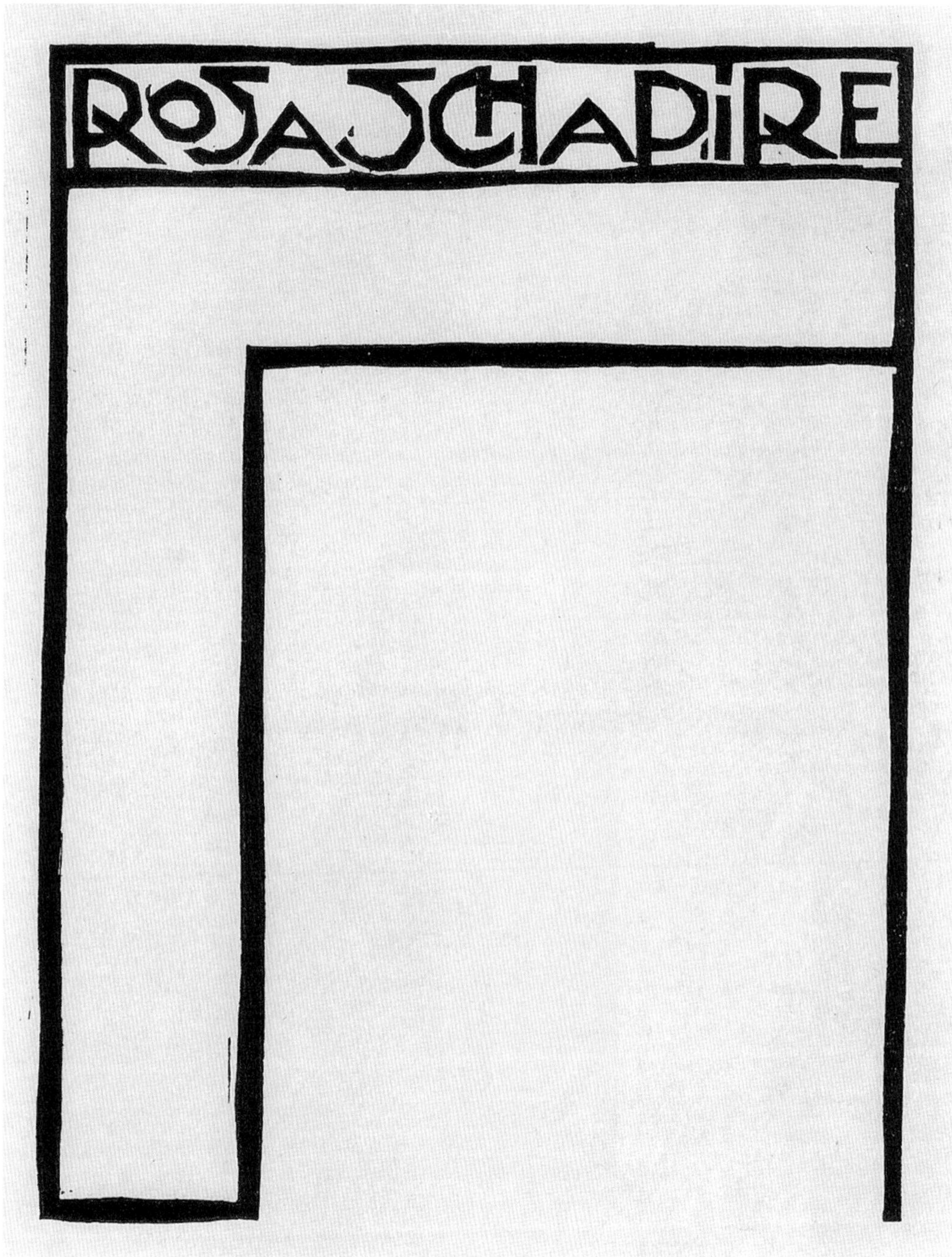

280 Visitenkarte Dr. phil. Rosa Schapire, 1912

281 Briefbogenkopf Rosa Schapire, 1912

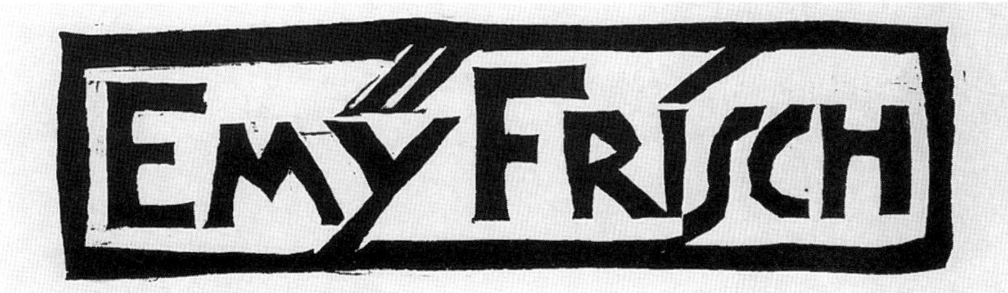
EMY FRISCH

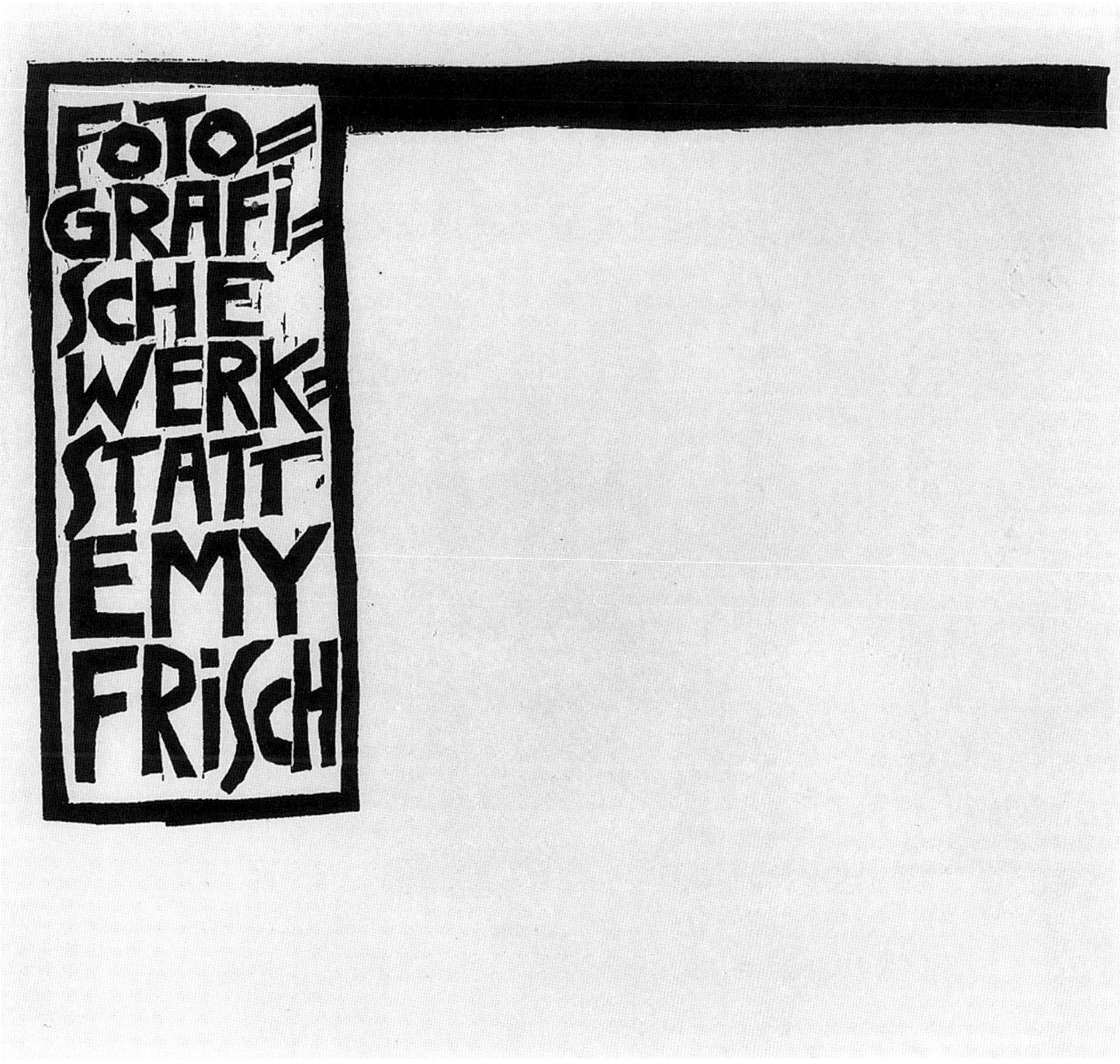
FOTO=
GRAFI=
SCHE
WERK=
STATT
EMY
FRISCH

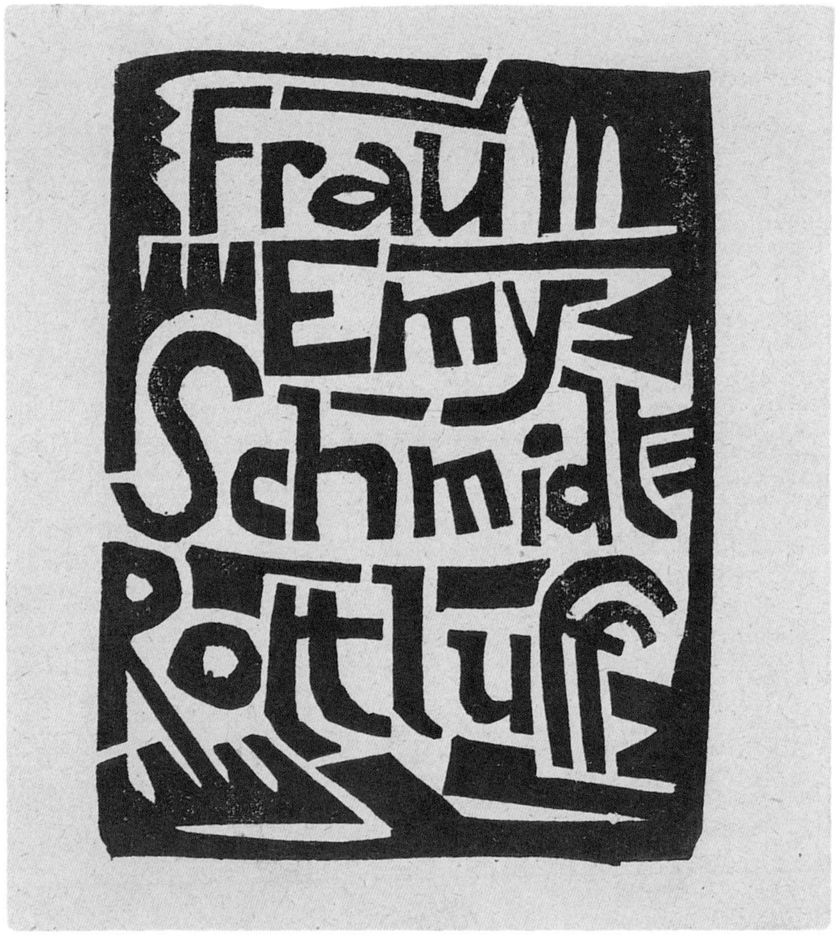

◁ 282 Visitenkarte Emy Frisch, 1915

◁ 283 Briefbogenkopf Fotografische Werkstatt Emy Frisch, 1914

284 Exlibris Frau Emy Schmidt-Rottluff, 1919

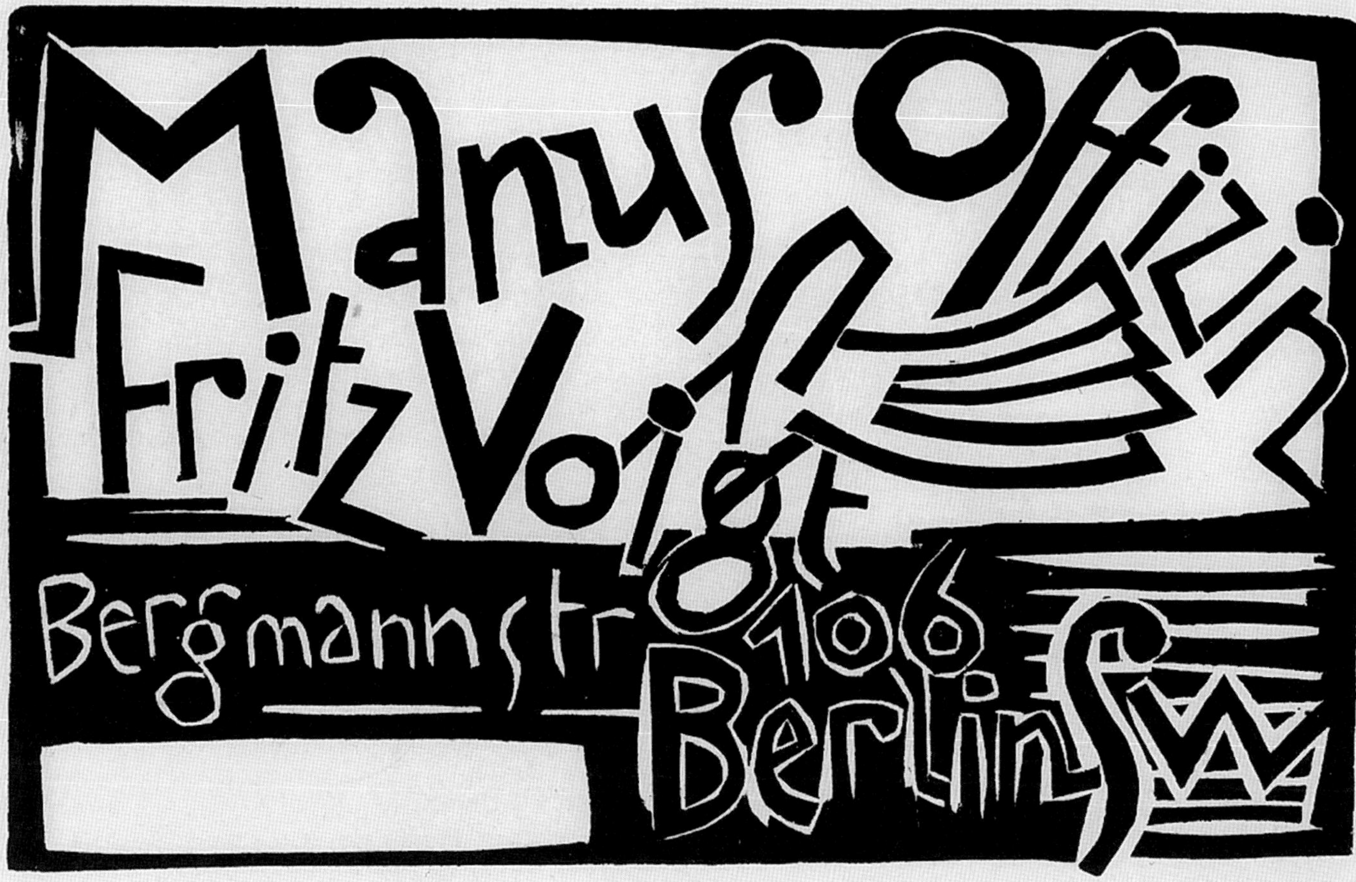

285 Briefbogenkopf Manus Offizin Fritz Voigt Bergmannstr 106 Berlin S W, 1919

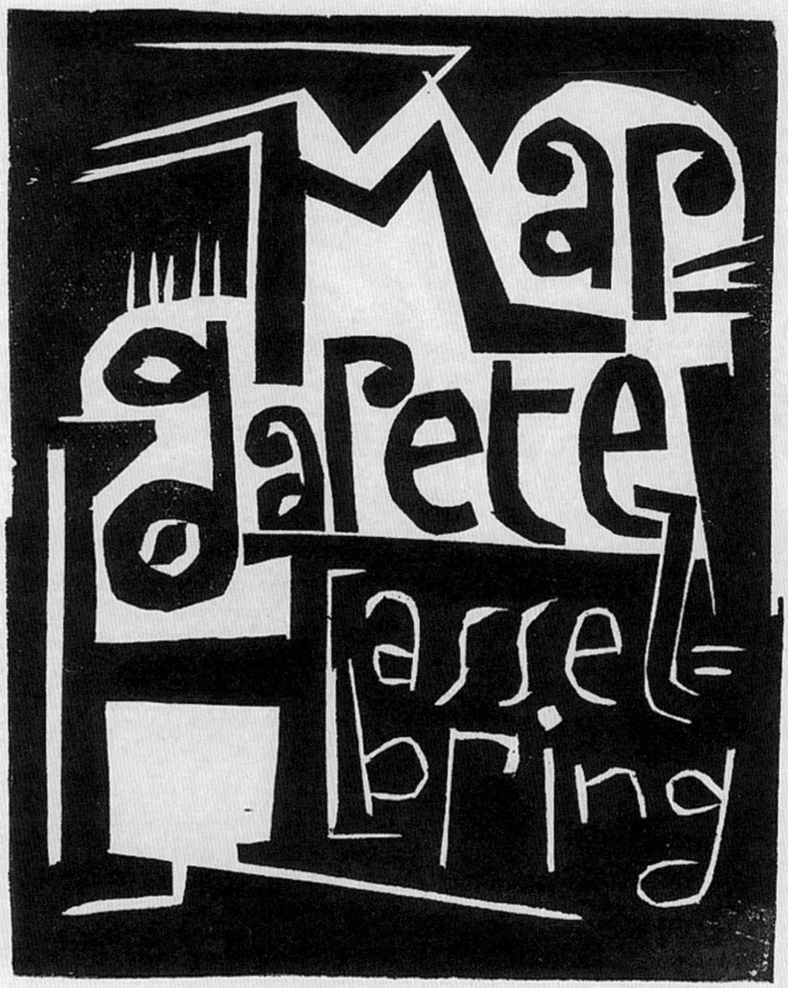

286 Exlibris Margarete Hasselbring, 1921

Plastiken

Kat. 287-304

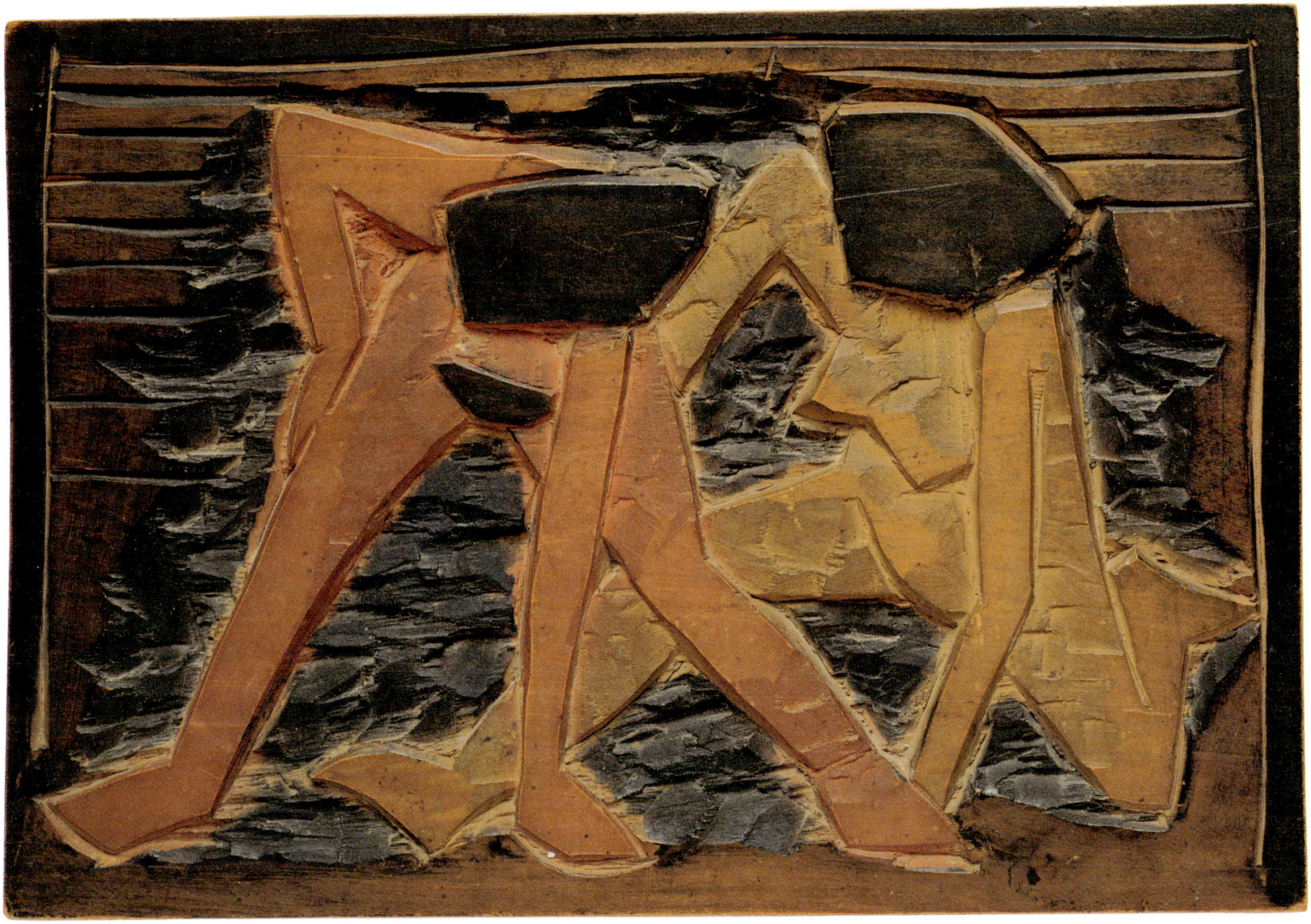

287 Zwei weibliche Akte, 1911

288 St. Markus, 1912 ▷

289 St. Matthäus, 1912 ▷▷

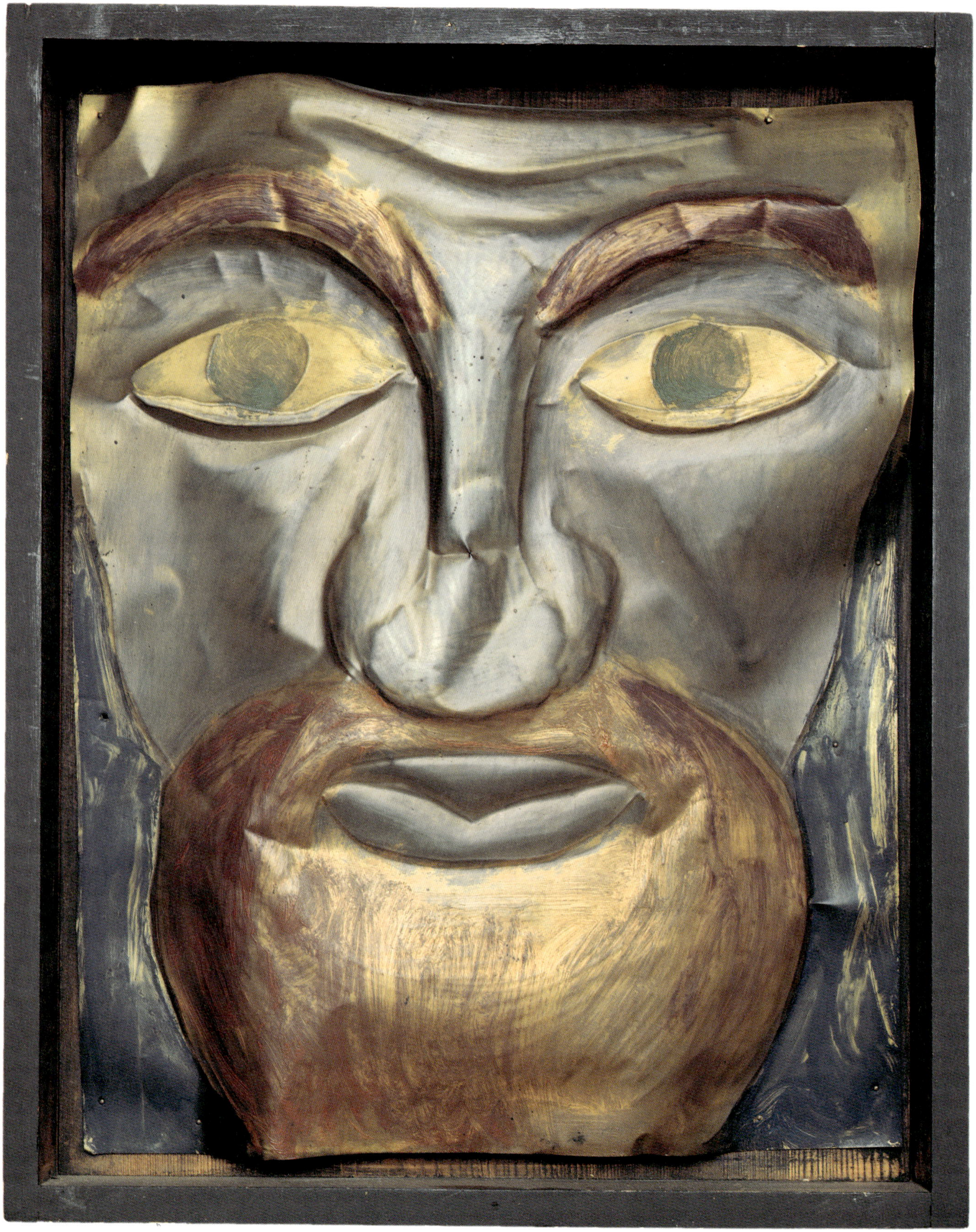

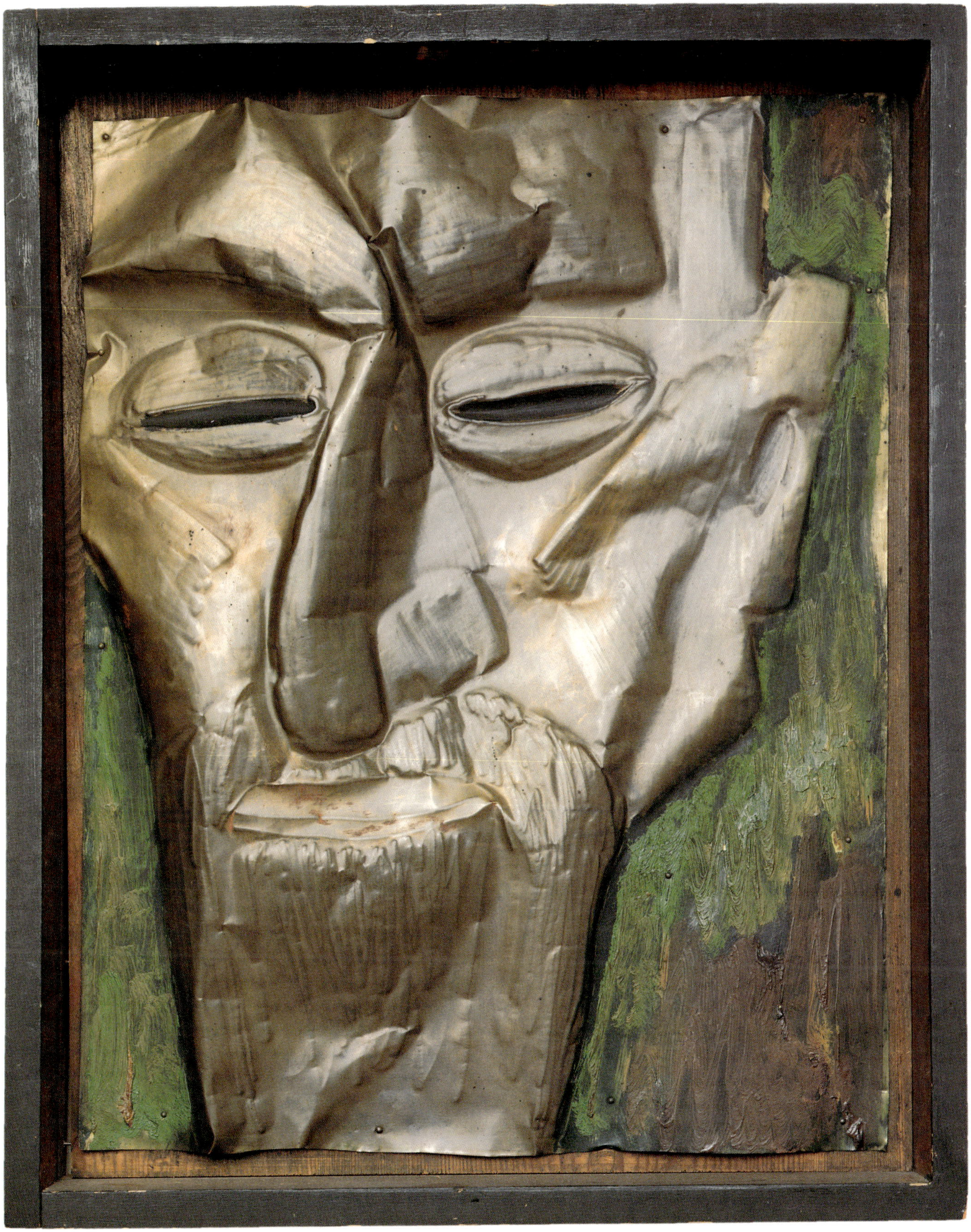

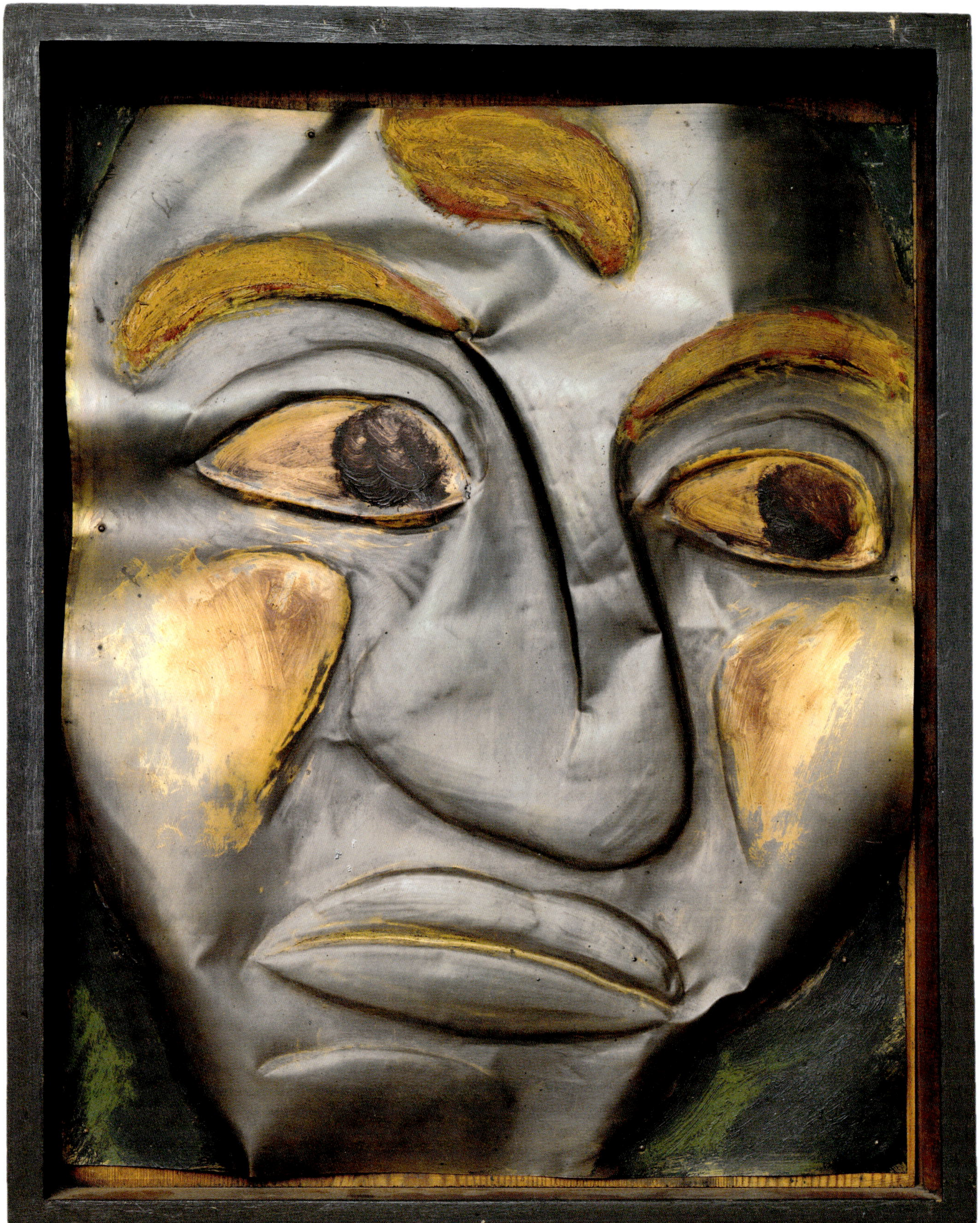

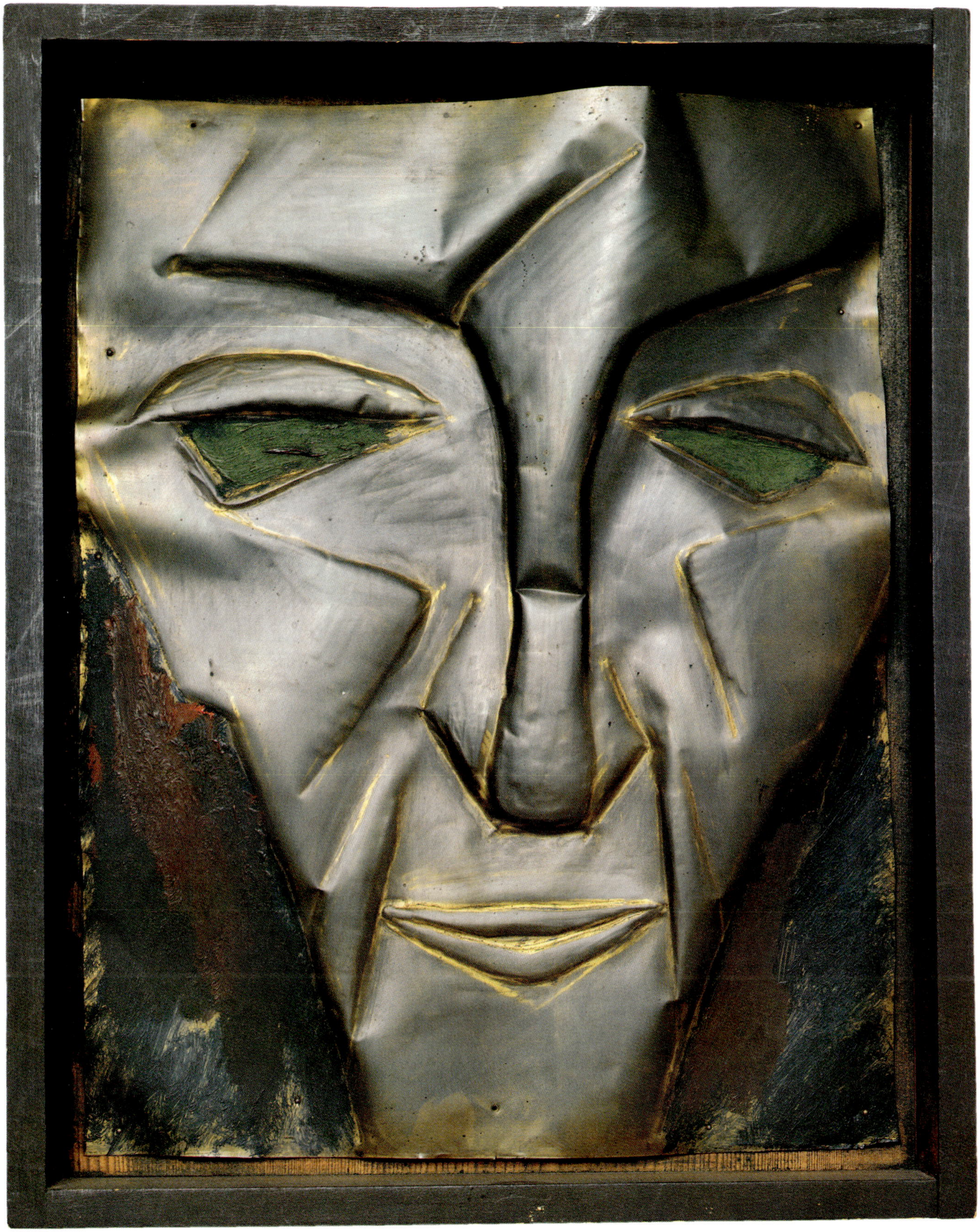

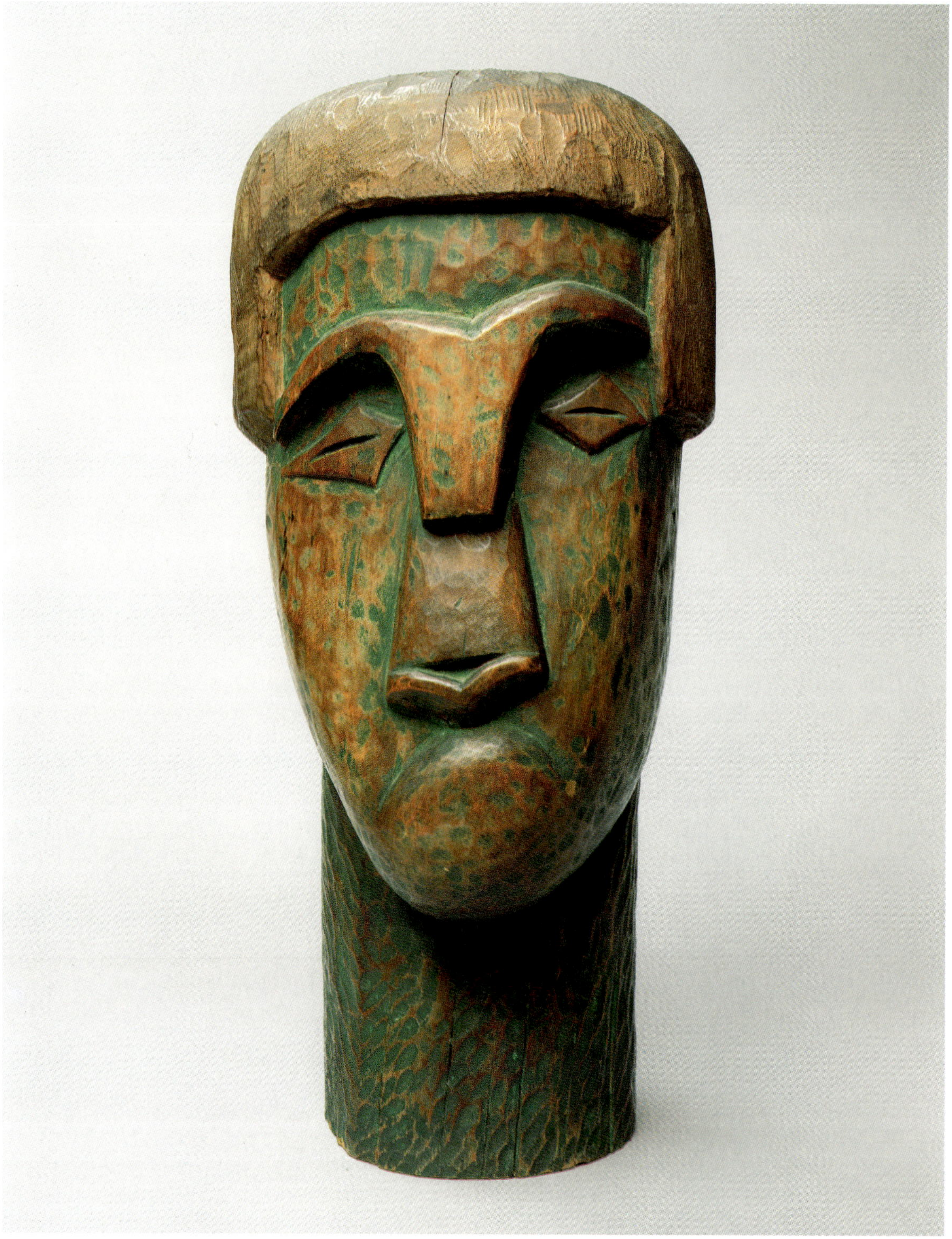

◁◁ 290 St. Lukas, 1912

◁ 291 St. Johannes, 1912

292 Grüner Kopf, 1917

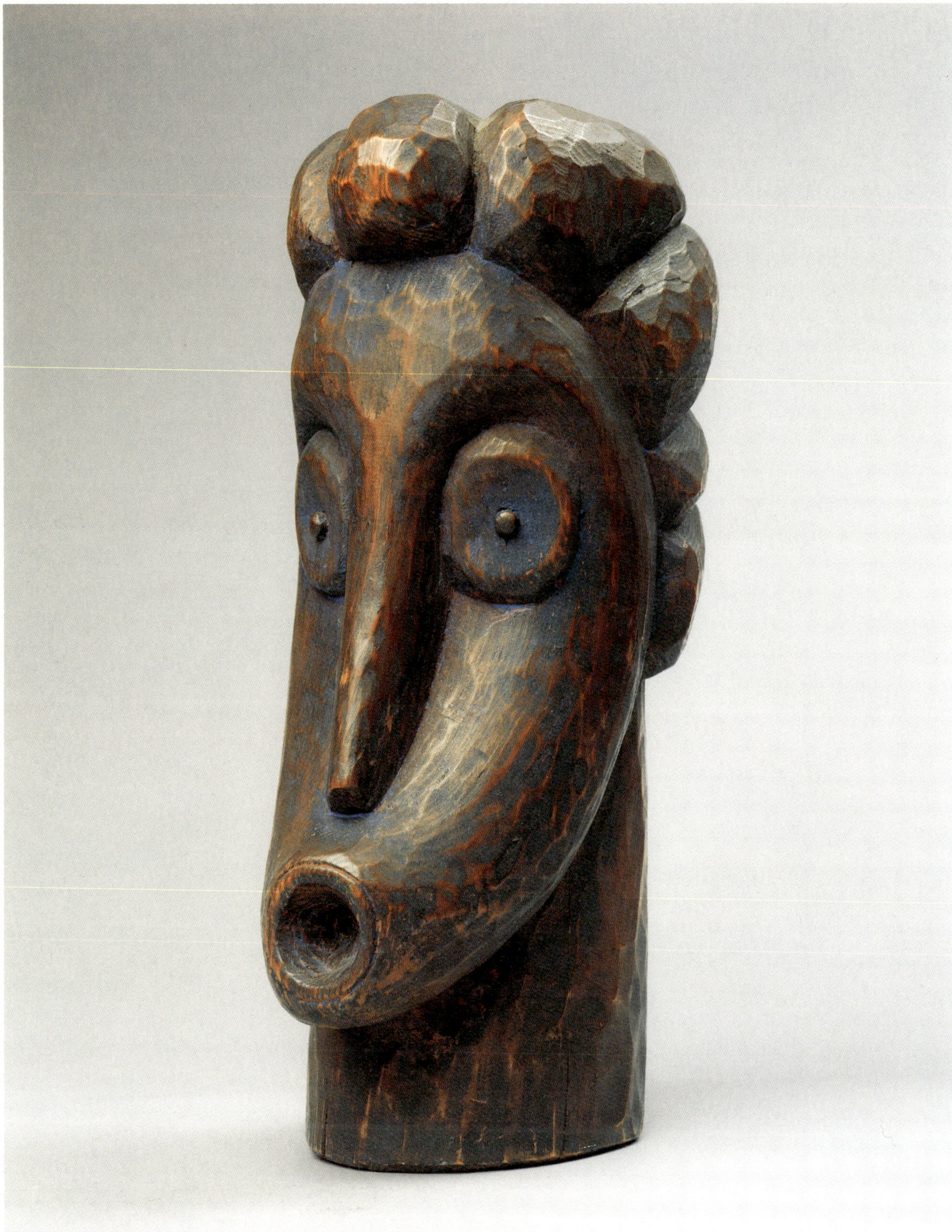

293 Blauroter Kopf (Panischer Schrecken), 1917

294 Arbeiter mit Ballonmütze, 1920 ▷

295 Trauernder, 1920 ▷▷

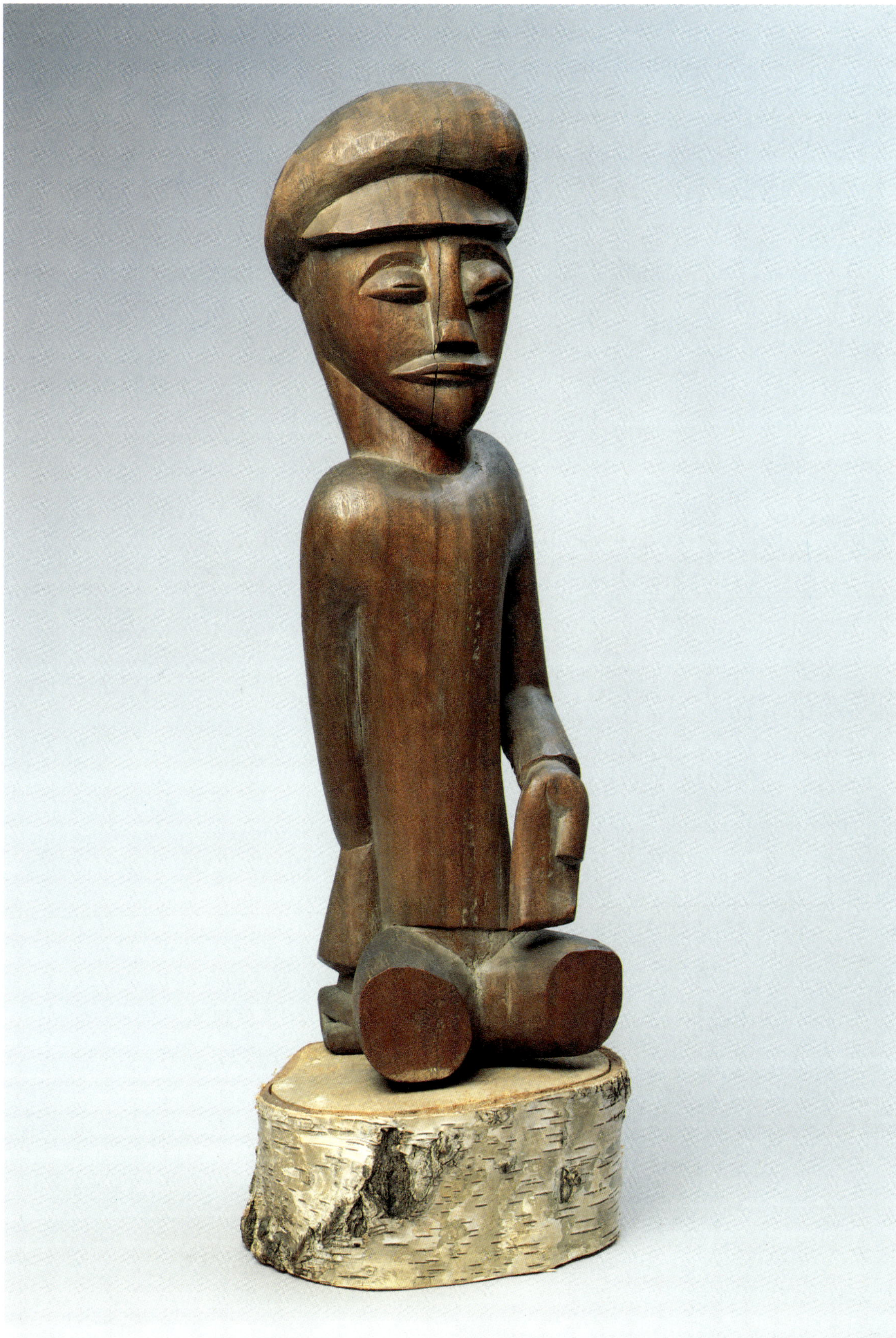

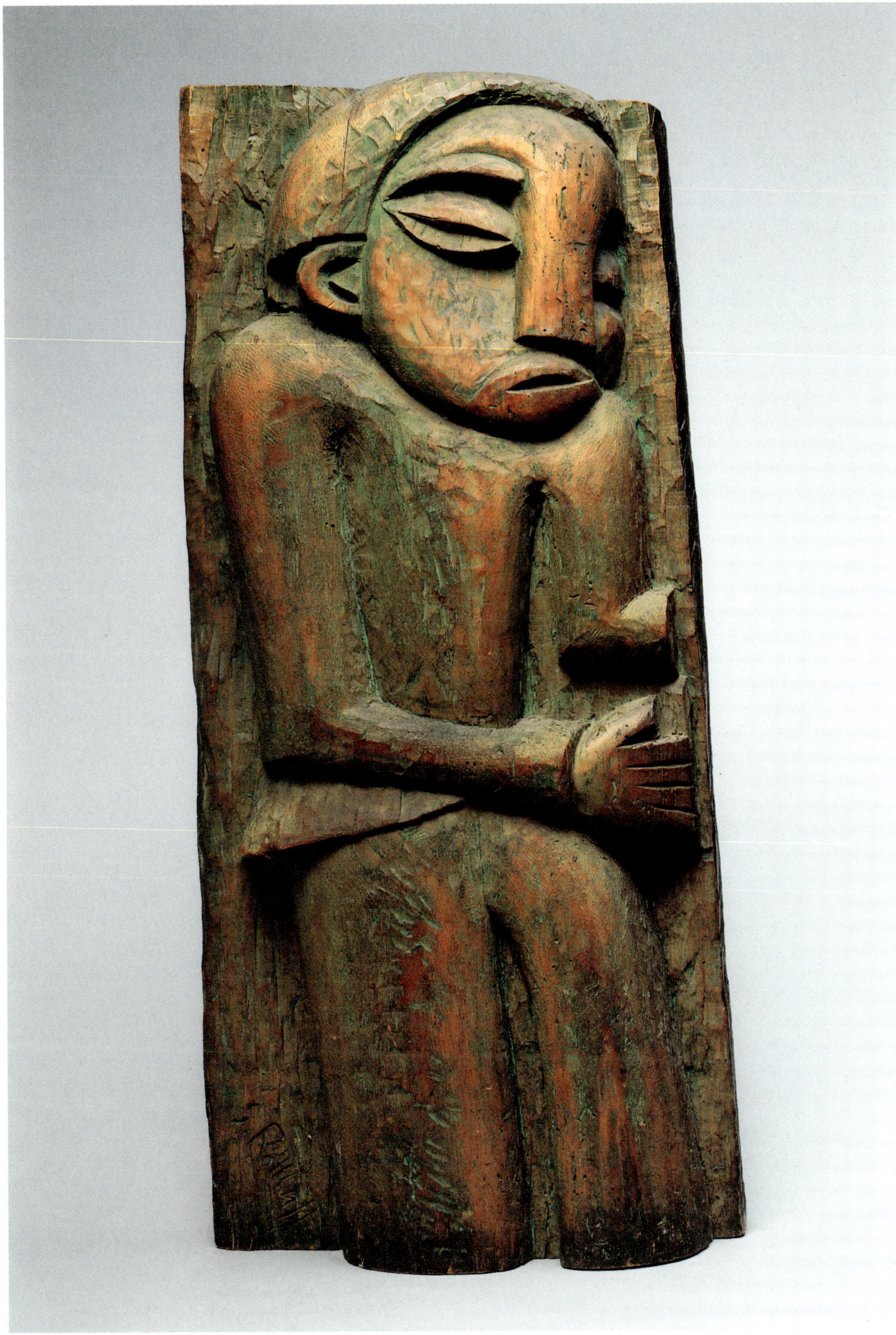

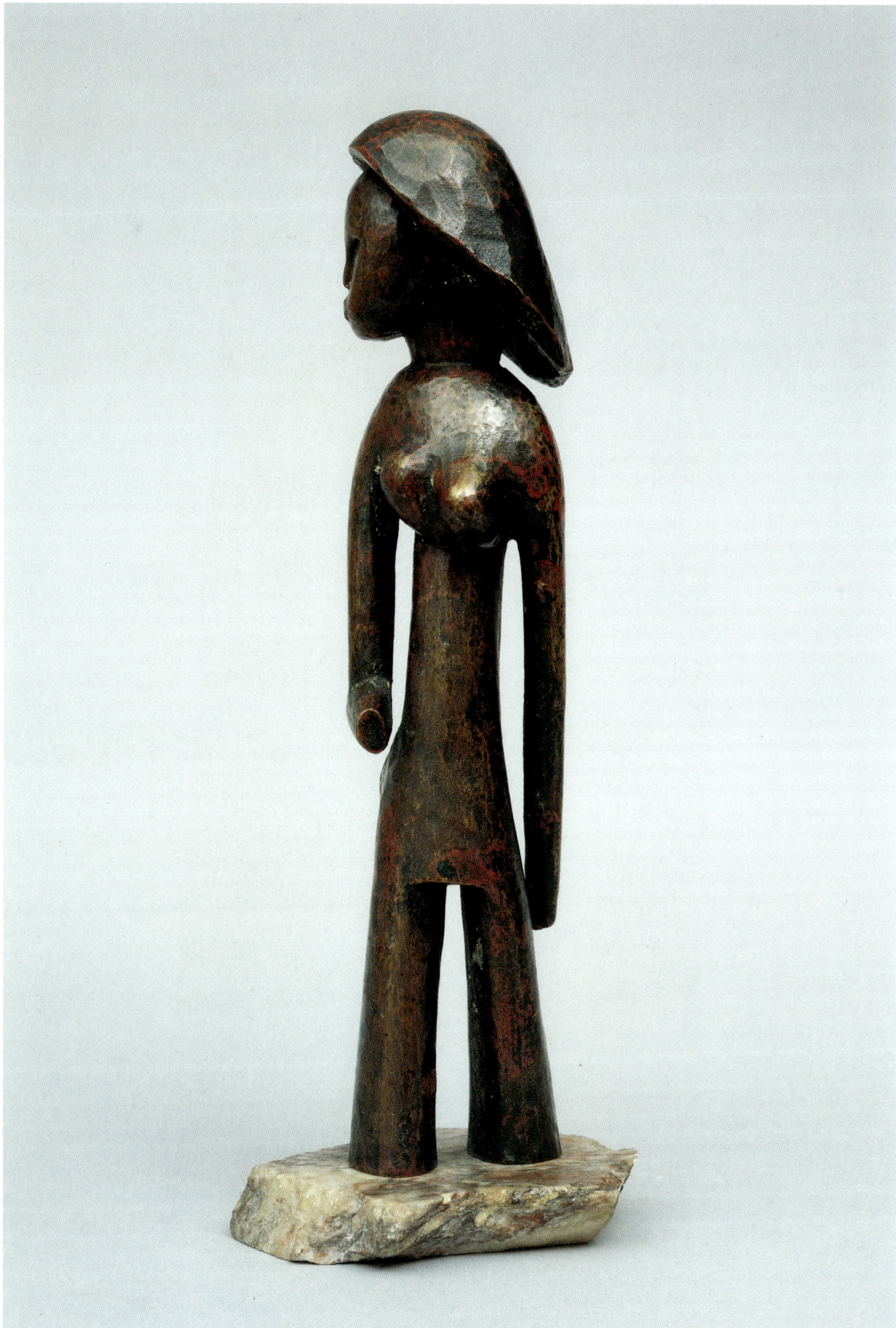

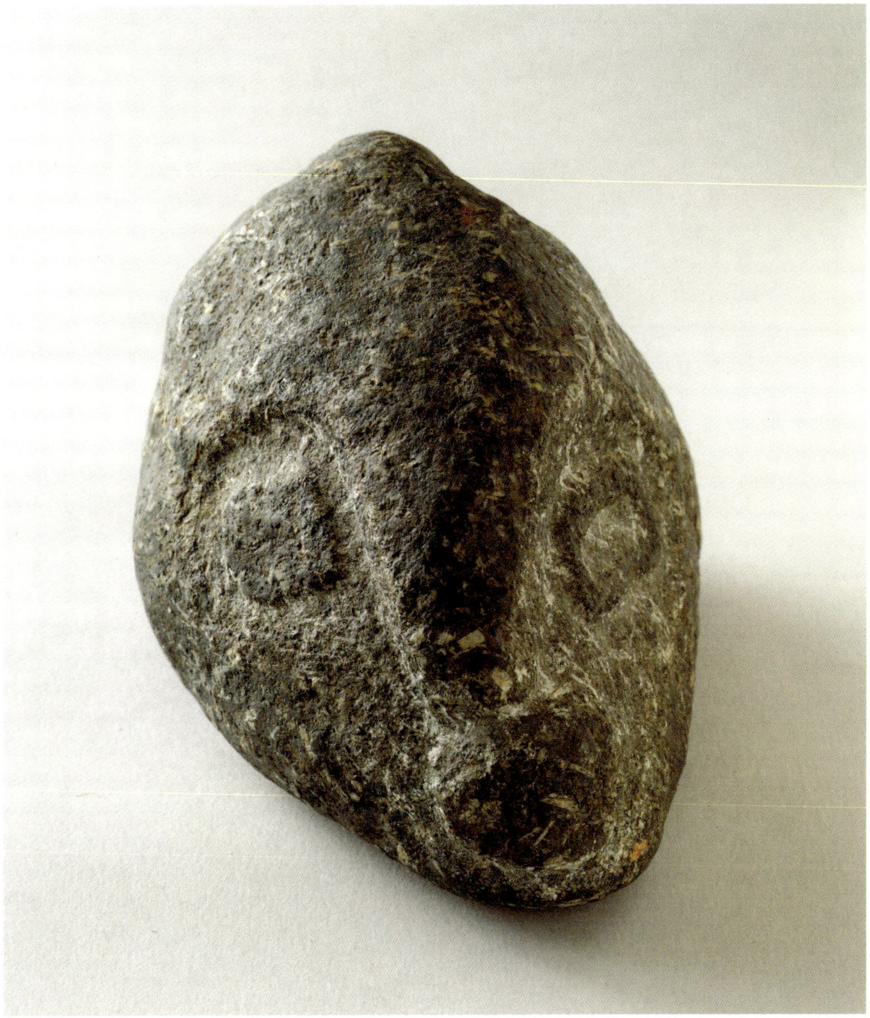

◁ 296 Rückblickende, um 1920

297 Kopf, frühe 50er Jahre

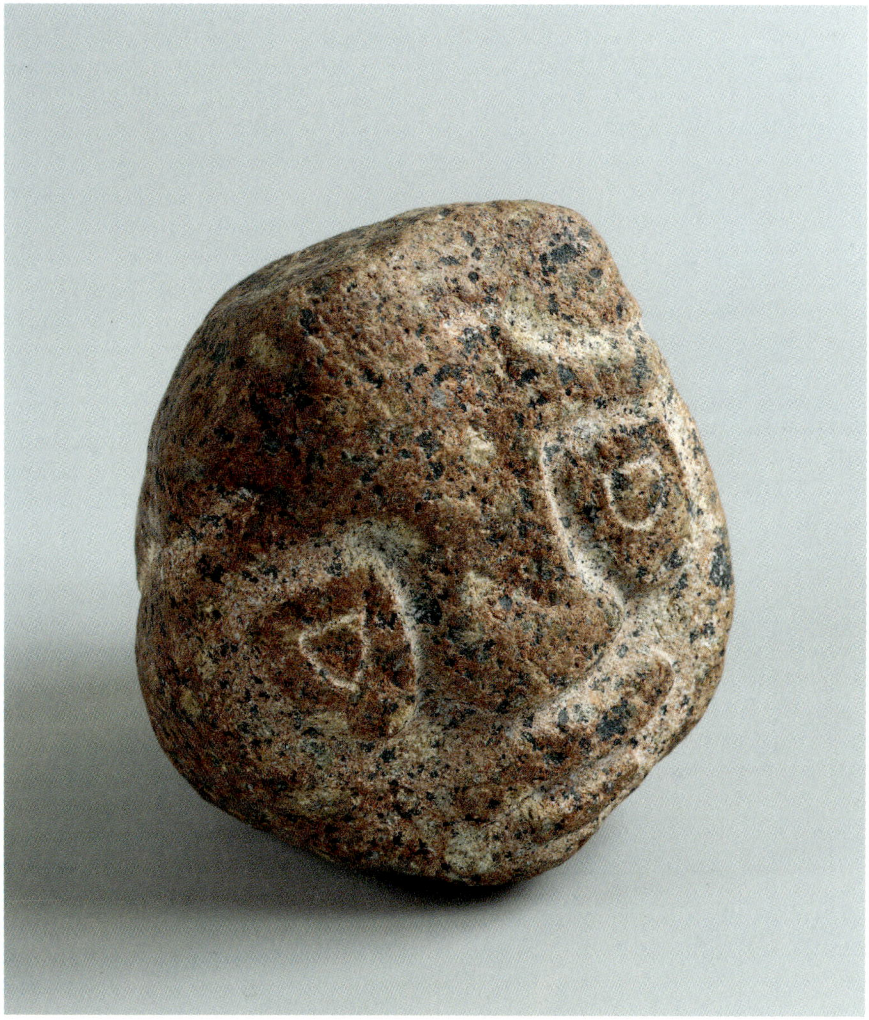

298 Kopf, frühe 50er Jahre

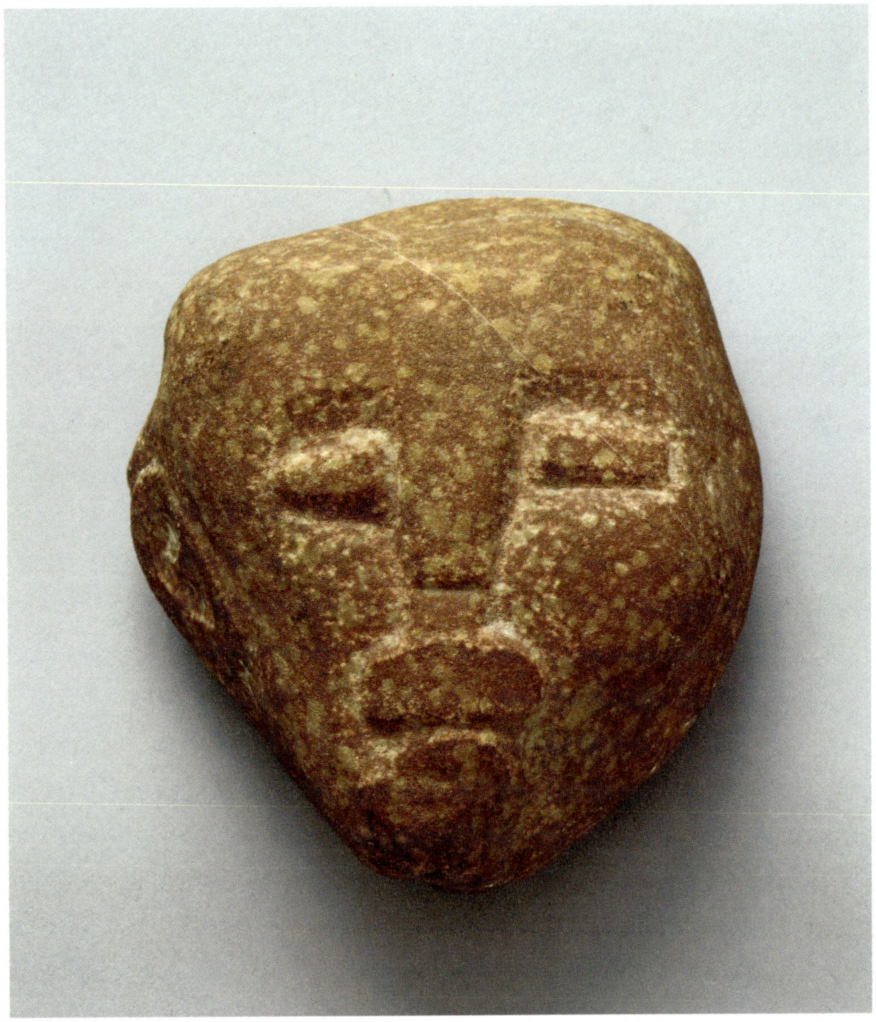

299 Kopf mit einem Ohr, 1953

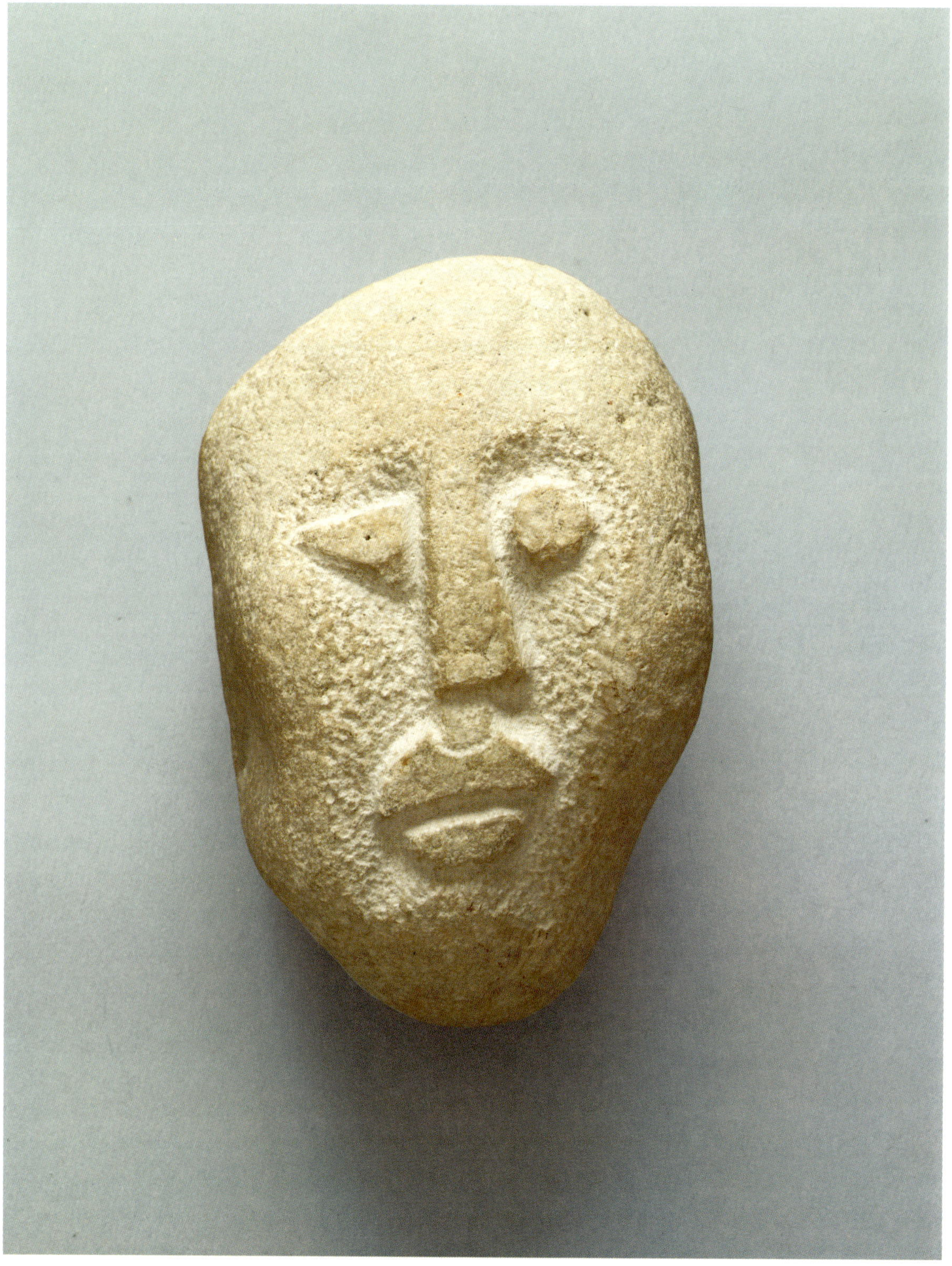

300 Kopf, 1953

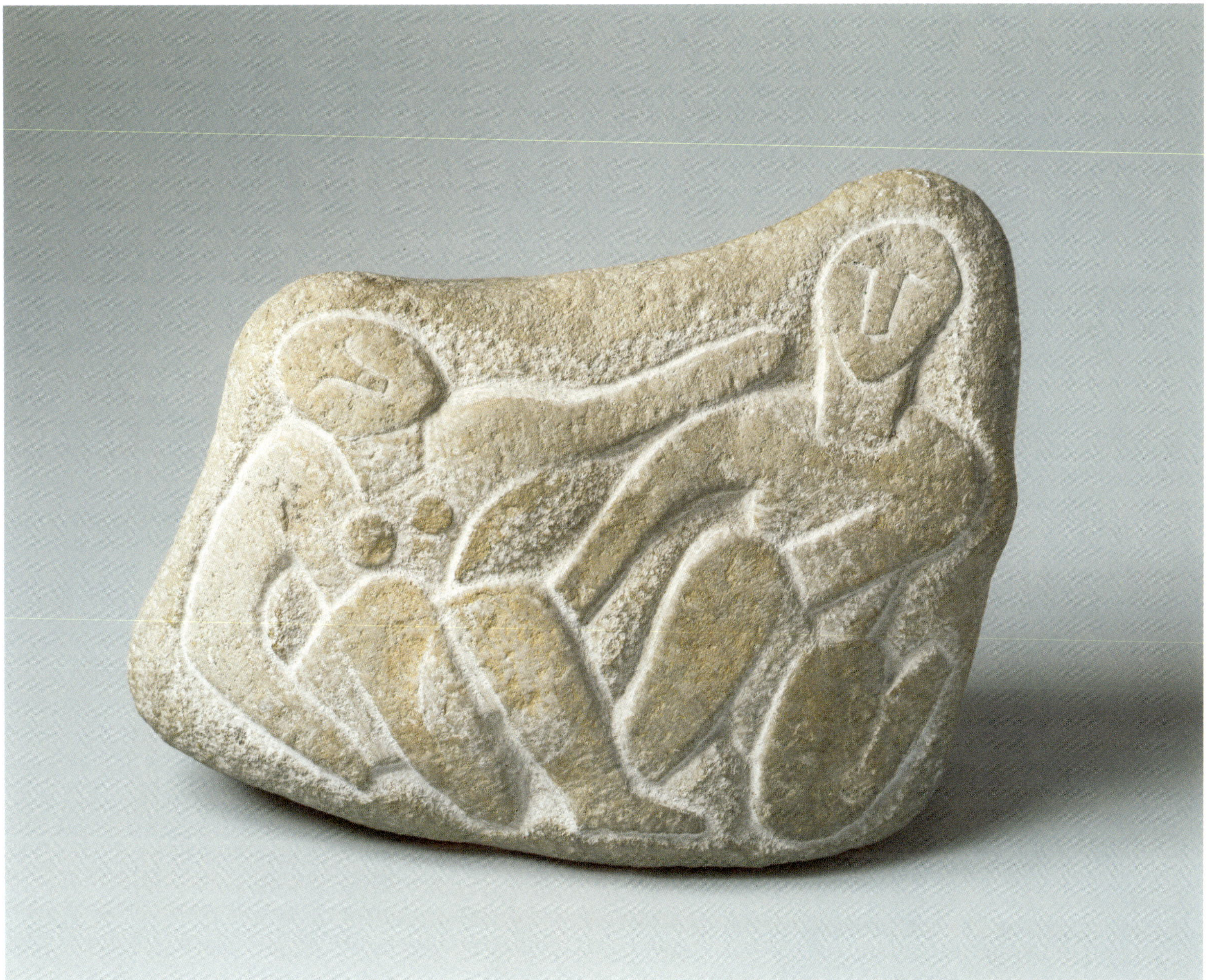

301 Hockendes Paar, frühe 50er Jahre

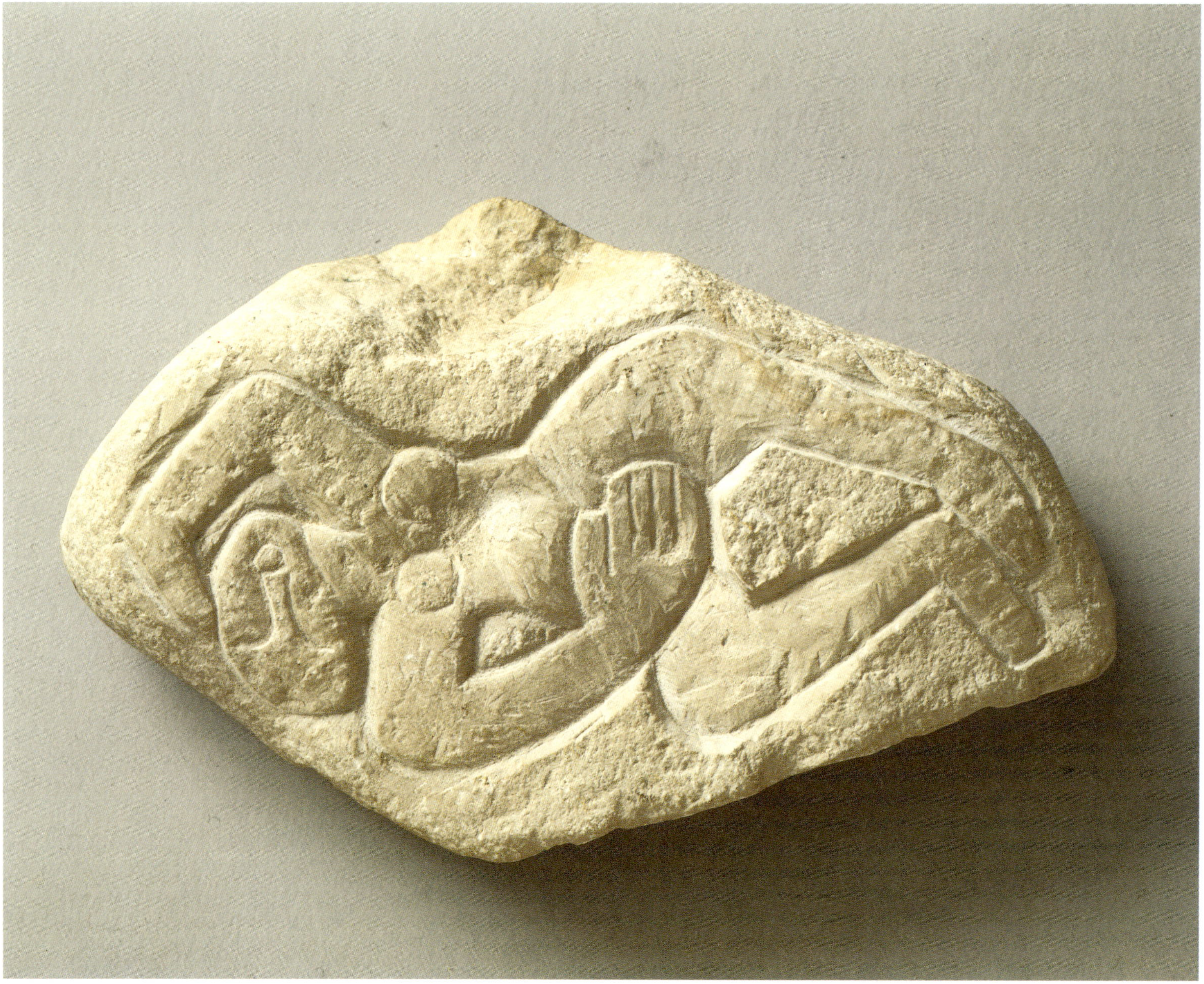

302 Liegende, frühe 50er Jahre

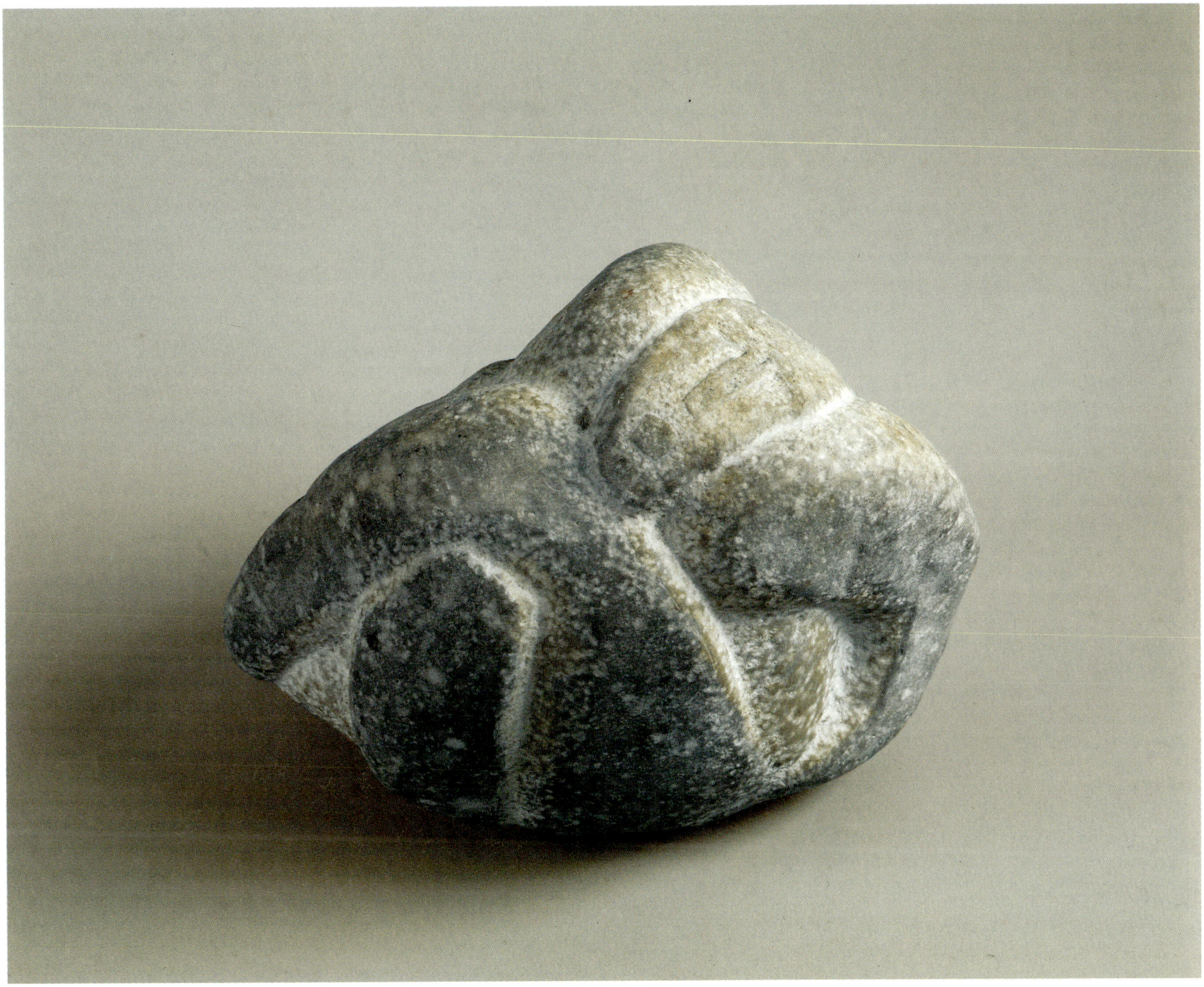

303 Hockender mit aufgestützten Armen und überschlagenen Knien, frühe 50er Jahre

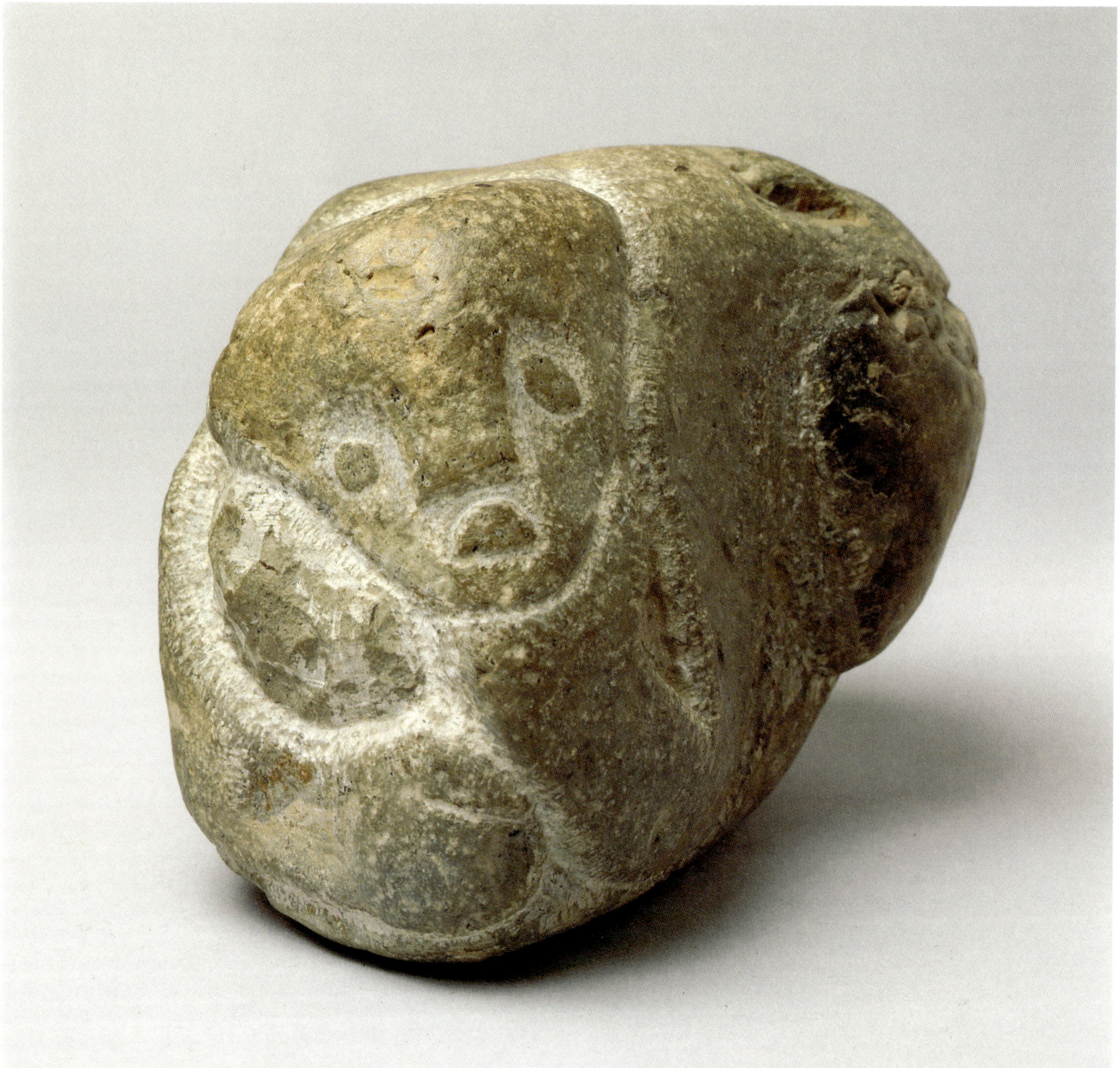

304 Hockender mit aufgestütztem Kinn, frühe 50er Jahre

Anhang

Katalog

bearbeitet von Meike Hoffmann

Im Katalog abgekürzt zitierte Literatur

WERKVERZEICHNISSE

Grohmann
Will Grohmann, Karl Schmidt-Rottluff, Stuttgart 1956.

Rathenau
Ernst Rathenau, Karl Schmidt-Rottluff, Das graphische Werk seit 1923, Berlin 1964.

Schapire
Rosa Schapire, Karl Schmidt-Rottluffs graphisches Werk bis 1923, 2 Bde, Berlin 1924. (Als Tafelband neu hrsg. von Ernst Rathenau, New York 1987)

MONOGRAPHIEN UND AUFSÄTZE

Brix 1972
Karl Brix, Karl Schmidt-Rottluff, Leipzig 1972.

Buchheim 1956
Lothar-Günther Buchheim, Die Künstlergemeinschaft »Brücke«, Gemälde, Zeichnungen, Graphik, Dokumente, Feldafing 1956.

Buchheim 1992
Lothar-Günther Buchheim, Fest der Farben, Karl Schmidt-Rottluff, in: Das Magazin, Heft 10, Berlin 1992, S. 59-63.

Jähner 1984
Horst Jähner, Künstlergruppe »Brücke«, Geschichte einer Gemeinschaft und das Lebenswerk ihrer Repräsentanten, Berlin 1984.

Meisterwerke 1990
Meisterwerke des Expressionismus, Gemälde, Aquarelle, Zeichnungen und Druckgraphik aus dem Brücke-Museum (Berlin), hrsg. von Magdalena M. Moeller, Stuttgart 1990.

Moeller 1992
Magdalena M. Moeller, Die »Brücke«, Zeichnungen, Aquarelle, Druckgraphik, Stuttgart 1992.

Moeller 1995
Die »Brücke«, Gemälde, Zeichnungen, Aquarelle und Druckgraphik von Ernst Ludwig Kirchner, Karl Schmidt-Rottluff, Erich Heckel, Max Pechstein, Emil Nolde und Otto Mueller aus der Sammlung des Brücke-Museums Berlin, hrsg. von Magdalena M. Moeller, München 1995.

Moeller 1996
Magdalena M. Moeller, Das Brücke-Museum Berlin, München 1996.

Naeling 1983
Bernhard Naeling, Karl Schmidt-Rottluff, Magie der Farbe, in: Pan, Heft 8, Offenburg 1983, S. 6-23.

Reidemeister 1975/76
Leopold Reidemeister, Die vier Evangelisten von Karl Schmidt-Rottluff und die Sonderbundausstellung in Köln, in: Brücke-Archiv, Heft 8, Berlin 1975/76, S. 13-25.

Reidemeister 1981
Leopold Reidemeister, Museums discovered, The Brücke-Museum, New York 1981.

Reidemeister 1984
Leopold Reidemeister, Das Brücke-Museum, Berlin 1984.

Sabarsky 1991
Serge Sabarsky, Graphik des deutschen Expressionismus, Murr 1991.

Tobien 1987
Felicitas Tobien, Die Künstlergruppe »Brücke«, Kirchdorf-Inn 1987.

Valentiner 1920
Wilhelm R. Valentiner, Schmidt-Rottluff, in der Reihe: Junge Kunst, Bd. 16, Leipzig 1920.

Viotto 1975
Paola Viotto, Karl Schmidt-Rottluff, le stilografie del 1905, in: i quaderni del conoscitore di stampe, Heft 26, Mailand 1975, S. 14-18.

Wietek 1971
Gerhard Wietek, Karl Schmidt-Rottluff, Graphik, München 1971.

Wietek 1984
Gerhard Wietek, Karl Schmidt-Rottluff in Hamburg und Schleswig-Holstein, Neumünster 1984.

Wietek 1994
Gerhard Wietek, Karl Schmidt-Rottluff, Oldenburger Jahre 1907-1912, Oldenburg 1994.

AUSSTELLUNGS-, GALERIE- UND BESTANDSKATALOGE

Albstadt 1983
Die Künstlergruppe »Brücke«, Ernst Ludwig Kirchner, Erich Heckel, Karl Schmidt-Rottluff, Max Pechstein, Otto Mueller, Aquarelle, Zeichnungen und Druckgraphik aus dem Kunstmuseum Hannover mit Sammlung Sprengel, Städtische Galerie Albstadt, Wilhelm-Hack-Museum (Ludwigshafen am Rhein), Moderne Galerie Bottrop, 1983.

Baden-Baden 1973
Karl Schmidt-Rottluff, Holzschnitte 1909-1919, Galerie Elfriede Wirnitzer (Baden-Baden), 1973.

Belgrad 1981
Erich Heckel, Karl Schmidt-Rottluff, Rana grafika ekspresionizma, Deutsches Kulturzentrum Belgrad, 1981.

Berlin 1954
Karl Schmidt-Rottluff, Zum 70. Geburtstag, Schloß Charlottenburg (Berlin), 1954.

Berlin 1964
Karl Schmidt-Rottluff, Druckgraphik, Zum 80. Geburtstag, Staatliche Museen Kupferstichkabinett Berlin, 1964.
Berlin 1975
Das Aquarell der »Brücke«, Ein Beitrag zur Geschichte der Künstlergruppe »Brücke«, Brücke-Museum (Berlin), 1975.
Berlin 1982
Expressionisten, Sammlung Buchheim, Akademie der Künste Berlin, 1982.
Berlin 1984
Karl Schmidt-Rottluff, Zum einhundertsten Geburtstag, Holzschnitte, Lithographien, Radierungen, Galerie Nierendorf (Berlin), 1984/85.
Berlin 1992
Entartete Kunst, Das Schicksal der Avantgarde im Nazi-Deutschland, Los Angeles County Museum of Art, Deutsches Historisches Museum (Berlin), 1991/92.
Bonn 1972
Künstler der »Brücke«, Rheinisches Landesmuseum (Bonn), 1972.
Braunschweig 1980
Karl Schmidt-Rottluff, Werke 1905 - 1961, Kunstverein Braunschweig, 1980.
Bremen 1984
Karl Schmidt-Rottluff 1884 - 1976, Aquarelle, Druckgraphik, Ausstellung zum 100. Geburtstag, Graphisches Kabinett Kunsthandel Wolfgang Werner (Bremen), 1984.
Brücke-Museum 1967/68
Verzeichnis der zur Eröffnung ausgestellten Werke, Brücke-Museum (Berlin), 1967/68.
Brücke-Museum 1973
Künstler der »Brücke«, Gemälde der Dresdener Jahre 1905 - 1910, Brücke-Museum (Berlin), 1973.
Brücke-Museum 1974
Karl Schmidt-Rottluff, Das graphische Werk, Zum 90. Geburtstag des Künstlers, Brücke-Museum (Berlin), 1974.
Brücke-Museum 1975
Gemälde, Glasfenster und Skulpturen, Brücke-Museum (Berlin), 1975.
Brücke-Museum 1977/78
Karl Schmidt-Rottluff, Das nachgelassene Werk seit den zwanziger Jahren, Malerei, Plastik, Kunsthandwerk, Brücke-Museum (Berlin), 1977/78.
Brücke-Museum 1979
Gemälde, Glasfenster und Skulpturen, Brücke-Museum (Berlin), 1979.
Brücke-Museum 1980
Die »Brücke« im Aufbruch, Brücke-Museum (Berlin), 1980.
Brücke-Museum 1983
Gemälde, Glasfenster und Skulpturen, Brücke-Museum (Berlin), 1983.
Brücke-Museum 1984
Karl Schmidt-Rottluff, Zum 100. Geburtstag des Künstlers, Gemälde, Aquarelle, Brücke-Museum (Berlin), 1984.
Brücke-Museum 1991
Expressionistische Grüsse, Künstlerpostkarten der »Brücke« und des »Blauen Reiter«, Brücke-Museum (Berlin), Städtische Galerie im Lenbachhaus (München), Saarlandmuseum Saarbrücken, 1991.
Brücke-Museum 1992
Karl Schmidt-Rottluff, Aquarelle, Brücke-Museum (Berlin), Städtische Galerie Würzburg, Salzburger Landessammlungen Rupertinum, Städtische Galerie Moritzburg (Halle), Ulmer Museum, Von der Heydt-Museum (Wuppertal), Gerhard Marcks-Haus (Bremen), Wilhelm Hack-Museum (Ludwigshafen am Rhein), 1992/93.
Brücke-Museum 1993
Karl Schmidt-Rottluff, Der Maler, hrsg. von Magdalena M. Moeller und Hans-Werner Schmidt, Städtische Kunsthalle Düsseldorf, Städtische Kunstsammlungen Chemnitz, Brücke-Museum (Berlin), 1992/93.
Brücke-Museum 1995
Aquarelle der »Brücke«, Brücke-Museum (Berlin), 1995/96.
Brücke-Museum 1996
Karl Schmidt-Rottluff, Tuschpinselzeichnungen, Galerie Jahrhunderthalle Hoechst (Frankfurt a. M.), Kunsthalle zu Kiel, Museum der bildenden Künste Leipzig, Salzburger Landessammlungen Rupertinum, Brücke-Museum (Berlin), 1995/96.
Brüssel 1977
Peintre du »Brücke«, Expressionisme allemand, Collection du Brücke-Museum Berlin, Allgemeine Spar- und Rentenkasse (Brüssel), Königliches Museum für Schöne Künste (Antwerpen), 1977.
Brüssel 1984
Expressionisme à Berlin 1910 - 1920, Palais des Beaux-Arts Bruxelles, 1984.
Chemnitz 1993
Karl Schmidt-Rottluff, Malerei und Grafik, Bestandskatalog I der Sammlung Malerei und Plastik und des Graphik-Kabinettes der Städtischen Kunstsammlungen Chemnitz, 1993.
Dresden 1927
Schmidt-Rottluff, Galerie Ernst Arnold (Dresden), 1927.
Dortmund 1995
Werke des Deutschen Expressionismus und der Klassischen Moderne aus 7 Dortmunder Privatsammlungen, Harenberg City-Center (Dortmund), 1995.
Duisburg 1955
Karl Schmidt-Rottluff, Städtisches Kunstmuseum Duisburg, 1955.
Essen 1958
Brücke 1905 - 1913, Eine Künstlergemeinschaft des Expressionismus, Museum Folkwang (Essen), 1958.
Frankfurt 1970
Karl Schmidt-Rottluff, Holzschnitte und Radierungen aus einer Privatsammlung, Jahrhunderthalle Hoechst (Frankfurt a. M.), 1970.
Frankfurt 1973
Karl Schmidt-Rottluff, Ölbilder 1912 - 1961 und Druckgraphik, Frankfurter Kunstkabinett Hanna Bekker vom Rath, 1973.
Freiburg 1972
Karl Schmidt-Rottluff, Städtische Galerie Freiburg im Breisgau, 1972.
Halle 1948
Karl Schmidt-Rottluff, Holzschnitte, Galerie Henning (Halle), 1948.
Hamburg 1954
Karl Schmidt-Rottluff, Zum 70. Geburtstag, Gemälde, Aquarelle, Zeichnungen, Graphik, Skulpturen, Kunsthalle zu Kiel, Kunstverein Hamburg, 1954.
Hamburg 1969
Karl Schmidt-Rottluff, Holzschnitte, Lithographien, Radierungen der Jahre 1906 - 1954, Galerie Hauswedell (Hamburg), 1969.

Hamburg 1970
Karl Schmidt-Rottluff, Graphik aus Norddeutschland, Zum 85. Geburtstag des Künstlers, Altonaer Museum (Hamburg), Städtische Kunsthalle Bielefeld, 1970.

Hamburg 1974
Karl Schmidt-Rottluff, Gemälde, Landschaften aus 7 Jahrzehnten, Aquarelle aus den Jahren 1909 bis 1969, Altonaer Museum (Hamburg), BAT Cigaretten-Fabriken GmbH Hamburg, 1974.

Hannover 1952
Karl Schmidt-Rottluff, Kestner-Gesellschaft Hannover, 1952.

Hannover 1964
Karl Schmidt-Rottluff, Gemälde, Aquarelle, Graphik, Kunstverein Hannover, Museum Folkwang (Essen), Frankfurter Kunstverein, Akademie der Künste Berlin, 1963/64.

Herford 1984
Druckgraphik des deutschen Expressionismus, Herforder Kunstverein, 1984.

Jerusalem 1991
Die »Brücke«, Israel Museum (Jerusalem), 1991.

Kaiserslautern 1986
Graphik des deutschen Expressionismus, Graphische Sammlung Pfalzgalerie Kaiserslautern, 1986.

Karl-Marx-Stadt 1974
Karl Schmidt-Rottluff, Malerei und Grafik aus sieben Jahrzehnten, Städtische Kunstsammlungen Karl-Marx-Stadt, Gemäldegalerie Neue Meister der Staatlichen Kunstsammlungen Dresden, Nationalgalerie der Staatlichen Museen Berlin, 1974.

Karl-Marx-Stadt 1984
Karl Schmidt-Rottluff 1884 - 1976, Malerei, Grafik, Werke im Besitz der städtischen Kunstsammlungen Karl-Marx-Stadt, 1984.

Köln 1954
Karl Schmidt-Rottluff, Das graphische Werk – Aquarelle, Arbeiten aus den Jahren 1908 - 1924, Aus Anlaß des 70. Geburtstages des Künstlers, Galerie Ferdinand Möller (Köln), 1954.

Konstanz 1978
Karl Schmidt-Rottluff, Kunstverein Konstanz im Wessenberghaus, 1978.

Kunstblätter 1975
Karl Schmidt-Rottluff, Kunstblätter der Galerie Nierendorf (Berlin), Heft 34, 1975.

London 1969
German expressionism, watercolors, prints and drawings by the painters of the »Brücke«, Bethnal Green Museum (London), City Art Gallery Southampton, City Art Gallery and Museum Bradford, 1969/70.

Los Angeles 1985
Prints by Erich Heckel and Karl Schmidt-Rottluff, A centenary Celebration, Los Angeles County Museum of Art, 1985.

Madrid 1993
Museo Brücke Berlin, Arte expressionista aleman, Fundación Juan March (Madrid), 1993.

Malmö 1979
Die »Brücke« – Edvard Munch, Malmö Konsthall, 1979.

Mexiko 1982
Obras Maestras del Expressionismo de los Museo de Berlin, Museo de Arte Moderno Mexiko, 1982.

München 1954/55
Karl Schmidt-Rottluff, Zum 70. Geburtstag, Galerie Günther Franke (München), 1954/55.

München 1973
Die Künstlergruppe »Brücke« und der deutsche Expressionismus, Sammlung Buchheim, Städtische Galerie im Lenbachhaus (München), 1973.

New Orleans 1978
German Expressionist Art, Prints, Drawings, Illustrated Books, Periodicals, Posters, The Robert Gore Rifkind Collection, New Orleans Museum of Art, City Art Museum of St. Louis, 1978.

Oldenburg 1957
Maler der Brücke in Dangast von 1907 - 1912, Karl Schmidt-Rottluff, Erich Heckel, Max Pechstein, Emma Ritter, Oldenburger Kunstverein, 1957.

Oldenburg 1990/91
Die Künstlergruppe »Brücke«, Druckgraphik, Zeichnungen und Aquarelle aus dem Niedersächsischen Landesmuseum Oldenburg, Musée Alphonse-Georges Poulain Vernon, Hôtel de Région Rouen, Augusteum Oldenburg, 1990/91.

Retrospektive 1989
Karl Schmidt-Rottluff, Retrospektive, Kunsthalle Bremen, Städtische Galerie im Lenbachhaus (München), 1989.

Reutlingen 1974
Karl Schmidt-Rottluff, Graphik der Jahre 1906 - 1921, Zum 90. Geburtstag, Hans Thoma-Gesellschaft (Reutlingen), 1974.

Rom 1977
Espressionismo Tedesco, »Die Brücke«, Galleria Nazionale d'Arte Moderna Rom, 1977.

Saarbrücken 1980
Künstler der »Brücke«, Heckel, Kirchner, Mueller, Pechstein, Schmidt-Rottluff, Gemälde, Aquarelle, Zeichnungen, Druckgraphik 1909 - 1930, Moderne Galerie Saarland-Museum Saarbrücken, 1980.

Schaffhausen 1972
Die Künstler der »Brücke«, Museum zu Allerheiligen (Schaffhausen), 1972.

Schleswig 1960
Plastik und Kunsthandwerk von Malern des deutschen Expressionismus, Schleswig-Holsteinisches Landesmuseum Schloß Gottorf (Schleswig), Museum für Kunst und Gewerbe (Hamburg), 1960.

Schleswig 1984
Karl Schmidt-Rottluff, Zum 100. Geburtstag, Verzeichnis der ausgestellten Werke, Schleswig-Holsteinisches Landesmuseum Schloß Gottorf (Schleswig), 1984.

Schleswig 1995
Die Maler der »Brücke«, Cuno Amiet, Fritz Bleyl, Erich Heckel, Ernst Ludwig Kirchner, Emil Nolde, Max Pechstein, Karl Schmidt-Rottluff, Otto Mueller, Sammlung Hermann Gerlinger, Schleswig-Holsteinisches Landesmuseum Schloß Gottorf (Schleswig), 1995.

Soest 1985
Karl Schmidt-Rottluff – 80 Aquarelle, Morgner-Haus (Soest), 1985.

Stuttgart 1951
K. Schmidt-Rottluff, Kunsthalle Mannheim, Württembergischer Kunstverein Stuttgart, 1951.

Stuttgart 1965
Karl Schmidt-Rottluff, Graphik und Aquarelle, Ausstellung zum 80. Geburtstag, Staatsgalerie Stuttgart Graphische Sammlung, 1965.

Stuttgart 1974/75
Karl Schmidt-Rottluff, Die Schwarzblätter, Zum 90. Geburtstag, Staatsgalerie Stuttgart, Graphische Sammlung, 1974/75.

Stuttgart 1980
Grafik des deutschen Expressionismus, Institut für Auslandsbeziehungen (Stuttgart), 1980.

Tokio 1991
Deutscher Expressionismus, Die »Brücke« aus dem Brücke-Museum Berlin, Meguro Museum of Art (Tokyo), Tochigi Prefectural Museum of Fine Arts, The Museum of Modern Art (Kamakura), Itami City Museum of Art, 1991/92.

Westfalen 1969
Karl Schmidt-Rottluff, Kunstverein für die Rheinlande und Westfalen, 1969.

Wittlich 1985
Karl Schmidt-Rottluff, Holzschnitte, Steindrucke und Radierungen, Altes Rathaus Wittlich, 1985.

Würzburg 1984
Karl Schmidt-Rottluff 1884-1976, Aquarelle und Zeichnungen, Ausstellung zum 100. Geburtstag des Malers, Städtische Galerie Würzburg, 1984.

Ausgestellte Werke

1
Erzgebirgsdorf, 1905
Öl auf Pappe
43 × 70 cm
Signiert und datiert unten links: Karl Schmidt-Rottluff 1905
Erworben als Geschenk des Künstlers
Inv.-Nr. 48/78

LITERATUR: Brücke-Museum 1973, Kat.-Nr. 4, Tafel 1. – Brücke-Museum 1979, Kat.-Nr. 94, Tafel 2. – Malmö 1979, Kat.-Nr. 4. – Braunschweig 1980, Kat.-Nr. 1, Abb. S. 21. – Brücke-Museum 1983, Kat.-Nr. 104, Tafel 2. – Brücke-Museum 1984, Kat.-Nr. 1. – Ausst.-Kat. Da van Gogh a Schiele, L'Europa espressionista 1880-1918, Palazzo Forti Verona, 1989, Abb. S. 156. – Meisterwerke 1990, Tafel 15. – Jerusalem 1991, Tafel 15. – Tokio 1991, Tafel 11. – Brücke-Museum 1993, Tafel 2. – Moeller 1995, Tafel 37. – Moeller 1996, Abb. S. 36.

2
Kauernder Akt, 1905
Öl auf Pappe, auf Leinwand aufgezogen
71 × 57 cm
Signiert und datiert unten rechts: K. Schmidt-Rottluff 1905
Leihgabe der Staatlichen Museen zu Berlin, Nationalgalerie

LITERATUR: Grohmann, Tafel S. 169.

Dresden 1927, Kat.-Nr. 1. – Hamburg 1954, Kat.-Nr. 1. – Bestandskatalog, Galerie des zwanzigsten Jahrhunderts (Berlin), 1963, Kat.-Nr. 197. – Bestandskatalog, Nationalgalerie, Verzeichnis der vereinigten Kunstsammlungen Nationalgalerie (Preußischer Kulturbesitz Berlin) und Galerie des zwanzigsten Jahrhunderts (Land Berlin), 1968, Kat.-Nr. 185. – Brücke-Museum 1973, Kat.-Nr. 2. – Brücke-Museum 1983, Kat.-Nr. 103, Tafel 4. – Brücke-Museum 1984, Kat.-Nr. 2, Tafel 1. – Reidemeister 1984, Abb. S. 15. – Meisterwerke 1990, Tafel 16. – Jerusalem 1991, Tafel 16. – Brücke-Museum 1993, Tafel 3.

3
Am Meer, 1906
Öl auf Pappe
71 × 71 cm
Signiert und datiert unten rechts: Schmidt-Rottluff 1906; bezeichnet auf der Rückseite des Keilrahmens: Schmidt-Rottluff / Am Meer Ölgem.
Erworben 1992 aus Mitteln der Deutschen Klassenlotterie Berlin
Inv.-Nr. 3/92

LITERATUR: Brücke-Museum 1993, Tafel 5. – Moeller 1996, Abb. S. 37.

4
Leuchtender Nachmittag, 1906
Öl auf Leinwand
48,5 × 77,5 cm
Signiert und datiert unten links: Schmidt-Rottluff 1906; bezeichnet auf der Rückseite des Keilrahmens: Schmidt-Rottluff / Leuchtender Nachmittag / Ölgem.
Leihgabe aus Privatbesitz

LITERATUR: Brücke-Museum 1993, Tafel 6.

5
Am Pleißebach, 1906
Öl auf Pappe
60 × 71 cm
Signiert unten rechts: Schmidt-Rottluff; bezeichnet auf der Rückseite des Keilrahmens: Schmidt-Rottluff »Am Pleißebach« / Am Pleißebach 1906
Erworben 1971 als Geschenk des Künstlers
Inv.-Nr. 31/71

LITERATUR: Essen 1958, Kat.-Nr. 132. – Brücke-Museum 1973, Kat.-Nr. 9. – Brücke-Museum 1975, Kat.-Nr. 58. – Brüssel 1977, Kat.-Nr. 37. – Ausst.-Kat. Deutsche Malerei 1890-1918, Ermitage Leningrad, Puschkin-Museum (Moskau), Städtische Galerie im Städelschen Kunstinstitut (Frankfurt a. M.), 1978, Kat.-Nr. 75. – Brücke-Museum 1979, Kat.-Nr. 95, Tafel 7. – Brücke-Museum 1983, Kat.-Nr. 105, Tafel 9. – Brücke-Museum 1984, Kat.-Nr. 3. – Reidemeister 1984, Abb. S. 23. – Ausst.-Kat. Da van Gogh a Schiele, L'Europa espressionista 1880-1918, Palazzo Forti Verona, 1989, Abb. S. 157. – Meisterwerke 1990, Tafel 17. – Jerusalem 1991, Tafel 17. – Tokio 1991, Tafel 12. – Buchheim 1992, Abb. S. 59. –

Brücke-Museum 1993, Tafel 8. – Moeller 1996, Abb. S. 36.

6
Gärtnerei, 1906
Öl auf Pappe
71 × 102,5 cm
Nicht bezeichnet
Erworben 1992 aus Mitteln der Deutschen Klassenlotterie Berlin
Inv.-Nr. 9/92

LITERATUR: Brücke-Museum 1993, Tafel 10. – Moeller 1996, Abb. S. 37.

7
Winter, 1906
Öl auf Pappe
71 × 53,5 cm
Signiert und datiert unten links: Schmidt-Rottluff 1906; bezeichnet auf der Rückseite des Keilrahmens: Schmidt-Rottluff »Winter« Ölgem.
Leihgabe aus Privatbesitz

LITERATUR: Brücke-Museum 1993, Tafel 11.

8
Dorfecke, 1910
Öl auf Leinwand
87 × 95 cm
Signiert und datiert unten links: S-Rottluff 1910; bezeichnet auf der Rückseite des Keilrahmens: Schmidt-Rottluff »Dorfecke« Ölgem.
Karl und Emy Schmidt-Rottluff Stiftung
Inv.-Nr. A 108

LITERATUR: Grohmann, Abb. S. 255.

Ausst.-Kat. Werke neuerer Kunst aus Hamburger Privatbesitz, Kunsthalle Hamburg, 1917, Kat.-Nr. 137. – Oldenburg 1957, Kat.-Nr. 39. – Essen 1958, Kat.-Nr. 145 mit Abb. – Ausst.-Kat. Entartete Kunst, Bildersturm vor 25 Jahren, Haus der Kunst (München), 1962, Kat.-Nr. 142 mit Abb. – Ausst.-Kat. Expressionismus, Deutsche Malerei von 1900-1915, Kunstvereine Bergen, Stavanger, Trondheim, Oslo, 1962, Kat.-Nr. 35. – Ausst.-Kat. Moderne Malerei, Frankfurter Privatbesitz, Frankfurter Kunstverein, 1963, Kat.-Nr. 126 mit Abb. – Hannover 1964, Kat.-Nr. 21. – Galeriekatalog, Karl Schmidt-Rottluff, Ölgemälde, Aquarelle, Zeichnungen, Frankfurter Kunstkabinett Hanna Bekker vom Rath, 1968, Kat.-Nr. 1 mit Abb. – Brücke-Museum 1973, Kat.-Nr. 57. – Ausst.-Kat. Privatbesitz Hofheim, Sammlung Hanna Bekker vom Rath, Jahrhunderthalle Hoechst (Frankfurt a. M.), 1984, Kat.-Nr. 91 mit Abb. – Wietek 1984, Tafel 40. – Ausst.-Kat. Berlin, Punto de Encuentro, El arte en Berlin de 1900 a 1933, Centro de Arte Reina Sofia (Madrid), 1989, Kat.-Nr. 2/17. – Ausst.-Kat. German Expressionism, The colours of desire, Art Gallery of New South Wales, National Gallery of Victoria, 1989, Kat.-Nr. 47 mit Abb. – Meisterwerke 1990, Tafel 18. – Jerusalem 1991, Tafel 18. – Brücke-Museum 1993, Tafel 16. – Madrid 1993, Tafel 13. – Wietek 1994, Kat.-Nr. 120 mit Abb.

9
Deichdurchbruch, 1910
Öl auf Leinwand
76 × 84 cm
Signiert und datiert unten links: S-Rottluff 1910
Erworben 1964 als Geschenk des Künstlers
Inv.-Nr. 1/64

LITERATUR: Grohmann, S. 284.

Ausst.-Kat. Künstlergemeinschaft Brücke, Galerie Ernst Arnold (Dresden), 1910, Kat.-Nr. 70. – Hannover 1952, Kat.-Nr. 5. – Berlin 1954, Kat.-Nr. 5. – Hamburg 1954, Kat.-Nr. 5. – Duisburg 1955, Kat.-Nr. 1. – Oldenburg 1957, Kat.-Nr. 44. – Essen 1958, Kat.-Nr. 142. – Hannover 1964, Kat.-Nr. 23 mit Abb. – Eberhard Ruhmer, Dem achtzigjährigen Schmidt-Rottluff, in: Die Kunst und das schöne Heim, Jg. 63, Heft 3, München 1964, S. 94-101, Abb. S. 99. – Brücke-Museum 1967/68, Kat.-Nr. 8, Tafel 9. – Ricco Familiari, Karl Schmidt-Rottluff, in: Zootecnia e Vita, Università di Messina, Jg. 13, Heft 2, 1970, Abb. S. 103. – Brix 1972, Tafel. 13. – Schaffhausen 1972, Kat.-Nr. 167, Tafel 13. – Brücke-Museum 1973, Kat.-Nr. 55. – Hamburg 1974, Kat.-Nr. 4. – Brücke-Museum 1975, Kat.-Nr. 59, Tafel 7. – Leopold Reidemeister, Das Brücke-Museum in Berlin, in: Du, Kunst in Syrakus, Heft 3, 1975, Abb. S. 65. – Klaus Werner, Karl Schmidt-Rottluff – 90 Jahre, in: Bildende Kunst, Jg. 23, Heft 1, Berlin 1975, S. 28-33, Abb. 1. – Deutsche Künstlerkolonien und Künstlerorte, hrsg. von Gerhard Wietek, München 1976, Abb. 175. – Brüssel 1977, Kat.-Nr. 38. – Brücke-Museum 1979, Kat.-Nr. 96, Tafel 19. – Malmö 1979, Kat.-Nr. 5 mit Abb. – Ausst.-Kat. Expressionism, A German Intuition 1905-1920, Solomon R. Guggenheim Museum (New York), San Francisco Museum of Modern Art, 1980, Kat.-Nr. 180 mit Abb. – Reidemeister 1981, Abb. S. 89. – Brücke-Museum 1983, Kat.-Nr. 106, Tafel 23. – Wolf-Dieter Dube, Der Expressionismus in Wort und Bild, Genf 1983, Abb. S. 24. – Berry Herbert, German Expressionism, »Die Brücke« and »Der Blaue Reiter«, London 1983, Tafel XI. – Brücke-Museum 1984, Kat.-Nr. 8, Tafel 6. – Brüssel 1984, Kat.-Nr. 165 mit Abb. – Jähner 1984, Abb. 462. – Reidemeister 1984, Abb. S. 85. – Serge Sabarsky, Malerei des deutschen Expressionismus, Stuttgart 1987, Abb. S. 405. – Dietmar Elger, Expressionismus, Eine deutsche Kunstrevolution, Köln 1988, Abb. S. 68. – Ausst.-Kat. Stationen der Moderne, Berlinische Galerie, 1988/89, Kat.-Nr. 1/33 mit Abb. – Retrospektive 1989, Kat.-Nr. 63, Tafel 24. – Ausst.-Kat. Vincent van Gogh und die Moderne 1890-1914, Museum Folkwang (Essen), van Gogh-Museum (Amsterdam), 1990, Abb. S. 315. – Meisterwerke 1990, Tafel 19. – Jerusalem 1991, Tafel 19. – Tokio 1991, Tafel 13. – Brücke-Museum 1993, Tafel 17. – Madrid 1993, Tafel 14. – Moderne Kunst, Zugänge zu ihrem Verständnis, hrsg. von Günther Regel, Stuttgart 1994, Abb. S. 100. – Wietek 1994, Kat.-Nr. 114 mit Abb. – Moeller 1996, Abb. S. 38.

10
Bildnis Rosa Schapire, 1911
Öl auf Leinwand
84 × 76 cm
Signiert und datiert oben links: S. Rottluff 1911
Erworben 1964 als Geschenk des Künstlers
Inv.-Nr. 2/64

LITERATUR: Grohmann, Tafel S. 179.

Ausst.-Kat. »Brücke«, Essen 1911, Kat.-Nr. 149. – Umbro Apollonio, »Die Brücke« e la Cultura dell'Espressionismo, Venezia 1952, Abb. 74. – Ausst.-Kat. 26. Biennale Venedig, 1952, Kat.-Nr. 64. – Hannover 1952, Kat.-Nr. 7 mit Abb. – Berlin 1954, Kat.-Nr. 11. – Hamburg

1954, Kat.-Nr. 8. – Duisburg 1955, Kat.-Nr. 8. – Essen 1958, Kat.-Nr. 149 mit Abb. – Ausst.-Kat. Painters of the Brücke, Heckel, Kirchner, Mueller, Nolde, Pechstein, Schmidt-Rottluff, Tate Gallery (London), 1964, Kat.-Nr. 252 mit Abb. – Hannover 1964, Kat.-Nr. 27 mit Abb. – Gerhard Wietek, Dr. phil. Rosa Schapire, in: Jahrbuch der Hamburger Kunstsammlungen, Bd. 9, 1964, S. 115-160, Abb. 1. – Brücke-Museum 1967/68, Kat.-Nr. 13, Tafel 17. – Brix 1972, Tafel 14. – Schaffhausen 1972, Kat.-Nr. 168, Tafel 23. – Brücke-Museum 1975, Kat.-Nr. 60, Tafel 15. – Brüssel 1977, Kat.-Nr. 39 mit Abb. – Brücke-Museum 1979, Kat.-Nr. 97, Tafel 21. – Malmö 1979, Kat.-Nr. 6. – Reidemeister 1981, Abb. S. 93. – Brücke-Museum 1983, Kat.-Nr. 107, Tafel 35. – Brücke-Museum 1984, Kat.-Nr. 12, Tafel 9. – Jähner 1984, Abb. 463. – Reidemeister 1984, Abb. S. 91. – Schleswig 1984, Kat.-Nr. 11. – Wietek 1984, Tafel 44. – Ausst.-Kat. German Art in the 20th Century, Painting and Sculpture 1905-1985, Royal Academy of Arts (London), 1985, Abb. 18. – Ausst.-Kat. Expressionisten, Die Avantgarde in Deutschland 1905-1920, Nationalgalerie Berlin, 1986, Abb. S. 441. – Tobien 1987, Tafel S. 80. – Dietmar Elger, Expressionismus, Eine deutsche Kunstrevolution, Köln 1988, Abb. S. 71. – Ausst.-Kat. Berlin, Punto de Encuentro, El arte en Berlin de 1900 a 1933, Centro de Arte Reina Sofia (Madrid), 1989, Kat.-Nr. 2/18. – Retrospektive 1989, Kat.-Nr. 84, Tafel 29. – Meisterwerke 1990, Tafel 20. – Lucius Grisebach, »Brücke«, Aufbruch der Moderne in Dresden und Berlin, München / Zürich 1991, Tafel 23. – Jerusalem 1991, Tafel 20. – Tokio 1991, Tafel 14. – Buchheim 1992, Abb. S. 60. – Ausst.-Kat. O Mensch! Das Bildnis des Expressionismus, Kunsthalle Bielefeld, 1993, Abb. 12. – Brücke-Museum 1993, Tafel 19. – Peter Fischer, Karl Schmidt-Rottluff, Bildnis Rosa Schapire, in: Meisterwerke der Kunst, Heft 41, 1993, S. 7 mit Tafel. – Madrid 1993, Tafel 15. – Wietek 1994, Kat.-Nr. 214 mit Abb. – Moeller 1996, Abb. S. 38.

11
Roter Giebel, 1911
Öl auf Leinwand
75 × 70 cm
Signiert und datiert unten links: S. Rottluff 1911; bezeichnet auf der Rückseite des Keilrahmens: Schmidt-Rottluff »Roter Giebel«
Erworben 1971 als Geschenk des Künstlers
Inv.-Nr. 32/71

LITERATUR: Oldenburg 1957, Kat.-Nr. 65. – Essen 1958, Kat.-Nr. 146. – Bonn 1972, Kat.-Nr. 164. – Schaffhausen 1972, Kat.-Nr. 169. – Hamburg 1974, Kat.-Nr. 6. – Brücke-Museum 1975, Kat.-Nr. 61, Tafel 6. – Brüssel 1977, Kat.-Nr. 40. – Brücke-Museum 1979, Kat.-Nr. 98, Tafel 18. – Malmö 1979, Kat.-Nr. 7. – Braunschweig 1980, Kat.-Nr. 3, Abb. S. 23. – Mexiko 1982, Kat.-Nr. 107 mit Abb. – Brücke-Museum 1983, Kat.-Nr. 108, Tafel 22. – Brücke-Museum 1984, Kat.-Nr. 10. – Tobien 1987, Tafel S. 79. – Meisterwerke 1990, Tafel 21. – Jerusalem 1991, Tafel 21. – Tokio 1991, Tafel 15. – Brücke-Museum 1993, Tafel 20. – Madrid 1993, Tafel 16. – Wietek 1994, Kat.-Nr. 215 mit Abb. – Moeller 1996, Abb. S. 34.

12
Mädchen bei der Toilette, 1912
Öl auf Leinwand
84 × 76 cm
Signiert und datiert unten rechts: S. Rottluff 1912
Erworben 1964 als Geschenk des Künstlers
Inv.-Nr. 3/64

LITERATUR: Grohmann, Abb. S. 258.

Umbro Apollonio, »Die Brücke« e la Cultura dell'Espressionismo, Venezia 1952, Abb. 77. – Ausst.-Kat. 26. Biennale Venedig, 1952, Kat.-Nr. 67. – Hannover 1952, Kat.-Nr. 10 mit Abb. – Berlin 1954, Kat.-Nr. 15. – Hamburg 1954, Kat.-Nr. 10. – München 1954/55, Kat.-Nr. 2. – Duisburg 1955, Kat.-Nr. 3 mit Abb. – Buchheim 1956, Abb. 259. – Essen 1958, Kat.-Nr. 154. – Ausst.-Kat. Painters of the Brücke, Heckel, Kirchner, Mueller, Nolde, Pechstein, Schmidt-Rottluff, Tate Gallery (London), 1964, Kat.-Nr. 256. – Brücke-Museum 1967/68, Kat.-Nr. 16. – Brix 1972, Tafel 19. – Schaffhausen 1972, Kat.-Nr. 171, Tafel 25. – Brücke-Museum 1975, Kat.-Nr. 62. – Brüssel 1977, Kat.-Nr. 41 mit Abb. – Francoise Daulte, Le musée de la Brücke, in: L'Oeil, L'art sous toutes ses formes, Nr. 260, Lausanne 1977, Abb. 13. – Ausst.-Kat. Deutsche Malerei 1890-1918, Städtische Galerie im Städelschen Kunstinstitut (Frankfurt a. M.), 1978, Kat.-Nr. 77 mit Abb. – Brücke-Museum 1979, Kat.-Nr. 99, Tafel 33. – Ausst.-Kat. Expressionism, A German Intuition 1905-1920, Solomon R. Guggenheim Museum (New York), San Francisco Museum of Modern Art, 1980, Kat.-Nr. 185 mit Abb. – Mexiko 1982, Kat.-Nr. 108 mit Abb. – Brücke-Museum 1983, Kat.-Nr. 109, Tafel 39. – Naeling 1983, Abb. S. 10. – Brücke-Museum 1984, Kat.-Nr. 15, Tafel 11. – Brüssel 1984, Kat.-Nr. 167 mit Abb. – Wietek 1984, Tafel 47. – Serge Sabarsky, Malerei des deutschen Expressionismus, Stuttgart 1987, Abb. S. 409. – Tobien 1987, Tafel S. 81. – Dietmar Elger, Expressionismus, Eine deutsche Kunstrevolution, Köln 1988, Abb. S. 79. – Retrospektive 1989, Kat.-Nr. 114, Tafel 47. – Meisterwerke 1990, Tafel 22. – Lucius Grisebach, »Brücke«, Aufbruch der Moderne in Dresden und Berlin, München / Zürich 1991, Tafel 28. – Jerusalem 1991, Tafel 22. – Tokio 1991, Tafel 16. – Brücke-Museum 1993, Tafel 29. – Madrid 1993, Tafel 17. – Moeller 1996, Abb. S. 41.

13
Sinnende Frau, 1912
Öl auf Leinwand
102 × 76 cm
Signiert unten rechts: S. Rottluff; bezeichnet auf der Rückseite des Keilrahmens: Schmidt-Rottluff »Sinnende Frau«
Erworben 1971 als Geschenk des Künstlers
Inv.-Nr. 33/71

LITERATUR: Schaffhausen 1972, Kat.-Nr. 170. – Brücke-Museum 1975, Kat.-Nr. 63, Tafel 19. – Brüssel 1977, Kat.-Nr. 42. – Brücke-Museum 1979, Kat.-Nr. 100, Tafel 31. – Malmö 1979, Kat.-Nr. 8 mit Abb. – Braunschweig 1980, Kat.-Nr. 4, Abb. S. 25. – Reidemeister 1981, Abb. S. 119. – Brücke-Museum 1983, Kat.-Nr. 110, Tafel 41. – Naeling 1983, Abb. S. 9. – Brücke-Museum 1984, Kat.-Nr. 14. – Brüssel 1984, Kat.-Nr. 166 mit Abb. – Reidemeister 1984, Abb. S. 119. – Schleswig 1984, Kat.-Nr. 12. –

Tobien 1987, Tafel S. 82. – Ausst.-Kat. Da van Gogh a Schiele, L'Europa espressionista 1880-1918, Palazzo Forti Verona, 1989, Abb. S. 158. – Meisterwerke 1990, Tafel 23. – Jerusalem 1991, Tafel 23. – Tokio 1991, Tafel 17. – Brücke-Museum 1993, Tafel 32. – Madrid 1993, Tafel 18. – Moeller 1996, Abb. S. 39.

14
Akte in den Dünen, 1913
Öl auf Leinwand
73 × 65 cm
Signiert und datiert unten links: S. Rottluff 13
Erworben 1964 als Geschenk des Künstlers
Inv.-Nr. 4/64

LITERATUR: Grohmann, S. 287.

Brücke-Museum 1967/68, Kat.-Nr. 17. – Schaffhausen 1972, Kat.-Nr. 172. – Brücke-Museum 1975, Kat.-Nr. 64, Tafel 22. – Brüssel 1977, Kat.-Nr. 43. – Brücke-Museum 1979, Kat.-Nr. 101. – Malmö 1979, Kat.-Nr. 9. – Braunschweig 1980, Kat.-Nr. 5, Abb. S. 27. – Reidemeister 1981, Abb. S. 131. – Brücke-Museum 1983, Kat.-Nr. 111, Tafel 34. – Brücke-Museum 1984, Kat.-Nr. 16. – Reidemeister 1984, Abb. S. 131. – Tobien 1987, Tafel S. 83. – Ausst.-Kat. Da van Gogh a Schiele, L'Europa espressionista 1880-1918, Palazzo Forti Verona, 1989, Abb. S. 160. – Meisterwerke 1990, Tafel 25. – Jerusalem 1991, Tafel 25. – Tokio 1991, Tafel 19. – Buchheim 1992, Abb. S. 62. – Brücke-Museum 1993, Tafel 34. – Madrid 1993, Tafel 20. – Ausst.-Kat. Karl Schmidt-Rottluff, Musée Matisse (Nizza), 1995, Abb. S. 25.

15
Weinstube, 1913
Öl auf Leinwand
76 × 84 cm
Signiert Mitte rechts: S. Rottluff
Erworben 1974 als Geschenk des Künstlers
Inv.-Nr. 3/74

LITERATUR: Grohmann, S. 287.

Dresden 1927, Kat.-Nr. 7. – Hannover 1952, Kat.-Nr. 11. – Ausst.-Kat. Künstler der »Brücke« in Berlin 1908-1914, Brücke-Museum (Berlin), 1972, Kat.-Nr. 50, Tafel 35. – Brücke-Museum 1975, Kat.-Nr. 65. – Brüssel 1977, Kat.-Nr. 44. – Brücke-Museum 1979, Kat.-Nr. 102, Tafel 34. – Malmö 1979, Kat.-Nr. 10 mit Abb. – Reidemeister 1981, Abb. S. 123. – Brücke-Museum 1983, Kat.-Nr. 112, Tafel 40. – Brücke-Museum 1984, Kat.-Nr. 19, Tafel 14. – Reidemeister 1984, Abb. S. 123. – Ausst.-Kat. Ich und die Stadt, Mensch und Großstadt in der Kunst des 20. Jahrhunderts, Berlinische Galerie, 1987, Abb. S. 110. – Retrospektive 1989, Kat.-Nr. 118, Tafel 49. – Meisterwerke 1990, Tafel 24. – Jerusalem 1991, Tafel 24. – Tokio 1991, Tafel 18. – Brücke-Museum 1993, Tafel 39. – Madrid 1993, Tafel 19. – Moeller 1996, Abb. S. 40.

16
Kämmendes Mädchen, 1919
Öl auf Leinwand
90 × 76 cm
Signiert und datiert unten links: S. Rottluff 1919; bezeichnet auf der Rückseite des Keilrahmens: =gewachst=
Erworben als Geschenk von Emy Schmidt-Rottluff
Inv.-Nr. 2/79

LITERATUR: Grohmann, S. 291 (als verschollen verzeichnet).

Ausst.-Kat. Schmidt-Rottluff – Negerkunst, Kestner-Gesellschaft Hannover, 1920, Kat.-Nr. 38. – Ernst Gosebruch, Schmidt-Rottluff, in: Genius, Jg. 2, Heft 1, München 1920, Abb. S. 17. – Karl Scheffler, Karl Schmidt-Rottluff, in: Kunst und Künstler, Jg. 18, Berlin 1920, Abb. S. 276. – Schaffhausen 1972, Kat.-Nr. 173, Tafel 34. – Brücke-Museum 1975, Kat.-Nr. 66, Tafel 39. – Brüssel 1977, Kat.-Nr. 45. – Brücke-Museum 1979, Kat.-Nr. 103, Tafel 51. – Malmö 1979, Kat.-Nr. 11 mit Abb. – Braunschweig 1980, Kat.-Nr. 7, Abb. S. 33. – Brücke-Museum 1983, Kat.-Nr. 113, Tafel 61. – Brücke-Museum 1984, Kat.-Nr. 22, Tafel 15. – Brüssel 1984, Kat.-Nr. 170 mit Abb. – Schleswig 1984, Kat.-Nr. 31. – Wietek 1984, Tafel 75. – Karla Bilang, Bild und Gegenbild, Das Ursprüngliche in der Kunst des 20. Jahrhunderts, Stuttgart 1989, Abb. 42. – Retrospektive 1989, Kat.-Nr. 208 mit Abb. – Meisterwerke 1990, Tafel 26. – Jerusalem 1991, Tafel 26. – Brücke-Museum 1993, Tafel 48.

17
Blauer Mond, 1920
Öl auf Leinwand
75,5 × 89 cm
Signiert unten links: S. Rottluff; bezeichnet auf der Rückseite des Keilrahmens: 1920 / 13 »Blauer Mond« Schmidt-Rottluff
Erworben 1974 aus Mitteln der Deutschen Klassenlotterie
Inv.-Nr. 20/74

LITERATUR: Grohmann, S. 292.

Berlin 1954, Kat.-Nr. 41. – Hamburg 1954, Kat.-Nr. 24. – Duisburg 1955, Kat.-Nr. 14. – Auktionskatalog, Moderne Kunst des 19. und 20. Jahrhunderts, Auktion 145, Kornfeld und Klipstein (Bern), 1972, Kat.-Nr. 1129. – Brücke-Museum 1975, Kat.-Nr. 68, Tafel 41. – Brüssel 1977, Kat.-Nr. 46. – Brücke-Museum 1979, Kat.-Nr. 105, Tafel 55. – Malmö 1979, Kat.-Nr. 12. – Braunschweig 1980, Kat.-Nr. 8, Abb. S. 29. – Reidemeister 1981, Abb. S. 167. – Brücke-Museum 1983, Kat.-Nr. 115, Tafel 67. – Naeling 1983, Abb. S. 14/15. – Brücke-Museum 1984, Kat.-Nr. 27, Tafel 22. – Reidemeister 1984, Abb. S. 175. – Schleswig 1984, Kat.-Nr. 41. – Meisterwerke 1990, Tafel 27. – Jerusalem 1991, Tafel 27. – Tokio 1991, Tafel 20. – Buchheim 1992, Abb. S. 61. – Brücke-Museum 1993, Tafel 54. – Moeller 1996, Abb. S. 46.

18
Handwerker am Haus, 1922
Öl auf Leinwand
112 × 98 cm
Signiert oben links: S. Rottluff; bezeichnet auf der Rückseite des Keilrahmens: Schmidt-Rottluff »Handwerker am Haus« ((2221))
Erworben 1971 als Geschenk des Künstlers
Inv.-Nr. 35/71

LITERATUR: Grohmann, S. 294.

Brücke-Museum 1975, Kat.-Nr. 70, Tafel 42. – Brüssel 1977, Kat.-Nr. 48. – Brücke-Museum 1979, Kat.-Nr. 107. – Malmö 1979, Kat.-Nr. 14. – Braunschweig 1980, Kat.-Nr. 10, Abb. S. 35. – Brücke-Museum 1983, Kat.-Nr. 116. – Brücke-Museum 1984, Kat.-Nr. 29. – Meisterwerke 1990, Tafel 28. – Jerusalem 1991, Tafel 28. –

Tokio 1991, Tafel 21. – Brücke-Museum 1993, Tafel 58. – Moeller 1996, Abb. S. 47.

19
Die Zugbrücke, 1923
Öl auf Leinwand
112 × 98 cm
Signiert oben rechts: S. Rottluff; bezeichnet auf der Rückseite des Keilrahmens: Schmidt-Rottluff »Die Zugbrücke« ((2320))
Erworben 1971 als Geschenk des Künstlers
Inv.-Nr. 37/71

LITERATUR: Grohmann, S. 295.

Ausst.-Kat. Ausstellung von Gemälden jüngerer Künstler, Nationalgalerie Berlin, 1926, Kat.-Nr. 62. – Dresden 1927, Kat.-Nr. 18. – Brix 1972, Tafel 32. – Brücke-Museum 1975, Kat.-Nr. 74. – Brüssel 1977, Kat.-Nr. 52 mit Abb. – Brücke-Museum 1979, Kat.-Nr. 111. – Malmö 1979, Kat.-Nr. 18. – Braunschweig 1980, Kat.-Nr. 12. – Brücke-Museum 1983, Kat.-Nr. 121. – Brücke-Museum 1984, Kat.-Nr. 31. – Brücke-Museum 1993, Tafel 59.

20
Spaziergang, 1923
Öl auf Leinwand
104 × 124 cm
Signiert Mitte rechts unten: S. Rottluff; bezeichnet auf der Rückseite des Keilrahmens: Schmidt-Rottluff »Spaziergang« ((238))
Erworben 1971 als Geschenk des Künstlers
Inv.-Nr. 45/71

LITERATUR: Grohmann, S. 294.

Dresden 1927, Kat.-Nr. 16. – Schaffhausen 1972, Kat.-Nr. 175. – Brücke-Museum 1975, Kat.-Nr. 73, Tafel 46. – Brüssel 1977, Kat.-Nr. 51. – Brücke-Museum 1979, Kat.-Nr. 110, Tafel 63. – Malmö 1979, Kat.-Nr. 17. – Brücke-Museum 1983, Kat.-Nr. 120, Tafel 69. – Brücke-Museum 1984, Kat.-Nr. 32, Tafel 25. – Brücke-Museum 1993, Tafel 60.

21
Fischersonntag, 1923
Öl auf Leinwand
104 × 124 cm
Signiert unten links: S. Rottluff; bezeichnet auf der Rückseite des Keilrahmens: Schmidt-Rottluff »Fischersonntag«
Erworben 1964 als Geschenk des Künstlers
Inv.-Nr. 5/64

LITERATUR: Grohmann, Tafel S. 103.

Ausst.-Kat. Frühjahrsausstellung, Akademie der Künste Berlin, 1924, Kat.-Nr. 201. – Ausst.-Kat. Schmidt-Rottluff, G. H. Wolff, Augusteum Oldenburg, 1926, Kat.-Nr. 23. – Dresden 1927, Kat.-Nr. 19 mit Abb. – Hannover 1964, Kat.-Nr. 100. – Brücke-Museum 1967/68, Kat.-Nr. 21, Tafel 43. – Schaffhausen 1972, Kat.-Nr. 176, Tafel 39. – Hamburg 1974, Kat.-Nr. 23. – Brücke-Museum 1975, Kat.-Nr. 72, Tafel 47. – Brüssel 1977, Kat.-Nr. 50. – Brücke-Museum 1979, Kat.-Nr. 109, Tafel 65. – Malmö 1979, Kat.-Nr. 16. – Reidemeister 1981, Abb. S. 183. – Brücke-Museum 1983, Kat.-Nr. 119, Tafel 71. – Brücke-Museum 1984, Kat.-Nr. 30, Tafel 24. – Reidemeister 1984, Abb. S. 191. – Retrospektive 1989, Kat.-Nr. 258, Tafel 89. – Meisterwerke 1990, Tafel 29. – Jerusalem 1991, Tafel 29. – Tokio 1991, Tafel 22. – Brücke-Museum 1993, Tafel 61.

22
Blaue Frau, 1923
Öl auf Leinwand
75,5 × 90 cm
Signiert oben rechts: S. Rottluff; bezeichnet auf der Rückseite des Keilrahmens: Schmidt-Rottluff »Blaue Frau« ((232)) / =gewachst=
Erworben 1971 als Geschenk des Künstlers
Inv.-Nr. 36/71

LITERATUR: Grohmann, Abb. S. 267.

Berlin 1954, Kat.-Nr. 51. – Hamburg 1954, Kat.-Nr. 28. – Duisburg 1955, Kat.-Nr. 18 mit Abb. – Brücke-Museum 1975, Kat.-Nr. 71, Tafel 40. – Brüssel 1977, Kat.-Nr. 49. – Brücke-Museum 1979, Kat.-Nr. 108, Tafel 64. – Malmö 1979, Kat.-Nr. 15. – Brücke-Museum 1983, Kat.-Nr. 118, Tafel 70. – Brücke-Museum 1984, Kat.-Nr. 33.

23
Nach dem Bade, 1926
Öl auf Leinwand
124 × 105 cm
Signiert unten links: S. Rottluff; bezeichnet auf der Rückseite des Keilrahmens: Schmidt-Rottluff »Nach dem Bade« ((2610))
Erworben 1964 als Geschenk des Künstlers
Inv.-Nr. 6/64

LITERATUR: Grohmann, Abb. S. 270.

Dresden 1927, Kat.-Nr. 5 mit Abb. (dort 1912 datiert). – Ausst.-Kat. Karl Schmidt-Rottluff, Kunsthütte Chemnitz, 1929, Kat.-Nr. 9. – Galeriekatalog, Galerie Schüler (Berlin), 1948, Kat.-Nr. 52. – Berlin 1954, Kat.-Nr. 52. – Duisburg 1955, Kat.-Nr. 19. – Hannover 1964, Kat.-Nr. 111 mit Abb. – Brücke-Museum 1967/68, Kat.-Nr. 22, Tafel 45. – Ricco Familiari, Karl Schmidt-Rottluff, in: Zootecnia e Vita, Università di Messina, Jg.13, Heft 2, 1970, Abb. S. 109. – Brücke-Museum 1975, Kat.-Nr. 76, Tafel 55. – Brüssel 1977, Kat.-Nr. 54. – Brücke-Museum 1979, Kat.-Nr. 114, Tafel 71. – Malmö 1979, Kat.-Nr. 20. – Braunschweig 1980, Kat.-Nr. 14, Abb. S. 43. – Brücke-Museum 1983, Kat.-Nr. 124, Tafel 83. – Brücke-Museum 1984, Kat.-Nr. 35, Tafel 27. – Brücke-Museum 1993, Tafel 62. – Ausst.-Kat. Karl Schmidt-Rottluff, Musée Matisse (Nizza), 1995, Tafel 27.

24
Freundinnen, 1926
Öl auf Leinwand
87 × 101 cm
Signiert unten links: S. Rottluff; bezeichnet auf der Rückseite des Keilrahmens: Schmidt-Rottluff »Freundinnen« ((267))
Karl und Emy Schmidt-Rottluff Stiftung
Inv.-Nr. A 1

LITERATUR: Brücke-Museum 1977/78, Kat.-Nr. 1, Tafel 3. – Brücke-Museum 1979, Kat.-Nr. 115. – Brücke-Museum 1983, Kat.-Nr. 125. – Brücke-Museum 1984, Kat.-Nr. 36.

25
Karton mit Wolle, 1927
Öl auf Leinwand
26 × 55 cm
Signiert unten links: S. Rottluff; bezeichnet auf der Rückseite des Keilrahmens: Schmidt-Rottluff »Karton mit Wolle« ((275)) / =gewachst=
Erworben 1987 als Geschenk der Industriekreditbank AG Deutsche Industriebank
Inv.-Nr. 26/87

LITERATUR: Grohmann, Tafel 214.

26
Antiquitäten, 1928
Öl auf Leinwand
56,5 × 87,5 cm
Signiert oben rechts: S. Rottluff; bezeichnet auf der Rückseite des Keilrahmens: Schmidt-Rottluff »Antiquitäten« ((287)) / =gewachst=
Erworben 1971 als Geschenk des Künstlers
Inv.-Nr. 39/71

LITERATUR: Grohmann, Abb. S. 268.

Galeriekatalog, Karl Schmidt-Rottluff, Neue Gemälde und Aquarelle, Galerie Ferdinand Möller (Berlin), 1928, Kat.-Nr. 8. – Ausst.-Kat. Karl Schmidt-Rottluff, Kunsthütte Chemnitz, 1929, Kat.-Nr. 16. – Duisburg 1955, Kat.-Nr. 21. – Schaffhausen 1972, Kat.-Nr. 177, Tafel 41. – Brücke-Museum 1975, Kat.-Nr. 77, Tafel 59. – Brüssel 1977, Kat.-Nr. 55. – Brücke-Museum 1979, Kat.-Nr. 116, Tafel 81. – Malmö 1979, Kat.-Nr. 21. – Braunschweig 1980, Kat.-Nr. 16, Abb. S. 51. – Brücke-Museum 1983, Kat.-Nr. 126. – Brücke-Museum 1984, Kat.-Nr. 37, Tafel 28. – Brücke-Museum 1993, Tafel 65.

27
Frau bei der Toilette, 1929
Öl auf Leinwand
90 × 66 cm
Signiert unten links: S. Rottluff; bezeichnet auf der Rückseite des Keilrahmens: Schmidt-Rottluff Friedenau, Niedstr. 14 / Frau bei der Toilette / (2910) / =gewachst=
Erworben 1971 als Geschenk des Künstlers
Inv.-Nr. 40/71

LITERATUR: Grohmann, Tafel S. 216.

Ausst.-Kat. Karl Schmidt-Rottluff, Kunsthütte Chemnitz, 1929, Kat.-Nr. 28. – Berlin 1954, Kat.-Nr. 57. – Hamburg 1954, Kat.-Nr. 32. – Duisburg 1955, Kat.-Nr. 22. – Brix 1972, Tafel 42. – Schaffhausen 1972, Kat.-Nr. 178, Tafel 44. – Brücke-Museum 1975, Kat.-Nr. 78, Tafel 60. – Brüssel 1977, Kat.-Nr. 56. – Brücke-Museum 1979, Kat.-Nr. 118, Tafel 80. – Malmö 1979, Kat.-Nr. 22. – Braunschweig 1980, Kat.-Nr. 18, Abb. S. 45. – Brücke-Museum 1983, Kat.-Nr. 128, Tafel 74. – Brücke-Museum 1984, Kat.-Nr. 41, Tafel 31. – Retrospektive 1989, Kat.-Nr. 283, Tafel 94. – Brücke-Museum 1993, Tafel 67.

28
Kartenspiel, 1929
Öl auf Leinwand
98,5 × 112 cm
Signiert unten Mitte: S. Rottluff; bezeichnet auf der Rückseite des Keilrahmens: Schmidt-Rottluff »Kartenspiel« ((299))
Erworben 1971 als Geschenk des Künstlers
Inv.-Nr. 41/71

LITERATUR: Grohmann, Abb. S. 270.

Brücke-Museum 1975, Kat.-Nr. 79, Tafel 58. – Brüssel 1977, Kat.-Nr. 57. – Brücke-Museum 1979, Kat.-Nr. 119, Tafel 82. – Malmö 1979, Kat.-Nr. 23. – Brücke-Museum 1983, Kat.-Nr. 129, Tafel 84. – Brücke-Museum 1984, Kat.-Nr. 40.

29
Zerstörtes Haus, um 1930
Öl auf Leinwand
97 × 101 cm
Signiert unten rechts: S. Rottluff
Karl und Emy Schmidt-Rottluff Stiftung
Inv.-Nr. A 4

LITERATUR: Hamburg 1974, Kat-Nr. 27. – Brücke-Museum 1977/78, Kat.-Nr. 5, Tafel 5. – Brücke-Museum 1979, Kat.-Nr. 124, Tafel 85. – Brücke-Museum 1983, Kat.-Nr. 134. – Brücke-Museum 1984, Kat.-Nr. 46. – Brücke-Museum 1993, Tafel 69.

30
Römischer Park, 1930
Öl auf Leinwand
97 × 112 cm
Signiert unten rechts: S. Rottluff; bezeichnet auf der Rückseite des Keilrahmens: Schmidt-Rottluff »Römischer Park« ((307)) / =gewachst=
Erworben 1974 als Geschenk des Künstlers
Inv.-Nr. 2/74

LITERATUR: Grohmann, Abb. S. 271.

Berlin 1954, Kat.-Nr. 60 mit Abb. – Duisburg 1955, Kat.-Nr. 23. – Brücke-Museum 1975, Kat.-Nr. 81. – Brücke-Museum 1977/78, Kat.-Nr. 3. – Brücke-Museum 1979, Kat.-Nr. 121. – Brücke-Museum 1983, Kat.-Nr. 131, Tafel 95. – Brücke-Museum 1984, Kat.-Nr. 43. – Brücke-Museum 1993, Tafel 70.

31
Römisches Stilleben, 1930
Öl auf Leinwand
87 × 101 cm
Signiert unten links: S. Rottluff; bezeichnet auf der Rückseite des Keilrahmens: Schmidt-Rottluff »Römisches Stilleben«
Erworben 1973 aus Sondermitteln des Senats für Finanzen Berlin
Inv.-Nr. 58/73

LITERATUR: Grohmann, Tafel S. 219.

Ausst.-Kat. Preußische Kulturverwaltung Berlin, 1932, Kat.-Nr. 5191. – Brücke-Museum 1975, Kat.-Nr. 80, Tafel 61. – Brücke-Museum 1977/78, Kat.-Nr. 6. – Brücke-Museum 1979, Kat.-Nr. 120, Tafel 83. – Braunschweig 1980, Kat.-Nr. 20, Abb. S. 49. – Reidemeister 1981, Abb. S. 197. – Brücke-Museum 1983, Kat.-Nr. 130, Tafel 93. – Brücke-Museum 1984, Kat.-Nr. 47, Tafel 34. – Reidemeister 1984, Abb. S. 205. – Ausst.-Kat. Das Schicksal einer Sammlung, Aufbau und Zerstörung der Neuen Abteilung der Nationalgalerie im ehemaligen Kronprinzenpalais Unter den Linden 1918-1945, Staatliche Museen Berlin, Nationalgalerie, 1988, Abb. S. 54. – Ausst.-Kat. Stationen der Moderne, Berlinische Galerie, 1988/89, Kat.-Nr. 9/15 mit Abb. – Retrospektive 1989, Kat.-Nr. 285, Tafel 96. – Meisterwerke 1990, Tafel 31. – Jerusalem 1991, Tafel 31. – Tokio 1991, Tafel 24. – Berlin 1992, Kat.-Nr. 375 mit Abb. – Brücke-Museum 1993, Tafel 71. – Moeller 1996, Abb. S. 48.

32
Villa Hadriana, 1930
Öl auf Leinwand
97 × 112 cm
Signiert unten rechts: S. Rottluff; bezeichnet auf der Rückseite des Keilrahmens: Schmidt-Rottluff »Villa Hadriana«
Erworben 1974 als Geschenk des Künstlers
Inv.-Nr. 1/74

LITERATUR: Grohmann, Tafel S. 218.

Brücke-Museum 1975, Kat.-Nr. 82. – Brücke-Museum 1977/78, Kat.-Nr. 4. – Brücke-Museum 1979, Kat.-Nr. 122, Tafel 84. – Braunschweig 1980, Kat.-Nr. 19. – Brücke-Museum 1983, Kat.-Nr. 132, Tafel 92. – Brücke-Museum

1984, Kat.-Nr. 45, Tafel 33. – Meisterwerke 1990, Tafel 30. – Jerusalem 1991, Tafel 30. – Tokio 1991, Tafel 23. – Brücke-Museum 1993, Tafel 72. – Moeller 1996, Abb. S. 49.

33
Monte Palatino, 1930
Öl auf Leinwand
97 × 112 cm
Signiert unten links: S. Rottluff; bezeichnet auf der Rückseite des Keilrahmens: Schmidt-Rottluff »Monte Palatino« ((305))
Karl und Emy Schmidt-Rottluff Stiftung
Inv.-Nr. A 3

LITERATUR: Grohmann, S. 118, 299.

Hamburg 1974, Kat.-Nr. 26. – Brücke-Museum 1977/78, Kat.-Nr. 7, Tafel 4. – Brücke-Museum 1979, Kat.-Nr. 123. – Braunschweig 1980, Kat.-Nr. 21, Abb. S. 53. – Brücke-Museum 1983, Kat.-Nr. 133. – Brücke-Museum 1984, Kat.-Nr. 44. – Brücke-Museum 1993, Tafel 73.

34
Entwurzelte Bäume, 1934
Öl auf Leinwand
98 × 112 cm
Signiert unten rechts: S. Rottluff; bezeichnet auf der Rückseite des Keilrahmens: Schmidt-Rottluff »Entwurzelte Bäume« / =gewachst=
Erworben 1985 aus Mitteln der Deutschen Klassenlotterie Berlin
Inv.-Nr. 6/85

LITERATUR: Grohmann, S. 301.

Ausst.-Kat. 25. Biennale Venedig, 1950, Kat.-Nr. 127. – Brücke-Museum 1977/78, Kat.-Nr. 8, Tafel 2. – Brücke-Museum 1979, Kat.-Nr. 126, Tafel 88. – Brücke-Museum 1983, Kat.-Nr. 136, Tafel 94. – Brücke-Museum 1984, Kat.-Nr. 49. – Brücke-Museum 1993, Tafel 83.

35
Brücke mit Eisbrechern, 1934
Öl auf Leinwand
98 × 112 cm
Signiert unten links: S. Rottluff; bezeichnet auf der Rückseite des Keilrahmens: Schmidt-Rottluff »Brücke mit Eisbrechern« ((347)) / =gewachst=
Erworben 1974 als Geschenk des Künstlers
Inv.-Nr. 7/74

LITERATUR: Grohmann, Tafel S. 221.

Berlin 1954, Kat.-Nr. 62. – Duisburg 1955, Kat.-Nr. 25. – Hannover 1964, Kat.-Nr. 123 mit Abb. – Brücke-Museum 1967/68, Kat.-Nr. 23, Tafel 51. – Schaffhausen 1972, Kat.-Nr. 179, Tafel 45. – Brücke-Museum 1975, Kat.-Nr. 83. – Brüssel 1977, Kat.-Nr. 58. – Brücke-Museum 1979, Kat.-Nr. 125, Tafel 89. – Malmö 1979, Kat.-Nr. 24. – Braunschweig 1980, Kat.-Nr. 22, Abb. S. 55. – Brücke-Museum 1983, Kat.-Nr. 135, Tafel 99. – Naeling 1983, Abb. S. 15. – Brücke-Museum 1984, Kat.-Nr. 50, Tafel 36. – Retrospektive 1989, Kat.-Nr. 289, Tafel 103. – Brücke-Museum 1993, Tafel 85.

36
Fischerbucht, 1937
Öl auf Leinwand
76 × 112 cm
Signiert unten links: S. Rottluff; bezeichnet auf der Rückseite des Keilrahmens: Schmidt-Rottluff »Fischerbucht« ((3712)) / =gewachst=
Karl und Emy Schmidt-Rottluff Stiftung
Inv.-Nr. A 13

LITERATUR: Grohmann, Abb. S. 272.

Berlin 1954, Kat.-Nr. 67. – Brücke-Museum 1977/78, Kat.-Nr. 13, Tafel 9. – Brücke-Museum 1979, Kat.-Nr. 132, Tafel 93. – Malmö 1979, Kat.-Nr. 25. – Brücke-Museum 1983, Kat.-Nr. 143, Tafel 103. – Brücke-Museum 1984, Kat.-Nr. 54, Tafel 39. – Reidemeister 1984, Abb. S. 209. – Brücke-Museum 1993, Tafel 89.

37
Landschaft hinter den Dünen, 1937
Öl auf Leinwand
90 × 124 cm
Signiert unten rechts: S. Rottluff; bezeichnet auf der Rückseite des Keilrahmens: Schmidt-Rottluff »Landschaft hinter den Dünen« ((376)) / =gewachst=
Karl und Emy Schmidt-Rottluff Stiftung
Inv.-Nr. A 11

LITERATUR: Grohmann, S. 302.

Stuttgart 1951, Kat.-Nr. 16. – Hannover 1952, Kat.-Nr. 28. – Berlin 1954, Kat.-Nr. 69 mit Abb. – Hamburg 1954, Kat.-Nr. 37. – Duisburg 1955, Kat.-Nr. 27. – Brücke-Museum 1977/78, Kat.-Nr. 14, Tafel 10. – Brücke-Museum 1979, Kat.-Nr. 130, Tafel 94. – Braunschweig 1980, Kat.-Nr. 25, Abb. S. 59. – Brücke-Museum 1983, Kat.-Nr. 141, Tafel 100. – Brücke-Museum 1984, Kat.-Nr. 53. – Brücke-Museum 1993, Tafel 92.

38
Landschaft an der Nab, 1937
Öl auf Leinwand
98 × 124 cm
Signiert unten links: S. Rottluff
Karl und Emy Schmidt-Rottluff Stiftung
Inv.-Nr. A 10

LITERATUR: Brücke-Museum 1977/78, Kat.-Nr. 11, Tafel 7. – Brücke-Museum 1979, Kat.-Nr. 129, Tafel 91. – Brücke-Museum 1983, Kat.-Nr. 140, Tafel 105. – Brücke-Museum 1984, Kat.-Nr. 56, Tafel 40.

39
Das offene Fenster, 1937
Öl auf Leinwand
76 × 101 cm
Signiert unten links: S. Rottluff; bezeichnet auf der Rückseite des Keilrahmens: Schmidt-Rottluff »Das offene Fenster« ((374))
Erworben 1989 von der Karl und Emy Schmidt-Rottluff Stiftung
Inv.-Nr. 1/89

LITERATUR: Grohmann, S. 302.

Hamburg 1954, Kat.-Nr. 38. – Frankfurt 1973, Kat.-Nr. 3 mit Abb. – Brücke-Museum 1977/78, Kat.-Nr. 15, Tafel 11. – Brücke-Museum 1979, Kat.-Nr. 133, Tafel 95. – Braunschweig 1980, Kat.-Nr. 26, Abb. S. 61. – Brücke-Museum 1983, Kat.-Nr. 144, Tafel 107. – Brücke-Museum 1984, Kat.-Nr. 52, Tafel 38. – Brücke-Museum 1993, Tafel 93.

40
Verschneite Tannen (Erzgebirge), 1937
Öl auf Leinwand
87 × 100 cm
Signiert unten Mitte links: S. Rottluff; bezeichnet auf der Rückseite des Keilrahmens: Schmidt-Rottluff »Verschneite Tannen« ((371)) / =gewachst=

Karl und Emy Schmidt-Rottluff Stiftung
Inv.-Nr. A 7

LITERATUR: Galeriekatalog, Schmidt-Rottluff, Gemälde aus den Jahren 1907-1961, Galerie Wilhelm Grosshennig (Düsseldorf), 1969, Abb. S. 22. – Brücke-Museum 1977/78, Kat.-Nr. 17. – Brücke-Museum 1979, Kat.-Nr. 134. – Brücke-Museum 1983, Kat.-Nr. 145. – Brücke-Museum 1993, Tafel 94.

41
Masken, 1938
Öl auf Leinwand
73 × 65 cm
Signiert oben rechts: S. Rottluff; bezeichnet auf der Rückseite des Keilrahmens: Schmidt-Rottluff »Masken« ((385))
Erworben 1971 als Geschenk des Künstlers
Inv.-Nr. 42/71

LITERATUR: Grohmann, S. 303.

Ausst.-Kat. 30. Biennale Venedig, 1960, Kat.-Nr. 232. – Brix 1972, Tafel 55. – Brücke-Museum 1975, Kat.-Nr. 84, Tafel 66. – Brüssel 1977, Kat.-Nr. 59. – Brücke-Museum 1979, Kat.-Nr. 135, Tafel 90. – Malmö 1979, Kat.-Nr. 26. – Braunschweig 1980, Kat.-Nr. 27, Abb. S. 63. – Brücke-Museum 1983, Kat.-Nr. 146, Tafel 102. – Brücke-Museum 1984, Kat.-Nr. 57. – Tokio 1991, Tafel 25. – Brücke-Museum 1993, Tafel 95. – Moeller 1996, Abb. S. 48.

42
Das kleine Zimmer, 1939
Öl auf Leinwand
112 × 76 cm
Signiert unten links: S. Rottluff; bezeichnet auf der Rückseite des Keilrahmens: Schmidt-Rottluff »Das kleine Zimmer«
Erworben 1964 als Geschenk des Künstlers
Inv.-Nr. 8/64

LITERATUR: Grohmann, S. 303.

Galeriekatalog, Galerie Schüler (Berlin), 1948, Kat.-Nr. 4. – Hannover 1964, Kat.-Nr. 139, Abb. S. 103. – Brücke-Museum 1967/68, Kat.-Nr. 25. – Brix 1972, Tafel 61. – Brücke-Museum 1975, Kat.-Nr. 85, Tafel 68. – Brüssel 1977, Kat.-Nr. 60. – Brücke-Museum 1979, Kat.-Nr. 137, Tafel 96. – Malmö 1979, Kat.-Nr. 27. – Brücke-Museum 1983, Kat.-Nr. 148, Tafel 106. – Brücke-Museum 1984, Kat.-Nr. 58, Tafel 41. – Jähner 1984, Abb. 489. – Retrospektive 1989, Kat.-Nr. 304, Tafel 102. – Meisterwerke 1990, Tafel 32. – Jerusalem 1991, Tafel 32. – Tokio 1991, Tafel 26. – Brücke-Museum 1993, Tafel 96. – Moeller 1996, Abb. S. 50.

43
Philodendron, 1947
Öl auf Leinwand
65 × 90 cm
Signiert oben rechts: S. Rottluff; bezeichnet auf der Rückseite des Keilrahmens: Schmidt-Rottluff »Philodendron« ((4712)) / =gewachst=
Karl und Emy Schmidt-Rottluff Stiftung
Inv.-Nr. A 17

LITERATUR: Duisburg 1955, Kat.-Nr. 30 (dort ›Philodendron und Clivia‹). – Brücke-Museum 1983, Kat.-Nr. 151.

44
Wanderdüne am Haff, 1947
Öl auf Leinwand
93 × 114 cm
Signiert unten rechts: S. Rottluff; bezeichnet auf der Rückseite des Keilrahmens: Schmidt-Rottluff »Wanderdüne am Haff« ((4715))
Karl und Emy Schmidt-Rottluff Stiftung
Inv.-Nr. A 18

LITERATUR: Grohmann, Abb. S. 274.

Brücke-Museum 1979, Kat.-Nr. 138. – Brücke-Museum 1983, Kat.-Nr. 149. – Brücke-Museum 1984, Kat.-Nr. 60, Tafel 43.

45
Spielzeug, 1947
Öl auf Leinwand
55 × 87,5 cm
Signiert unten links: S. Rottluff; bezeichnet auf der Rückseite des Keilrahmens: Schmidt-Rottluff / »Spielzeug«
Karl und Emy Schmidt-Rottluff Stiftung
Inv.-Nr. A 19

LITERATUR: Frankfurt 1973, Kat.-Nr. 5 mit Abb. – Brücke-Museum 1983, Kat.-Nr. 150, Tafel 109. – Brücke-Museum 1984, Kat.-Nr. 59, Tafel 42.

46
Kohlrabi, 1947
Öl auf Leinwand
64 × 72 cm
Signiert oben rechts: S. Rottluff; bezeichnet auf der Rückseite des Keilrahmens: Schmidt-Rottluff »Kohlrabi« ((4711)) / =gewachst=
Karl und Emy Schmidt-Rottluff Stiftung
Inv.-Nr. A 16

LITERATUR: Brücke-Museum 1977/78, Kat.-Nr. 19, Tafel 12. – Brücke-Museum 1979, Kat.-Nr. 139, Tafel 98. – Braunschweig 1980, Kat.-Nr. 29, Abb. S. 65. – Brücke-Museum 1983, Kat.-Nr. 152, Tafel 112. – Brücke-Museum 1993, Tafel 98.

47
Der Stuhl, 1948
Öl auf Leinwand
87 × 101 cm
Signiert oben rechts: S. Rottluff; bezeichnet auf der Rückseite des Keilrahmens: Schmidt-Rottluff / »Der Stuhl« ((485))
Karl und Emy Schmidt-Rottluff Stiftung
Inv.-Nr. A 27

LITERATUR: Grohmann, Abb. S. 277.

Ausst.-Kat. Große Kunstausstellung München, Haus der Kunst (München), 1953, Kat.-Nr. 842. – Brücke-Museum 1977/78, Kat.-Nr. 22. – Brücke-Museum 1983, Kat.-Nr. 157. – Brücke-Museum 1993, Tafel 100.

48
Blockadestilleben, 1948
Öl auf Leinwand
73 × 65 cm
Signiert oben rechts: S. Rottluff; bezeichnet auf der Rückseite des Keilrahmens: Schmidt-Rottluff »Blockade-Stilleben«
Karl und Emy Schmidt-Rottluff Stiftung
Inv.-Nr. A 23

LITERATUR: Grohmann, Tafel S. 232.

Berlin 1954, Kat.-Nr. 75. – Brücke-Museum 1977/78, Kat.-Nr. 20, Tafel 13. – Brücke-Museum 1979, Kat.-Nr. 140, Tafel 99. – Braunschweig 1980, Kat.-Nr. 30, Abb. S. 67. – Reidemeister 1981, Abb. S. 205. – Brücke-Museum 1983, Kat.-Nr. 155, Tafel 111. – Brücke-Museum 1984, Kat.-Nr. 61, Tafel 45. – Otto Kretschmer, Im Alter gab es nur noch Licht, Karl Schmidt-Rottluff, Der letzte Expressionist wurde vor hundert Jahren geboren, in: Der Kunsthandel, Jg. 76, Heft 8, 1984, S. 53-55, Abb. S. 53. – Reidemeister 1984, Abb. S. 213. – Retrospektive 1989, Kat.-Nr. 321 mit Abb. – Meisterwerke 1990, Tafel 33. – Jerusalem 1991, Tafel 33. – Tokio 1991, Tafel 27. – Buchheim 1992, Abb. S. 63. – Brücke-Museum 1993, Tafel 102. – Moeller 1996, Abb. S. 51.

49
Die Serpentine, 1950
Öl auf Leinwand
87 × 101 cm
Signiert unten rechts: S. Rottluff; bezeichnet auf der Rückseite des Keilrahmens: Schmidt-Rottluff »Die Serpentine« ((508)) / =gewachst=
Karl und Emy Schmidt-Rottluff Stiftung
Inv.-Nr. A 33

LITERATUR: Grohmann, Abb. S. 274.

Galeriekatalog, Galerie Schüler (Berlin), 1951, Kat.-Nr. 7. – Stuttgart 1951, Kat.-Nr. 31. – Hannover 1952, Kat.-Nr. 33. – Hamburg 1954, Kat.-Nr. 46. – Berlin 1954, Kat.-Nr. 81 mit Abb. – München 1954/55, Kat.-Nr. 9. – Duisburg 1955, Kat.-Nr. 33 mit Abb. – Brücke-Museum 1983, Kat.-Nr. 167. – Brücke-Museum 1993, Tafel 103.

50
Beschneiter Berg, 1950
Öl auf Leinwand
76 × 101 cm
Signiert unten rechts: S. Rottluff; bezeichnet auf der Rückseite des Keilrahmens: Schmidt-Rottluff »Beschneiter Berg« ((506)) / =gewachst=
Erworben 1964 als Geschenk des Künstlers
Inv.-Nr. 14/64

LITERATUR: Grohmann, Abb. S. 275.

Stuttgart 1951, Kat.-Nr. 30 mit Abb. – Duisburg 1955, Kat.-Nr. 36. – Hannover 1964, Kat.-Nr. 157. – Brix 1972, Tafel 65. – Brücke-Museum 1975, Kat.-Nr. 91. – Brücke-Museum 1979, Kat.-Nr. 147. – Brücke-Museum 1983, Kat.-Nr. 171. – Brücke-Museum 1984, Kat.-Nr. 65. – Jähner 1984, Abb. 491.

51
Waldlandschaft mit Tanne, 1950
Öl auf Leinwand
87 × 101 cm
Signiert unten rechts: S. Rottluff
Erworben 1964 als Geschenk des Künstlers
Inv.-Nr. 13/64

LITERATUR: Berlin 1954, Kat.-Nr. 78. – Brücke-Museum 1967/68, Kat.-Nr. 30. – Brücke-Museum 1975, Kat.-Nr. 90. – Brücke-Museum 1979, Kat.-Nr. 146. – Brücke-Museum 1983, Kat.-Nr. 170.

52
Stilleben im Raum, 1950
Öl auf Leinwand
76 × 101 cm
Signiert oben rechts: S. Rottluff; bezeichnet auf der Rückseite des Keilrahmens: Schmidt-Rottluff »Stilleben im Raum« ((5012)) / =gewachst=
Karl und Emy Schmidt-Rottluff Stiftung
Inv.-Nr. A 34

LITERATUR: Brücke-Museum 1983, Kat.-Nr. 172. – Brücke-Museum 1993, Tafel 109.

53
Heißer Taunuspark, 1950
Öl auf Leinwand
100 × 76 cm
Signiert unten rechts: S. Rottluff; bezeichnet auf der Rückseite des Keilrahmens: Schmidt-Rottluff »Heißer Taunuspark« ((5026)) / =gewachst=
Erworben 1964 als Geschenk des Künstlers
Inv.-Nr. 11/64

LITERATUR: Grohmann, S. 305.

Berlin 1954, Kat.-Nr. 80. – Duisburg 1955, Kat.-Nr. 32 (dort 1940 datiert). – Hannover 1964, Kat.-Nr. 161. – Brücke-Museum 1975, Kat.-Nr. 88. – Brücke-Museum 1979, Kat.-Nr. 144. – Brücke-Museum 1983, Kat.-Nr. 168. – Brücke-Museum 1993, Tafel 105.

54
Im Atelier, 1950
Öl auf Leinwand
76 × 100 cm
Signiert oben links: S. Rottluff; bezeichnet auf der Rückseite des Keilrahmens: Schmidt-Rottluff »Im Atelier« ((5021)) / =gewachst=
Erworben 1964 als Geschenk des Künstlers
Inv.-Nr. 9/64

LITERATUR: Grohmann, Abb. S. 277.

Berlin 1954, Kat.-Nr. 77. – Hamburg 1954, Kat.-Nr. 47. – München 1954/55, Kat.-Nr. 6. – Hannover 1964, Kat.-Nr. 155 mit Abb. – Brücke-Museum 1967/68, Kat.-Nr. 29. – Brücke-Museum 1975, Kat.-Nr. 86, Tafel 69. – Brücke-Museum 1977/78, Kat.-Nr. 29. – Brücke-Museum 1979, Kat.-Nr. 142, Tafel 104. – Braunschweig 1980, Kat.-Nr. 33, Abb. S. 71. – Brücke-Museum 1983, Kat.-Nr. 164, Tafel 116. – Brücke-Museum 1984, Kat.-Nr. 64, Tafel 44. – Brücke-Museum 1993, Tafel 108.

55
Lesende, 1950
Öl auf Leinwand
90 × 76 cm
Signiert oben rechts: S. Rottluff; bezeichnet auf der Rückseite des Keilrahmens: Schmidt-Rottluff »Lesende« ((5025))
Karl und Emy Schmidt-Rottluff Stiftung
Inv.-Nr. A 38

LITERATUR: Grohmann, Abb. S. 277.

Brücke-Museum 1983, Kat.-Nr. 74, Tafel 110.

56
Mond groß im Osten, 1951
Öl auf Leinwand
76 × 90 cm
Signiert unten rechts: S. Rottluff; bezeichnet auf der Rückseite des Keilrahmens: Schmidt-Rottluff »Mond groß im Osten« ((5110))
Erworben 1964 als Geschenk des Künstlers
Inv.-Nr. 18/64

LITERATUR: Grohmann, Tafel S. 147.

Hannover 1952, Kat.-Nr. 40. – Berlin 1954, Kat.-Nr. 91. – Hamburg 1954, Kat.-Nr. 55 mit Abb. – Duisburg 1955, Kat.-Nr. 46. – Hannover 1964, Kat.-Nr. 166. – Brücke-Museum 1975, Kat.-Nr. 96. – Brücke-Museum 1979, Kat.-Nr. 155. – Braunschweig 1980, Kat.-Nr. 37, Abb. S. 77. – Brücke-Museum 1983, Kat.-Nr. 186. – Brücke-Museum 1984, Kat.-Nr. 69.

– Retrospektive 1989, Kat.-Nr. 324 mit Abb. – Brücke-Museum 1993, Tafel 110.

57
Südlicher Garten im Regen, 1952
Öl auf Leinwand
102 × 87 cm
Signiert unten rechts: S. Rottluff; bezeichnet auf der Rückseite des Keilrahmens: Schmidt-Rottluff »Südlicher Garten im Regen« ((521))
Karl und Emy Schmidt-Rottluff Stiftung
Inv.-Nr. A 60

LITERATUR: Brücke-Museum 1983, Kat.-Nr. 201, Tafel 125.

58
Stilleben um Glaskugel, 1952
Öl auf Leinwand
76 × 112 cm
Signiert oben rechts: S. Rottluff; bezeichnet auf der Rückseite des Keilrahmens: Schmidt-Rottluff »Stilleben um Glaskugel« ((527)) / =gewachst=
Karl und Emy Schmidt-Rottluff Stiftung
Inv.-Nr. A 62

LITERATUR: Hamburg 1954, Kat.-Nr. 57. – Brücke-Museum 1977/78, Kat.-Nr. 28, Tafel 16. – Brücke-Museum 1983, Kat.-Nr. 198.

59
Gelbe Palette, 1953
Öl auf Leinwand
101 × 87 cm
Signiert unten links: S. Rottluff; bezeichnet auf der Rückseite des Keilrahmens: Schmidt-Rottluff »Gelbe Palette« ((5310))
Erworben 1964 als Geschenk des Künstlers
Inv.-Nr. 21/64

LITERATUR: Grohmann, Tafel S. 238.

Berlin 1954, Kat.-Nr. 105 mit Abb. – Duisburg 1955, Kat.-Nr. 58 mit Abb. – Hannover 1964, Kat.-Nr. 170 mit Abb. – Brücke-Museum 1967/68, Kat.-Nr. 34, Tafel 59. – Brücke-Museum 1975, Kat.-Nr. 99, Tafel 77. – Brücke-Museum 1979, Kat.-Nr. 159, Tafel 105. – Braunschweig 1980, Kat.-Nr. 39, Abb. S. 83. – Brücke-Museum 1983, Kat.-Nr. 202, Tafel 117. – Naeling 1983, Abb. S. 19. – Brücke-Museum 1984, Kat.-Nr. 70, Tafel 48. – Retrospektive 1989, Kat.-Nr. 326, Tafel 110. – Buchheim 1992, Abb. S. 63. – Brücke-Museum 1993, Tafel 119.

60
Afrikanisches, 1954
Öl auf Leinwand
76 × 90 cm
Signiert unten Mitte links: S. Rottluff; bezeichnet auf der Rückseite des Keilrahmens: Schmidt-Rottluff »Afrikanisches« ((545))
Erworben 1964 als Geschenk des Künstlers
Inv.-Nr. 23/64

LITERATUR: Grohmann, Tafel S. 157.

Berlin 1954, Kat.-Nr. 109 mit Abb. – Duisburg 1955, Kat.-Nr. 60. – Hannover 1964, Kat.-Nr. 173 mit Abb. – Brücke-Museum 1967/68, Kat.-Nr. 35, Tafel 58. – Brücke-Museum 1975, Kat.-Nr. 101, Tafel 78. – Brücke-Museum 1977/78, Kat.-Nr. 33. – Brücke-Museum 1979, Kat.-Nr. 162, Tafel 112. – Brücke-Museum 1983, Kat.-Nr. 209, Tafel 134. – Brücke-Museum 1993, Tafel 123.

61
Seeschnecken und Ahnenschild, 1956
Öl auf Leinwand
76 × 90 cm
Signiert oben links: S. Rottluff; bezeichnet auf der Rückseite des Keilrahmens: Schmidt-Rottluff »Seeschnecken und Ahnenschild« ((5610)) / =gewachst=
Karl und Emy Schmidt-Rottluff Stiftung
Inv.-Nr. A 83

LITERATUR: Brücke-Museum 1977/78, Kat.-Nr. 34, Tafel 20. – Brücke-Museum 1979, Kat.-Nr. 162, Tafel 112. – Brücke-Museum 1983, Kat.-Nr. 226, Tafel 130.

62
Ferner Mond, 1956
Öl auf Leinwand
87 × 101 cm
Signiert unten rechts: S. Rottluff; bezeichnet auf der Rückseite des Keilrahmens: Schmidt-Rottluff »Ferner Mond« ((5611)) / =gewachst=
Erworben 1964 als Geschenk des Künstlers
Inv.-Nr. 26/64

LITERATUR: Brücke-Museum 1975, Kat.-Nr. 104. – Brücke-Museum 1979, Kat.-Nr. 167. – Brücke-Museum 1983, Kat.-Nr. 220. – Wietek 1984, Tafel 107.

63
Mond über der Küste, 1956
Öl auf Leinwand
77 × 113 cm
Signiert unten rechts: S. Rottluff; bezeichnet auf der Rückseite des Keilrahmens: Schmidt-Rottluff »Mond über der Küste« ((5614)) / =gewachst=
Erworben 1964 als Geschenk des Künstlers
Inv.-Nr. 28/64

LITERATUR: Ausst.-Kat. Die Maler der »Brücke« in Schleswig-Holstein, Erich Heckel, Ernst Ludwig Kirchner, Otto Mueller, Emil Nolde, Max Pechstein, Karl Schmidt-Rottluff und Lyonel Feininger, Edvard Munch, Christian Rohlfs, Overbeck-Gesellschaft (Lübeck), 1962, Kat.-Nr. 94. – Ausst.-Kat. Große Kunstausstellung München, Haus der Kunst (München), 1969, Kat.-Nr. 929. – Brücke-Museum 1975, Kat.-Nr. 106, Tafel 79. – Brücke-Museum 1979, Kat.-Nr. 169, Tafel 116. – Brücke-Museum 1983, Kat.-Nr. 222, Tafel 138. – Schleswig 1984, Kat.-Nr. 74. – Wietek 1984, Tafel 106. – Brücke-Museum 1993, Tafel 126.

64
Die schwarze Maske, 1956
Öl auf Leinwand
76 × 90 cm
Signiert unten rechts: S. Rottluff; bezeichnet auf der Rückseite des Keilrahmens: Schmidt-Rottluff »Die schwarze Maske« ((562)) / =gewachst=
Erworben 1964 als Geschenk des Künstlers
Inv.-Nr. 27/64

LITERATUR: Brücke-Museum 1975, Kat.-Nr. 105. – Brücke-Museum 1979, Kat.-Nr. 168. – Braunschweig 1980, Kat.-Nr. 40, Abb. S. 85. – Brücke-Museum 1983, Kat.-Nr. 221. – Brücke-Museum 1993, Tafel 127.

65
Zwischen Sanseverie und Krug, 1956
Öl auf Leinwand
77 × 102 cm
Signiert oben rechts: S. Rottluff
Karl und Emy Schmidt-Rottluff Stiftung
Inv.-Nr. A 80

LITERATUR: Galeriekatalog, Schmidt-Rottluff, Gemälde aus den Jahren 1907-1961, Galerie Wilhelm Grosshennig (Düsseldorf), 1969, Abb. S. 25. – Brücke-Museum 1983, Kat.-Nr. 227.

66
Fetthenne in schwarzem Krug, 1956
Öl auf Hartfaser
77,5 × 91,5 cm
Nicht bezeichnet
Karl und Emy Schmidt-Rottluff Stiftung
Inv.-Nr. A 84

LITERATUR: Brücke-Museum 1977/78, Kat.-Nr. 35, Tafel 21. – Brücke-Museum 1979, Kat.-Nr. 172, Tafel 117. – Brücke-Museum 1983, Kat.-Nr. 225, Tafel 135.

67
Mond und Gartentor, 1960
Öl auf Leinwand
76 × 101 cm
Signiert unten rechts: S. Rottluff; bezeichnet auf der Rückseite des Keilrahmens: Schmidt-Rottluff »Mond und Gartentor« =gewachst= 602
Karl und Emy Schmidt-Rottluff Stiftung
Inv.-Nr. A 89

LITERATUR: Frankfurt 1973, Kat.-Nr. 10 mit Abb. – Brücke-Museum 1979, Kat.-Nr. 182. – Brücke-Museum 1983, Kat.-Nr. 241, Tafel 139. – Brücke-Museum 1984, Kat.-Nr. 71, Tafel 49.

68
Steilküste, 1961
Öl auf Leinwand
87,3 × 101,5 cm
Signiert unten rechts: S. Rottluff; bezeichnet auf der Rückseite des Keilrahmens: Schmidt-Rottluff »Steilküste«
Karl und Emy Schmidt-Rottluff Stiftung
Inv.-Nr. A 100

LITERATUR: Hamburg 1974, Kat.-Nr. 48. – Brücke-Museum 1977/78, Kat.-Nr. 36. – Brücke-Museum 1979, Kat.-Nr. 185. – Brücke-Museum 1983, Kat.-Nr. 251. – Brücke-Museum 1993, Tafel 131.

69
Windbruch, 1963
Öl auf Leinwand
87 × 112 cm
Bezeichnet auf der Rückseite des Keilrahmens: ((632)) Schmidt-Rottluff »Windbruch«
Erworben 1989 von der Karl und Emy Schmidt-Rottluff Stiftung
Inv.-Nr. 2/89

LITERATUR: Brücke-Museum 1977/78, Kat.-Nr. 38, Tafel 22. – Brücke-Museum 1979, Kat.-Nr. 188, Tafel 118. – Brücke-Museum 1983, Kat.-Nr. 258, Tafel 140. – Brücke-Museum 1984, Kat.-Nr. 76, Tafel 52. – Brücke-Museum 1993, Tafel 135.

70
Mond im August, 1963
Öl auf Leinwand
87 × 101 cm
Bezeichnet auf der Rückseite des Keilrahmens: 633 – Mond im August – Schmidt-Rottluff / Für Emy
Karl und Emy Schmidt-Rottluff Stiftung
Inv.-Nr. A 104

LITERATUR: Hannover 1964, Kat.-Nr. 178. – Brix 1972, Tafel 76. – Brücke-Museum 1977/78, Kat.-Nr. 39, Tafel 23. – Brücke-Museum 1979, Kat.-Nr. 189, Tafel 119. – Reidemeister 1981, Abb. S. 207. – Brücke-Museum 1983, Kat.-Nr. 261, Tafel 141. – Brücke-Museum 1984, Kat.-Nr. 75, Tafel 51. – Reidemeister 1984, Abb. S. 215. – Brücke-Museum 1993, Tafel 134.

71
Frühjahrsstimmung, 1904
Aquarell
21 × 30,2 cm
Signiert unten rechts: Karl Schmidt
Erworben 1980 als Geschenk von Siddi Heckel
Inv.-Nr. 15/80

LITERATUR: Brücke-Museum 1980, Kat.-Nr. 69, Tafel 33. – Brücke-Museum 1992, Tafel 1. – Moeller 1992, Tafel 47.

72
Birkenstämme, 1905
Aquarell
27,8 × 37,9 cm
Signiert und datiert unten links: Schmidt-Rottluff 1905
Erworben 1974 als Geschenk des Künstlers
Inv.-Nr. 14/74

LITERATUR: Ausst.-Kat. Karl Schmidt-Rottluff, Aquarelle, Farbstift- und Tuschpinselblätter, Staatsgalerie Stuttgart Graphische Sammlung, 1969, Kat.-Nr. 1, Abb. S. 89. – Berlin 1975, Kat.-Nr. 15, Tafel 4. – Braunschweig 1980, Kat.-Nr. 42, Abb. S. 91. – Brücke-Museum 1980, Kat.-Nr. 72, Tafel 39. – Brücke-Museum 1984, Kat.-Nr. 77, Tafel 53. – Würzburg 1984, Kat.-Nr. 1, Tafel 1. – Retrospektive 1989, Kat.-Nr. 15, Tafel 3. – Brücke-Museum 1992, Tafel 2. – Moeller 1992, Tafel 49.

73
Park am Mittag, 1909
Aquarell und Tusche
49,5 × 66,3 cm
Signiert und datiert unten rechts: S. Rottluff 1909
Erworben 1967 als Geschenk von Emy Schmidt-Rottluff
Inv.-Nr. 16/67

LITERATUR: Ausst.-Kat. Karl Schmidt-Rottluff – Negerkunst, Kestner-Gesellschaft Hannover, 1920, Kat.-Nr. 52. – Berlin 1954, Kat.-Nr. 117. – München 1954/55, Kat.-Nr. 17. – Oldenburg 1957, Kat.-Nr. 91. – Essen 1958, Kat.-Nr. 203. – Brücke-Museum 1967/68, Kat.-Nr. 5. – Bonn 1972, Kat.-Nr. 51. – Schaffhausen 1972, Kat.-Nr. 183. – Berlin 1975, Kat.-Nr. 51. – Brücke-Museum 1984, Kat.-Nr. 85. – Soest 1985, Kat.-Nr. 7. – Meisterwerke 1990, Tafel 87. – Jerusalem 1991, Tafel 87. – Tokio 1991, Tafel 81. – Brücke-Museum 1992, Tafel 4. – Moeller 1992, Tafel 53. – Madrid 1993, Tafel 50. – Wietek 1994, Kat.-Nr. 60 mit Abb. – Brücke-Museum 1995, Tafel 37.

74
Weg im Herbst, 1909
Aquarell und Tusche
49,5 × 65,5 cm
Signiert und datiert unten rechts: S. Rottluff 1909
Erworben 1967 als Geschenk von Emy Schmidt-Rottluff
Inv.-Nr. 15/67

LITERATUR: Ausst.-Kat. Karl Schmidt-Rottluff, Städtische Kunstsammlungen und Kunstverein Königsberg, 1928, Kat.-Nr. 41. – Stuttgart 1951,

Kat.-Nr. 37. – Hannover 1952, Kat.-Nr. 43. – Oldenburg 1957, Kat.-Nr. 87. – Essen 1958, Kat.-Nr. 208. – Brücke-Museum 1967/68, Kat.-Nr. 6. – Brix 1972, Kat.-Nr. 5, Abb. S. 19. – Bonn 1972, Kat.-Nr. 179. – Schaffhausen 1972, Kat.-Nr. 184. – Berlin 1975, Kat.-Nr. 53. – Braunschweig 1980, Kat.-Nr. 49, Abb. S. 105. – Mexiko 1982, Kat.-Nr. 105 mit Abb. – Brücke-Museum 1984, Kat.-Nr. 79, Tafel 54. – Soest 1985, Kat.-Nr. 3. – Retrospektive 1989, Kat.-Nr. 43, Tafel 15. – Meisterwerke 1990, Abb. S. 29. – Brücke-Museum 1992, Tafel 3. – Moeller 1992, Tafel 61. – Wietek 1994, Kat.-Nr. 58 mit Abb. (dort Titel mit Kat.-Nr. 59 vertauscht). – Brücke-Museum 1995, Tafel 38.

75
Haus im Nebel, 1909
Aquarell und Tusche
50 × 65,8 cm
Signiert und datiert unten rechts: S. Rottluff 1909
Erworben 1967 als Geschenk von Emy Schmidt-Rottluff
Inv.-Nr. 13/67

LITERATUR: Ausst.-Kat. Karl Schmidt-Rottluff – Negerkunst, Kestner-Gesellschaft Hannover, 1920, Kat.-Nr. 53. – Berlin 1954, Kat.-Nr. 118. – Duisburg 1955, Kat.-Nr. 64. – Oldenburg 1957, Kat.-Nr. 90. – Essen 1958, Kat.-Nr. 204. – Brücke-Museum 1967/68, Kat.-Nr. 4. – Berlin 1975, Kat.-Nr. 49. – Brücke-Museum 1984, Kat.-Nr. 81. – Brücke-Museum 1992, Tafel 6. – Moeller 1992, Tafel 62. – Wietek 1994, Kat.-Nr. 61 mit Abb.

76
Fabrik, 1909
Aquarell und Tusche
48 × 66 cm
Signiert und datiert unten rechts: S. Rottluff 1909
Erworben 1967 als Geschenk von Emy Schmidt-Rottluff
Inv.-Nr. 17/67

LITERATUR: Berlin 1954, Kat.-Nr. 119. – Oldenburg 1957, Kat.-Nr. 89. – Essen 1958, Kat.-Nr. 207. – Brücke-Museum 1967/68, Kat.-Nr. 3. – Berlin 1975, Kat.-Nr. 52. – Braunschweig 1980, Kat.-Nr. 45, Abb. S. 96. – Brücke-Museum 1984, Kat.-Nr. 78. – Würzburg 1984, Kat.-Nr. 2. – Soest 1985, Kat.-Nr. 2. – Meisterwerke 1990, Tafel 88. – Jerusalem 1991, Tafel 88. – Tokio 1991, Tafel 82. – Brücke-Museum 1992, Tafel 5. – Moeller 1992, Tafel 56. – Madrid 1993, Tafel 51. – Wietek 1994, Kat.-Nr. 68 mit Abb.

77
Vareler Hafen (Schiffe im Vareler Hafen), 1909
Aquarell und Tusche
47,6 × 65,8 cm
Signiert und datiert unten links: S. Rottluff 1909
Erworben 1974 als Geschenk des Künstlers
Inv.-Nr. 30/74

LITERATUR: Ausst.-Kat. Neunzehnte Ausstellung der Berliner Secession, Zeichnende Künste, 1909/10, Kat.-Nr. 631. – Ausst.-Kat. Künstlergemeinschaft Brücke, Galerie Ernst Arnold (Dresden), 1910, Kat.-Nr. 71. – Ausst.-Kat. Werke neuerer Kunst aus Hamburger Privatbesitz, Kunsthalle Hamburg, 1917, Kat.-Nr. 155. – Oldenburg 1957, Kat.-Nr. 105. – Gerhard Wietek, Dr. phil. Rosa Schapire, in: Jahrbuch der Hamburger Kunstsammlungen, Bd. 9, 1964, S. 115-160, Abb. 8. – Berlin 1975, Kat.-Nr. 50, Tafel 17. – Braunschweig 1980, Kat.-Nr. 48, Abb. S. 102. – Saarbrücken 1980, Abb. S. 53. – Reidemeister 1981, Abb. S. 63. – Walter Koschatzky, Die Kunst des Aquarells, Salzburg / Wien 1989, Abb. S. 353. – Naeling 1983, Abb. S. 21. – Brücke-Museum 1984, Kat.-Nr. 82, Tafel 56. – Reidemeister 1984, Abb. S. 59. – Soest 1985, Kat.-Nr. 4. – Retrospektive 1989, Kat.-Nr. 49, Tafel 20. – Meisterwerke 1990, Tafel 89. – Jerusalem 1991, Tafel 89. – Brücke-Museum 1992, Tafel 9. – Moeller 1992, Tafel 58. – Wietek 1994, Kat.-Nr. 64 mit Abb. – Moeller 1996, Abb. S. 9.

78
Strandkörbe, 1909
Aquarell
41,1 × 59 cm
Signiert und datiert unten rechts: S. Rottluff 1909
Erworben 1972 als Geschenk des Künstlers
Inv.-Nr. 1/72

LITERATUR: Berlin 1975, Kat.-Nr. 47, Tafel 16. – Brücke-Museum 1984, Kat.-Nr. 83, Tafel 57. – Soest 1985, Kat.-Nr. 5. – Retrospektive 1989, Kat.-Nr. 48, Tafel 19. – Meisterwerke 1990, Tafel 90. – Jerusalem 1991, Tafel 90. – Brücke-Museum 1992, Tafel 7. – Moeller 1992, Tafel 57. – Madrid 1993, Tafel 52. – Wietek 1994, Kat.-Nr. 63 mit Abb.

79
Töpfe, 1909
Aquarell und Tusche
44 × 57 cm
Signiert und datiert unten links: S. Rottluff 1909
Erworben 1975 als Geschenk des Künstlers
Inv.-Nr. 3/75

LITERATUR: Ausst.-Kat. Karl Schmidt-Rottluff, Städtische Kunstsammlungen und Kunstverein Königsberg, 1928, Kat.-Nr. 40. – Hamburg 1974, Kat.-Nr. 51 mit Abb. – Berlin 1975, Kat.-Nr. 54, Tafel 18. – Saarbrücken 1980, Abb. S. 55. – Mexiko 1982, Kat.-Nr. 106 mit Abb. – Brücke-Museum 1984, Kat.-Nr. 86, Tafel 59. – Würzburg 1984, Kat.-Nr. 4, Tafel 3. – Soest 1985, Kat.-Nr. 8. – Brücke-Museum 1992, Tafel 8. – Moeller 1992, Tafel 60. – Wietek 1994, Kat.-Nr. 53 mit Abb.

80
Frau am Tisch (Rosa Schapire), 1909
Aquarell und Tusche
66 × 50 cm
Signiert und datiert oben rechts: S. Rottluff 1909
Erworben 1967 als Geschenk von Emy Schmidt-Rottluff
Inv.-Nr. 14/67

LITERATUR: Ausst.-Kat. Karl Schmidt-Rottluff – Negerkunst, Kestner-Gesellschaft Hannover, 1920, Kat.-Nr. 49. – Ausst.-Kat. Karl Schmidt-Rottluff, Städtische Kunstsammlungen und Kunstverein Königsberg, 1928, Kat.-Nr. 39. – Berlin 1954, Kat.-Nr. 115. – München 1954/55, Kat.-Nr. 16. – Oldenburg 1957, Kat.-Nr. 88. – Essen 1958, Kat.-Nr. 206. – Gerhard Wietek, Dr. phil. Rosa Schapire, in: Jahrbuch der Hamburger Kunstsammlungen, Bd. 9, 1964, S. 115-160, Abb. 26. – Brücke-Museum 1967/68, Kat.-Nr. 7. – Bonn 1972, Kat.-Nr. 177 mit Abb. – Schaffhausen 1972, Kat.-Nr. 182. – Berlin 1975, Kat.-Nr. 57. – Brücke-Museum 1984, Kat.-Nr. 80, Tafel 55. – Retrospektive 1989, Kat.-Nr. 38, Tafel 11. – Meisterwerke 1990,

Tafel 91. – Jerusalem 1991, Tafel 91. – Brücke-Museum 1992, Tafel 11. – Moeller 1992, Tafel 54. – Madrid 1993, Tafel 53. – Wietek 1994, Kat.-Nr. 65 mit Abb. – Brücke-Museum 1995, Tafel 39.

81
Bildnis H. (Erich Heckel), 1909
Aquarell und Tusche
66 × 50 cm
Signiert und datiert unten links: S. Rottluff 1909
Erworben 1967 als Geschenk von Emy Schmidt-Rottluff
Inv.-Nr. 18/67

LITERATUR: Ausst.-Kat. Karl Schmidt-Rottluff, Städtische Kunstsammlungen und Kunstverein Königsberg, 1928, Kat.-Nr. 38. – Stuttgart 1951, Kat.-Nr. 38. – Hannover 1952, Kat.-Nr. 42. – Berlin 1954, Kat.-Nr. 116 mit Abb. – Duisburg 1955, Kat.-Nr. 63. – Buchheim 1956, Abb. 253. – Oldenburg 1957, Kat.-Nr. 92. – Essen 1958, Kat.-Nr. 205. – Brücke-Museum 1967/68, Kat.-Nr. 2. – Ausst.-Kat. Karl Schmidt-Rottluff, Aquarelle, Farbstift- und Tuschpinselblätter, Staatsgalerie Stuttgart Graphische Sammlung, 1969, Kat.-Nr. 2, Abb. S. 27. – Brix 1972, Kat.-Nr. 3, Abb. S. 15. – Schaffhausen 1972, Kat.-Nr. 185, Tafel 9. – Bonn 1972, Kat.-Nr. 56 mit Abb. – Berlin 1975, Kat.-Nr. 56, Tafel 19. – Braunschweig 1980, Kat.-Nr. 47, Abb. S. 101. – Saarbrücken 1980, Abb. S. 57. – Reidemeister 1981, Abb. S. 65. – Karlheinz Gabler, Erich Heckel und sein Kreis, Stuttgart 1983, Abb. S. 63. – Brücke-Museum 1984, Kat.-Nr. 84, Tafel 58. – Reidemeister 1984, Abb. S. 61. – Würzburg 1984, Kat.-Nr. 3. – Soest 1985, Kat.-Nr. 6. – Retrospektive 1989, Kat.-Nr. 36, Tafel 12. – Meisterwerke 1990, Tafel 92. – Jerusalem 1991, Tafel 92. – Brücke-Museum 1992, Tafel 12. – Moeller 1992, Tafel 55. – Wietek 1994, Kat.-Nr. 51 mit Abb.

82
Bauernhäuser, 1911
Aquarell und Graphit
50 × 65 cm
Signiert und datiert unten links: S. Rottluff 1911
Erworben 1967 als Geschenk von Emy Schmidt-Rottluff
Inv.-Nr. 22/67

LITERATUR: Grohmann, Abb. S. 278.

Stuttgart 1951, Kat.-Nr. 40. – Hannover 1952, Kat.-Nr. 46. – Berlin 1954, Kat.-Nr. 121. – Duisburg 1955, Kat.-Nr. 65. – Oldenburg 1957, Kat.-Nr. 120. – Essen 1958, Kat.-Nr. 211. – Brücke-Museum 1967/68, Kat.-Nr. 14. – Ausst.-Kat. Karl Schmidt-Rottluff, Aquarelle, Farbstift- und Tuschpinselblätter, Staatsgalerie Stuttgart Graphische Sammlung, 1969, Kat.-Nr. 8, Abb. S. 89. – Bonn 1972, Kat.-Nr. 183. – Schaffhausen 1972, Kat.-Nr. 188. – Berlin 1975, Kat.-Nr. 62, Tafel 21. – Braunschweig 1980, Kat.-Nr. 52, Abb. S. 111. – Saarbrücken 1980, Abb. S. 61. – Reidemeister 1981, Abb. S. 99. – Brücke-Museum 1984, Kat.-Nr. 89, Tafel 62. – Reidemeister 1984, Abb. S. 97. – Würzburg 1984, Kat.-Nr. 5. – Soest 1985, Kat.-Nr. 10. – Retrospektive 1989, Kat.-Nr. 82, Tafel 35. – Brücke-Museum 1992, Tafel 14. – Moeller 1992, Tafel 72. – Wietek 1994, Kat.-Nr. 221 mit Abb. – Brücke-Museum 1995, Tafel 344.

83
Bauernhaus, 1911
Aquarell und Graphit
50 × 65 cm
Signiert und datiert unten links: S. Rottluff 1911
Erworben 1967 als Geschenk von Emy Schmidt-Rottluff
Inv.-Nr. 23/67

LITERATUR: Hannover 1952, Kat.-Nr. 47 (dort ›Landschaft mit rotem Bauernhaus‹). – Ausst.-Kat. Karl Schmidt-Rottluff, Zum 70. Geburtstag, Gemälde, Aquarelle, Zeichnungen, Graphik, Skulpturen, Kunsthalle zu Kiel, 1954, Kat.-Nr. 64. – Berlin 1954, Kat.-Nr. 120 (dort ›Landschaft mit rotem Bauernhaus‹). – Oldenburg 1957, Kat.-Nr. 121. – Essen 1958, Kat.-Nr. 212. – Brücke-Museum 1967/68, Kat.-Nr. 15, Tafel 19. – Bonn 1972, Kat.-Nr. 182. – Schaffhausen 1972, Kat.-Nr. 187. – Berlin 1975, Kat.-Nr. 63. – Braunschweig 1980, Kat.-Nr. 51, Abb. S. 109. – Brücke-Museum 1984, Kat.-Nr. 88. – Soest 1985, Kat.-Nr. 9. – Retrospektive 1989, Kat.-Nr. 81, Tafel 36. – Brücke-Museum 1992, Tafel 13. – Moeller 1992, Tafel 73. – Wietek 1994, Kat.-Nr. 220 mit Abb.

84
Schnitter, 1921
Aquarell und Tusche
60,5 × 48 cm
Signiert und datiert oben links: S. Rottluff 1921
Erworben 1975 als Geschenk des Künstlers
Inv.-Nr. 6/75

LITERATUR: Berlin 1954, Kat.-Nr. 122 (dort ›Kornmäher‹). – Brücke-Museum 1977/78, Kat.-Nr. 42, Tafel 24. – Braunschweig 1980, Kat.-Nr. 56, Abb. S. 121. – Brücke-Museum 1984, Kat.-Nr. 93, Tafel 63. – Würzburg 1984, Kat.-Nr. 7. – Retrospektive 1989, Kat.-Nr. 233, Tafel 86. – Brücke-Museum 1992, Tafel 16. – Moeller 1992, Tafel 81.

85
Maurer I, 1922
Aquarell und Tusche
48 × 61 cm
Signiert und datiert oben links: SRottluff 1922
Erworben 1975 als Geschenk des Künstlers
Inv.-Nr. 8/75

LITERATUR: Duisburg 1955, Kat.-Nr. 67. – Brücke-Museum 1977/78, Kat.-Nr. 44, Tafel 25. – Braunschweig 1980, Kat.-Nr. 57, Abb. S. 119. – Brücke-Museum 1984, Kat.-Nr. 96. – Retrospektive 1989, Kat.-Nr. 251 mit Abb. – Brücke-Museum 1992, Tafel 15. – Moeller 1992, Tafel 83.

86
Fischerboote auf der Ostsee, 1922
Aquarell und Tusche
47,2 × 70 cm
Signiert und datiert unten links: S. Rottluff 1922
Erworben 1970 als Geschenk des Künstlers
Inv.-Nr. 191/70

LITERATUR: Grohmann, Abb. S. 278.

Schaffhausen 1972, Kat.-Nr. 190. – Brücke-Museum 1977/78, Kat.-Nr. 45, Tafel 27. – Braunschweig 1980, Kat.-Nr. 58, Abb. S. 123. – Saarbrücken 1980, Abb. S. 129. – Reidemeister 1981, Abb. S. 181. – Brücke-Museum 1984, Kat.-Nr. 95, Tafel 66. – Reidemeister 1984, Abb. S. 189. – Würzburg 1984, Kat.-Nr. 9, Tafel 4. – Retrospektive 1989, Kat.-Nr. 246, Tafel 83. – Brücke-Museum 1992, Tafel 17. – Moeller 1992, Tafel 82.

87
Schnitzender Bauer, 1924
Aquarell und Tusche
64,6 × 50 cm
Signiert und datiert Mitte unten rechts: SRottluff 1924
Erworben 1975 als Geschenk des Künstlers
Inv.-Nr. 10/75

LITERATUR: Berlin 1954, Kat.-Nr. 126. – München 1954/55, Kat.-Nr. 19. – Duisburg 1955, Kat.-Nr. 71. – Brücke-Museum 1977/78, Kat.-Nr. 48, Tafel 28. – Brücke-Museum 1984, Kat.-Nr. 98, Tafel 67. – Retrospektive 1989, Kat.-Nr. 268, Tafel 87. – Brücke-Museum 1992, Tafel 20. – Moeller 1992, Tafel 84. – Ausst.-Kat. Expressionismus, Druckgraphik, Zeichnungen und Aquarelle, Hessisches Landesmuseum Darmstadt, 1994, Abb. 8.

88
Aus dem Gasthaus heimkehrender Bauer, 1924
Aquarell und Tusche
49 × 60 cm
Signiert unten links: S. Rottluff
Erworben 1975 als Geschenk des Künstlers
Inv.-Nr. 12/75

LITERATUR: Brücke-Museum 1977/78, Kat.-Nr. 46, Tafel 26. – Braunschweig 1980, Kat.-Nr. 59, Abb. S. 124. – Mexiko 1982, Kat.-Nr. 116 mit Abb. – Brücke-Museum 1984, Kat.-Nr. 97, Tafel 65. – Würzburg 1984, Kat.-Nr. 10. – Brücke-Museum 1992, Tafel 18.

89
Stilleben mit Alpenveilchen, 1924
Aquarell und Tusche
50 × 60 cm
Signiert und datiert Mitte oben rechts: SRottluff 24
Karl und Emy Schmidt-Rottluff Stiftung
Inv.-Nr. B 1193

LITERATUR: Brücke-Museum 1984, Kat.-Nr. 99, Tafel 68. – Würzburg 1984, Kat.-Nr. 11, Tafel 5. – Brücke-Museum 1992, Tafel 21.

90
Entenfamilie, 1925
Aquarell und Tusche
49 × 64,5 cm
Signiert oben rechts: SRottluff
Erworben 1975 als Geschenk des Künstlers
Inv.-Nr. 52/75

LITERATUR: Brücke-Museum 1984, Kat.-Nr. 103, Tafel 71. – Brücke-Museum 1992, Tafel 22.

91
Blitz überm Dorf, 1925
Aquarell und Tusche
49,5 × 69,5 cm
Signiert und datiert unten rechts: SRottluff 1925
Erworben 1975 als Geschenk des Künstlers
Inv.-Nr. 11/75

LITERATUR: Brücke-Museum 1977/78, Kat.-Nr. 49, Tafel 29. – Braunschweig 1980, Kat.-Nr. 60, Abb. S. 127. – Brücke-Museum 1984, Kat.-Nr. 101, Tafel 70. – Würzburg 1984, Kat.-Nr. 13. – Brücke-Museum 1992, Tafel 24.

92
Brandung, 1925
Aquarell und Tusche
50 × 68,5 cm
Signiert unten rechts: SRottluff
Karl und Emy Schmidt-Rottluff Stiftung
Inv.-Nr. B 1129

LITERATUR: Brücke-Museum 1977/78, Kat.-Nr. 52. – Brücke-Museum 1984, Kat.-Nr. 104, Tafel 72. – Brücke-Museum 1992, Tafel 25.

93
Dorfeingang – Tessin –, um 1928
Aquarell und Tusche
50 × 69 cm
Signiert unten rechts: SRottluff
Erworben 1975 als Geschenk des Künstlers
Inv.-Nr. 20/75

LITERATUR: Brücke-Museum 1977/78, Kat.-Nr. 62. – Brücke-Museum 1984, Kat.-Nr. 111. – Würzburg 1984, Kat.-Nr. 21.

94
Regenstimmung am Lago, um 1928
Aquarell und Tusche
50 × 69 cm
Signiert unten Mitte: SRottluff
Erworben 1975 als Geschenk des Künstlers
Inv.-Nr. 68/75

LITERATUR: Brücke-Museum 1977/78, Kat.-Nr. 59.

95
Tessiner Dorfwinkel, 1928/29
Aquarell und Tusche
68,5 × 50,5 cm
Signiert unten Mitte: SRottluff
Erworben 1975 als Geschenk des Künstlers
Inv.-Nr. 21/75

LITERATUR: Brücke-Museum 1977/78, Kat.-Nr. 61, Tafel 37. – Braunschweig 1980, Kat.-Nr. 66, Abb. S. 141. – Saarbrücken 1980, Abb. S. 161. – Naeling 1983, Abb. S. 21. – Brücke-Museum 1984, Kat.-Nr. 112, Tafel 77. – Würzburg 1984, Kat.-Nr. 22. – Retrospektive 1989, Kat.-Nr. 280, Tafel 92. – Brücke-Museum 1992, Tafel 30.

96
Trajansäule bei Nacht, 1930
Aquarell und Tusche
69,5 × 49,5 cm
Signiert und bezeichnet unten links: S. Rottluff / für Dich
Karl und Emy Schmidt-Rottluff Stiftung
Inv.-Nr. B 1167

LITERATUR: Brücke-Museum 1977/78, Kat.-Nr. 66, Tafel 39. – Brücke-Museum 1984, Kat.-Nr. 118, Tafel 79. – Würzburg 1984, Kat.-Nr. 25. – Galeriekatalog, Karl Schmidt-Rottluff, Frankfurter Kunstkabinett Hanna Bekker vom Rath, 1987, Kat.-Nr. 8, Abb. S. 34. – Retrospektive 1989, Kat.-Nr. 284 mit Abb. – Brücke-Museum 1992, Tafel 34.

97
Fischerhütten auf der Nehrung, 1934
Aquarell und Tusche
50 × 68 cm
Signiert unten rechts: SRottluff; numeriert ganz unten rechts: 342
Erworben 1975 als Geschenk des Künstlers
Inv.-Nr. 32/75

LITERATUR: Brücke-Museum 1984, Kat.-Nr. 123.

98
Angler auf der Brücke, 1934
Aquarell und Tusche
70 × 50 cm
Signiert unten Mitte links: SRottluff
Erworben 1975 als Geschenk des Künstlers
Inv.-Nr. 31/75

LITERATUR: Brücke-Museum 1977/78, Kat.-Nr. 69, Tafel 41. – Braunschweig 1980, Kat.-Nr. 71, Abb. S. 149. – Brücke-Museum 1984, Kat.-Nr. 126. – Brücke-Museum 1992, Tafel 39.

99
Heiliger See, 1936
Aquarell und Tusche
50,5 × 69 cm
Signiert unten links: S. Rottluff; numeriert unten rechts: 3645
Karl und Emy Schmidt-Rottluff Stiftung
Inv.-Nr. B 1175

LITERATUR: Brücke-Museum 1984, Kat.-Nr. 132. – Würzburg 1984, Kat.-Nr. 32.

100
Düne am Lebasee, 1937
Aquarell und Tusche
50 × 69,5 cm
Signiert unten links: SRottluff; numeriert ganz unten rechts: 3726
Karl und Emy Schmidt-Rottluff Stiftung
Inv.-Nr. B 1177

LITERATUR: Brücke-Museum 1984, Kat.-Nr. 137.

101
Kongo- und Dahomémasken, 1938
Aquarell und Tusche
70 × 50 cm
Signiert unten rechts: S. Rottluff
Erworben 1964 als Geschenk des Künstlers
Inv.-Nr. 44/64

LITERATUR: Galeriekatalog, Karl Schmidt-Rottluff, Aquarelle und Pinselzeichnungen aus den Jahren 1942-1944, Galerie Henning (Halle), 1949, Abb. 4. – Gunther Thiem, Karl Schmidt-Rottluff, Aquarelle und Zeichnungen, München 1963, Abb. S. 55. – Brücke-Museum 1967/68, Kat.-Nr. 24, Tafel 55. – Schaffhausen 1972, Kat.-Nr. 192, Tafel 47. – Braunschweig 1980, Kat.-Nr. 77, Abb. S. 159. – Brücke-Museum 1984, Kat.-Nr. 146, Tafel 88. – Würzburg 1984, Kat.-Nr. 38, Tafel 13. – Retrospektive 1989, Kat.-Nr. 301, Tafel 105. – Brücke-Museum 1992, Tafel 55.

102
Westzipfel des Lebasees II, 1939
Aquarell und Tusche
58,3 × 78 cm
Signiert unten rechts: SRottluff; numeriert ganz unten Mitte: 3944
Erworben 1972 als Geschenk des Künstlers
Inv.-Nr. 9/72

LITERATUR: Schaffhausen 1972, Kat.-Nr. 194. – Brücke-Museum 1984, Kat.-Nr. 155.

103
Uferstelle mit Seerosen, 1939
Aquarell und Tusche
50 × 70 cm
Signiert unten rechts: SRottluff; numeriert ganz unten rechts: 3959
Erworben 1985 als Geschenk aus Privatbesitz
Inv.-Nr. 2/85

104
Dahlien und Aschantifigur, 1939
Aquarell und Tusche
69,5 × 50 cm
Signiert unten rechts: SRottluff; numeriert ganz unten rechts: 397
Erworben 1975 als Geschenk des Künstlers
Inv.-Nr. 56/75

LITERATUR: Stuttgart 1951, Kat.-Nr. 56. – Brücke-Museum 1977/78, Kat.-Nr. 82, Tafel 47. – Braunschweig 1980, Kat.-Nr. 78, Abb. S. 161. – Brücke-Museum 1984, Kat.-Nr. 158, Tafel 94. – Würzburg 1984, Kat.-Nr. 41.

105
Stilleben mit Äpfeln, 1939
Aquarell und Tusche
49,5 × 68,5 cm
Signiert unten rechts: S. Rottluff
Karl und Emy Schmidt-Rottluff Stiftung
Inv.-Nr. B 85

106
Toter Wald in den Dünen I, 1939
Aquarell und Tusche
50,5 × 69 cm
Signiert unten rechts: SRottluff; numeriert ganz unten rechts: 3953
Erworben 1975 als Geschenk des Künstlers
Inv.-Nr. 57/75

LITERATUR: Brücke-Museum 1984, Kat.-Nr. 154.

107
Felsen im Schnee, 1939
Aquarell und Tusche
50 × 69,5 cm
Signiert unten rechts: SRottluff; numeriert ganz unten rechts: 3927
Erworben 1972 als Geschenk des Künstlers
Inv.-Nr. 10/72

LITERATUR: Schaffhausen 1972, Kat.-Nr. 195. – Brücke-Museum 1984, Kat.-Nr. 153.

108
Dünenlandschaft II, 1941
Aquarell und Tusche
50 × 70 cm
Nicht bezeichnet
Karl und Emy Schmidt-Rottluff Stiftung
Inv.-Nr. B 43

109
Stall, 1941
Aquarell und Tusche
50 × 69 cm
Signiert unten rechts: SRottluff; numeriert ganz unten rechts: 41 + 4
Erworben 1975 als Geschenk des Künstlers
Inv.-Nr. 59/75

110
Tannen am Wasser, 1942
Aquarell und Tusche
50 × 70 cm
Signiert unten rechts: S. Rottluff
Karl und Emy Schmidt-Rottluff Stiftung
Inv.-Nr. B 44

111
Stilleben mit Liegestuhl, 1942
Aquarell und Tusche
69,5 × 50 cm

Signiert unten rechts: SRottluff
Karl und Emy Schmidt-Rottluff Stiftung
Inv.-Nr. B 46

LITERATUR: Brücke-Museum 1992, Tafel 71.

112
Baumschwämme, 1943
Aquarell und Tusche
50 × 68,5 cm
Signiert unten Mitte: S. Rottluff; numeriert ganz unten rechts: (434)
Karl und Emy Schmidt-Rottluff Stiftung
Inv.-Nr. B 47

LITERATUR: Brücke-Museum 1992, Tafel 73.

113
Mühle im Striegistal, um 1944
Aquarell und Tusche
50 × 69 cm
Signiert unten rechts: S. Rottluff
Karl und Emy Schmidt-Rottluff Stiftung
Inv.-Nr. B 95

LITERATUR: Ausst.-Kat. Karl Schmidt-Rottluff, Aquarelle aus den Jahren 1943-1946, Städtische Kunstsammlungen zu Chemnitz Schloßbergmuseum, 1946, Kat.-Nr. 10 mit Abb. – Adolf Jannasch, Schmidt-Rottluffs Wandlung, in: Bildende Kunst, Jg. 1, Heft 2, Berlin 1947, S. 1-3, Abb. S. 2. – Brücke-Museum 1977/78, Kat.-Nr. 95. – Würzburg 1984, Kat.-Nr. 48.

114
Augustmorgensonne, 1944
Aquarell und Tusche
50 × 70 cm
Signiert unten rechts: S. Rottluff; numeriert ganz unten rechts: 446
Erworben 1975 als Geschenk des Künstlers
Inv.-Nr. 64/75

LITERATUR: Stuttgart 1951, Kat.-Nr. 68. – Hannover 1952, Kat.-Nr. 63. – Hamburg 1954, Kat.-Nr. 81. – Duisburg 1955, Kat.-Nr. 85.

115
Straße im Morgenlicht, 1945
Aquarell und Tusche
50 × 70 cm
Signiert unten rechts: S. Rottluff
Erworben 1964 als Geschenk des Künstlers
Inv.-Nr. 48/64

LITERATUR: Hannover 1964, Kat.-Nr. 148, Abb. S. 104. – Brücke-Museum 1967/68, Kat.-Nr. 27. – Brücke-Museum 1984, Kat.-Nr. 185, Tafel 105. – Würzburg 1984, Kat.-Nr. 49. – Brücke-Museum 1992, Tafel 79 – Ausst.-Kat. InterZonale 1946 / 1945 / 1944, Konferenz der Bilder, Kunsthalle zu Kiel, 1995, Abb. S. 143.

116
Demolierte Fabrik, 1948
Aquarell und Tusche
50 × 70 cm
Signiert unten rechts: S. Rottluff; numeriert ganz unten rechts: 488
Erworben 1975 als Geschenk des Künstlers
Inv.-Nr. 65/75

LITERATUR: Brücke-Museum 1992, Tafel 82.

117
Landschaft im Siegerbergland, 1948
Aquarell und Tusche
51 × 69,5 cm
Signiert unten rechts: S. Rottluff; numeriert ganz unten rechts: 4824
Karl und Emy Schmidt-Rottluff Stiftung
Inv.-Nr. B 58

LITERATUR: Brücke-Museum 1984, Kat.-Nr. 186.

118
Spessarthöhe, 1948
Aquarell und Tusche
51 × 69,4 cm
Signiert unten rechts: S. Rottluff; numeriert ganz unten rechts Mitte: 4814
Erworben 1972 als Geschenk des Künstlers
Inv.-Nr. 12/72

LITERATUR: Schaffhausen 1972, Kat.-Nr. 196.

119
Schneeberge überm Nebel, 1949
Aquarell und Tusche
50 × 70 cm
Signiert unten Mitte: S. Rottluff; numeriert ganz unten rechts: 4920
Erworben 1964 als Geschenk des Künstlers
Inv.-Nr. 51/64

LITERATUR: Berlin 1954, Kat.-Nr. 153. – Duisburg 1955, Kat.-Nr. 91. – Hannover 1964, Kat.-Nr. 150 mit Abb. – Brücke-Museum 1967/68, Kat.-Nr. 28, Tafel 50. – Schaffhausen 1972, Kat.-Nr. 197. – Brücke-Museum 1984, Kat.-Nr. 194, Tafel 108. – Würzburg 1984, Kat.-Nr. 50 A, Tafel 15.

120
Häuser in Losone, 1949
Aquarell und Tusche
50 × 70 cm
Signiert unten Mitte: S. Rottluff; numeriert ganz unten rechts: 4919
Erworben 1964 als Geschenk des Künstlers
Inv.-Nr. 52/64

LITERATUR: Berlin 1954, Kat.-Nr. 154 mit Abb. – Duisburg 1955, Kat.-Nr. 90. – Hannover 1964, Kat.-Nr. 152. – Brücke-Museum 1984, Kat.-Nr. 195. – Würzburg 1984, Kat.-Nr. 52. – Retrospektive 1989, Kat.-Nr. 323 mit Abb. – Brücke-Museum 1992, Tafel 83.

121
Tannenwald (Waldrand), 1956
Aquarell und Tusche
50 × 69,2 cm
Signiert unten rechts: SRottluff; numeriert ganz unten rechts: 562
Erworben 1977 als Überweisung des Senators für Volksbildung
Inv.-Nr. 4/77

122
Getreidehocken, 1959
Aquarell und Tusche
50 × 70 cm
Signiert unten links: S. Rottluff; numeriert ganz unten Mitte: 5972
Erworben 1964 als Geschenk des Künstlers
Inv.-Nr. 61/64

LITERATUR: Brücke-Museum 1967/68, Kat.-Nr. 39. – Schaffhausen 1972, Kat.-Nr. 198. – Brücke-Museum 1984, Kat.-Nr. 208.

123
Steine und Strohfeime, 1959
Aquarell und Tusche
50 × 69,8 cm
Signiert unten rechts: SRottluff; numeriert ganz unten Mitte: 5950
Erworben 1972 als Geschenk des Künstlers
Inv.-Nr. 16/72

LITERATUR: Brücke-Museum 1984, Kat.-Nr. 202, Tafel 110.

124
Landschaft mit rosa Haus, 1959
Aquarell und Tusche
50 × 69,5 cm
Nicht bezeichnet
Karl und Emy Schmidt-Rottluff Stiftung
Inv.-Nr. B 1018

125
Letzter Schnee, 1962
Aquarell und Tusche
50 × 69,7 cm
Signiert unten links: SRottluff; numeriert ganz unten Mitte: 621
Erworben 1972 als Geschenk des Künstlers
Inv.-Nr. 19/72

LITERATUR: Ausst.-Kat. Karl Schmidt-Rottluff, Aquarelle aus den Jahren 1943-1946, Städtische Kunstsammlungen zu Chemnitz Schloßbergmuseum, 1946, Kat.-Nr. 46. – Schaffhausen 1972, Kat.-Nr. 203. – Brücke-Museum 1984, Kat.-Nr. 215. – Würzburg 1984, Kat.-Nr. 68.

126
Alter Maler II, 1962
Aquarell und Tusche
70 × 50 cm
Signiert unten links: S. Rottluff; numeriert ganz unten links: 6275
Erworben 1964 als Geschenk des Künstlers
Inv.-Nr. 73/64

LITERATUR: Brücke-Museum 1967/68, Kat.-Nr. 48, Tafel 61. – Brücke-Museum 1984, Kat.-Nr. 214.

127
Blasse Lupinen, 1963
Aquarell und Tusche
50 × 70 cm
Signiert unten links: SRottluff; numeriert unten ganz links: 6314
Karl und Emy Schmidt-Rottluff Stiftung
Inv.-Nr. B 712

LITERATUR: Galeriekatalog, Karl Schmidt-Rottluff, Aquarelle – Zeichnungen, Galerie Brinke und Riemenschneider (Hamburg), 1973, Kat.-Nr. 5 mit Abb.

128
Der Kopf der Mumie, 1965
Aquarell und Tusche
47,5 × 64 cm
Signiert unten und oben links: SRottluff; numeriert ganz unten links: 6527
Karl und Emy Schmidt-Rottluff Stiftung
Inv.-Nr. b 783

129
Stilleben mit Pinseltopf und Leuchter, 1968
Aquarell und Tusche
50 × 70 cm
Nicht bezeichnet
Karl und Emy Schmidt-Rottluff Stiftung
Inv.-Nr. B 837

130
Die weißen Blumen mit Rohrkolben, 1968
Aquarell und Tusche
69,5 × 50 cm
Signiert unten links: SRottluff; numeriert ganz unten links: 688
Erworben 1973 als Geschenk des Künstlers
Inv.-Nr. 33/73

131
Winter im Garten, 1969
Aquarell und Tusche
69,5 × 50 cm
Signiert unten rechts: SRottluff
Erworben 1973 als Geschenk des Künstlers
Inv.-Nr. 43/73

LITERATUR: Brücke-Museum 1984, Kat.-Nr. 220, Tafel 116. – Brücke-Museum 1992, Tafel 134.

132
Bäume, 1905
Farbige Kreiden
10,9 × 14 cm
Monogrammiert auf dem Auflagekarton unten rechts: K. S.
Erworben 1973 als Geschenk von Siddi Heckel
Inv.-Nr. 10/73

LITERATUR: Brücke-Museum 1980, Kat.-Nr. 70, Tafel 35. – Moeller 1992, Tafel 48.

133
Nach dem Regen, 1906
Tuschfeder
22,3 × 34,5 cm
Signiert und datiert unten rechts: Schmidt-Rottluff / 1906
Erworben 1967 als Geschenk des Künstlers
Inv.-Nr. 19/67

LITERATUR: Stuttgart 1974/75, Kat. 1 mit Abb. (dort ›Strohgedecktes Bauernhaus auf Alsen‹). – Braunschweig 1980, Kat.-Nr. 43, Abb. S. 93. – Moeller 1992, Tafel 50. – Brücke-Museum 1996, Tafel 1.

134
Frühstücksstilleben, 1909
Tuschpinsel
35 × 44 cm
Signiert und datiert unten rechts: S-Rottluff 1909
Karl und Emy Schmidt-Rottluff Stiftung
Inv.-Nr. B 1204/85

LITERATUR: Grohmann, Abb. S. 23.

Buchheim 1956, Abb. 11. – Oldenburg 1957, Kat.-Nr. 93. – Moeller 1992, Tafel 52. – Wietek 1994, Kat.-Nr. 76 mit Abb. – Brücke-Museum 1996, Tafel 3.

135
Höhenzug in Dangast, 1909
Tuschpinsel
34,5 × 44,3 cm
Signiert und datiert unten links: S-Rottluff 1909
Erworben 1967 als Geschenk des Künstlers
Inv.-Nr. 20/67

LITERATUR: Stuttgart 1974/75, Kat.-Nr. 5 mit Abb. (dort ›Küstenlandschaft mit Häusern‹). – Moeller 1992, Tafel 63. – Wietek 1994, Kat.-Nr. 75 mit Abb. – Brücke-Museum 1996, Tafel 2.

136
Liegender weiblicher Akt, um 1910
Tuschfeder
34,5 × 42,5 cm
Signiert unten rechts: SRottluff
Karl und Emy Schmidt-Rottluff Stiftung
Inv.-Nr. B 1189

LITERATUR: Moeller 1992, Tafel 64. – Wietek 1994, Kat.-Nr. 146 mit Abb. – Brücke-Museum 1996, Tafel 6.

137
Landschaft in Dangast, 1910
Graphit
34 × 44 cm
Signiert und datiert unten rechts: S-Rottluff / 1910
Erworben 1967 als Geschenk des Künstlers
Inv.-Nr. 21/67

LITERATUR: Stuttgart 1974/75, Kat. 8 mit Abb. (dort ›Villa mit Turm (Dangast)‹). – Braunschweig 1980, Kat.-Nr. 50, Abb. S. 107. – Saarbrücken 1980, Abb. S. 326. – Moeller 1992, Tafel 65. – Wietek 1994, Kat.-Nr. 145 mit Abb.

138
Zwei sitzende Mädchenakte, 1911
Farbige Kreiden
42,9 × 32,8 cm
Signiert und datiert unten rechts: S. Rottluff / 1911
Erworben 1976 als Geschenk des Künstlers
Inv.-Nr. 2/76

LITERATUR: Kunstblätter 1975, Abb. 2. – Reidemeister 1981, Abb. S. 97. – Brüssel 1984, Kat.-Nr. 173. – Reidemeister 1984, Abb. S. 95. – Meisterwerke 1990, Tafel 93. – Jerusalem 1991, Tafel 93. – Tokio 1991, Tafel 83. – Moeller 1992, Tafel 74. – Madrid 1993, Tafel 54.

139
Liegender weiblicher Akt, 1911
Kohle, farbige Kreiden
32 × 42,3 cm
Signiert unten rechts: S. Rottluff; datiert und lokalisiert ganz unten rechts: Hamburg 1911
Erworben 1996 aus dem Kunsthandel durch die Karl und Emy Schmidt-Rottluff Stiftung
Inv.-Nr. B 1206

LITERATUR: Ausst.-Kat. Privatbesitz Hofheim, Sammlung Hanna Bekker vom Rath, Jahrhunderthalle Hoechst (Frankfurt a. M.), 1984, Kat.-Nr. 99 mit Abb.

140
Auf dem Rücken liegender Akt, 1912
Kohle
33,5 × 42,7 cm
Signiert und datiert oben rechts: S. Rottluff 1912
Erworben 1974 als Geschenk des Künstlers
Inv.-Nr. 18/74

LITERATUR: Stuttgart 1974/75, Kat. 12 mit Abb. – Braunschweig 1980, Kat.-Nr. 53, Abb. S. 113. – Saarbrücken 1980, Abb. S. 327. – Retrospektive 1989, Kat.-Nr. 100 mit Abb. – Meisterwerke 1990, Tafel 94. – Jerusalem 1991, Tafel 94. – Tokio 1991, Tafel 84. – Moeller 1992, Tafel 75.

141
Kniender weiblicher Rückenakt, 1912
Kreide
34,3 × 43 cm
Signiert unten links: SRottluff
Erworben 1974 als Geschenk des Künstlers
Inv.-Nr. 17/74

LITERATUR: Stuttgart 1974/75, Kat. 11 mit Abb. – Moeller 1992, Tafel 76.

142
Frauenkopf, 1913
Tuschpinsel, aquarelliert auf gelbem Papier
50 × 38 cm
Signiert und datiert unten rechts: S. Rottluff 1913
Erworben 1971 als Geschenk aus Privatbesitz
Inv.-Nr. 1/71

LITERATUR: Schaffhausen 1972, Kat.-Nr. 189. – Stuttgart 1974/75, Kat. 16 mit Abb. – Berlin 1975, Kat.-Nr. 130, Tafel 43. – Braunschweig 1980, Kat.-Nr. 54, Abb. S. 115. – Saarbrücken 1980, Abb. S. 97. – Brüssel 1984, Kat.-Nr. 175. – Retrospektive 1989, Kat.-Nr. 139 mit Abb. – Moeller 1992, Tafel 77. – Brücke-Museum 1996, Tafel 8.

143
Kniendes Mädchen, 1913
Tuschpinsel
59,5 × 45 cm
Signiert und datiert unten links: S. Rottluff 1913
Erworben 1973 durch den Fördererkreis Brücke-Museum e. V.
Inv.-Nr. 55/73

LITERATUR: Brüssel 1984, Kat.-Nr. 174 mit Abb. – Retrospektive 1989, Kat.-Nr. 143 mit Abb. (dort ›Kniender weiblicher Akt‹). – Meisterwerke 1990, Tafel 95. – Jerusalem 1991, Tafel 95. – Tokio 1991, Tafel 85 (dort ›Kniender weiblicher Akt‹). – Moeller 1992, Tafel 78. – Brücke-Museum 1996, Tafel 7.

144
Liegender weiblicher Akt, 1913
Tuschpinsel, aquarelliert
50 × 65 cm
Signiert unten rechts: S. Rottluff
Erworben 1993 aus dem Kunsthandel
Inv.-Nr. 7/93

LITERATUR: Brücke-Museum 1996, Tafel 9.

145
Kniender weiblicher Akt, 1913
Tuschfeder, laviert
49,7 × 36,6 cm
Signiert unten rechts: S. Rottluff
Erworben 1975 als Geschenk des Künstlers
Inv.-Nr. 5/75

LITERATUR: Braunschweig 1980, Kat.-Nr. 55, Abb. S. 117. – Brüssel 1984, Kat.-Nr. 176 mit Abb. – Retrospektive 1989, Kat.-Nr. 144 mit Abb. (dort ›Kniendes Mädchen‹). – Meisterwerke 1990, Tafel 96. – Jerusalem 1991, Tafel 96. – Brücke-Museum 1996, Tafel 10.

146
Inseln im Lago Maggiore, um 1927/28
Tuschpinsel und Rohrfeder
50 × 68 cm
Signiert unten rechts: SRottluff
Erworben 1975 als Geschenk des Künstlers
Inv.-Nr. 19/75

LITERATUR: Stuttgart 1974/75, Kat. 35 mit Abb. (dort ›Bergsee (Ascona)‹). – Brücke-Museum 1996, Tafel 11.

147
Sonnenblumen, 1933
Tusche
50 × 69 cm

Signiert Mitte unten rechts: SRottluff; numeriert ganz unten rechts: 332
Karl und Emy Schmidt-Rottluff Stiftung
Inv.-Nr. B 1168

LITERATUR: Brücke-Museum 1996, Tafel 13.

148
Sturm, 1934
Tusche, laviert
51 × 69 cm
Signiert unten rechts: SRottluff; numeriert ganz unten rechts: 3437
Karl und Emy Schmidt-Rottluff Stiftung
Inv.-Nr. B 1170

LITERATUR: Brücke-Museum 1996, Tafel 15.

149
Stilleben mit Büchern, 1935
Tusche, laviert
50 × 69,5 cm
Signiert unten rechts: SRottluff; numeriert ganz unten rechts: 3529
Karl und Emy Schmidt-Rottluff Stiftung
Inv.-Nr. B 1174

LITERATUR: Brücke-Museum 1996, Tafel 17.

150
Moorlandschaft I, um 1940
Farbstifte und Tuschpinsel
26,6 × 39,5 cm
Signiert unten rechts: SRottluff
Karl und Emy Schmidt-Rottluff Stiftung
Inv.-Nr. B 23

151
Moorlandschaft II, um 1940
Farbstifte und Tuschpinsel
26,7 × 38,1 cm
Signiert unten rechts: SRottluff
Karl und Emy Schmidt-Rottluff Stiftung
Inv.-Nr. B 32

LITERATUR: Brücke-Museum 1977/78, Kat.-Nr. 94.

152
Verschneite Felsen, um 1940
Farbstifte und Tuschpinsel
26,3 × 40,2 cm
Signiert unten rechts: SRottluff
Karl und Emy Schmidt-Rottluff Stiftung
Inv.-Nr. B 1200

LITERATUR: Brücke-Museum 1984, Kat.-Nr. 172.

153
Abend am Lebasee, um 1940
Farbstifte und Tuschpinsel
27 × 39,8 cm
Signiert unten rechts: SRottluff
Karl und Emy Schmidt-Rottluff Stiftung
Inv.-Nr. B 1201

154
Wegkreuzung, um 1940
Farbstifte und Tuschpinsel
26,3 × 40 cm
Signiert unten rechts: SRottluff
Karl und Emy Schmidt-Rottluff Stiftung
Inv.-Nr. B 1202

LITERATUR: Brücke-Museum 1984, Kat.-Nr. 170.

155
Kastanien, um 1940
Farbstifte und Tuschpinsel
26 × 39,5 cm
Signiert unten links: SRottluff
Karl und Emy Schmidt-Rottluff Stiftung
Inv.-Nr. B 28

LITERATUR: Brücke-Museum 1977/78, Kat.-Nr. 88, Tafel 50. – Brücke-Museum 1984, Kat.-Nr. 168, Tafel 98.

156
Zwiebeln, um 1940
Farbstifte und Tuschpinsel
25,5 × 39,5 cm
Signiert unten links: SRottluff
Karl und Emy Schmidt-Rottluff Stiftung
Inv.-Nr. B 3

157
Nähkorb, um 1940
Farbstifte und Tuschpinsel
26 × 40 cm
Signiert oben rechts: SRottluff
Karl und Emy Schmidt-Rottluff Stiftung
Inv.-Nr. B 4

158
Stilleben mit Skulptur »Panischer Schrecken«, um 1940
Farbstifte und Tuschpinsel
38 × 27 cm
Nicht bezeichnet
Karl und Emy Schmidt-Rottluff Stiftung
Inv.-Nr. B 1199

LITERATUR: Ausst.-Kat. Karl Schmidt-Rottluff, Gemälde, Aquarelle, Graphik, Kunsthandwerk aus Privatsammlungen, Schloß Detmold, 1978, Kat.-Nr. 54, Abb. 23. – Brücke-Museum 1984, Kat.-Nr. 171, Tafel 100.

159
Angelgerät I, um 1940
Farbstifte und Tuschpinsel
26,1 × 40 cm
Signiert unten links: SRottluff
Karl und Emy Schmidt-Rottluff Stiftung
Inv.-Nr. B 5

LITERATUR: Brücke-Museum 1977/78, Kat.-Nr. 92, Tafel 51. – Brücke-Museum 1984, Kat.-Nr. 165.

160
Stilleben mit Holzfigur, um 1940
Farbstifte und Tuschpinsel
38,5 × 26 cm
Nicht bezeichnet
Karl und Emy Schmidt-Rottluff Stiftung
Inv.-Nr. B 9

161
Zimmerecke, um 1940
Farbstifte und Tuschpinsel
39,5 × 54 cm
Nicht bezeichnet
Karl und Emy Schmidt-Rottluff Stiftung
Inv.-Nr. B 77

162
Blockadestilleben, Ende 40er Jahre
Farbstifte und Tuschpinsel
54 × 40 cm

Nicht bezeichnet
Karl und Emy Schmidt-Rottluff Stiftung
Inv.-Nr. B 76

163
Dorf im Tessin, 50er Jahre
Farbstifte und Graphit
39,5 × 54 cm
Nicht bezeichnet
Karl und Emy Schmidt-Rottluff Stiftung
Inv.-Nr. B 321

164
Steilküste, 50er Jahre
Farbstifte und Graphit
40 × 54 cm
Signiert unten rechts: SRottluff
Karl und Emy Schmidt-Rottluff Stiftung
Inv.-Nr. B 368

165
Grätenwald, 50er Jahre
Farbstifte und Graphit
40 × 54 cm
Nicht bezeichnet
Karl und Emy Schmidt-Rottluff Stiftung
Inv.-Nr. B 339

166
Im Fichtenwald, 50er Jahre
Graphit
40 × 54 cm
Nicht bezeichnet
Karl und Emy Schmidt-Rottluff Stiftung
Inv.-Nr. B 333

167
Zwei Plastiken, 50er Jahre
Tusche, laviert und aquarelliert
48 × 62 cm
Signiert unten links: SRottluff
Karl und Emy Schmidt-Rottluff Stiftung
Inv.-Nr. B 248

LITERATUR: Brücke-Museum 1996, Tafel 39.

168
Holzplastik, 50er Jahre
Tuschpinsel
40 × 54 cm
Nicht bezeichnet
Karl und Emy Schmidt-Rottluff Stiftung
Inv.-Nr. B 311

LITERATUR: Brücke-Museum 1996, Tafel 44.

169
Topfpflanze und Plastik, 50er Jahre
Tusche, laviert
71 × 51 cm
Signiert oben links: S. Rottluff
Karl und Emy Schmidt-Rottluff Stiftung
Inv.-Nr. B 206

LITERATUR: Brücke-Museum 1996, Tafel 35.

170
Park in Hofheim, 1950
Tusche, laviert
65 × 50 cm
Signiert unten links: S. Rottluff; numeriert ganz unten rechts: 5031
Karl und Emy Schmidt-Rottluff Stiftung
Inv.-Nr. B 106

LITERATUR: Brücke-Museum 1996, Tafel 55.

171
Drei Bäume am Wasser, 1954
Tusche, laviert und aquarelliert
47 × 65 cm
Signiert unten rechts: SRottluff
Karl und Emy Schmidt-Rottluff Stiftung
Inv.-Nr. B 242

172
Dorf im Tessin, 1954
Graphit
40 × 54 cm
Datiert unten rechts: Okt. 54
Karl und Emy Schmidt-Rottluff Stiftung
Inv.-Nr. B 147

173
Terrasse mit Palmen, 1954
Graphit
40 × 54 cm
Datiert unten rechts: Okt. 54
Karl und Emy Schmidt-Rottluff Stiftung
Inv.-Nr. B 149

174
Meerschnecken und Südseeschild, 1955
Farbstifte und Tuschpinsel
50 × 61 cm
Signiert unten rechts: SRottluff; numeriert ganz unten rechts: 5532
Karl und Emy Schmidt-Rottluff Stiftung
Inv.-Nr. B 163

LITERATUR: Brücke-Museum 1984, Kat.-Nr. 200.

175
Maske über Philodendronblättern, 1961
Tusche, laviert und aquarelliert
70 × 50 cm
Signiert unten links: SRottluff; numeriert ganz unten rechts: 6161
Karl und Emy Schmidt-Rottluff Stiftung
Inv.-Nr. B 669

176
Ausblick Schützallee, 1963
Tusche
50 × 70 cm
Signiert unten rechts: SRottluff
Karl und Emy Schmidt-Rottluff Stiftung
Inv.-Nr. B 971

LITERATUR: Brücke-Museum 1996, Tafel 101.

177
Malvenstock, 1963
Tusche
70 × 50 cm
Signiert unten rechts: SRottluff; numeriert ganz unten rechts: 6335
Karl und Emy Schmidt-Rottluff Stiftung
Inv.-Nr. B 737

LITERATUR: Brücke-Museum 1996, Tafel 109.

178
Stilleben, 1964
Tusche
50 × 70 cm
Signiert unten Mitte rechts: SRottluff
Karl und Emy Schmidt-Rottluff Stiftung
Inv.-Nr. B 776

LITERATUR: Brücke-Museum 1996, Tafel 123.

179
Am Fenster nach dem Garten, 1965
Farbstifte und Tusche
70 × 50 cm
Signiert unten Mitte links: SRottluff; numeriert unten links: 6533
Karl und Emy Schmidt-Rottluff Stiftung
Inv.-Nr. 785

LITERATUR: Galeriekatalog, Karl Schmidt-Rottluff, Ölgemälde, Aquarelle, Zeichnungen, Frankfurter Kunstkabinett Hanna Bekker vom Rath, 1968, Kat.-Nr. 17.

180
Ungleiche Gefäße, 1965
Tusche
50 × 70 cm
Signiert unten rechts: SRottluff; numeriert ganz unten rechts: 6412
Karl und Emy Schmidt-Rottluff Stiftung
Inv.-Nr. B 752

LITERATUR: Brücke-Museum 1996, Tafel 125.

181
Stilleben mit grüner Flasche, frühe 70er Jahre
Farbstifte und Tuschpinsel
40 × 54 cm
Signiert unten rechts: SRottluff
Karl und Emy Schmidt-Rottluff Stiftung
Inv.-Nr. B 1139

182
Am Strand, frühe 70er Jahre
Farbstifte und Tuschpinsel
40 × 54 cm
Signiert unten rechts: SRottluff
Karl und Emy Schmidt-Rottluff Stiftung
Inv.-Nr. B 1157

183
Steilküste, frühe 70er Jahre
Farbstifte und Tuschpinsel
40 × 54 cm
Signiert unten rechts: SRottluff
Karl und Emy Schmidt-Rottluff Stiftung
Inv.-Nr. B 1143

184
Rotes Haus hinter Tannen, frühe 70er Jahre
Farbstifte und Tuschpinsel
40 × 54 cm
Signiert unten Mitte rechts: SRottluff
Karl und Emy Schmidt-Rottluff Stiftung
Inv.-Nr. B 1107

185
Waldwiese, frühe 70er Jahre
Farbstifte und Tuschpinsel
50 x70 cm
Signiert unten rechts: SRottluff
Karl und Emy Schmidt-Rottluff Stiftung
Inv.-Nr. B 1089

186
Frauenstudie, 1909
Postkarte an Rosa Schapire, Dangast
Poststempel: Varel 9. 9. 1909
Tusche
14 × 9 cm
Erworben 1967 als Überweisung der Galerie des 20. Jahrhunderts, Stiftung Rosa Schapire
Inv.-Nr. 61/67

LITERATUR: Brücke-Museum 1967/68, Kat.-Nr. 1. – Stuttgart 1974/75, Kat.-Nr. 2 mit Abb. – Gerd Presler, »Brücke« an Dr. Rosa Schapire, Mannheim 1990, Abb. S. 37. – Brücke-Museum 1991, Tafel 39. – Moeller 1992, Tafel 51. – Wietek 1994, Kat.-Nr. 79 mit Abb. (dort ›Mädchen in Halbfigur‹). – Brücke-Museum 1996, Tafel 4.

187
Am Tisch schlafende Frau, 1910
Postkarte an Rosa Schapire, Hamburg
Poststempel: Dangast 27. 6. 1910
Tusche
9 × 14 cm
Erworben 1967 als Überweisung der Galerie des 20. Jahrhunderts, Stiftung Rosa Schapire
Inv.-Nr. 62/67

LITERATUR: Oldenburg 1957, Kat.-Nr. 115. – Brücke-Museum 1967/68, Kat.-Nr. 9. – Stuttgart 1974/75, Kat.-Nr. 7 mit Abb. – Gerd Presler, »Brücke« an Dr. Rosa Schapire, Mannheim 1990, Abb. S. 41. – Brücke-Museum 1991, Tafel 45. – Moeller 1992, Tafel 66. – Wietek 1994, Kat.-Nr. 161 mit Abb. (dort ›Schreibendes Mädchen‹). – Brücke-Museum 1996, Tafel 5.

188
Segelboot an der Küste, 1910
Postkarte an Ella Kohlstedt, Berlin
Poststempel: Dangast 5. (unleserlich) 1910
Tusche, Farbkreiden
14 × 9 cm
Erworben 1982 aus dem Vermächtnis von Ella Kohlstedt
Inv.-Nr. 11/82

LITERATUR: Brücke-Museum 1991, Tafel 41. – Moeller 1992, Tafel 62. – Wietek 1994, Kat.-Nr. 184 mit Abb. (dort ›Segelboot am Strand‹).

189
Kinder am Strand, 1910
Postkarte an Rosa Schapire, Hamburg
Poststempel: Varel 20. 8. 1910
Farbkreiden
9 × 14 cm
Erworben 1967 als Überweisung der Galerie des 20. Jahrhunderts, Stiftung Rosa Schapire
Inv.-Nr. 64/67

LITERATUR: Gerhard Wietek, Maler der »Brücke«, Farbige Kartengrüße an Rosa Schapire von Erich Heckel, Ernst Ludwig Kirchner, Max Pechstein, Karl Schmidt-Rottluff, Wiesbaden 1958, Abb. 6. – Brücke-Museum 1967/68, Kat.-Nr. 11. – Gerd Presler, »Brücke« an Dr. Rosa Schapire, Mannheim 1990, Abb. S. 44. – Brücke-Museum 1991, Tafel 50. – Wietek 1994, Kat.-Nr. 176 mit Abb.

190
Häuser am Park, um 1910
Postkarte an Ella Kohlstedt, Berlin
Poststempel: Dangast (unleserlich)
Farbkreiden
9,4 × 14,3 cm
Erworben 1982 aus dem Vermächtnis von Ella Kohlstedt
Inv.-Nr. 12/82

LITERATUR: Brücke-Museum 1991, Tafel 40. – Moeller 1992, Tafel 68. – Wietek 1994, Kat.-Nr. 180 mit Abb. (dort ›Parkschloß in Dangast‹).

191
Bildnis E. (Emma Ritter), 1910
Postkarte an Rosa Schapire, Hamburg

Poststempel: Dangast 6. 7. 1910
Farbkreiden
14 × 9 cm
Erworben 1967 als Überweisung der Galerie des 20. Jahrhunderts, Stiftung Rosa Schapire
Inv.-Nr. 63/67

LITERATUR: Oldenburg 1957, Kat.-Nr. 114. – Brücke-Museum 1967/68, Kat.-Nr. 10. – Gerd Presler, »Brücke« an Dr. Rosa Schapire, Mannheim 1990, Abb. S. 42. – Brücke-Museum 1991, Tafel 47. – Wietek 1994, Kat.-Nr. 170 mit Abb. (dort ›Weibliches Bildnis‹).

192
Bauernhaus in Dangast, 1910
Postkarte an Rosa Schapire, Hamburg
Poststempel: Dangast 17. 9. 1910
Farbkreiden
9 × 14 cm
Erworben 1967 als Überweisung der Galerie des 20. Jahrhunderts, Stiftung Rosa Schapire
Inv.-Nr. 65/67

LITERATUR: Brücke-Museum 1967/68, Kat.-Nr. 12. – Gerd Presler, »Brücke« an Dr. Rosa Schapire, Mannheim 1990, Abb. S. 45 (dort ›Bauernhaus hinter Bäumen‹). – Brücke-Museum 1991, Tafel 51. – Moeller 1992, Tafel 67. – Wietek 1994, Kat.-Nr. 179 mit Abb. (dort ›Haus hinter Bäumen‹).

193
Villa mit Turm, um 1911
Postkarte an Ella Kohlstedt, Berlin
Poststempel: Dangast 11. (unleserlich)
Tusche, Farbkreiden
9,4 × 14,3 cm
Erworben 1982 aus dem Vermächtnis von Ella Kohlstedt
Inv.-Nr. 13/82

LITERATUR: Brücke-Museum 1991, Tafel 52. – Moeller 1992, Tafel 70. – Wietek 1994, Kat.-Nr. 240 mit Abb. (dort ›Turmhaus und Granatkörbe‹).

194
Weg mit gelbem Haus, 1911
Postkarte an Ella Kohlstedt, Berlin
Poststempel: Dangast (Anfang Juni 1911)
Aquarell, Tusche
14,1 × 9,2 cm
Erworben 1980 aus dem Vermächtnis von Ella Kohlstedt
Inv.-Nr. 1/80

LITERATUR: Brücke-Museum 1991, Tafel 53. – Moeller 1992, Tafel 71. – Wietek 1994, Kat.-Nr. 237 mit Abb.

195
Badende am Meer, 1920
Postkarte an Rosa Schapire, Hamburg
Poststempel: Jershöft 12. 7. 1920
Aquarell, Bleistift
14 × 9 cm
Erworben 1967 als Überweisung der Galerie des 20. Jahrhunderts, Stiftung Rosa Schapire
Inv.-Nr. 68/67

LITERATUR: Brücke-Museum 1967/68, Kat.-Nr. 20. – Gerd Presler, »Brücke« an Dr. Rosa Schapire, Mannheim 1990, Abb. S. 50. – Brücke-Museum 1991, Tafel 60. – Moeller 1992, Tafel 80.

196
Bäume im Winter, um 1905
Holzschnitt
11,8 × 16 cm
Monogrammiert im Stock unten rechts: KS
Erworben 1966 als Geschenk von Erich Heckel
Inv.-Nr. 860/66 B

LITERATUR: Schleswig 1995, Kat.-Nr. 22 mit Abb.

197
Holzbrücke, 1905
Holzschnitt
15,2 × 25,3 cm
Monogrammiert im Stock unten links: KS; signiert unten rechts: Karl Schmidt; bezeichnet unten links: Holzbrücke
Erworben 1966 als Geschenk von Erich Heckel
Inv.-Nr. 878/66

LITERATUR: Schaffhausen 1972, Kat.-Nr. 210. – Brücke-Museum 1974, Kat.-Nr. 7. – Viotto 1975, Abb. 33. – Brücke-Museum 1980, Kat.-Nr. 75. – Schleswig 1995, Kat.-Nr. 254 mit Abb.

198
Meine Mutter, 1905
Holzschnitt
16 × 12 cm
Signiert unten rechts: K. Schmidt-Rottluff; bezeichnet im Stock unten links: Meine Mutter
Erworben 1966 als Geschenk von Erich Heckel
Inv.-Nr. 873/66

LITERATUR: Schaffhausen 1972, Kat.-Nr. 211. – Brücke-Museum 1974, Kat.-Nr. 5. – Viotto 1975, Abb. 35. – Brücke-Museum 1980, Kat.-Nr. 76. – Retrospektive 1989, Kat.-Nr. 18 mit Abb. – Chemnitz 1993, Kat.-Nr. 109 mit Abb. – Schleswig 1995, Kat.-Nr. 17 mit Abb. (dort um 1904 datiert).

199
Bin armer Leute Kind, 1905
Holzschnitt
20 × 15,3 cm
Monogrammiert im Stock unten links: KS; signiert unten rechts: Karl Schmidt; bezeichnet unten links: Bin armer Leute Kind, Orig. Holzschn.
Erworben 1966 als Geschenk von Erich Heckel
Inv.-Nr. 874/66

LITERATUR: Wietek 1971, Abb. 3. – Schaffhausen 1972, Kat.-Nr. 209. – Brücke-Museum 1974, Kat.-Nr. 4, Tafel 3. – Viotto 1975, Abb. 37. – Brücke-Museum 1980, Kat.-Nr. 74, Tafel 34. – Jähner 1984, Abb. 17. – Donald E. Gordon, Expressionism, Art and Idea, New Haven / London 1987, Abb. 120. – Schleswig 1995, Kat.-Nr. H 05-4 mit Abb.

200
Aus einem Gebirgsdorf, 1905
Holzschnitt
12 × 16 cm
Monogrammiert im Stock unten links: KS; signiert unten rechts: K. Schmidt-Rottluff; bezeichnet unten links: Aus einem Gebirgsdorf
Erworben 1966 als Geschenk von Erich Heckel
Inv.-Nr. 876/66

LITERATUR: Viotto 1975, Abb. 24. – Brücke-Museum 1980, Kat.-Nr. 73. – Retrospektive 1989, Kat.-Nr. 19 mit Abb. – Ausst.-Kat. Figures du Moderne, L'Expressionisme en Allemagne, Dresde, Munich, Berlin 1905-1914, Musée d'Art Moderne (Paris), 1992, Kat.-Nr. 143 mit Abb. – Moeller 1992, Tafel 218.

201
In einem Atelier, 1905
Holzschnitt
30,8 × 15 cm
Monogrammiert im Stock unten links: KS; signiert und datiert unten rechts: K. Schmidt-Rottluff 05; bezeichnet ganz unten links: In einem Atelier
Erworben 1966 als Geschenk von Erich Heckel
Inv.-Nr. 881/66

LITERATUR: Ausst.-Kat. Maler suchen Freunde, Jahresmappen, Plakate und andere werbende Graphik der Künstlergruppe Brücke, Wallraf-Richartz-Museum (Köln), 1971, Abb. 18. – Wietek 1971, Abb. 1. – Schaffhausen 1972, Kat.-Nr. 206. – Brücke-Museum 1974, Kat.-Nr. 2, Tafel 1. – Viotto 1975, Abb. 34. – Brücke-Museum 1980, Kat.-Nr. 77, Tafel 36. – Mexiko 1982, Kat.-Nr. 104 mit Abb. – Jähner 1984, Abb. 14 (dort ›Aktzeichnen bei Lampenlicht‹). – Herford 1984, Abb. S. 24 (dort ›Das Atelier‹). – Ausst.-Kat. Expressionisten, Die Avantgarde in Deutschland 1905-1920, Nationalgalerie Berlin, 1986, Abb. S. 26. – Retrospektive 1989, Kat.-Nr. 21 mit Abb. – Moeller 1992, Tafel 217. – Schleswig 1995, Kat.-Nr. 256 mit Abb.

202
Unter der Brücke, 1905
Holzschnitt
16,1 × 22,7 cm
Monogrammiert im Stock oben links: KS; signiert unten rechts: K. Schmidt-Rottluff; bezeichnet ganz unten links: Unter der Brücke
Erworben 1966 als Geschenk von Erich Heckel
Inv.-Nr. 879/66

LITERATUR: Wietek 1971, Abb. 4. – Schaffhausen 1972, Kat.-Nr. 207. – Brücke-Museum 1974, Kat.-Nr. 6, Tafel 4. – Viotto 1975, Abb. 38. – Brücke-Museum 1980, Kat.-Nr. 79, Tafel 38. – Jähner 1984, Abb. 16. – Retrospektive 1989, Kat.-Nr. 20 mit Abb. – Jerusalem 1991, Abb. 5. – Moeller 1992, Tafel 215. – Ausst.-Kat. Brücken silta suomeen, Sara Hildénin taidemuseo, 1993, Abb. o. Nr., o. S. – Schleswig 1995, Kat.-Nr. 255 mit Abb.

203
Aus einem Bergwerksdorf, 1905
Holzschnitt
17,1 × 10,2 cm
Monogrammiert im Stock unten links: KS; signiert unten rechts: K. Schmidt-Rottluff; bezeichnet ganz unten links: Aus einem Bergwerksdorf
Erworben 1966 als Geschenk von Erich Heckel
Inv.-Nr. 877/66

LITERATUR: Wietek 1971, Abb. 6 (dort ›Bauernhäuser im Schnee‹). – Viotto 1975, Abb. 29. – Brücke-Museum 1980, Kat.-Nr. 81. – Jähner 1984, Abb. 440 (dort ›Bauernhäuser im Schnee‹). – Moeller 1995, Tafel 57. – Schleswig 1995, Kat.-Nr. 19 mit Abb.

204
Die Kirche, 1905
Holzschnitt
28,2 × 14,2 cm
Monogrammiert im Stock unten links: KS; signiert unten rechts: K. Schmidt-Rottluff; bezeichnet unten links: Die Kirche
Erworben 1966 als Geschenk von Erich Heckel
Inv.-Nr. 875/66

LITERATUR: Peter Selz, German Expressionist Painting, Berkeley / Los Angeles 1957, Abb. 6. – Schaffhausen 1972, Kat.-Nr. 212. – Brücke-Museum 1974, Kat.-Nr. 8. – Viotto 1975, Abb. 26. – Brücke-Museum 1980, Kat.-Nr. 80, Tafel 32. – Moeller 1992, Tafel 216. – Moeller 1995, Tafel 56. – Schleswig 1995, Kat.-Nr. 18 mit Abb. (dort um 1904 datiert).

205
Schlafender Junge, 1905
Holzschnitt
15 × 20,2 cm
Monogrammiert im Stock oben links: KS; signiert unten rechts: K. Schmidt-Rottluff; bezeichnet unten links: Schlafender Junge
Erworben 1966 als Geschenk von Erich Heckel
Inv.-Nr. 872/66

LITERATUR: Wietek 1971, Abb. 2. – Schaffhausen 1972, Kat.-Nr. 208. – Brücke-Museum 1974, Kat.-Nr. 3, Tafel 2. – Viotto 1975, Abb. 36. – Brücke-Museum 1980, Kat.-Nr. 78. – Berry Herbert, German Expressionism, »Die Brücke« and »Der Blaue Reiter«, London 1983, Abb. 10. – Jähner 1984, Abb. 438. – Retrospektive 1989, Kat.-Nr. 17 mit Abb. – Ausst.-Kat. Figures du Moderne, L'Expressionisme en Allemagne, Dresde, Munich, Berlin 1905-1914, Musée d'Art Moderne (Paris), 1992, Kat.-Nr. 142 mit Abb. – Moeller 1995, Tafel 55. – Schleswig 1995, Kat.-Nr. 21 mit Abb.

206
Dangast, 1909
Holzschnitt
23,2 × 36,5 cm
Signiert und datiert unten rechts: Schmidt-Rottluff 1909; bezeichnet unten links: »Dangast«
Erworben 1967 als Überweisung der Galerie des 20. Jahrhunderts, Stiftung Rosa Schapire
Inv.-Nr. 81/67

LITERATUR: Schapire H 8.
Ausst.-Kat. Künstlergemeinschaft Brücke, Galerie Ernst Arnold (Dresden), 1910, Kat.-Nr. 79. – Berlin 1954, Kat.-Nr. 168. – Oldenburg 1957, Kat.-Nr. 126. – Berlin 1964, Kat.-Nr. 6. – Hamburg 1970, Kat.-Nr. 2. – Wietek 1971, Abb. 22. – Brücke-Museum 1974, Kat.-Nr. 26. – Reutlingen 1974, Kat.-Nr. 1, Abb. 3. – Konstanz 1978, Kat.-Nr. 1. – Wittlich 1985, Kat.-Nr. 1 mit Abb. – Ausst.-Kat. Stationen der Moderne, Berlinische Galerie, 1988/89, Kat.-Nr. 1/37 mit Abb. – Meisterwerke 1990, Tafel 122. – Jerusalem 1991, Tafel 122. – Tokio 1991, Tafel 101. – Moeller 1992, Tafel 223. – Madrid 1993, Tafel 71. – Wietek 1994, Kat.-Nr. 93 mit Abb. – Moeller 1995, Tafel 59.

207
Aus Rabenstein, 1910
Holzschnitt
31,2 × 40,7 cm
Signiert unten rechts: S. Rottluff
Erworben 1967 als Überweisung der Galerie des 20. Jahrhunderts, Stiftung Rosa Schapire
Inv.-Nr. 83/67

LITERATUR: Schapire H 36.
Berlin 1964, Kat.-Nr. 11. – Brücke-Museum 1974, Kat.-Nr. 35. – Moeller 1992, Tafel 225.

208
Modell, 1911
Farbholzschnitt in Schwarz und Rot
28,6/29 × 43 cm

Signiert und datiert unten rechts: S. Rottluff 1911
Erworben 1996 aus dem Kunsthandel durch die Karl und Emy Schmidt-Rottluff Stiftung
Inv.-Nr. B 1207

LITERATUR: Schapire H 55.

Freiburg 1972, Kat.-Nr. 7, Abb. S. 8. – Brücke-Museum 1974, Kat.-Nr. 39, Tafel 19. – Ausst.-Kat. Ein Jahrhundert des Holzschnitts, Hamburger Kunsthalle, 1993/94, Abb. S. 67.

209
Mann und Weib, 1912
Holzschnitt
23,8 × 30,1 cm
Signiert und datiert unten rechts: S. Rottluff 1912; bezeichnet ganz unten links: Mann und Weib / Fichte
Erworben 1967 als Überweisung der Galerie des 20. Jahrhunderts, Stiftung Rosa Schapire
Inv.-Nr. 84/67

LITERATUR: Schapire H 94.

Westfalen 1969, Kat.-Nr. 1. – Wietek 1971, Abb. 70. – Brücke-Museum 1974, Kat.-Nr. 69, Tafel 26. – Reutlingen 1974, Kat.-Nr. 22. – Bremen 1984, Kat.-Nr. 28 mit Abb. – Moeller 1992, Tafel 228.

210
Hafen, 1912
Farbholzschnitt in Schwarz und Grün
23,6 × 30 cm
Signiert und datiert unten links: S. Rottluff 1912
Erworben 1974 als Geschenk des Künstlers
Inv.-Nr. 31/74

LITERATUR: Schapire H 79.

Oldenburg 1957, Kat.-Nr. 312. – Essen 1958, Kat.-Nr. 246. – Hamburg 1969, Kat.-Nr. 12 mit Abb. – Frankfurt 1970, Kat.-Nr. 2. – Hamburg 1970, Kat.-Nr. 28 mit Abb. – Wietek 1971, Abb. 44. – Freiburg 1972, Kat.-Nr. 9. – Reutlingen 1974, Kat.-Nr. 15. – Konstanz 1978, Kat.-Nr. 14. – Mexiko 1982, Kat.-Nr. 109 mit Abb. – Wietek 1984, Tafel 109. – Wittlich 1985, Kat.-Nr. 13 mit Abb. – Ausst.-Kat. Figures du Moderne, L'Expressionisme en Allemagne, Dresde, Munich, Berlin 1905-1914, Musée d'Art Moderne (Paris), 1992, Kat.-Nr. 155 mit Abb. – Moeller 1992, Tafel 227. – Wietek 1994, Kat.-Nr. 290 mit Abb.

211
Schiffe im Hafen, 1913
Holzschnitt
28,7 × 32,2 cm
Signiert unten rechts: SRottluff; numeriert unten links: 1313
Erworben 1970 als Überweisung der Galerie des 20. Jahrhunderts
Inv.-Nr. 37/70

LITERATUR: Schapire H 111.

Hannover 1952, Kat.-Nr. 67. – Hamburg 1970, Kat.-Nr. 39 mit Abb. – Ausst.-Kat. Der Deutsche Expressionismus, Nationalmuseum für westliche Kunst (Tokio), 1971, Kat.-Nr. 165 mit Abb. – Wietek 1971, Abb. 63. – Brücke-Museum 1974, Kat.-Nr. 72, Tafel 31. – Reutlingen 1974, Kat.-Nr. 26. – Konstanz 1978, Kat.-Nr. 21. – Ausst.-Kat. Die Künstlergruppe »Brücke« 1905-1913, Nationalmuseum Breslau, 1979, Kat.-Nr. 86. – Berlin 1984, Kat.-Nr. 10 mit Abb. – Jähner 1984, Abb. 94. – Wittlich 1985, Kat.-Nr. 20 mit Abb. – Chemnitz 1993, Kat.-Nr. 130 mit Abb.

212
Blick vom Balkon, 1913
Holzschnitt
36,2 × 28,8 cm
Signiert und datiert unten rechts: S. Rottluff 1913; bezeichnet und numeriert ganz unten links: Blick vom Balkon / 132
Erworben 1967 als Überweisung der Galerie des 20. Jahrhunderts, Stiftung Rosa Schapire
Inv.-Nr. 85/67

LITERATUR: Schapire H 100.

Brücke-Museum 1974, Kat.-Nr. 70. – Berlin 1984, Kat.-Nr. 9 mit Abb. – Moeller 1992, Tafel 231.

213
Die Bucht, 1913
Farbholzschnitt in Schwarz, Ocker und Blau
28 × 33,2 cm
Signiert und datiert unten rechts: SRottluff 1913; numeriert unten links: 241
Erworben 1976 als Geschenk des Künstlers
Inv.-Nr. 5/76

LITERATUR: Rathenau H 5.

Hamburg 1969, Kat.-Nr. 64 mit Abb. – Wietek 1971, Abb. 64. – Kunstblätter 1975, Abb. 9. – Meisterwerke 1990, Tafel 125. – Jerusalem 1991, Tafel 125. – Tokio 1991, Tafel 103. – Moeller 1992, Tafel 230.

214
Frau mit aufgelöstem Haar, 1913
Holzschnitt
36 × 30 cm
Signiert unten rechts: S. Rottluff; numeriert ganz unten Mitte: 1325
Erworben 1968 als Geschenk aus Privatbesitz
Inv.-Nr. 3/68

LITERATUR: Schapire H 123.

Valentiner 1920, Abb. 23. – Wilhelm R. Valentiner, Karl Schmidt-Rottluff, in: Der Cicerone, Jg. 12, Heft 12, Leipzig 1920, S. 455-476, Abb. 10. – G. F. Hartlaub, Die Graphik des Expressonismus in Deutschland, Stuttgart / Calw 1947, Abb. 22. – Halle 1948, Abb. 4. – Buchheim 1956, Abb. 282. – Essen 1958, Kat.-Nr. 247. – Hannover 1964, Kat.-Nr. 54 mit Abb. – Ausst.-Kat. German Expressionist Prints, Drawings and Watercolors, Die »Brücke«, Detroit Institute of Arts, 1966, Kat.-Nr. 88. – Ricco Familiari, Karl Schmidt-Rottluff, in: Zootecnia e Vita, Università di Messina, Jg. 13, Heft 2, 1970, Abb. S. 107. – Wietek 1971, Abb. 72. – Schaffhausen 1972, Kat.-Nr. 214, Tafel 18. – Baden-Baden 1973, Kat.-Nr. 5 mit Abb. – München 1973, Kat.-Nr. II/145 mit Abb. – Brücke-Museum 1974, Kat.-Nr. 75, Tafel 33. – Karl-Marx-Stadt 1974, Abb. S. 30. – Ausst.-Kat. Graphik des Expressionismus, Städtische Galerie Nordhorn, 1979, Abb. S. 50. – Berlin 1982, Kat.-Nr. 271 mit Abb. – Mexiko 1982, Kat.-Nr. 110 mit Abb. – Albstadt 1983, Kat.-Nr. 198 mit Abb. – Wolf-Dieter Dube, Der Expressionismus in Wort und Bild, Genf 1983, Abb. S. 38. – Berlin 1984, Kat.-Nr. 11 mit Abb. – Brüssel 1984, Kat.-Nr. 183 mit Abb. – Herford 1984, Kat.-Nr. 6 mit Abb. – Jähner 1984, Abb. 113. – Karl-Marx-Stadt 1984, Abb. S. 50. – Los Angeles 1985, Kat.-Nr. 57 mit Abb. – Kaiserslautern 1986, Kat.-Nr. 455 mit

Abb. – Tobien 1987, Abb. S. 121. – Retrospektive 1989, Kat.-Nr. 151 mit Abb. – Ausst.-Kat. Vlaams Expressionisme in Europese Context 1900-1930, Museum voor Schone Kunsten (Gent), 1990, Kat. 105 mit Abb. – Meisterwerke 1990, Tafel 124. – Jerusalem 1991, Tafel 124. – Sabarsky 1991, Kat.-Nr. 170 mit Abb. – Berlin 1992, Kat.-Nr. 387 mit Abb. – Moeller 1992, Tafel 232. – Chemnitz 1993, Kat.-Nr. 122 mit Abb. – Madrid 1993, Tafel 72. – Ausst.-Kat. Karl Schmidt-Rottluff, Musée Matisse (Nizza), 1995, Kat.-Nr. 85 mit Abb. – Schleswig 1995, Kat.-Nr. 607 mit Abb. – Moeller 1996, Abb. S. 13.

215
Frauen am Tisch, 1914
Holzschnitt
39,2 × 50 cm
Signiert unten rechts: S. Rottluff; numeriert unten Mitte: 1494
Erworben 1967 als Geschenk des Künstlers
Inv.-Nr. 111/67

LITERATUR: Schapire H 134.

Köln 1954, Kat.-Nr. 9. – Bernhard S. Myers, Die Malerei des Expressionismus, Eine Generation im Aufbruch, Köln 1957, Abb. S. 140. – Berlin 1964, Kat.-Nr. 19. – Brücke-Museum 1967/68, Kat.-Nr. 55, Tafel 20. – London 1969, Kat.-Nr. 103 mit Abb. – Frankfurt 1970, Kat.-Nr. 5 mit Abb. – Freiburg 1972, Kat.-Nr. 19 mit Abb. – Schaffhausen 1972, Kat.-Nr. 215. – Ausst.-Kat. Grafik des Expressionismus in Berlin, Lithographien, Holzschnitte, Radierungen, Kunstamt Reinickendorf (Berlin), 1972/73, Kat.-Nr. 60. – München 1973, Kat.-Nr. II/147 mit Abb. – Brücke-Museum 1974, Kat.-Nr. 79. – Ausst.-Kat. German Expressionism towards a new Humanism, University of Houston, 1977, Kat.-Nr. 282, Abb. 72. – Berlin 1982, Kat.-Nr. 272 mit Abb. – Herford 1984, Kat.-Nr. 8 mit Abb. – Sabarsky 1991, Kat.-Nr. 172 mit Abb. – Moeller 1992, Tafel 235.

216
Bildnis G. (Guthmann), 1914
Holzschnitt
50 × 39,5 cm
Signiert unten rechts: S. Rottluff; numeriert unten links: 147
Erworben 1974 als Geschenk des Künstlers
Inv.-Nr. 32/74

LITERATUR: Schapire H 137.

Köln 1954, Kat.-Nr. 10. – Stuttgart 1965, Kat.-Nr. 44 mit Abb. – Hamburg 1969, Kat.-Nr. 15 mit Abb. – Frankfurt 1970, Kat.-Nr. 7 mit Abb. – Ausst.-Kat. Gravures de Karl Schmidt-Rottluff, Goethe-Institut de Lille, 1971, Kat.-Nr. 27 mit Abb. – Wietek 1971, Abb. 105. – Freiburg 1972, Kat.-Nr. 21 mit Abb. – Brücke-Museum 1974, Kat.-Nr. 81, Tafel 35. – Reutlingen 1974, Kat.-Nr. 31. – Konstanz 1978, Kat.-Nr. 28. – Belgrad 1981, Kat.-Nr. 99 mit Abb. – Retrospektive 1989, Kat.-Nr. 173 mit Abb. – Berlin 1992, Kat.-Nr. 377 mit Abb. – Ausst.-Kat. Sammlung Etta und Otto Stangl, Von Klee bis Poliakoff, Bayerische Staatsgemäldesammlungen / Staatsgalerie moderner Kunst (München), 1993/94, Kat.-Nr. 166 mit Abb.

217
Frau unter Bäumen, 1914
Holzschnitt
49,8 × 40,2 cm
Signiert und datiert unten rechts: S. Rottluff 1914
Erworben 1967 als Überweisung der Galerie des 20. Jahrhunderts, Stiftung Rosa Schapire
Inv.-Nr. 88/67

LITERATUR: Schapire H 164.

London 1969, Kat.-Nr. 99 mit Abb. – München 1973, Kat.-Nr. II/152 mit Abb. – Brücke-Museum 1974, Kat.-Nr. 93. – Kunstblätter 1975, Abb. 19. – Berlin 1982, Kat.-Nr. 277 mit Abb. – Alexander Dückers, Graphik der »Brücke« im Berliner Kupferstichkabinett, 1984, Kat.-Nr. 133, Abb. 113. – Meisterwerke 1990, Tafel 127. – Jerusalem 1991, Tafel 127. – Moeller 1992, Tafel 233.

218
Hetären nach dem Bade, 1914
Holzschnitt
39 × 50,2 cm
Signiert und datiert unten rechts: S. Rottluff 1914; numeriert unten Mitte: 1410
Erworben 1973 als Geschenk aus Privatbesitz
Inv.-Nr. 16/73

LITERATUR: Schapire H 140.

Köln 1954, Kat.-Nr. 12. – Ausst.-Kat. Entartete Kunst, Bildersturm vor 25 Jahren, Haus der Kunst (München), 1962, Kat.-Nr. 389. – Stuttgart 1965, Kat.-Nr. 43. – Brücke-Museum 1974, Kat.-Nr. 83. – Belgrad 1981, Kat.-Nr. 98. – Ausst.-Kat. Expressionisten, Sammlung Buchheim, Arbeiten auf Papier, Ulmer Museum, 1989, Kat.-Nr. 200 mit Abb. – Moeller 1992, Tafel 234.

219
Tanne, 1914
Holzschnitt
40,2 × 50 cm
Signiert unten rechts: S. Rottluff; numeriert unten links: 1424
Erworben 1968 als Geschenk aus Privatbesitz
Inv.-Nr. 4/68

LITERATUR: Schapire H 145.

Halle 1948, Abb. 7. – Wietek 1971, Abb. 84. – Schaffhausen 1972, Kat.-Nr. 216. – Brücke-Museum 1974, Kat.-Nr. 86. – Ausst.-Kat. Expressionism, A German Intuition 1905-1920, Solomon R. Guggenheim Museum (New York), San Francisco Museum of Modern Art, 1980, Kat.-Nr. 195 mit Abb. – Mexiko 1982, Kat.-Nr. 112 mit Abb. – Berlin 1984, Kat.-Nr. 15 mit Abb. – Brüssel 1984, Kat.-Nr. 186 mit Abb. – Retrospektive 1989, Kat.-Nr. 163 mit Abb. – Schleswig 1995, Kat.-Nr. 615 mit Abb.

220
Trauernde am Strand, 1914
Aus der Mappe: 10 Holzschnitte von Schmidt-Rottluff, Verlag Grafisches Kabinett I. B. Neumann (Berlin 1919)
Holzschnitt
39,5 × 49,8 cm
Signiert unten rechts: S. Rottluff
Erworben 1970 als Überweisung der Galerie des 20. Jahrhunderts
Inv.-Nr. 36/70 g

LITERATUR: Schapire H 151.

Ausst.-Kat. Die Maler der »Brücke« in Schleswig-Holstein, Erich Heckel, Ernst Ludwig Kirchner, Otto Mueller, Emil Nolde, Max Pechstein, Karl

Schmidt-Rottluff und Lyonel Feininger, Edvard Munch, Christian Rohlfs, Overbeck-Gesellschaft (Lübeck), 1962, Kat.-Nr. 102 mit Abb. – Berlin 1964, Kat.-Nr. 25. – London 1969, Kat.-Nr. 100 mit Abb. – Wietek 1971, Abb. 87. – Wolf-Dieter Dube, The Expressionists, London 1972, Abb. 54. – Freiburg 1972, Kat.-Nr. 28. – München 1973, Kat.-Nr. II/150. – Ausst.-Kat. German Expressionism towards a new Humanism, University of Houston, 1977, Kat.-Nr. 280, Abb. 30. – Rom 1977, Kat.-Nr. 176 mit Abb. – Saarbrücken 1980, Abb. S. 332. – Belgrad 1981, Kat.-Nr. 103. – Berlin 1982, Kat.-Nr. 280 mit Abb. – Alexander Dückers, Graphik der »Brücke« im Berliner Kupferstichkabinett, 1984, Kat.-Nr. 131, Abb. 116. – Berlin 1984, Kat.-Nr. 16 mit Abb. – Jähner 1984, Abb. 448. – Retrospektive 1989, Kat.-Nr. 160 mit Abb. – Moeller 1992, Tafel 239. – Chemnitz 1993, Kat.-Nr. 140 mit Abb. – Ausst.-Kat. Ein Jahrhundert des Holzschnitts, Hamburger Kunsthalle, 1994, Abb. S. 71. – Schleswig 1995, Kat.-Nr. 616 mit Abb.

221
Bei den Netzen, 1914
Aus der Mappe: 10 Holzschnitte von Schmidt-Rottluff, Verlag Grafisches Kabinett I. B. Neumann (Berlin 1919)
Holzschnitt
40,2 × 49,8 cm
Signiert unten rechts: S. Rottluff
Erworben 1970 als Überweisung der Galerie des 20. Jahrhunderts
Inv.-Nr. 36/70 f

LITERATUR: Schapire H 165.

Köln 1954, Kat.-Nr. 19. – Ausst.-Kat. Karl Schmidt-Rottluff, Technische Universität Dresden, 1960, Abb. o. S. – Westfalen 1969, Kat.-Nr. 13 mit Abb. – Hamburg 1969, Kat.-Nr. 23. – Hamburg 1970, Kat.-Nr. 60 mit Abb. – Wietek 1971, Abb. 90. – Freiburg 1972, Kat.-Nr. 34. – Frankfurt 1973, Kat.-Nr. 15. – Kunstblätter 1975, Abb. 61. – Alexander Dückers, Graphik der »Brücke« im Berliner Kupferstichkabinett, 1984, Kat.-Nr. 134, Abb. 114. – Berlin 1984, Kat.-Nr. 20 mit Abb. – Bremen 1984, Kat.-Nr. 40. – Herford 1984, Kat.-Nr. 11 mit Abb. – Los Angeles 1985, Kat.-Nr. 60. – Sabarsky 1991, Kat.-Nr. 174 mit Abb. – Moeller 1992, Tafel 238. – Chemnitz 1993, Kat.-Nr. 144 mit Abb. – Ausst.-Kat. Sammlung Etta und Otto Stangl, Von Klee bis Poliakoff, Bayerische Staatsgemäldesammlungen / Staatsgalerie moderner Kunst (München), 1993/94, Kat.-Nr. 168 mit Abb. – Ausst.-Kat. Expressionismus, Druckgraphik, Zeichnungen und Aquarelle, Hessisches Landesmuseum Darmstadt, 1994, Kat.-Nr. 34 mit Abb. – Schleswig 1995, Kat.-Nr. 620 mit Abb.

222
Die Sonne, 1914
Aus der Mappe: 10 Holzschnitte von Schmidt-Rottluff, Verlag Grafisches Kabinett I. B. Neumann (Berlin 1919)
Holzschnitt
39,9 × 49,8 cm
Signiert unten rechts: S. Rottluff
Erworben 1970 als Überweisung der Galerie des 20. Jahrhunderts
Inv.-Nr. 36/70 e

LITERATUR: Schapire H 152.

Köln 1954, Kat.-Nr. 15. – Berlin 1964, Kat.-Nr. 24. – Hannover 1964, Kat.-Nr. 60. – Stuttgart 1965, Kat.-Nr. 46. – Ausst.-Kat. German Expressionist Prints, Drawings and Watercolors, Die Brücke, Detroit Institute of Arts, 1966, Kat.-Nr. 89. – Westfalen 1969, Kat.-Nr. 14. – Hamburg 1970, Kat.-Nr. 55 mit Abb. – Wietek 1971, Abb. 86. – Brix 1972, Kat.-Nr. 9, Abb. S. 31. – Freiburg 1972, Kat.-Nr. 29 mit Abb. – Schaffhausen 1972, Kat.-Nr. 217. – Baden-Baden 1973, Kat.-Nr. 9. – Brücke-Museum 1974, Kat.-Nr. 88. – Karl-Marx-Stadt 1974, Abb. S. 45. – Kunstblätter 1975, Abb. 22. – Saarbrücken 1980, Abb. S. 329. – Belgrad 1981, Kat.-Nr. 101. – Alexander Dückers, Graphik der »Brücke« im Berliner Kupferstichkabinett, 1984, Kat.-Nr. 132, Abb. 112. – Berlin 1984, Kat.-Nr. 18 mit Abb. – Herford 1984, Kat.-Nr. 10 mit Abb. – Karl-Marx-Stadt 1984, Abb. S. 53. – Retrospektive 1989, Kat.-Nr. 159 mit Abb. – Oldenburg 1990/91, Kat.-Nr. 61 mit Abb. – Sabarsky 1991, Kat.-Nr. 175 mit Abb. – Ausst.-Kat. Figures du Moderne, L'Expressionisme en Allemagne, Dresde, Munich, Berlin 1905-1914, Musée d'Art Moderne (Paris), 1992, Abb. S. 68. – Moeller 1992, Tafel 237. – Chemnitz 1993, Kat.-Nr. 139 mit Abb. – Madrid 1993, Abb. 19. – Ausst.-Kat. Karl Schmidt-Rottluff, Musée Matisse (Nizza), 1995, Kat.-Nr. 87 mit Abb. – Schleswig 1995, Kat.-Nr. 617 mit Abb.

223
Drei am Tisch, 1914
Aus der Mappe: 10 Holzschnitte von Schmidt-Rottluff, Verlag Grafisches Kabinett I. B. Neumann (Berlin), 1919
Holzschnitt
50 × 40 cm
Signiert unten rechts: S. Rottluff
Erworben 1970 als Überweisung der Galerie des 20. Jahrhunderts
Inv.-Nr. 36/70 d

LITERATUR: Schapire H 167.

Köln 1954, Kat.-Nr. 21. – Eberhard Ruhmer, Dem achtzigjährigen Schmidt-Rottluff, in: Die Kunst und das schöne Heim, Jg. 63, Heft 3, München 1964, S. 94-101, Abb. S. 97. – Wietek 1971, Abb. 50. – Freiburg 1972, Kat.-Nr. 36. – Schaffhausen 1972, Kat.-Nr. 219, Tafel 13. – Baden-Baden 1973, Kat.-Nr. 13. – München 1973, Kat.-Nr. II/153. – Brücke-Museum 1974, Kat.-Nr. 94. – Karl-Marx-Stadt 1974, Abb. S. 33. – Ausst.-Kat. German Expressionism towards a new Humanism, University of Houston, 1977, Kat.-Nr. 281, Abb. 71. – Saarbrücken 1980, Abb. S. 330. – Stuttgart 1980, Kat.-Nr. 109 mit Abb. – Berlin 1982, Kat.-Nr. 276 mit Abb. – Berlin 1984, Kat.-Nr. 22 mit Abb. – Bremen 1984, Kat.-Nr. 41 mit Abb. – Jähner 1984, Abb. 92. – Karl-Marx-Stadt 1984, Abb. S. 52. – Kaiserslautern 1986, Kat.-Nr. 457 mit Abb. – Ausst.-Kat. Graphik des Expressionismus, Wilhelm-Hack-Museum (Ludwigshafen am Rhein), 1989, Kat.-Nr. 27 mit Abb. – Retrospektive 1989, Kat.-Nr. 170 mit Abb. – Ausst.-Kat. Vlaams Expressionisme in Europese Context 1900-1930, Museum voor Schone Kunsten (Gent), 1990, Kat. 107 mit Abb. – Meisterwerke 1990, Tafel 126. – Jerusalem 1991, Tafel 126. – Tokio 1991, Tafel 104. – Ausst.-Kat. Figures du Moderne, L'Expressionisme en Allemagne, Dresde, Munich, Berlin 1905-1914, Musée d'Art Moderne (Paris),

1992, Kat.-Nr. 161 mit Abb. – Berlin 1992, Kat.-Nr. 378 mit Abb. – Moeller 1992, Tafel 236. – Chemnitz 1993, Kat.-Nr. 141 mit Abb. – Schleswig 1995, Kat.-Nr. 621 mit Abb.

224
Mädchen vorm Spiegel, 1914
Aus der Mappe: 10 Holzschnitte von Schmidt-Rottluff, Verlag Grafisches Kabinett I. B. Neumann (Berlin), 1919
Holzschnitt
50 × 40,2 cm
Signiert unten rechts: S. Rottluff
Erworben 1970 als Überweisung der Galerie des 20. Jahrhunderts
Inv.-Nr. 36/70 h

LITERATUR: Schapire H 159.

Berlin 1964, Kat.-Nr. 26. – Stuttgart 1965, Kat.-Nr. 48. – Ausst.-Kat. The Graphik Art of German Expressionism, Goethe-Institute Nicosia / Cyprus, 1966, Kat.-Nr. 68. – Ausst.-Kat. »Brücke«, Andrew Dickson White Museum of Art Cornell University, Memorial Art Gallery University of Rochester, 1970, Kat.-Nr. 88. – Freiburg 1972, Kat.-Nr. 33 mit Abb. – Schaffhausen 1972, Kat.-Nr. 218. – München 1973, Kat.-Nr. II/151 mit Abb. – Brücke-Museum 1974, Kat.-Nr. 91. – Rom 1977, Kat.-Nr. 177 mit Abb. – Ausst.-Kat. Graphik des Expressionismus, Städtische Galerie Nordhorn, 1979, Abb. S. 51. – Stuttgart 1980, Kat.-Nr. 107 mit Abb. – Belgrad 1981, Kat.-Nr. 106. – Berlin 1982, Kat.-Nr. 278 mit Abb. – Albstadt 1983, Kat.-Nr. 201 mit Abb. – Ausst.-Kat. Espressionisti dal Museo Sprengel di Hannover, Palazzo Reale Milano, 1984, Abb. S. 115. – Berlin 1984, Kat.-Nr. 17 mit Abb. – Bremen 1984, Kat.-Nr. 39 mit Abb. – Karla Bilang, Bild und Gegenbild, Das Ursprüngliche in der Kunst des 20. Jahrhunderts, Stuttgart 1989, Abb. 41. – Retrospektive 1989, Kat.-Nr. 166 mit Abb. – Figures du Moderne, L'Expressionisme en Allemagne, Dresde, Munich, Berlin 1905-1914, Musée d'Art Moderne (Paris), 1992, Kat.-Nr. 160 mit Abb. – Moeller 1992, Tafel 240. – Chemnitz 1993, Kat.-Nr. 143 mit Abb. – Ausst.-Kat. Ein Jahrhundert des Holzschnitts, Hamburger Kunsthalle, 1994, Abb. S. 72. – Schleswig 1995, Kat.-Nr. 619 mit Abb.

225
Katze (Katzen), 1915
Aus der Mappe: 10 Holzschnitte von Schmidt-Rottluff, Verlag Grafisches Kabinett I. B. Neumann (Berlin), 1919
Holzschnitt
40 × 50 cm
Signiert unten rechts: S. Rottluff
Erworben 1970 als Überweisung der Galerie des 20. Jahrhunderts
Inv.-Nr. 36/70 i

LITERATUR: Schapire H 169.

Berlin 1954, Kat.-Nr. 183. – Buchheim 1956, Abb. 24. – Berlin 1964, Kat.-Nr. 27. – Stuttgart 1965, Kat.-Nr. 54. – Ausst.-Kat. German Expressionist Prints, Drawings and Watercolors, Die Brücke, Detroit Institute of Arts, 1966, Kat.-Nr. 90. – Ewald Rathke, La Brücke, Mueller, Nolde, La Grafica, in: L'Arte Moderna, Vol. III, Heft 23, 1967, Abb. S. 196 (seitenverkehrt). – Freiburg 1972, Kat.-Nr. 41. – Schaffhausen 1972, Kat.-Nr. 220. – München 1973, Kat.-Nr. II/149 mit Abb (dort 1914 datiert). – Brücke-Museum 1974, Kat.-Nr. 99, Tafel 44. – Rom 1977, Kat.-Nr. 178 mit Abb. – Belgrad 1981, Kat.-Nr. 110. – Berlin 1982, Kat.-Nr. 279 mit Abb. – Berlin 1984, Kat.-Nr. 21 mit Abb. – Brüssel 1984, Kat.-Nr. 187 mit Abb. – Oldenburg 1990/91, Kat.-Nr. 63 mit Abb. – Moeller 1992, Tafel 241. – Chemnitz 1993, Kat.-Nr. 145 mit Abb. – Schleswig 1995, Kat.-Nr. 625 mit Abb.

226
Gutshof, 1915
Holzschnitt
29 × 36,2 cm
Signiert unten rechts: S. Rottluff
Erworben 1967 als Geschenk aus Privatbesitz
Inv.-Nr. 80/67

LITERATUR: Schapire H 177.

Brücke-Museum 1974, Kat.-Nr. 102. – Konstanz 1978, Kat.-Nr. 34. – Moeller 1992, Tafel 243.

227
Frauenkopf, 1915
Holzschnitt
36 × 29,2 cm
Signiert unten rechts: S. Rottluff; bezeichnet unten links: Eigen-Handdruck; numeriert ganz unten Mitte: 1527
Erworben 1970 als Geschenk aus Privatbesitz
Inv.-Nr. 46/70

LITERATUR: Schapire H 184.

Valentiner 1920, Abb. 25 (dort ›Weiblicher Kopf‹). – Wilhelm R. Valentiner, Karl Schmidt-Rottluff, in: Der Cicerone, Jg. 12, Heft 12, Leipzig 1920, S. 455-476, Abb. 12 (dort ›Weiblicher Kopf‹). – Hannover 1952, Kat.-Nr. 71. – Berlin 1954, Kat.-Nr. 184. – Berlin 1964, Kat.-Nr. 30. – Ausst.-Kat. Vyber z Grafiky Nemeckého Expresionizmu 1905-1920, E. Heckel, E. L. Kirchner, K. Schmidt-Rottluff, M. Pechstein, O. Mueller, Chr. Rohlfs, Bratislava, 1967, Kat.-Nr. 82, Abb. 8. – Ausst.-Kat. L'Expressionisme européen, Haus der Kunst (München), Musée National D'Art Moderne Paris, 1970, Kat.-Nr. 294. – Ausst.-Kat. Der Deutsche Expressionismus, Nationalmuseum für westliche Kunst (Tokio), 1971, Kat.-Nr. 167 mit Abb. (dort 1918 datiert) – Brücke-Museum 1974, Kat.-Nr. 106, Tafel 45. – Reutlingen 1974, Kat.-Nr. 42, Abb. 42. – Konstanz 1978, Kat.-Nr. 37. – Bremen 1984, Kat.-Nr. 42. – Jähner 1984, Abb. 447. – Wittlich 1985, Kat.-Nr. 35. – Sabarsky 1991, Kat.-Nr. 176 mit Abb. – Moeller 1992, Tafel 244. – Ausst.-Kat. O Mensch! Das Bildnis des Expressionismus, Kunsthalle Bielefeld, 1993, Kat.-Nr. 172 mit Abb.

228
Mutter, 1916
Aus der Mappe: 10 Holzschnitte von Schmidt-Rottluff, Verlag Grafisches Kabinett I. B. Neumann (Berlin), 1919
Holzschnitt
37 × 36,6 cm
Signiert unten rechts: S. Rottluff
Erworben 1970 als Überweisung der Galerie des 20. Jahrhunderts
Inv.-Nr. 36/70 c

LITERATUR: Schapire H 194.

Ludwig Coellen, Schmidt-Rottluff, in: Das Kunstblatt, Jg. 1, Heft 11, Potsdam-Berlin 1917, S. 321-328, Abb. S. 325. – Köln 1954, Kat.-Nr. 25 mit Abb. – Hamburg 1969, Kat.-Nr. 26. – Wietek 1971, Abb. 110. – Freiburg 1972, Kat.-

Nr. 49. – Schaffhausen 1972, Kat.-Nr. 221. – Brücke-Museum 1974, Kat.-Nr. 122, Tafel 48. – Karl-Marx-Stadt 1974, Abb. S. 46. – Ausst.-Kat. German Expressionism towards a new Humanism, University of Houston, 1977, Kat.-Nr. 284, Abb. 73. – New Orleans 1978, Kat.-Nr. 117 mit Abb. – Ausst.-Kat. Skulptur des Expressionismus, hrsg. von Stephanie Barron, Josef-Haubrich-Kunsthalle (Köln), 1984, Abb. 28. – Berlin 1984, Kat.-Nr. 28 mit Abb. – Bremen 1984, Kat.-Nr. 48 mit Abb. – Karl-Marx-Stadt 1984, Abb. S. 54. – Los Angeles 1985, Kat.-Nr. 61 mit Abb. – Retrospektive 1989, Kat.-Nr. 182 mit Abb. – Berlin 1992, Kat.-Nr. 383 mit Abb. – Chemnitz 1993, Kat.-Nr. 147 mit Abb. – Ausst.-Kat. Expressionismus, Druckgraphik, Zeichnungen und Aquarelle, Hessisches Landesmuseum Darmstadt, 1994, Kat.-Nr. 35 mit Abb. – Schleswig 1995, Kat.-Nr. 634 mit Abb.

229
Landschaft mit Sonne, 1916
Holzschnitt
29,8 × 36,2 cm
Signiert und datiert unten rechts: S. Rottluff 1916; datiert im Stock oben rechts: 1916
Erworben 1970 als Überweisung der Galerie des 20. Jahrhunderts
Inv.-Nr. 38/70

LITERATUR: Schapire H 187.

Brücke-Museum 1974, Kat.-Nr. 118. – Retrospektive 1989, Kat.-Nr. 181 mit Abb. – Moeller 1992, Tafel 245.

230
Dünen und Mole, 1917
Farbholzschnitt in Schwarz und Blau
29 × 33 cm
Signiert unten rechts: S. Rottluff; Druckersignatur unten links: gedr. F. Voigt
Erworben 1986 als Geschenk aus Privatbesitz
Inv.-Nr. 1/86

LITERATUR: Schapire H 195.

Berlin 1954, Kat.-Nr. 185. – Hamburg 1954, Kat.-Nr. 125. – Lothar-Günther Buchheim, Graphik des deutschen Expressionismus, Feldafing 1959, Abb. S. 31. – Hannover 1964, Kat.-Nr. 72. – Stuttgart 1965, Kat.-Nr. 59. – Ausst.-Kat. Vyber z Grafiky Nemeckého Expresionizmu 1905-1920, E. Heckel, E. L. Kirchner, K. Schmidt-Rottluff, M. Pechstein, O. Mueller, Chr. Rohlfs, Bratislava, 1967, Kat.-Nr. 80, Tafel XII. – Hamburg 1969, Kat.-Nr. 27 mit Abb. – Ausst.-Kat. L'Expressionisme européen, Haus der Kunst (München), Musée National D'Art Moderne (Paris), 1970, Kat.-Nr. 293. – Hamburg 1970, Kat.-Nr. 64 mit Abb. – Ausst.-Kat. Der Deutsche Expressionismus, Nationalmuseum für westliche Kunst (Tokio), 1971, Kat.-Nr. 166 mit Abb. – Brücke-Museum 1974, Kat.-Nr. 123, Tafel 49. – Ausst.-Kat. Expressionism, A German Intuition 1905-1920, Solomon R. Guggenheim Museum (New York), San Francisco Museum of Modern Art, 1980, Kat.-Nr. 197 mit Abb. – Ausst.-Kat. Expressionistische Graphik, Aquarelle, Handzeichnungen und Druckgraphik von Künstlern der »Brücke« und des »Blauen Reiter«, Staatliche Galerie Moritzburg (Halle), 1980/81, Kat.-Nr. 100. – Albstadt 1983, Kat.-Nr. 204 mit Abb. – Berlin 1984, Kat.-Nr. 78 mit Abb. – Retrospektive 1989, Kat.-Nr. 183 mit Abb. – Moeller 1992, Tafel 246. – Schleswig 1995, Kat.-Nr. 635 mit Abb.

231
Die heiligen drei Könige, 1917
Aus der Mappe: 10 Holzschnitte von Schmidt-Rottluff, Verlag Grafisches Kabinett I. B. Neumann (Berlin), 1919
Holzschnitt
50,2 × 39,2 cm
Signiert unten rechts: S. Rottluff; datiert im Stock unten rechts: 1917
Erworben 1970 als Überweisung der Galerie des 20. Jahrhunderts
Inv.-Nr. 36/70 j

LITERATUR: Schapire H 196.

Ludwig Coellen, Schmidt-Rottluff, in: Das Kunstblatt, Jg. 1, Heft 11, Potsdam-Berlin 1917, S. 321-328, Abb. S. 323. – Köln 1954, Kat.-Nr. 26 mit Abb. – Wietek 1971, Abb. 117. – Freiburg 1972, Kat.-Nr. 50. – Brücke-Museum 1974, Kat.-Nr. 124. – Reutlingen 1974, Kat.-Nr. 44. – Konstanz 1978, Kat.-Nr. 40. – Stuttgart 1980, Kat.-Nr. 110 mit Abb. – Berlin 1984, Kat.-Nr. 29 mit Abb. – Donald E. Gordon, Deutscher Expressionismus, in: Primitivismus in der Kunst des zwanzigsten Jahrhunderts, hrsg. von William Rubin, München 1984, Abb. 558. – Donald E. Gordon, Expressionism, Art and Idea, New Haven / London 1987, Abb. 103. – Ausst.-Kat. Expressionisten, Sammlung Buchheim, Arbeiten auf Papier, Ulmer Museum, 1989, Kat.-Nr. 202 mit Abb. – Chemnitz 1993, Kat.-Nr. 148 mit Abb. – Schleswig 1995, Kat.-Nr. 636 mit Abb.

232
Titelblatt der Mappe: Schmidt-Rottluff, 9 Holzschnitte, Kurt Wolff-Verlag (Leipzig 1918), 1918
Holzschnitt
50 × 39,8 cm
Signiert unten rechts: S. Rottluff
Erworben 1967 als Geschenk des Künstlers
Inv.-Nr. 117/67 a

LITERATUR: Schapire GB 40.

Halle 1948, Abb. 9. – Ausst.-Kat. Entartete Kunst, Bildersturm vor 25 Jahren, Haus der Kunst (München), 1962, Kat.-Nr. 394. – Wietek 1971, Abb. 170. – Baden-Baden 1973, Kat.-Nr. 19. – Brücke-Museum 1974, Kat.-Nr. 129. – New Orleans 1978, Kat.-Nr. 123 mit Abb. – Belgrad 1981, Kat.-Nr. 111. – Albstadt 1983, Kat.-Nr. 205a mit Abb. – Ausst.-Kat. Espressionisti dal Museo Sprengel di Hannover, Palazzo Reale Milano, 1984, Abb. S. 116. – Bremen 1984, Kat.-Nr. 49. – Herford 1984, Abb. S. 13. – Los Angeles 1985, Kat.-Nr. 62 mit Abb. – Ausst.-Kat. Expressionisten, Sammlung Buchheim, Arbeiten auf Papier, Ulmer Museum, 1989, Kat.-Nr. 203. – Bestandskatalog, German Expressionist Prints and Drawings, The Robert Gore Rifkind Center for German Expressionist Studies (Los Angeles), 1989, Kat.-Nr. 2562 mit Abb. – Retrospektive 1989, Abb. S. 42 mit Abb. – Chemnitz 1993, Kat.-Nr. 243 mit Abb. – Dortmund 1995, Kat.-Nr. 77 mit Abb. – Schleswig 1995, Kat.-Nr. 640 mit Abb.

233
Gang nach Emmaus, 1918
Aus der Mappe: Schmidt-Rottluff, 9 Holzschnitte, Kurt Wolff-Verlag (Leipzig 1918)
Holzschnitt
39,7 × 49,9 cm

Signiert unten rechts: S. Rottluff; bezeichnet ganz unten rechts: Gang nach Emmaus
Erworben 1967 als Geschenk des Künstlers
Inv.-Nr. 117/67 d

LITERATUR: Schapire H 212.

Valentiner 1920, Abb. 27. – G. F. Hartlaub, Die Graphik des Expressonismus in Deutschland, Stuttgart / Calw 1947, Abb. 25. – Halle 1948, Abb. 12. – Berlin 1954, Kat.-Nr. 189. – Hamburg 1954, Kat.-Nr. 127. – Köln 1954, Kat.-Nr. 33. – Bernhard S. Myers, Die Malerei des Expressionismus, Eine Generation im Aufbruch, Köln 1957, Abb. S. 141. – Lothar-Günther Buchheim, Graphik des deutschen Expressionismus, Feldafing 1959, Abb. 159. – Schleswig 1960, Kat.-Nr. 356. – Ausst.-Kat. Entartete Kunst, Bildersturm vor 25 Jahren, Haus der Kunst (München), 1962, Kat.-Nr. 398. – Berlin 1964, Kat.-Nr. 36. – Stuttgart 1965, Kat.-Nr. 62. – Ausst.-Kat. German Expressionist Prints, Drawings and Watercolors, Die Brücke, Detroit Institute of Arts, 1966, Kat.-Nr. 93. – Ausst.-Kat. Vyber z Grafiky Nemeckého Expresionizmu 1905-1920, E. Heckel, E. L. Kirchner, K. Schmidt-Rottluff, M. Pechstein, O. Mueller, Chr. Rohlfs, Bratislava, 1967, Kat.-Nr. 84, Abb. 13. – Brücke-Museum 1967/68, Kat.-Nr. 57. – Wietek 1971, Abb. 122. – Brix 1972, Kat.-Nr. 10, Abb. S. 33. – Schaffhausen 1972, Kat.-Nr. 224. – Brücke-Museum 1974, Kat.-Nr. 132, Tafel 53. – Lothar Lang, Expressionistische Buchillustration in Deutschland 1907-1927, Leipzig 1975, Abb. S. 48. – Hans-Albert Höntges, Alles ist Gleichnis, Bildmeditationen, Mainz 1976, Abb. S. 23. – Ausst.-Kat. Expressionism, A German Intuition 1905-1920, Solomon R. Guggenheim Museum (New York), San Francisco Museum of Modern Art, 1980, Kat.-Nr. 199 mit Abb. – Ausst.-Kat. Expressionistische Graphik, Aquarelle, Handzeichnungen und Druckgraphik von Künstlern der »Brücke« und des »Blauen Reiter«, Staatliche Galerie Moritzburg (Halle), 1980/81, Kat.-Nr. 102 mit Abb. – Belgrad 1981, Kat.-Nr. 115. – Albstadt 1983, Kat.-Nr. 205 d mit Abb. – Ausst.-Kat. Espressionisti dal Museo Sprengel di Hannover, Palazzo Reale Milano, 1984, Abb. S. 116. – Bremen 1984, Kat.-Nr. 53. – Karl Brix, Karl Schmidt-Rottluff, Der Mensch und sein Bildnis, in: Bildende Kunst, Jg. 32, Heft 12, Berlin 1984, S. 563-567, Abb. S. 566. – Herford 1984, Kat.-Nr. 14 mit Abb. – Jähner 1984, Abb. 452. – Karl-Marx-Stadt 1984, Abb. S. 58. – Los Angeles 1985, Kat.-Nr. 67. – Ausst.-Kat. Expressionisten, Die Avantgarde in Deutschland 1905-1920, Nationalgalerie Berlin, 1986, Kat.-Nr. 100 mit Abb. – Donald E. Gordon, Expressionism, Art and Idea, New Haven / London 1987, Abb. 41. – Ausst.-Kat. German Expressionism, The colours of desire, Art Gallery of New South Wales, National Gallery of Victoria, 1989, Kat. 96 mit Abb. – Retrospektive 1989, Kat.-Nr. 190 mit Abb. – Sabarsky 1991, Kat.-Nr. 178 mit Abb. – Berlin 1992, Kat.-Nr. 384 mit Abb. – Chemnitz 1993, Kat.-Nr. 155 mit Abb. – Dortmund 1995, Kat.-Nr. 77. – Schleswig 1995, Kat.-Nr. 643 mit Abb.

234
Jünger, 1918
Aus der Mappe: Schmidt-Rottluff, 9 Holzschnitte, Kurt Wolff-Verlag (Leipzig 1918)
Holzschnitt
50,2 × 39,8 cm
Signiert unten rechts: S. Rottluff
Erworben 1967 als Geschenk des Künstlers
Inv.-Nr. 117/67 j

LITERATUR: Schapire H 211.

Halle 1948, Abb. 18. – Köln 1954, Kat.-Nr. 32. – Ausst.-Kat. Entartete Kunst, Bildersturm vor 25 Jahren, Haus der Kunst (München), 1962, Kat.-Nr. 397. – Berlin 1964, Kat.-Nr. 38 mit Abb. – Wietek 1971, Abb. 120. – Freiburg 1972, Kat.-Nr. 55. – Schaffhausen 1972, Kat.-Nr. 223. – Frankfurt 1973, Kat.-Nr. 17. – Brücke-Museum 1974, Kat.-Nr. 138, Tafel 52. – Karl-Marx-Stadt 1974, Abb. S. 44. – Ausst.-Kat. Karl Schmidt-Rottluff, Gemälde, Aquarelle, Graphik, Kunsthandwerk aus Privatsammlungen, Schloß Detmold, 1978, Kat.-Nr. 62. – Ausst.-Kat. Die Künstlergruppe »Brücke« 1905-1913, Nationalmuseum Breslau, Kat.-Nr. 90. – Belgrad 1981, Kat.-Nr. 114. – Albstadt 1983, Kat.-Nr. 205 j mit Abb. – Berlin 1984, Kat.-Nr. 37 mit Abb. – Bremen 1984, Kat.-Nr. 52. – Donald E. Gordon, Deutscher Expressionismus, in: Primitivismus in der Kunst des zwanzigsten Jahrhunderts, hrsg. von William Rubin, München 1984, Abb. 562. – Karl Brix, Karl Schmidt-Rottluff, Der Mensch und sein Bildnis, in: Bildende Kunst, Jg. 32, Heft 12, Berlin 1984, S. 563-567, Abb. S. 564. – Karl-Marx-Stadt 1984, Abb. S. 57. – Ausst.-Kat. Expressionisten, Sammlung Buchheim, Arbeiten auf Papier, Ulmer Museum, 1989, Kat.-Nr. 205 mit Abb. – Retrospektive 1989, Abb. S. 42. – Moeller 1992, Tafel 247. – Chemnitz 1993, Kat.-Nr. 161 mit Abb. – Dortmund 1995, Kat.-Nr. 77. – Schleswig 1995, Kat.-Nr. 649 mit Abb.

235
Mädchen aus Kowno, 1918
Aus der Mappe: 10 Holzschnitte von Schmidt-Rottluff, Verlag Grafisches Kabinett I. B. Neumann (Berlin), 1919
Holzschnitt
50,3 × 39 cm
Signiert und datiert unten rechts: S. Rottluff 1918
Erworben 1970 als Überweisung der Galerie des 20. Jahrhunderts
Inv.-Nr. 36/70 k

LITERATUR: Schapire H 209.

Köln 1954, Kat.-Nr. 31. – Hannover 1964, Kat.-Nr. 74. – Stuttgart 1965, Kat.-Nr. 60. – Brücke-Museum 1967/68, Kat.-Nr. 56. – Westfalen 1969, Kat.-Nr. 16. – Brix 1972, Kat.-Nr. 11, Abb. S. 36. – Freiburg 1972, Kat.-Nr. 54. – Schaffhausen 1972, Kat.-Nr. 222. – Baden-Baden 1973, Kat.-Nr. 18 mit Abb. – Brücke-Museum 1974, Kat.-Nr. 140. – New Orleans 1978, Kat.-Nr. 119 mit Abb. – Stuttgart 1980, Kat.-Nr. 111 mit Abb. – Berlin 1984, Kat.-Nr. 36 mit Abb. – Karl-Marx-Stadt 1984, Abb. S. 56. – Kaiserslautern 1986, Kat.-Nr. 460. – Los Angeles 1985, Kat.-Nr. 65. – Bestandskatalog, German Expressionist Prints and Drawings, The Robert Gore Rifkind Center for German Expressionist Studies (Los Angeles), 1989, Kat.-Nr. 2560 mit Abb. – Karla Bilang, Bild und Gegenbild, Das Ursprüngliche in der Kunst des 20. Jahrhunderts, Stuttgart 1989, Abb. 45. – Retrospektive 1989, Kat.-Nr. 192 mit Abb. – Moeller 1992, Tafel 248. – Chemnitz 1993, Kat.-Nr. 150 mit Abb. – Schleswig 1995, Kat.-Nr. 638 mit Abb.

236
Inhaltsverzeichnis der Mappe: 10 Holzschnitte von Schmidt-Rottluff, Verlag Grafisches Kabinett I. B. Neumann (Berlin 1919), 1918
Holzschnitt
50,3 × 39 cm
Signiert und datiert unten rechts: S. Rottluff 1918
Erworben 1970 als Überweisung der Galerie des 20. Jahrhunderts
Inv.-Nr. 36/70 k

LITERATUR: Schapire GB 43.

Schleswig 1960, Kat.-Nr. 360. – Berlin 1964, Kat.-Nr. 41. – Stuttgart 1965, Kat.-Nr. 69. – Ewald Rathke, La Brücke, Mueller, Nolde, La Grafica, in: L'Arte Moderna, Vol. III, Heft 23, 1967, Abb. S. 196. – Ausst.-Kat. Gravures de Karl Schmidt-Rottluff, Goethe-Institut de Lille, 1971, Kat.-Nr. 47. – Wietek 1971, Abb. 172. – Konstanz 1978, Kat.-Nr. 119. – New Orleans 1978, Kat.-Nr. 120 mit Abb. – Belgrad 1981, Kat.-Nr. 121. – Berlin 1984, Kat.-Nr. 60 mit Abb. – Wittlich 1985, Kat.-Nr. 116. – Kaiserslautern 1986, Kat.-Nr. 461. – Bestandskatalog, German Expressionist Prints and Drawings, The Robert Gore Rifkind Center for German Expressionist Studies (Los Angeles), 1989, Kat.-Nr. 2564 mit Abb. – Retrospektive 1989, Kat.-Nr. 213 mit Abb. – Chemnitz 1993, Kat.-Nr. 245 mit Abb. – Ausst.-Kat. Expressionismus, Druckgraphik, Zeichnungen und Aquarelle, Hessisches Landesmuseum Darmstadt, 1994, Kat.-Nr. 37 mit Abb. – Schleswig 1995, Kat.-Nr. 664 mit Abb.

237
Russische Landschaft mit Sonne, 1919
Holzschnitt
49 × 59,8 cm
Signiert unten rechts: S. Rottluff; numeriert unten links: 193; bezeichnet ganz unten links: Russische Landschaft mit Sonne
Erworben 1967 als Überweisung der Galerie des 20. Jahrhunderts, Stiftung Rosa Schapire
Inv.-Nr. 91/67

LITERATUR: Schapire H 237.

Valentiner 1920, Abb. 52. – Hannover 1952, Kat.-Nr. 72. – Hamburg 1954, Kat.-Nr. 128. – Berlin 1964, Kat.-Nr. 42 mit Abb. – Hamburg 1969, Kat.-Nr. 30 mit Abb. – Frankfurt 1970, Kat.-Nr. 19 mit Abb. – Wietek 1971, Abb. 130. – Brix 1972, Kat.-Nr. 12, Abb. S. 39. – Freiburg 1972, Kat.-Nr. 59 mit Abb. – Schaffhausen 1972, Kat.-Nr. 225. – München 1973, Kat.-Nr. II/157 mit Abb. – Brücke-Museum 1974, Kat.-Nr. 141, Tafel 54. – Karl-Marx-Stadt 1974, Abb. S. 50. – Reutlingen 1974, Kat.-Nr. 50, Abb. 23. – Klaus Werner, Karl Schmidt-Rottluff – 90 Jahre, in: Bildende Kunst, Jg. 23, Heft 1, Berlin 1975, S. 28-33, Abb. 2. – Berlin 1982, Kat.-Nr. 285 mit Abb. – Berlin 1984, Kat.-Nr. 51 mit Abb. – Jähner 1984, Abb. 497. – Ausst.-Kat. Expressionisten, Die Avantgarde in Deutschland 1905-1920, Nationalgalerie Berlin, 1986, Kat.-Nr. 101 mit Abb. (dort ›Russisches Dorf‹). – Retrospektive 1989, Kat.-Nr. 198 mit Abb. – Moeller 1992, Tafel 249. – Schleswig 1995, Kat.-Nr. 665 mit Abb.

238
Stadtbild aus Soest, 1923
Holzschnitt
60 × 49,8 cm
Signiert unten rechts: SRottluff; numeriert unten links: 235
Erworben 1967 als Überweisung der Galerie des 20. Jahrhunderts, Stiftung Rosa Schapire
Inv.-Nr. 98/67

LITERATUR: Schapire H 285.

Berlin 1964, Kat.-Nr. 49. – Hamburg 1970, Kat.-Nr. 76. – Wietek 1971, Abb. 138. – Schaffhausen 1972, Kat.-Nr. 228. – Brücke-Museum 1974, Kat.-Nr. 182, Tafel 62. – Stuttgart 1980, Kat.-Nr. 121 mit Abb. – Jähner 1984, Abb. 123. – Oldenburg 1990/91, Kat.-Nr. 68 mit Abb.

239
Orientalische Stadt, 1925
Farbholzschnitt in Blau und Rot
49,5 × 60 cm
Signiert unten rechts: SRottluff; numeriert unten links: 255
Erworben 1967 als Überweisung der Galerie des 20. Jahrhunderts, Stiftung Rosa Schapire
Inv.-Nr. 102/67

LITERATUR: Rathenau H 14.

Hamburg 1969, Kat.-Nr. 73 mit Abb. – Wietek 1971, Abb. 157. – Schaffhausen 1972, Kat.-Nr. 230. – Brücke-Museum 1974, Kat.-Nr. 185, Tafel 63.

240
Straße mit Burg und Häusern in felsigem Gebirge, 1926
Farbholzschnitt in Schwarz, Rot und Grün
60 × 49,2 cm
Signiert unten rechts: S. Rottluff; numeriert unten links: 261
Erworben 1967 als Überweisung der Galerie des 20. Jahrhunderts, Stiftung Rosa Schapire
Inv.-Nr. 104/67

LITERATUR: Rathenau H 20 b.

Berlin 1964, Kat.-Nr. 2. – Hamburg 1969, Kat.-Nr. 78 mit Abb. – Wietek 1971, Abb. 160. – Brix 1972, Kat.-Nr. 19, Abb. S. 55. – Schaffhausen 1972, Kat.-Nr. 231. – Brücke-Museum 1974, Kat.-Nr. 186. – Kunstblätter 1975, Abb. 95. – Berlin 1984, Kat.-Nr. 72 mit Abb. – Chemnitz 1993, Kat.-Nr. 176 mit Abb.

241
Lago Maggiore, 1930
Holzschnitt
39,2 × 49,9 cm
Signiert unten rechts: SRottluff
Erworben 1966 als Geschenk von Erich Heckel
Inv.-Nr. 882/66

LITERATUR: Rathenau H 32.

Wietek 1971, Abb. 164. – Freiburg 1972, Kat.-Nr. 103. – Brücke-Museum 1974, Kat.-Nr. 187. – Kunstblätter 1975, Abb. 97. – Ausst.-Kat. Karl Schmidt-Rottluff, Gemälde, Aquarelle, Graphik, Kunsthandwerk aus Privatsammlungen, Schloß Detmold, 1978, Kat.-Nr. 71. – Berlin 1984, Kat.-Nr. 77 mit Abb. – Chemnitz 1993, Kat.-Nr. 181 mit Abb. – Ausst.-Kat. Karl Schmidt-Rottluff, Musée Matisse (Nizza), 1995, Kat.-Nr. 102 mit Abb. – Schleswig 1995, Kat.-Nr. 734 mit Abb.

242
Altdresdener Häuser, 1908
Aus der IV. Jahresmappe der KG »Brücke« 1909
Radierung
13,5 × 18,5 cm

Signiert in der Platte unten links: Schmidt-Rottluff (seitenverkehrt); signiert unten rechts: Schmidt-Rottluff; bezeichnet und datiert ganz unten links: Alt-Dresdner Häuser 1908
Erworben 1967 als Überweisung der Galerie des 20. Jahrhunderts, Stiftung Rosa Schapire
Inv.-Nr. 108/67

LITERATUR: Schapire R 9.

Köln 1954, Kat.-Nr. 50. – Galeriekatalog, Künstlergruppe Brücke, Jahresmappen 1906-1912, Klipstein & Kornfeld (Bern), 1958, Kat.-Nr. 16 mit Abb. – Essen 1958, Kat.-Nr. 224. – Brücke-Museum 1967/68, Kat.-Nr. 53c. – Hamburg 1969, Kat.-Nr. 108. – Ausst.-Kat. Maler suchen Freunde, Jahresmappen, Plakate und andere werbende Graphik der Künstlergruppe Brücke, Wallraf-Richartz-Museum (Köln), 1971, Tafel 3. – Schaffhausen 1972, Kat.-Nr. 247. – Brücke-Museum 1974, Kat.-Nr. 25. – Rom 1977, Kat.-Nr. 164 mit Abb. – New Orleans 1978, Kat.-Nr. 113 mit Abb. – Albstadt 1983, Kat.-Nr. 187 mit Abb. – Ausst.-Kat. Espressionisti dal Museo Sprengel di Hannover, Palazzo Reale Milano, 1984, Abb. S. 114. – Berlin 1984, Kat.-Nr. 109 mit Abb. (seitenverkehrt). – Bremen 1984, Kat.-Nr. 21. – Karl-Marx-Stadt 1984, Abb. S. 41. – Expressionismus, Zeiterscheinung, Zeitproblem, Karl Schmidt-Rottluff, Materialien des Kolloquiums der Sektion Kunstwissenschaft, Karl-Marx-Stadt 1984, Abb. S. 33. – Los Angeles 1985, Kat.-Nr. 50 mit Abb. – Oldenburg 1990/91, Kat.-Nr. 52 mit Abb. – Chemnitz 1993, Kat.-Nr. 223 mit Abb. – Galeriekatalog, Künstlergruppe Brücke, Jahresmappen 1909-1912, Galerie Utermann (Dortmund), 1994, Abb. o. Nr. (unter Jahresmappe 1909). – Dortmund 1995, Kat.-Nr. 78. – Schleswig 1995, Kat.-Nr. 277 mit Abb.

243
Egypterin, 1915
Radierung
21,5 × 14,8
Signiert und datiert unten rechts: S. Rottluff 1915; bezeichnet unten links: I. Zust.; numeriert ganz unten Mitte: 157
Erworben 1991 aus dem Kunsthandel
Inv.-Nr. 1/91

LITERATUR: Schapire R 17.

Hannover 1964, Kat.-Nr. 69. – Hamburg 1969, Kat.-Nr. 109 mit Abb. – Frankfurt 1970, Kat.-Nr. 36 mit Abb. – Freiburg 1972, Kat.-Nr. 39 mit Abb. – Brücke-Museum 1974, Kat.-Nr. 116. – Bremen 1984, Kat.-Nr. 45 mit Abb. – Moeller 1992, Tafel 242. – Schleswig 1995, Kat.-Nr. 631 mit Abb.

244
Ostseeküste, 1920
Aus der Mappe: Kreis graphischer Künstler und Sammler (Leipzig 1921)
Radierung
24 × 29,5 cm
Signiert unten rechts: S. Rottluff; Druckersignatur unten links: gedr. F. Voigt
Erworben 1970 als Geschenk des Künstlers
Inv.-Nr. 192/70 c

LITERATUR: Schapire R 38.

Stuttgart 1965, Kat.-Nr. 77. – Westfalen 1969, Kat.-Nr. 26. – Hamburg 1970, Kat.-Nr. 124. – Brücke-Museum 1974, Kat.-Nr. 167, Tafel 58. – Kunstblätter 1975, Abb. 80. – Belgrad 1981, Kat.-Nr. 122. – Berlin 1984, Kat.-Nr. 113 mit Abb. – Karl-Marx-Stadt 1984, Abb. S. 61. – Los Angeles 1985, Kat.-Nr. 79. – Kaiserslautern 1986, Kat.-Nr. 463 mit Abb. – Galeriekatalog, Druckgraphik des Expressionismus, Galerie Henze (Campione d'Italia), 1991, Kat.-Nr. 58 mit Abb. – Moeller 1992, Tafel 250. – Chemnitz 1993, Kat.-Nr. 226 mit Abb.

245
Holsteinische Landschaft I, 1920
Radierung
17,5 × 23,3 cm
Signiert unten rechts: S. Rottluff; numeriert und datiert unten links: 201
Erworben 1967 als Überweisung der Galerie des 20. Jahrhunderts, Stiftung Rosa Schapire
Inv.-Nr. 109/67

LITERATUR: Schapire R 22.

Berlin 1964, Kat.-Nr. 46. – Hamburg 1970, Kat.-Nr. 116. – Brücke-Museum 1974, Kat.-Nr. 164. – Schleswig 1995, Kat.-Nr. 679 mit Abb.

246
Alte Stadt, 1921
Radierung
39,4 × 32,7 cm
Signiert unten rechts: S. Rottluff; numeriert und bezeichnet unten links: 218 St
Erworben 1974 als Geschenk des Künstlers
Inv.-Nr. 35/74

LITERATUR: Schapire R 52.

Stuttgart 1965, Kat.-Nr. 81. – Hamburg 1969, Kat.-Nr. 114 mit Abb. – Frankfurt 1970, Kat.-Nr. 45 mit Abb. – Wietek 1971, Abb. 142. – Brücke-Museum 1974, Kat.-Nr. 170, Tafel 59. – Karl-Marx-Stadt 1974, Abb. S. 55. – Kunstblätter 1975, Abb. 26. – Albstadt 1983, Kat.-Nr. 208 mit Abb. – Berlin 1984, Kat.-Nr. 115 mit Abb.

247
Ruhende in den Dünen, 1924
Radierung
23,6 × 31,7 cm
Signiert unten rechts: SRottluff; numeriert unten links: 243
Erworben 1967 als Überweisung der Galerie des 20. Jahrhunderts, Stiftung Rosa Schapire
Inv.-Nr. 110/67

LITERATUR: Rathenau R 50.

Berlin 1964, Kat.-Nr. 51. – Hamburg 1969, Kat.-Nr. 116. – Frankfurt 1970, Kat.-Nr. 49 mit Abb. – Hamburg 1970, Kat.-Nr. 139 mit Abb. – Brücke-Museum 1974, Kat.-Nr. 176.

248
Bergstraße, 1906
Lithographie
21,5 × 30 cm
Signiert und datiert unten links: Sch-Rottluff 1906; bezeichnet ganz unten links: Bergstraße
Erworben 1975 als Geschenk des Künstlers
Inv.-Nr. 90/75

LITERATUR: Schapire L 5.

Stuttgart 1965, Kat.-Nr. 1.

249
Heugeruch, 1906
Lithographie
21 × 32 cm

Signiert auf dem Stein unten links: Schmidt-Rottluff (seitenverkehrt); signiert und datiert unten rechts: Schmidt-Rottluff 06; bezeichnet ganz unten links: Heugeruch; numeriert ganz unten rechts: 5
Erworben 1966 als Geschenk von Erich Heckel
Inv.-Nr. 884/66

LITERATUR: Schapire L 2.

Schleswig 1995, Kat.-Nr. 260 mit Abb.

250
Am Park, 1906
Lithographie
20,5 × 39 cm
Signiert auf dem Stein unten rechts: Schmidt-Rottluff (seitenverkehrt); signiert und datiert unten rechts: Schmidt-Rottluff 06; bezeichnet ganz unten links: Am Park; numeriert ganz unten rechts: 3
Erworben 1966 als Geschenk von Erich Heckel
Inv.-Nr. 883/66

LITERATUR: Schapire L 1.

Wietek 1971, Abb. 10. – Reutlingen 1974, Kat.-Nr. 62. – Kunstblätter 1975, Abb. 4. – Konstanz 1978, Kat.-Nr. 62. – Wittlich 1985, Kat.-Nr. 59. – Retrospektive 1989, Abb. S. 32. – Schleswig 1995, Kat.-Nr. 259 mit Abb.

251
Gehöft im Moor, 1907
Lithographie
23 × 35 cm
Monogrammiert auf dem Stein unten links: S-R; signiert und datiert unten rechts: Schmidt-Rottluff 1907; bezeichnet ganz unten links: Gehöft im Moor; numeriert ganz unten rechts: 16
Erworben 1968 als Geschenk aus Privatbesitz
Inv.-Nr. 7/68

LITERATUR: Schapire L 17.

Ausst.-Kat. Vierzehnte Ausstellung der Berliner Secession, 1907, Kat.-Nr. 338. – Oldenburg 1957, Kat.-Nr. 189. – Hamburg 1970, Kat.-Nr. 81. – Karl-Marx-Stadt 1974, Kat.-Nr. 31, Abb. S. 18. – Ausst.-Kat. Unmittelbar und unverfälscht, Museum Ludwig (Köln), 1976, Kat.-Nr. 115 mit Abb. – Konstanz 1978, Kat.-Nr. 69. – Wittlich 1985, Kat.-Nr. 66. – Chemnitz 1993, Kat.-Nr. 189 mit Abb. – Wietek 1994, Kat.-Nr. 12 mit Abb. – Schleswig 1995, Kat.-Nr. 270 mit Abb.

252
Mann mit Pfeife (Selbstbildnis), 1907
Lithographie
34 × 22,5 cm
Signiert und datiert unten links: Schmidt-Rottluff 1907; bezeichnet ganz unten links: Mann mit Pfeife
Erworben 1975 als Geschenk des Künstlers
Inv.-Nr. 89/75

LITERATUR: Schapire L 27.

Essen 1958, Kat.-Nr. 222. – Ausst.-Kat. Painters of the Brücke, Heckel, Kirchner, Mueller, Nolde, Pechstein, Schmidt-Rottluff, Tate Gallery (London), 1964, Kat.-Nr. 275. – Hamburg 1969, Kat.-Nr. 98 mit Abb. – Reutlingen 1974, Kat.-Nr. 71. – Konstanz 1978, Kat.-Nr. 75. – Ausst.-Kat. The Prints in Germany 1880-1933, The Age of Expressionism, British Museum (London), 1984, Kat.-Nr. 94 mit Abb. – Wittlich 1985, Kat.-Nr. 72. – Schleswig 1995, Kat.-Nr. 275 mit Abb.

253
Die Pappel, 1907
Lithographie
37,5 × 26,3 cm
Monogrammiert auf dem Stein unten links: S-R; signiert und datiert unten rechts: Schmidt-Rottluff 1907
Erworben 1976 als Geschenk des Künstlers
Inv.-Nr. 16/76

LITERATUR: Schapire L 21.

Ausst.-Kat. Karl Schmidt-Rottluff-Exhibition, Leicester Museum, 1953, Kat.-Nr. 2. – Oldenburg 1957, Kat.-Nr. 193. – Gerhard Wietek, Graphik Schmidt-Rottluffs aus dem Nachlaß von Dr. Rosa Schapire, in: Berichte der Oldenburger Museumslandschaft, Heft 1, Oldenburg 1958, S. 7-11, Abb. S. 9. – Hamburg 1970, Kat.-Nr. 85. – Wietek 1971, Abb. 15. – Karl-Marx-Stadt 1974, Kat.-Nr. 34. – Reutlingen 1974, Kat.-Nr. 70. – Konstanz 1978, Kat.-Nr. 73 mit Abb. – Berlin 1982, Kat.-Nr. 255 mit Abb. – Jähner 1984, Abb. 41. – Wittlich 1985, Kat.-Nr. 70. – Retrospektive 1989, Kat.-Nr. 28 mit Abb. – Oldenburg 1990/91, Kat.-Nr. 46 mit Abb. – Chemnitz 1993, Kat.-Nr. 196 mit Abb. – Wietek 1994, Kat.-Nr. 18 mit Abb.

254
Bäume am Haus, 1907
Lithographie
38 × 21,8 cm
Monogrammiert auf dem Stein unten rechts: S-R; signiert unten rechts: Schmidt-Rottluff; bezeichnet ganz unten links: Bäume am Haus; numeriert ganz unten rechts: 3
Erworben 1967 als Überweisung der Galerie des 20. Jahrhunderts, Stiftung Rosa Schapire
Inv.-Nr. 105/67

LITERATUR: Schapire L 22.

Berlin 1954, Kat.-Nr. 166. – Oldenburg 1957, Kat.-Nr. 194. – Berlin 1964, Kat.-Nr. 2. – Hamburg 1970, Kat.-Nr. 86. – Wietek 1971, Abb. 16. – Karl-Marx-Stadt 1974, Abb. S. 20. – Konstanz 1978, Kat.-Nr. 74. – Wittlich 1985, Kat.-Nr. 71. – Moeller 1992, Tafel 220. – Chemnitz 1993, Kat.-Nr. 195 mit Abb. – Wietek 1994, Kat.-Nr. 19 mit Abb.

255
Bubenbildnis, 1907
Lithographie
36,5 × 24,7 cm
Signiert und datiert unten links: Schmidt-Rottluff 1907; bezeichnet ganz unten links: Bubenbildnis; numeriert ganz unten rechts: 20
Erworben 1966 als Geschenk von Erich Heckel
Inv.-Nr. 885/66

LITERATUR: Schapire L 23.

Hamburg 1954, Kat.-Nr. 114. – Hamburg 1969, Kat.-Nr. 96 mit Abb. – Brücke-Museum 1974, Kat.-Nr. 15. – Belgrad 1981, Kat.-Nr. 73. – Sabarsky 1991, Kat.-Nr. 163 mit Abb. – Schleswig 1995, Kat.-Nr. 274 mit Abb.

256
Herbstliches Meer, 1907
Lithographie
24,5 × 33,5 cm
Signiert und datiert unten links: Schmidt-Rottluff 1907; bezeichnet ganz unten links: Herbstliches Meer; numeriert ganz unten rechts: 18

Erworben 1968 als Geschenk aus Privatbesitz
Inv.-Nr. 8/68

LITERATUR: Schapire L 19.

Oldenburg 1957, Kat.-Nr. 191 mit Abb. – Ausst.-Kat. Painters of the Brücke, Heckel, Kirchner, Mueller, Nolde, Pechstein, Schmidt-Rottluff, Tate Gallery (London), 1964, Kat.-Nr. 273. – Hamburg 1970, Kat.-Nr. 83. – Brücke-Museum 1974, Kat.-Nr. 14. – Reutlingen 1974, Kat.-Nr. 69. – Konstanz 1978, Kat.-Nr. 71. – Wittlich 1985, Kat.-Nr. 68. – Chemnitz 1993, Kat.-Nr. 192 mit Abb. – Wietek 1994, Kat.-Nr. 14 mit Abb. – Schleswig 1995, Kat.-Nr. 272 mit Abb.

257
Mann mit Pelzmütze, 1908
Lithographie
40 × 33,5 cm
Signiert auf dem Stein oben links: S-Rottluff; signiert und datiert unten rechts: Schmidt-Rottluff 1908; bezeichnet ganz unten links: Mann mit Pelzmütze; numeriert ganz unten rechts: 7
Erworben 1967 als Überweisung der Galerie des 20. Jahrhunderts, Stiftung Rosa Schapire
Inv.-Nr. 106/67

LITERATUR: Schapire L 39.

Berlin 1964, Kat.-Nr. 5. – Brücke-Museum 1974, Kat.-Nr. 18, Tafel 9. – Konstanz 1978, Kat.-Nr. 79. – Albstadt 1983, Kat.-Nr. 185 mit Abb. – Wittlich 1985, Kat.-Nr. 76. – Chemnitz 1993, Kat.-Nr. 198 mit Abb.

258
Kühe im Stall I, 1908
Lithographie
33,7 × 39,8 cm
Signiert auf dem Stein unten rechts: S-Rottluff; signiert und datiert unten links: Schmidt-Rottluff 1908; bezeichnet ganz unten links: Kühe im Stall; numeriert ganz unten rechts: 5
Erworben 1968 als Geschenk aus Privatbesitz
Inv.-Nr. 9/68

LITERATUR: Schapire L 47.

London 1969, Kat.-Nr. 87 mit Abb. – München 1973, Kat.-Nr. II/133 mit Abb. – Brücke-Museum 1974, Kat.-Nr. 21. – Karl-Marx-Stadt 1974, Abb. S. 17. – Reutlingen 1974, Kat.-Nr. 76. – Berlin 1982, Kat.-Nr. 257 mit Abb. – Berlin 1984, Kat.-Nr. 85 mit Abb. – Chemnitz 1993, Kat.-Nr. 201 mit Abb. – Schleswig 1995, Kat.-Nr. 279 mit Abb.

259
Berliner Straße in Dresden, 1909
Aus der IV. Jahresmappe der KG »Brücke« 1909
Lithographie
40 × 33 cm
Signiert und datiert unten rechts: Schmidt-Rottluff 1909
Erworben 1969 als Geschenk von Erich Heckel
Inv.-Nr. 27/69

LITERATUR: Schapire L 57.

Bernhard S. Myers, Die Malerei des Expressionismus, Eine Generation im Aufbruch, Köln 1957, Abb. S. 110. – Galeriekatalog, Künstlergruppe Brücke, Jahresmappen 1906-1912, Klipstein & Kornfeld (Bern), 1958, Kat.-Nr. 15 mit Abb. – Lothar-Günther Buchheim, Graphik des deutschen Expressionismus, Feldafing 1959, Abb. 290. – Stuttgart 1965, Kat.-Nr. 16 mit Abb. – Brücke-Museum 1967/68, Kat.-Nr. 53b. – London 1969, Kat.-Nr. 88 mit Abb. – Ausst.-Kat. Maler suchen Freunde, Jahresmappen, Plakate und andere werbende Graphik der Künstlergruppe Brücke, Wallraf-Richartz-Museum (Köln), 1971, Tafel 2. – Wolf-Dieter Dube, The Expressionists, London 1972, Abb. 12. – Freiburg 1972, Kat.-Nr. 6. – Schaffhausen 1972, Kat.-Nr. 246. – München 1973, Kat.-Nr. II/135 mit Abb. – Brücke-Museum 1974, Kat.-Nr. 55, Tafel 20. – Rom 1977, Kat.-Nr. 166 mit Abb. – New Orleans 1978, Kat.-Nr. 112 mit Abb. – Berlin 1982, Kat.-Nr. 262 mit Abb. – Albstadt 1983, Kat.-Nr. 190 mit Abb. – Wolf-Dieter Dube, Der Expressionismus in Wort und Bild, Genf 1983, Abb. S. 16. – Ausst.-Kat. Espressionisti dal Museo Sprengel di Hannover, Palazzo Reale Milano, 1984, Abb. S. 114. – Ausst.-Kat. The Prints in Germany 1880-1933, The Age of Expressionism, British Museum (London), 1984, Kat.-Nr. 95 mit Abb. – Bremen 1984, Kat.-Nr. 21 mit Abb. – Brüssel 1984, Kat.-Nr. 179 mit Abb. – Expressionismus, Zeiterscheinung, Zeitproblem, Karl Schmidt-Rottluff, Materialien des Kolloquiums der Sektion Kunstwissenschaft, Karl-Marx-Stadt 1984, Abb. S. 61. – Jähner 1984, Abb. 11. – Los Angeles 1985, Kat.-Nr. 51 mit Abb. – Retrospektive 1989, Kat.-Nr. 59 mit Abb. – Oldenburg 1990/91, Kat.-Nr. 53 mit Abb. – Sabarsky 1991, Kat.-Nr. 166 mit Abb. – Moeller 1992, Tafel 221. – Chemnitz 1993, Kat.-Nr. 203 mit Abb. – Galeriekatalog, Künstlergruppe Brücke, Jahresmappen 1909-1912, Galerie Utermann (Dortmund), 1994, Abb. o. Nr. (unter Jahresmappe 1909). – Dortmund 1995, Kat.-Nr. 78. – Schleswig 1995, Kat.-Nr. 58 mit Abb.

260
Bildnis H. (Erich Heckel), 1909
Aus der IV. Jahresmappe der KG »Brücke« 1909
Lithographie
39,5 × 32 cm
Signiert unten rechts: Schmidt-Rottluff
Erworben 1969 als Geschenk von Erich Heckel
Inv.-Nr. 26/69

LITERATUR: Schapire L 56.

Galeriekatalog, Künstlergruppe Brücke, Jahresmappen 1906-1912, Klipstein & Kornfeld (Bern), 1958, Kat.-Nr. 14 mit Abb. – Brücke-Museum 1967/68, Kat.-Nr. 53a. – Ausst.-Kat. Maler suchen Freunde, Jahresmappen, Plakate und andere werbende Graphik der Künstlergruppe Brücke, Wallraf-Richartz-Museum (Köln), 1971, Tafel 3. – Freiburg 1972, Kat.-Nr. 5. – Schaffhausen 1972, Kat.-Nr. 245. – Brücke-Museum 1974, Kat.-Nr. 54, Tafel 21. – Kunstblätter 1975, Abb. 54. – Rom 1977, Kat.-Nr. 165 mit Abb. – New Orleans 1978, Kat.-Nr. 111 mit Abb. – Albstadt 1983, Kat.-Nr. 189 mit Abb. – Ausst.-Kat. Espressionisti dal Museo Sprengel di Hannover, Palazzo Reale Milano, 1984, Abb. S. 114. – Ausst.-Kat. The Prints in Germany 1880-1933, The Age of Expressionism, British Museum (London), 1984, Kat.-Nr. 95a mit Abb. – Bremen 1984, Kat.-Nr. 21. – Expressionismus, Zeiterscheinung, Zeitproblem, Karl Schmidt-Rottluff, Materialien des Kolloquiums der Sektion Kunstwissenschaft, Karl-Marx-Stadt 1984, Abb. S. 39. – Retrospektive 1989, Kat.-Nr. 37 mit Abb. – Oldenburg 1990/91, Kat.-Nr. 54 mit Abb. – Moeller 1992, Tafel 224. – Chemnitz 1993, Kat.-Nr. 202 mit

Abb. – Galeriekatalog, Künstlergruppe Brücke, Jahresmappen 1909-1912, Galerie Utermann (Dortmund), 1994, Abb. o. Nr. (unter Jahresmappe 1909). – Wietek 1994, Kat.-Nr. 112 mit Abb. – Dortmund 1995, Kat.-Nr. 78. – Schleswig 1995, Kat.-Nr. 57 mit Abb.

261
Akt auf Teppich, 1911
Farblithographie in Schwarz, Gelb, Blau und Grün
33,5 × 40 cm
Signiert und datiert unten links: S. Rottluff 1911
Erworben 1976 als Geschenk des Künstlers
Inv.-Nr. 3/76

LITERATUR: Schapire L 79.

Kunstblätter 1975, Abb. 6. – Meisterwerke 1990, Tafel 123. – Jerusalem 1991, Tafel 123. – Tokio 1991, Tafel 102. – Moeller 1992, Tafel 226.

262
Im Nachtcafé, 1914
Farblithographie
29 × 19 cm
Signiert unten links: S. Rottluff; numeriert unten Mitte: 1414
Erworben 1974 als Geschenk des Künstlers
Inv.-Nr. 33/74

LITERATUR: Schapire L 88.

Freiburg 1972, Kat.-Nr. 24. – Brücke-Museum 1974, Kat.-Nr. 95, Tafel 41. – Reutlingen 1974, Kat.-Nr. 86. – Konstanz 1978, Kat.-Nr. 93. – Belgrad 1981, Kat.-Nr. 108. – Wittlich 1985, Kat.-Nr. 90.

263
Nach dem Fang, 1923
Aus der II. Kestner-Mappe: Schmidt-Rottluff, Fischer (Hannover 1923)
Lithographie
42,5 × 59 cm
Signiert unten rechts: SRottluff
Karl und Emy Schmidt-Rottluff Stiftung
Inv.-Nr. C 14 d

LITERATUR: Schapire L 102.

Hamburg 1970, Kat.-Nr. 105 mit Abb. – Brücke-Museum 1974, Kat.-Nr. 189. – Karl-Marx-Stadt 1974, Abb. S. 56. – Ausst.-Kat. Expressionistische Graphik, Aquarelle, Handzeichnungen und Druckgraphik von Künstlern der »Brücke« und des »Blauen Reiter«, Staatliche Galerie Moritzburg (Halle), 1980/81, Kat.-Nr. 119. – Albstadt 1983, Kat.-Nr. 210c mit Abb. – Berlin 1984, Kat.-Nr. 98 mit Abb. – Chemnitz 1993, Kat.-Nr. 209 mit Abb. – Schleswig 1995, Kat.-Nr. 706 mit Abb.

264
Heimkehr der Fischer II, 1923
Aus der II. Kestner-Mappe: Schmidt-Rottluff, Fischer (Hannover 1923)
Lithographie
38,5 × 53,3 cm
Signiert unten rechts: S. Rottluff
Karl und Emy Schmidt-Rottluff Stiftung
Inv.-Nr. C 14 f

LITERATUR: Schapire L 105.

Hamburg 1969, Kat.-Nr. 103 mit Abb. – Hamburg 1970, Kat.-Nr. 107. – Wietek 1971, Abb. 152. – Ausst.-Kat. Expressionistische Graphik, Aquarelle, Handzeichnungen und Druckgraphik von Künstlern der »Brücke« und des »Blauen Reiter«, Staatliche Galerie Moritzburg (Halle), 1980/81, Kat.-Nr. 116. – Albstadt 1983, Kat.-Nr. 210e mit Abb. – Berlin 1984, Kat.-Nr. 100 mit Abb. – Retrospektive 1989, Kat.-Nr. 260 mit Abb. – Chemnitz 1993, Kat.-Nr. 211 mit Abb. – Schleswig 1995, Kat.-Nr. 708 mit Abb.

265
Stilleben mit Plastik, Birnen und Krug, 1953
Lithographie
44 × 61,5 cm
Nicht bezeichnet
Erworben 1974 als Geschenk des Künstlers
Inv.-Nr. 11/74

LITERATUR: Rathenau L 45.

Stuttgart 1965, Kat.-Nr. 102. – Berlin 1984, Kat.-Nr. 107 mit Abb. – Chemnitz 1993, Kat.-Nr. 216 mit Abb. (dort ›Stilleben mit Birnen und Steinflasche‹).

266
Tessiner Bergort, 1953
Lithographie
43,5 × 48 cm
Nicht bezeichnet
Erworben 1974 als Geschenk des Künstlers
Inv.-Nr. 8/74

LITERATUR: Rathenau L 42.

Wietek 1971, Abb. 165. – Jähner 1984, Abb. 500. – Chemnitz 1993, Kat.-Nr. 212 mit Abb.

267
Exlibris Helene Weiske, 1905
Holzschnitt
4,5 × 6,5 cm
Erworben 1978 aus dem Kunsthandel
Inv. Nr. 4/78

LITERATUR: Retrospektive 1989, Abb. S. 16. – Schleswig 1995, Kat.-Nr. 9 mit Abb. (dort um 1903 datiert).

268
Exlibris Guent. (Guenther) Weiske, 1905
Holzschnitt auf blauem Papier
9,2 × 4,5 cm
Monogrammiert im Stock unten rechts: KS
Erworben 1978 aus dem Kunsthandel
Inv. Nr. 6/78

LITERATUR: Karl-Marx-Stadt 1974, Abb. S. 11. – Karl Brix, Karl Schmidt-Rottluffs Beziehungen zu Chemnitz und zu Karl-Marx-Stadt, in: Karl-Marx-Städter Almanach, Band 2, 1983, S. 20-28, Abb. 17. – Retrospektive 1989, Abb. S. 16. – Chemnitz 1993, Kat.-Nr. 234 mit Abb. – Schleswig 1995, Kat.-Nr. 11 mit Abb. (dort um 1903 datiert).

269
Exlibris Mein Buch / Helene Weiske, 1905
Holzschnitt auf rosa Papier
10 × 3,6/4,4 cm
Erworben 1978 aus dem Kunsthandel
Inv. Nr. 5/78

LITERATUR: Retrospektive 1989, Abb. S. 16. – Chemnitz 1993, Kat.-Nr. 235 mit Abb. – Schleswig 1995, Kat.-Nr. 257 mit Abb.

270
Exlibris Paul Holstein, 1905
Holzschnitt
8 × 5,3 cm

Signiert unten rechts: Karl Schmidt; bezeichnet unten links: An Erich H.
Erworben 1966 als Geschenk von Erich Heckel
Inv. Nr. 880/66

LITERATUR: Viotto 1975, Abb. 23. – Schleswig 1995, Kat.-Nr. 16 mit Abb. (dort um 1904 datiert).

271
Exlibris R S (Rosa Schapire), 1909
Holzschnitt
5 × 4,4 cm
Erworben 1968 als Geschenk von Carl Georg Heise
Inv. Nr. 173/68

LITERATUR: Schapire GB 1.

Umbro Apollonio, »Die Brücke« e la Cultura dell'Espressionismo, Venezia 1952, Abb. S. 38. – Schleswig 1960, Kat.-Nr. 352c. – Brücke-Museum 1974, Kat.-Nr. 44. – Bremen 1984, Kat.-Nr. 22 mit Abb. – Wietek 1984, Abb. S. 103. – Ausst.-Kat. Karl Schmidt-Rottluff, Frankfurter Kunstkabinett Hanna Bekker vom Rath, 1987, Kat.-Nr. 25. – Chemnitz 1993, Kat.-Nr. 236 mit Abb. – Schleswig 1995, Kat.-Nr. 284 mit Abb.

272
Exlibris Cl G (Clara Goldschmidt), 1910
Holzschnitt
6,7 × 8,4 cm
Erworben 1968 als Geschenk von Carl Georg Heise
Inv. Nr. 174 a/68

LITERATUR: Schapire GB 5.

Brücke-Museum 1974, Kat.-Nr. 45. – Wietek 1984, Abb. S. 97.

273
Exlibris M D D (Minya Diéz-Duhrkoop), 1910
Farbholzschnitt in Grün
8,9 × 4,5 cm
Erworben 1978 aus Privatbesitz
Inv. Nr. 49/78

LITERATUR: Schapire GB 3.

Wietek 1984, Abb. S. 96. – Schleswig 1995, Abb. S. 44

274
Exlibris A O D (A. und Olga Danziger), 1911
Holzschnitt
5,8 × 8,5 cm
Erworben 1978 aus dem Kunsthandel
Inv. Nr. 7/78

LITERATUR: Schapire GB 15.

Wietek 1984, Abb. S. 95. – Chemnitz 1993, Kat.-Nr. 237 mit Abb.

275
Briefbogenkopf Richard Dehmel, 1911
Holzschnitt
2,8 × 12,5 cm
Erworben 1978 aus dem Kunsthandel
Inv. Nr. 8/78

LITERATUR: Wietek 1984, Abb. S. 95. – Retrospektive 1989, Abb. S. 83. – Schleswig 1995, Kat.-Nr. G 11-1 mit Abb.

276
Briefverschluß R SCH (Rosa Schapire), 1911
Farbholzschnitt in Grün
3,8 cm Ø
Erworben 1968 als Geschenk von Carl Georg Heise
Inv. Nr. 178/68

LITERATUR: Schapire GB 19.

Gerhard Wietek, Dr. phil. Rosa Schapire, in: Jahrbuch der Hamburger Kunstsammlungen, Bd. 9, 1964, S. 115 -160, Abb. S. 160. – Brücke-Museum 1974, Kat.-Nr. 51. – Wietek 1984, Abb. S. 102. – Wietek 1994, Kat.-Nr. 258 mit Abb. – Schleswig 1995, Kat.-Nr. 304 mit Abb. (Druck in Gelb).

277
Briefbogenkopf Emma Ritter, 1911
Farbholzschnitt in Blau
10 × 1,7 cm
Erworben 1968 als Geschenk von Carl Georg Heise
Inv. Nr. 177/68

LITERATUR: Schapire GB 17.

Schleswig 1960, Kat.-Nr. 353. – Brücke-Museum 1974, Kat.-Nr. 50.

278
Exlibris S R (Schmidt-Rottluff), 1911
Farbholzschnitt in Rot und Gelbgrün
9,4 × 9,4 cm
Erworben 1968 als Geschenk von Carl Georg Heise
Inv. Nr. 179/68

LITERATUR: Schapire GB 21.

Oldenburg 1957, Kat.-Nr. 178. – Brücke-Museum 1974, Kat.-Nr. 52. – Schleswig 1984, Kat.-Nr. 199a. – Wietek 1994, Kat.-Nr. 257 mit Abb.

279
Exlibris F H (Franz Haßler), 1912
Farbholzschnitt in Rot und Grün
8,9 × 8 cm
Erworben 1978 aus dem Kunsthandel
Inv. Nr. 2/78

LITERATUR: Schapire GB 26a.

280
Visitenkarte Dr. phil. Rosa Schapire, 1912
Holzschnitt
1,9 × 9,7 cm
Erworben 1968 als Geschenk von Carl Georg Heise
Inv. Nr. 182/68

LITERATUR: Schapire GB 29.

Gerhard Wietek, Dr. phil. Rosa Schapire, in: Jahrbuch der Hamburger Kunstsammlungen, Bd. 9, 1964, S. 115 -160, Abb. S. 115. – Brücke-Museum 1974, Kat.-Nr. 109. – Wietek 1984, Abb. S. 103. – Schleswig 1995, Kat.-Nr. 305 mit Abb.

281
Briefbogenkopf Rosa Schapire, 1912
Holzschnitt
16,6 × 12,2 cm
Erworben 1968 als Geschenk von Carl Georg Heise
Inv. Nr. 183/68

LITERATUR: Schapire GB 30.

Brücke-Museum 1974, Kat.-Nr. 110. – Wietek 1984, Abb. S. 102. – Schleswig 1995, Kat.-Nr. 306 mit Abb.

282
Visitenkarte Emy Frisch, 1915
Holzschnitt
3,4 × 11,7 cm
Erworben 1968 als Geschenk von Carl Georg Heise
Inv. Nr. 185/68

LITERATUR: Schapire GB 38.

Brücke-Museum 1974, Kat.-Nr. 112. – Chemnitz 1993, Kat.-Nr. 242 mit Abb. – Schleswig 1995, Kat.-Nr. 372 mit Abb.

283
Briefbogenkopf Fotografische Werkstatt Emy Frisch, 1914
Holzschnitt
14,9 × 20,9 cm
Erworben 1968 als Geschenk von Carl Georg Heise
Inv. Nr. 184/68

LITERATUR: Schapire GB 35.

Westfalen 1969, Kat.-Nr. 32. – Brücke-Museum 1974, Kat.-Nr. 111. – Schleswig 1995, Kat.-Nr. 623 mit Abb.

284
Exlibris Frau Emy Schmidt-Rottluff, 1919
Holzschnitt auf grünem Papier
10,7 × 8,1 cm
Erworben 1968 als Geschenk von Carl Georg Heise
Inv. Nr. 186 b/68

LITERATUR: Schapire GB 50.

Brücke-Museum 1974, Kat.-Nr. 156. – Schleswig 1995, Kat.-Nr. 677 mit Abb.

285
Briefbogenkopf Manus Offizin Fritz Voigt Bergmannstr 106 Berlin S W, 1919
Holzschnitt
11,6 × 17,8 cm
Erworben 1968 als Geschenk von Carl Georg Heise
Inv. Nr. 187/68

LITERATUR: Schapire GB 51.

Brücke-Museum 1974, Kat.-Nr. 157. – Berlin 1984, Kat.-Nr. 58 mit Abb. – Bremen 1984, Kat.-Nr. 66.

286
Exlibris Margarete Hasselbring, 1921
Holzschnitt
13 × 10,3 cm
Erworben 1968 als Geschenk von Carl Georg Heise
Inv. Nr. 190/68

LITERATUR: Schapire GB 73.

Brücke-Museum 1974, Kat.-Nr. 162. – Wietek 1984, Abb. S. 98.

287
Zwei weibliche Akte, 1911
Holzrelief, bemalt
Höhe 19,5 cm; Breite 27,8 cm
Signiert und datiert auf der Rückseite: Weihnachten 1911 / S-Rottluff
Dauerleihgabe aus Privatbesitz

LITERATUR: Ausst.-Kat. Painters of the Brücke, Heckel, Kirchner, Mueller, Nolde, Pechstein, Schmidt-Rottluff, Tate Gallery (London), 1964, Kat.-Nr. 281 mit Abb. – Brücke-Museum 1967/68, Kat.-Nr. 49. – Ausst.-Kat. Weltkulturen und moderne Kunst, Haus der Kunst (München), 1972, Kat.-Nr. 1769. – Reidemeister 1981, Abb. S. 95. – Donald E. Gordon, Deutscher Expressionismus, in: Primitivismus in der Kunst des zwanzigsten Jahrhunderts, hrsg. von William Rubin, München 1984, Abb. 519. – Reidemeister 1984, Abb. S. 93. – Donald E. Gordon, Expressionism, Art and Idea, New Haven / London 1987, Abb. 55. – Karla Bilang, Bild und Gegenbild, Das Ursprüngliche in der Kunst des 20. Jahrhunderts, Stuttgart 1989, Abb. 59. – Wietek 1994, Kat.-Nr. 260 mit Abb.

288
St. Markus, 1912
Getriebenes Messingrelief auf Holzplatte, bemalt
Höhe 42,5 cm; Breite 33 cm
Bezeichnet auf der Rückseite der Holzplattenauflage: S. Rottluff »St. Markus«
Erworben 1975 als Geschenk des Künstlers
Inv.-Nr. 96/75

LITERATUR: Grohmann, Abb. S. 240.

G. F. Hartlaub, Kunst und Religion, Leipzig 1919, Abb. S. 89. – Reidemeister 1975/76, Tafel S. 19. – Brücke-Museum 1979, Kat.-Nr. 191. – Reidemeister 1981, Abb. S. 121. – Brücke-Museum 1983, Kat.-Nr. 263. – Donald E. Gordon, Deutscher Expressionismus, in: Primitivismus in der Kunst des zwanzigsten Jahrhunderts, hrsg. von William Rubin, München 1984, Abb. 540. – Reidemeister 1984, Abb. S. 121. – Donald E. Gordon, Expressionism, Art and Idea, New Haven / London 1987, Abb. 83b. – Retrospektive 1989, Kat.-Nr. 116 mit Abb. – Wietek 1994, Kat.-Nr. 295 mit Abb. – Moeller 1996, Abb. S. 42.

289
St. Matthäus, 1912
Getriebenes Messingrelief auf Holzplatte, bemalt
Höhe 42,5 cm; Breite 33 cm
Bezeichnet auf der Rückseite der Holzplattenauflage: S. Rottluff »St. Matthäus«
Erworben 1975 als Geschenk des Künstlers
Inv.-Nr. 95/75

LITERATUR: Grohmann, Abb. S. 240.

G. F. Hartlaub, Kunst und Religion, Leipzig 1919, Abb. S. 89. – Reidemeister 1975/76, Tafel S. 17. – Brücke-Museum 1979, Kat.-Nr. 190. – Reidemeister 1981, Abb. S. 121. – Brücke-Museum 1983, Kat.-Nr. 262. – Donald E. Gordon, Deutscher Expressionismus, in: Primitivismus in der Kunst des zwanzigsten Jahrhunderts, hrsg. von William Rubin, München 1984, Abb. 540. – Reidemeister 1984, Abb. S. 121. – Donald E. Gordon, Expressionism, Art and Idea, New Haven / London 1987, Abb. 83a. – Retrospektive 1989, Kat.-Nr. 116 mit Abb. – Wietek 1994, Kat.-Nr. 295 mit Abb. – Moeller 1996, Abb. S. 42.

290
St. Lukas, 1912
Getriebenes Messingrelief auf Holzplatte, bemalt
Höhe 42,5 cm; Breite 33 cm

Bezeichnet auf der Rückseite der Holzplattenauflage: S. Rottluff »St. Lukas«
Erworben 1975 als Geschenk des Künstlers
Inv.-Nr. 98/75

LITERATUR: Grohmann, Abb. S. 240.

G. F. Hartlaub, Kunst und Religion, Leipzig 1919, Abb. S. 89. – Reidemeister 1975/76, Tafel S. 21. – Brücke-Museum 1979, Kat.-Nr. 192. – Reidemeister 1981, Abb. S. 121. – Brücke-Museum 1983, Kat.-Nr. 265, Tafel 2. – Donald E. Gordon, Deutscher Expressionismus, in: Primitivismus in der Kunst des zwanzigsten Jahrhunderts, hrsg. von William Rubin, München 1984, Abb. 540. – Reidemeister 1984, Abb. S. 121. – Donald E. Gordon, Expressionism, Art and Idea, New Haven / London 1987, Abb. 83c. – Retrospektive 1989, Kat.-Nr. 116 mit Abb. – Wietek 1994, Kat.-Nr. 295 mit Abb. – Moeller 1996, Abb. S. 43.

291
St. Johannes, 1912
Getriebenes Messingrelief auf Holzplatte, bemalt
Höhe 42,5 cm; Breite 33 cm
Bezeichnet auf der Rückseite der Holzplattenauflage: S. Rottluff »St. Johannes«
Erworben 1975 als Geschenk des Künstlers
Inv.-Nr. 97/75

LITERATUR: Grohmann, Abb. S. 240.

G. F. Hartlaub, Kunst und Religion, Leipzig 1919, Abb. S. 89. – Ewald Rathke, La Brücke, Kirchner, Heckel, Schmidt-Rottluff, in: L'Arte moderna, Vol. III, Heft 22, 1967, Abb. S. 156. – Reidemeister 1975/76, Tafel S. 23. – Brücke-Museum 1979, Kat.-Nr. 193. – Reidemeister 1981, Abb. S. 121. – Brücke-Museum 1983, Kat.-Nr. 264. – Donald E. Gordon, Deutscher Expressionismus, in: Primitivismus in der Kunst des zwanzigsten Jahrhunderts, hrsg. von William Rubin, München 1984, Abb. 540. – Reidemeister 1984, Abb. S. 121. – Donald E. Gordon, Expressionism, Art and Idea, New Haven / London 1987, Abb. 83d. – Retrospektive 1989, Kat.-Nr. 116 mit Abb. – Wietek 1994, Kat.-Nr. 295 mit Abb. – Moeller 1996, Abb. S. 43.

292
Grüner Kopf, 1917
Holz, bemalt
Höhe 41 cm
Signiert auf der Rückseite: S. Rottluff
Erworben 1971 als Geschenk des Künstlers
Inv.-Nr. 43/71

LITERATUR: Grohmann, S. 280

Hannover 1952, Kat.-Nr. 81. – Hamburg 1954, Kat.-Nr. 140. – Schleswig 1960, Kat.-Nr. 274, Abb. Umschlag. – Brücke-Museum 1967/68, Kat.-Nr. 50. – Brücke-Museum 1975, Kat.-Nr. 121, Tafel 38. – Brücke-Museum 1979, Kat.-Nr. 195, Tafel 48. – Brücke-Museum 1983, Kat.-Nr. 267, Tafel 58. – Ausst.-Kat. Skulptur des Expressionismus, hrsg. von Stephanie Barron, Josef-Haubrich-Kunsthalle (Köln), 1984, Kat.-Nr. 128 mit Abb. – Retrospektive 1989, Kat.-Nr. 186 mit Abb. (dort ›Grünroter Kopf‹).

293
Blauroter Kopf (Panischer Schrecken), 1917
Holz, bemalt
Höhe 30 cm
Signiert (eingeschnitten) auf dem Boden: S. Rottluff
Erworben 1971 als Geschenk des Künstlers
Inv.-Nr. 25/71

LITERATUR: Grohmann, S. 280

Hannover 1952, Kat.-Nr. 82. – Hamburg 1954, Kat.-Nr. 141. – Schleswig 1960, Kat.-Nr. 275. – Brücke-Museum 1975, Kat.-Nr. 120, Tafel 30. – Brücke-Museum 1977/78, Kat.-Nr. 98, Tafel 53. – Brücke-Museum 1979, Kat.-Nr. 194, Tafel 46. – Reidemeister 1981, Abb. S. 157. – Brücke-Museum 1983, Kat.-Nr. 266, Tafel 56. – Ausst.-Kat. Skulptur des Expressionismus, hrsg. von Stephanie Barron, Josef-Haubrich-Kunsthalle (Köln), 1984, Kat.-Nr. 127, Tafel S. 42. – Donald E. Gordon, Deutscher Expressionismus, in: Primitivismus in der Kunst des zwanzigsten Jahrhunderts, hrsg. von William Rubin, München 1984, Abb. 566. – Skulpturen des Expressionismus, in: Der Kunsthandel, Jg. 76, Heft 8, 1984, S. 56-57, Abb. S. 56. – Reidemeister 1984, Abb. S. 163. – Karla Bilang, Bild und Gegenbild, Das Ursprüngliche in der Kunst des 20. Jahrhunderts, Stuttgart 1989, Abb. 48. – Retrospektive 1989, Kat.-Nr. 187 mit Abb. – Ausst.-Kat. Karl Schmidt-Rottluff, Musée Matisse (Nizza), 1995, Abb. S. 9. – Moeller 1996, Abb. S. 45.

294
Arbeiter mit Ballonmütze, 1920
Holz
Höhe 66 cm
Signiert auf dem rechten Schenkel: S. Rottluff
Erworben 1967 als Geschenk von Hanna Bekker vom Rath
Inv.-Nr. 4/67

LITERATUR: Buchheim 1956, Abb. 397. – Brücke-Museum 1967/68, Kat.-Nr. 52, Tafel 36. – Schaffhausen 1972, Kat.-Nr. 180, Tafel 38. – Brücke-Museum 1975, Kat.-Nr. 122, Tafel 35. – Brücke-Museum 1979, Kat.-Nr. 196, Tafel 50. – Reidemeister 1981, Abb. S. 165. – Brücke-Museum 1983, Kat.-Nr. 268, Tafel 60. – Jähner 1984, Abb. 476. – Reidemeister 1984, Abb. S. 173. – Retrospektive 1989, Kat.-Nr. 227 mit Abb. – Moeller 1996, Abb. S. 44.

295
Trauernder, 1920
Holzrelief, bemalt
Höhe 80 cm; Breite 36 cm
Signiert unten links: S. Rottluff
Erworben 1971 als Geschenk des Künstlers
Inv.-Nr. 44/71

LITERATUR: Grohmann, S. 239

Hannover 1952, Kat.-Nr. 80. – Hamburg 1954, Kat.-Nr. 142. – Ewald Rathke, La Brücke, Kirchner, Heckel, Schmidt-Rottluff, in: L'Arte moderna, Vol. III, Heft 22, 1967, Abb. S. 156. – Brücke-Museum 1967/68, Kat.-Nr. 51, Tafel 32. – Schaffhausen 1972, Kat.-Nr. 181, Tafel 32. – Brücke-Museum 1975, Kat.-Nr. 123, Tafel 36. – Brücke-Museum 1979, Kat.-Nr. 197, Tafel 52. – Brücke-Museum 1983, Kat.-Nr. 269, Tafel 52. – Ausst.-Kat. Skulptur des Expressionismus, hrsg. von Stephanie Barron, Josef-Haubrich-Kunsthalle (Köln), 1984, Kat.-Nr. 130 mit Abb. – Jähner 1984, Abb. 475. – Retrospektive 1989, Kat.-Nr. 356 mit Abb. – Moeller 1996, Abb. S. 45.

296
Rückblickende, um 1920
Bronze
Höhe 32 cm
Nicht bezeichnet
Karl und Emy Schmidt-Rottluff Stiftung
Inv.-Nr. D 10

LITERATUR: Brücke-Museum 1977/78, Kat.-Nr. 99, Tafel 55. – Brücke-Museum 1979, Kat.-Nr. 198, Tafel 53. – Brücke-Museum 1983, Kat.-Nr. 270. – Retrospektive 1989, Kat.-Nr. 226 mit Abb.

297
Kopf, frühe 50er Jahre
Schwarzgrauer Stein
Höhe 11,5 cm
Nicht bezeichnet
Karl und Emy Schmidt-Rottluff Stiftung
Inv.-Nr. D 5

LITERATUR: Brücke-Museum 1977/78, Kat.-Nr. 104, Tafel 54. – Brücke-Museum 1979, Kat.-Nr. 201, Tafel 111. – Brücke-Museum 1983, Kat.-Nr. 273, Tafel 128.

298
Kopf, frühe 50er Jahre
Rotbrauner Stein
Höhe 14 cm
Nicht bezeichnet
Karl und Emy Schmidt-Rottluff Stiftung
Inv.-Nr. D 4

LITERATUR: Brücke-Museum 1977/78, Kat.-Nr. 105, Tafel 54. – Brücke-Museum 1979, Kat.-Nr. 202, Tafel 111. – Brücke-Museum 1983, Kat.-Nr. 274, Tafel 128.

299
Kopf mit einem Ohr, 1953
Rotbrauner Stein
Höhe 10 cm; Breite 8,5 cm
Nicht bezeichnet
Karl und Emy Schmidt-Rottluff Stiftung
Inv.-Nr. D 3

LITERATUR: Brücke-Museum 1977/78, Kat.-Nr. 106.

300
Kopf, 1953
Weißer Stein
Höhe 11,5 cm; Breite 7,5 cm
Nicht bezeichnet
Karl und Emy Schmidt-Rottluff Stiftung
Inv.-Nr. D 2

LITERATUR: Brücke-Museum 1977/78, Kat.-Nr. 107, Tafel 54. – Brücke-Museum 1979, Kat.-Nr. 200, Tafel 111. – Brücke-Museum 1983, Kat.-Nr. 272, Tafel 128.

301
Hockendes Paar, frühe 50er Jahre
Steinrelief
Höhe 13,8 cm; Breite 19 cm
Nicht bezeichnet
Karl und Emy Schmidt-Rottluff Stiftung
Inv.-Nr. D 9

LITERATUR: Grohmann, S. 241

Brücke-Museum 1977/78, Kat.-Nr. 100, Tafel 52. – Brücke-Museum 1979, Kat.-Nr. 199, Tafel 110. – Brücke-Museum 1983, Kat.-Nr. 271, Tafel 122.

302
Liegende, frühe 50er Jahre
Steinrelief
Höhe 10 cm; Breite 16,5 cm
Nicht bezeichnet
Karl und Emy Schmidt-Rottluff Stiftung
Inv.-Nr. D 8

LITERATUR: Brücke-Museum 1977/78, Kat.-Nr. 101.

303
Hockender mit aufgestützten Armen und überschlagenen Knien, frühe 50er Jahre
Grauer Stein
Höhe 11 cm
Nicht bezeichnet
Karl und Emy Schmidt-Rottluff Stiftung
Inv.-Nr. D 6

LITERATUR: Brücke-Museum 1977/78, Kat.-Nr. 103.

304
Hockender mit aufgestütztem Kinn, frühe 50er Jahre
Grauer Stein
Höhe 11,5 cm
Nicht bezeichnet
Karl und Emy Schmidt-Rottluff Stiftung
Inv.-Nr. D 7

LITERATUR: Brücke-Museum 1977/78, Kat.-Nr. 102.

Biographie

1884
Geboren am 1. Dezember in Rottluff bei Chemnitz (Sachsen), als Sohn des Müllers Friedrich August Schmidt.

Bis 1905
Besuch von Volksschule und humanistischem Gymnasium in Chemnitz. Erste literarische und künstlerische Interessen. Privater Zeichenunterricht.

1902
Freundschaft mit Erich Heckel, den er in dem literarischen Club ›Vulcan‹ kennenlernt.

1905
Abitur. Im Sommersemester Beginn des Architekturstudiums an der Technischen Hochschule in Dresden. Am 7. Juni Gründung der Künstlergruppe ›Brücke‹ mit den etwas älteren Kommilitonen Ernst Ludwig Kirchner, Fritz Bleyl und Erich Heckel. Nennt sich seitdem Schmidt-Rottluff. Erste Holzschnitte und erste vollgültige Aquarelle. Im November erste Ausstellung der ›Brücke‹ in der Kunsthandlung P. H. Beyer und Sohn in Leipzig.

1906
Beurlaubung vom Architekturstudium. Erste Lithographien. Max Pechstein tritt der ›Brücke‹ bei. Durch die Initiative Schmidt-Rottluffs wird auch Emil Nolde für anderthalb Jahre Mitglied der Gruppe. Im Spätsommer für etwa drei Monate bei Nolde in Guderup auf der Insel Alsen.

1907
In Hamburg Bekanntschaft mit der Kunsthistorikerin Rosa Schapire, die sich zeitlebens für den Künstler einsetzt, seine Werke sammelt und das Œuvreverzeichnis seiner Druckgraphik herausgibt. Ebenfalls Bekanntschaft mit dem Kunsthistoriker Wilhelm Niemeyer. Gustav Schiefler, Jurist und Sammler, erwirbt Lithographien von Schmidt-Rottluff, die er dem Dichter Richard Dehmel und dem norwegischen Maler Edvard Munch zeigt.

1907-1912
In den Sommermonaten in Dangast am Jadebusen, zeitweilig zusammen mit Erich Heckel, der Oldenburger Malerin Emma Ritter und mit Max Pechstein.

1909
Im Februar Besuch bei Ada und Emil Nolde in Berlin gemeinsam mit Rosa Schapire.
In Hamburg Bekanntschaft mit dem Sammlerehepaar Martha und Paul Rauert, die in den nächsten Jahren eine der umfangreichsten Schmidt-Rottluff-Sammlungen zusammentragen sollten.
Von April bis Ende Oktober wiederum in Dangast; es entsteht eine umfassende Gruppe bedeutender Aquarelle. Vom 15. bis 30. Juni große Ausstellung der ›Brücke‹ im Kunstsalon Emil Richter in Dresden.
Die vierte Jahresmappe der ›Brücke‹ mit zwei Lithographien und einer Radierung ist Schmidt-Rottluff gewidmet; den Umschlag gestaltete E. L. Kirchner.

1910
Eigenes kleines Dachatelier in Hamburg, Kleine Johannisstraße 6, wo er sich während der Wintermonate aufhält.
Im Frühjahr erste Einzelausstellung in der Galerie Commeter in Hamburg.
Beteiligung der ›Brücke‹ an der Ausstellung der ›Neuen Secession‹ im Kunstsalon Maximilian Macht in Berlin.
Vom 1. bis 30. September große Ausstellung der ›Brücke‹ in der Galerie Arnold in Dresden.

1911
Januar bis März im Hamburger Atelier. April bis Juni in Dangast. Vom 8. Juli bis 10. August in Lofthus in Norwegen.
Ende Oktober Übersiedlung von Dresden nach Berlin-Friedenau, Niedstraße 14.

1912
Anfang Januar Treffen mit Franz Marc in Berlin. Beteiligung an der Sonderbund-Ausstellung in Köln mit drei Gemälden; schafft für die Kapelle der Ausstellung vier reliefierte Köpfe der Evangelisten, die jedoch nicht gezeigt werden.
Kontakte mit Else Lasker-Schüler, Alfred Mombert, Carl Sternheim und Herwarth Walden.
Freundschaft mit Lyonel Feininger.

1913
Am 23. Mai Auflösung der ›Brücke‹. Juni bis August auf der Kurischen Nehrung in Nidden; Rückreise über Memel und die Masurischen Seen.

1914
Eine offizielle Äußerung über seine Kunst im Märzheft der Zeitschrift ›Kunst und Künstler‹.
Sommeraufenthalt in Hohwacht, Holstein.
Besuch des Munch-Sammlers Dr. Linde in Lübeck.
Im Juli Reise nach München und Innsbruck.
Erste Ausstellung in Berlin in der Galerie Gurlitt.
Erste Ausstellung im Kunstverein Jena.

1915
Seit Mai Kriegsdienst im Osten.

1916
Im Oktober durch Vermittlung Richard Dehmels beim Oberbefehlshaber Ost in Litauen und Rußland. Holzplastiken.

1917
Im Juli Einzelausstellung in der Galerie Goltz in München.

1918
Heirat mit Emy Frisch.

1919
Bekanntschaft mit den Bildhauern Georg Kolbe, Richard Scheibe und Emy Roeder sowie mit dem Architekten Walter Gropius, der Schmidt-Rottluff für die Mitarbeit im ›Arbeitsrat für Kunst‹

und als Lehrer für das ›Bauhaus‹ in Weimar zu gewinnen versucht. Im Dezember Ausstellung in der Galerie Ferdinand Möller in Berlin.

1920
In der Zeitschrift ›Genius‹ erscheint ein enthusiastischer Aufsatz von Ernst Gosebruch über Schmidt-Rottluff.
Holzschnitte für verschiedene der nach dem Krieg erschienenen kurzlebigen Zeitschriften. Vom 20. Mai bis Ende September erstmalig (dann alle Jahre bis 1931) in Jershöft (Pommern). Erste Ausstellung in der Kestner-Gesellschaft, Hannover. Erste Monographie über Schmidt-Rottluff von Wilhelm R. Valentiner.

1921
Stattet die Wohnung Rosa Schapires mit Möbeln aus.

1921/22
Rosa Schapire und Wilhelm Niemeyer geben die Zeitschrift ›Kündung‹ heraus; die graphische Gestaltung übernimmt Schmidt-Rottluff.

1923
Mit Georg Kolbe und Richard Scheibe in Italien.

1924
Im Frühjahr mit Georg Kolbe in Paris.
Der Œuvre-Katalog der Druckgraphik von Rosa Schapire erscheint im Euphorion-Verlag Berlin.

1925
Im Frühjahr Reise nach Dalmatien.

1926
Im Frühjahr zweite Reise nach Paris.

1927-1929
Jeweils im Frühjahr im Tessin.

1929
Ablehnung einer von Max Sauerlandt angebotenen Dozentur an der Hamburger Kunstgewerbeschule. Ausstellung in der Kunsthütte Chemnitz.

1930
Von April bis Juni Studiengast der Villa Massimo in Rom zusammen mit Otto Herbig und Anton Kerschbaumer.

1931
Mitglied der Preußischen Akademie der Künste. Erste Ausstellung bei Günther Franke in München und in der Galerie Alfred Flechtheim in Berlin.

1932-1943
Im Frühjahr meist im Taunus. Im Sommer und Herbst in Rumbke am Lebasee in Ost-Pommern.

1933
Austritt aus der Preußischen Akademie der Künste.

1935
Im Herbst Reise nach Holland.

1936
Erste Ausstellung in New York in der Galerie Westermann.

1937
Aquarell-Ausstellung vom 16. Februar bis 10. März in der Galerie von Karl Buchholz in Berlin.
Im Oktober Reise nach Süddeutschland bis zum Bodensee.

1938
Beschlagnahme seiner Werke (608 Arbeiten) in deutschen Museen. Aquarell-Ausstellung in der Galerie Nierendorf in New York.

1939
Intensives Aquarellschaffen.

1941
Berufsverbot und Ausschluß aus der ›Reichskammer der bildenden Künste‹.

1942
Im Frühsommer auf Einladung des Grafen von Moltke, der 1944 als Widerstandskämpfer ums Leben kam, mehrwöchiger Aufenthalt auf dem Gut Kreisau, Schlesien.

1943
Im Herbst wird das Berliner Atelier in der Bamberger Straße 19 ausgebombt. Übersiedlung nach Rottluff.

1945
Verlust der auf zwei Güter in Schlesien ausgelagerten Gemälde.

1946
Präsident des ›Kulturbundes zur demokratischen Erneuerung Deutschlands‹.
Im Sommer Aquarell-Ausstellung im Schloßberg-Museum in Chemnitz.
Im Dezember Ehrenbürger von Chemnitz.

1947
Berufung als Professor an die Hochschule für Bildende Künste in Berlin-Charlottenburg. Wohnung in der Schützallee, Berlin-Zehlendorf.

Seit 1948
Regelmäßige Ausstellungen bei Hanna Bekker vom Rath im Frankfurter Kunstkabinett.

1949
Erstmalig wieder im Tessin (bis 1953 und nochmals 1957).

Seit 1950
Im Frühjahr in Hofheim im Taunus (bis 1971). Wieder regelmäßig Ausstellungen bei Günther Franke in München.

1951-1973
Im Sommer in Sierksdorf an der Lübecker Bucht.

1951
Ausstellung in der Mannheimer Kunsthalle und im Württembergischen Kunstverein Stuttgart.

1952
Kunstpreis der Stadt Berlin.

1952/53
Graphik-Ausstellung in Leicester.

1954
Zum 70. Geburtstag große Ausstellungen in Berlin, Hamburg, Kiel, Nürnberg.

1955
Cornelius-Preis der Stadt Düsseldorf.

1956
Umfassende Monographie von Will Grohmann mit einem Œuvre-Katalog und Bibliographie. Verleihung der Friedensklasse des Ordens ›Pour le mérite‹.

1958
Großer Kunstpreis des Landes Nordrhein-Westfalen.

1959
Erneute intensive Beschäftigung mit der Aquarellmalerei.
Ausstellung in der Städtischen Kunstsammlung in Chemnitz.

1961
Kunstpreis der Stadt München.

1963
Gunther Thiem veröffentlicht sein Buch über die Zeichnungen und Aquarelle Schmidt-Rottluffs.

1963/64
Zum 80. Geburtstag große Ausstellung in Hannover, Essen, Frankfurt a. M. und Berlin.

1964/65
Ausstellung von Druckgraphik und neuen Aquarellen in der Graphischen Sammlung der Staatsgalerie Stuttgart.

1964
Voll bebildeter Œuvrekatalog des graphischen Werks seit 1923 von Ernst Rathenau. Es entstehen die letzten Gemälde.

1965
Photomechanischer Nachdruck des nicht bebilderten Œuvrekatalogs des graphischen Werks bis 1923 von Rosa Schapire.

1967
Am 15. September Eröffnung des Brücke-Museums in Berlin-Dahlem, Bussardsteig 9. Hauptstifter außer Schmidt-Rottluff ist Erich Heckel.

1968/69
Innerhalb der Aquarellmalerei entsteht die Gruppe der Selbstbildnisse.

1969
Zum 85. Geburtstag Ausstellung von 72 Aquarellen, Pastellen und Tuschpinselzeichnungen in der Graphischen Sammlung der Staatsgalerie Stuttgart; Ausstellung von 30 Aquarellen der sechziger Jahre im Brücke-Museum in Berlin.

1970
Ehrenbürger von Berlin.
Die letzten Aquarelle entstehen.

1971/72
Die letzten Arbeiten Schmidt-Rottluffs entstehen: Farbstift- und Tuschpinselzeichnungen.

1974
Ehrenmitglied der ›American Academy of Arts and Letters‹, New York. Zum 90. Geburtstag Ausstellungen in Hamburg-Altona, Berlin, Frankfurt und Stuttgart.

1975
Am 30. September Tod von Emy Schmidt-Rottluff.
Am 14. Oktober Errichtung der ›Karl Schmidt-Rottluff Förderungsstiftung‹ aus dem Vermögen des Künstlers.

1976
Am 10. August Tod des Künstlers in Berlin.
Der künstlerische Nachlaß geht ein in die ›Karl und Emy Schmidt-Rottluff Stiftung‹ im Brücke-Museum.

Ausgewählte Literatur

MONOGRAPHIEN UND AUFSÄTZE

Friedrich Blaschke, Karl Schmidt-Rottluff als Aquarellist, in: Die Kunst und das schöne Heim, Jg. 47, München 1949, S. 218 - 220.

Karl Brix, Karl Schmidt-Rottluff, Leipzig 1972.

Karl Brix, Karl Schmidt-Rottluffs Beziehungen zu Chemnitz und zu Karl-Marx-Stadt, Karl-Marx-Städter-Almanach, Bd. 2, 1983, S. 20 - 28.

Karl Brix, Karl Schmidt-Rottluff, Der Mensch und sein Bildnis, in: Bildende Kunst, Jg. 32, Heft 12, Berlin 1984, S. 563 - 567.

Karl Brix, Karl Schmidt-Rottluff und Sachsen, Sächsische Heimatblätter, Jg. 32, Heft 6, Dresden 1986, S. 241- 448.

Karl Brix, Karl Schmidt-Rottluff als Kulturbund-Präsident, in: Erzgebirgische Heimatblätter, Jg. 7, Heft 5, Karl-Marx-Stadt 1985, S. 118 - 120.

Karl Brix, Karl Schmidt-Rottluff, Dresden 1987.

Lothar Günther Buchheim, Fest der Farben, Karl Schmidt-Rottluff, in: Das Magazin, Heft 10, Berlin 1992, S. 59 - 63.

Ludwig Coellen, Karl Schmidt-Rottluff, in: Das Kunstblatt, Jg. 1, Heft 11, Potsdam-Berlin 1917, S. 321-328.

Victor Dirksen, Karl Schmidt-Rottluff, Kleiner Führer der Hamburger Kunsthalle, Hamburg 1921.

Carl Einstein, Karl Schmidt-Rottluff, in: Die Kunst des 20. Jahrhunderts, Propyläen Kunstgeschichte, Bd. 16, Berlin 1926, S. 122 - 123.

Armgard Ekhard, Karl Schmidt-Rottluff zum 80. Geburtstag, in: Berichte der Oldenburgischen Museumslandschaft, Heft 6, 1963/64, S. 18 - 21.

Ricco Familiari, Karl Schmidt-Rottluff, in: Zootecnia e Vita, Università di Messina, Jg. 13, Heft 2, 1970, S. 95 - 118.

Wolfgang Frankenstein, Erinnerungen an Karl Schmidt-Rottluff, Zum Tode des letzten »Brücke«-Künstlers, in: Bildende Kunst, Jg. 24, Heft 11, Berlin 1976, S. 560 - 561.

Hans Frentz, »Brücke« im Krieg, Der Maler Schmidt-Rottluff und seine Gefährten, in: Die Furche, Jg. 14, Heft 14, Wien 1958, S. 14 - 16.

Ernst Gosebruch, Schmidt-Rottluff, in: Genius, Jg. 2, Heft 1, München 1920, S. 5 - 20.

Will Grohmann, Karl Schmidt-Rottluff, Stuttgart 1956.

Carl Georg Heise, Begegnung mit Karl Schmidt-Rottluff, Zum 90. Geburtstag des großen deutschen Expressionisten der »Brücke«, in: Süddeutsche Zeitung, 30. 11. 1974, S. 35.

Dieter Hoffmann, Die Ostsee war ihm exotisch genug, Zum 100. Geburtstag von Karl Schmidt-Rottluff, in: Die Welt, 1. 12. 1984, S. 31.

Erika Bausch von Hornstein, Karl Schmidt-Rottluff, Mein Lehrer, in: Brücke-Archiv, Heft 8, Berlin 1975/76, S. 4 - 12.

Erika von Hornstein, Karl Schmidt-Rottluff, in: Jahresring, 1977/78, S. 252 -257.

Adolf Jannasch, Schmidt-Rottluffs Wandlung, in: Bildende Kunst, Heft 2, Berlin 1947, S. 1 - 3.

Hans Kinkel, Der Schweigsame, in: Weltkunst, Heft 2, München 1965, S. 43.

Hans Kinkel, Das stille Leben der Dinge, Ruhender Pol und aktives Gewissen der »Brücke«, Zum Tode des Malers Karl Schmidt-Rottluff, in: Frankfurter Allgemeine Zeitung, 11. 08. 1976.

Hans Kinkel, Kunstgebirge von immenser Größe und eigentümlicher Schönheit, Zum Tode von Karl Schmidt-Rottluff, in: Die Kunst und das schöne Heim, Jg. 75, Heft 9, München 1976, S. 534 - 536.

Hans Kinkel, Welt unter den Fingern, Erinnerungen zum 100. Geburtstag des Malers Karl Schmidt-Rottluff, in: Frankfurter Allgemeine Zeitung, 1. 12. 1984.

Carl Heinz Kliemann, Im Atelier, in: Frankfurter Allgemeine Zeitung, 30. 11. 1974.

Otto Kretschmer, Im Alter gab es nur noch Licht, Karl Schmidt-Rottluff, Der letzte Expressionist wurde vor hundert Jahren geboren, in: Der Kunsthandel, Jg. 76, Heft 8 , Heidelberg 1984, S. 53 - 55.

Karl Kröner, Karl Schmidt-Rottluff, Berlin 1948.

Elmar Jansen, Zum 75. Geburtstag Karl Schmidt-Rottluffs, in: Weltkunst, Jg. 29, Heft 23, München 1959, S. 10.

Elmar Jansen, Unbekanntes von Schmidt-Rottluff, in: Weltkunst, Jg. 30, Heft 1, München 1960, S. 11.

Klaus Leonhardi, Karl Schmidt-Rottluff zum 70. Geburtstag, in: Das Kunstwerk, Heft 7, Baden-Baden 1955/56.

Bernhard Naeling, Karl Schmidt-Rottluff, Magie der Farbe, in: Pan, Heft 8, Offenburg 1983, S. 6 - 23.

Wolfgang Rainer, Kraft des Einfachen, Zum 90. Geburtstag des Malers Karl Schmidt-Rottluff, in: Stuttgarter Zeitung, 30. 11. 1974, S. 77.

Ernst Rathenau, Karl Schmidt-Rottluff, Das graphische Werk seit 1923, Berlin 1964.

Leopold Reidemeister, Die Schmidt-Rottluff Ausstellung in Karl-Marx-Stadt und ein Besuch in Rottluff, in: Brücke-Archiv, Heft 7, 1974, S. 22 - 25.

Leopold Reidemeister, Die vier Evangelisten von Karl Schmidt-Rottluff und die Sonderbundausstellung in Köln, in: Brücke-Archiv, Heft 8, 1975/76, S. 13 - 25.

Eberhard Roters, Karl Schmidt-Rottluffs Holzschnitt »Liebespaar« von 1909, in: Berliner Museen, Neue Folge Jg. 11, Heft 1, Berlin 1961, S. 17 - 21.

Eberhard Ruhmer, Dem achtzigjährigen Schmidt-Rottluff, in: Die Kunst und das schöne Heim, Jg. 63, Heft 3, München 1964, S. 94 - 101.

Max Sauerland, Holzbildwerke von Kirchner, Heckel und Schmidt-Rottluff im Hamburgischen Museum für Kunst und Gewerbe, in: Museum der Gegenwart, Jg. 1, Heft 1, Berlin 1930/31, S. 101 - 111.

Rosa Schapire, Zu Schmidt-Rottluffs Ausstellung bei Commeter, in: Der Hamburger, Heft 1, Hamburg 1911.
Rosa Schapire, Schmidt-Rottluffs religiöse Holzschnitte, in: Die rote Erde, Jg. 1, Hamburg 1919, S. 186 - 188.
Rosa Schapire, Schmidt-Rottluff als Graphiker, in: Das graphische Jahrbuch, Jg. 1, Darmstadt 1919/20, S. 33 - 36.
Rosa Schapire, Karl Schmidt-Rottluffs graphisches Werk bis 1923, 2 Bde, Berlin 1924.
Karl Scheffler, Karl Schmidt-Rottluff, in: Kunst und Künstler, Jg. 18, Berlin 1920, S. 274 - 280.
Curt Stoermer, Begegnung mit Karl Schmidt-Rottluff, in: Von Atelier zu Atelier, Jg. 5, Heft 6, Düsseldorf 1957, S. 71 - 74.
Eckart von Sydow, Schmidt-Rottluff, in: Der Cicerone, Jg. 10, Leipzig 1918, S. 75 - 80.
Gunther Thiem, Schmidt-Rottluffs Aquarelle, in: Die Kunst und das schöne Heim, Jg. 56, Heft 1, München 1957.
Gunther Thiem, Karl Schmidt-Rottluff, Aquarelle und Zeichnungen, München 1963.
Gunther Thiem, Karl Schmidt-Rottluff, 1912 – Experiment Kubismus, in: Städel Jahrbuch, Neue Folge Bd. 13, Frankfurt a. M. 1991, S. 245 - 256.
Gunther Thiem, Das Archaische als Stilprinzip in Karl Schmidt-Rottluffs Schaffen von 1911 bis 1918, in: Pantheon, Jg. LIII, 1995, S. 130 - 139.
Wilhelm R. Valentiner, Karl Schmidt-Rottluff, in: Der Cicerone, Jg. 12, Heft 12, Leipzig 1920, S. 455 - 476.
Wilhelm R. Valentiner, Schmidt-Rottluff, in der Reihe: Junge Kunst, Bd. 16, Leipzig 1920.
Paola Viotto, Karl Schmidt-Rottluff, le stilografie del 1905, in: i quaderni del conoscitore di stampe, Heft 26, Mailand 1975, S. 14 - 18.
Klaus Werner, Karl Schmidt-Rottluff – 90 Jahre, in: Bildende Kunst, Jg. 23, Heft 1, Berlin 1975, S. 28 - 33.
Gerhard Wietek, Graphik Schmidt-Rottluffs aus dem Nachlaß von Dr. Rosa Schapire, in: Berichte der Oldenburger Museumslandschaft, Heft 1, Oldenburg 1958, S. 7 - 11.
Gerhard Wietek, Karl Schmidt-Rottluff, Bilder aus Nidden 1913, Stuttgart 1963.
Gerhard Wietek, Karl Schmidt-Rottluff, Graphik, München 1971.
Gerhard Wietek, Gemälde Schmidt-Rottluffs in der Landschaftsgalerie des Altonaer Museums, in: Jahrbuch Altonaer Museum Hamburg, Bd. 11, 1973, S. 113 - 124.
Gerhard Wietek, Rosa Schapire und Karl Schmidt-Rottluff, in: Die Kunst, Heft 9, München 1974.
Gerhard Wietek, Wilhelm Niemeyer und Karl Schmidt-Rottluff, in: Nordelbingen, Heft 48, Heide 1979, S. 112 - 122.
Gerhard Wietek, Karl Schmidt-Rottluff in Hamburg und Schleswig-Holstein, Neumünster 1984.
Gerhard Wietek, Karl Schmidt-Rottluff, in: Die Skulptur des Expressionismus, hrsg. von Stephanie Barron, Köln 1984, S. 171 - 177.
Gerhard Wietek, Zum 100. Geburtstag von Karl Schmidt-Rottluff, in: Die Kunst, Heft 6, München 1984.
Gerhard Wietek, Karl Schmidt-Rottluff, Oldenburger Jahre 1907 - 1912, Oldenburg 1994.
Günter Wollschlaeger, Karl Schmidt-Rottluff, Zum Tode des großen Künstlers, Mäzens und Berliner Ehrenbürgers, in: Mitteilungen des Vereins für die Geschichte Berlins, Jg. 72, Heft 4, Berlin 1976, S. 209 - 213.

AUSSTELLUNGS-, GALERIE- UND BESTANDSKATALOGE

Erich Heckel – Dangast und Karl Schmidt-Rottluff – Dangastermoor, Augusteum Oldenburg, 1908.
Schmidt-Rottluff, Galerie Neue Kunst Hans Goltz (München), 1917.
Schmidt-Rottluff – Negerkunst, Kestner-Gesellschaft Hannover, 1920.
Schmidt-Rottluff, G. H. Wolff, Augusteum Oldenburg, 1926.
Karl Schmidt-Rottluff, Hermann Geibel, Duisburger Museumsverein, 1926.
Schmidt-Rottluff, Galerie Ernst Arnold (Dresden), 1927.
Karl Schmidt-Rottluff, Neue Gemälde und Aquarelle, Galerie Ferdinand Möller (Berlin), 1928.
Karl Schmidt-Rottluff, Städtische Kunstsammlungen und Kunstverein Königsberg, 1928.
Karl Schmidt-Rottluff, Kunsthütte Chemnitz, 1929.
Karl Schmidt-Rottluff, Provinzialmuseum Hannover, 1930.
Karl Schmidt-Rottluff, Aquarelle aus den Jahren 1943 - 1946, Städtische Kunstsammlungen zu Chemnitz, 1946.
Karl Schmidt-Rottluff, Vierzig Aquarelle aus den Jahren 1924 - 1946, Overbeck-Gesellschaft Lübeck, 1947.
Karl Schmidt-Rottluff, Holzschnitte, Galerie Henning (Halle), 1948.
Karl Schmidt-Rottluff, Aquarelle und Pinselzeichnungen aus den Jahren 1942 - 1944, Galerie Henning (Halle), 1949.
Karl Schmidt-Rottluff, Frankfurter Kunstkabinett Hanna Bekker vom Rath, 1949.
Karl Schmidt-Rottluff, Württembergischer Kunstverein Stuttgart, 1951.
Karl Schmidt-Rottluff, Städtische Kunsthalle Mannheim, 1951.
Karl Schmidt-Rottluff, Kestner-Gesellschaft Hannover, 1952.
Neue Werke von Karl Schmidt-Rottluff, Galerie Ferdinand Möller (Köln), 1953.
Karl Schmidt-Rottluff, Zum 70. Geburtstag, Gemälde, Aquarelle, Zeichnungen, Graphik, Skulpturen, Kunsthalle zu Kiel, Kunstverein Hamburg, 1954.
Karl Schmidt-Rottluff, Das graphische Werk – Aquarelle, Arbeiten aus den Jahren 1908 - 1924, Aus Anlaß des 70. Geburtstages des Künstlers, Galerie Ferdinand Möller (Köln), 1954.
Karl Schmidt-Rottluff zum 70. Geburtstag, Schloß Charlottenburg (Berlin), 1954.
Karl Schmidt-Rottluff, Zum 70. Geburtstag, Galerie Günther Franke (München), 1954/55.
Karl Schmidt-Rottluff, Städtisches Kunstmuseum Duisburg, 1955.
Schmidt-Rottluff, Neue Bilder, Frankfurter Kunstkabinett Hanna Bekker vom Rath, 1957.
Karl Schmidt-Rottluff, Galerie Günther Franke (München), 1957.
Karl Schmidt-Rottluff, Sonderschau zu Ehren seines 75. Geburtstages, Städtische Kunstsammlungen Karl-Marx-Stadt, 1959.
Karl Schmidt-Rottluff, Aquarelle und Graphik, Architekturabteilung der Technischen Hochschule Dresden, 1960.
Schmidt-Rottluff, Gemälde aus den letzten 15

Schaffensjahren, Galerie Wilhelm Großhennig (Düsseldorf), 1961.
Karl Schmidt-Rottluff, Gemälde – Aquarelle, Galerie Günther Franke (München), 1962.
Karl Schmidt-Rottluff, Gemälde, Aquarelle, Graphik, Kunstverein Hannover, Museum Folkwang (Essen), Frankfurter Kunstverein, Akademie der Künste Berlin, 1963/64.
Karl Schmidt-Rottluff, Druckgraphik, Kupferstichkabinett Berlin, 1964.
Karl Schmidt-Rottluff zum 1. Dezember 1964, Tuschpinselzeichnungen, Frankfurter Kunstkabinett Hanna Bekker vom Rath, 1964.
Karl Schmidt-Rottluff, Zum 80. Geburtstag, Galerie Günther Franke (München), 1964/65.
Karl Schmidt-Rottluff, Graphik und Aquarelle, Ausstellung zum 80. Geburtstag, Staatsgalerie Stuttgart Graphische Sammlung, 1965.
Karl Schmidt-Rottluff, Holzschnitte, Lithographien, Radierungen der Jahre 1906 - 1954, Galerie Hauswedell (Hamburg), 1969.
Karl Schmidt-Rottluff, Aquarelle, Farbstift- und Tuschpinselblätter, Staatsgalerie Stuttgart Graphische Sammlung, 1969.
Karl Schmidt-Rottluff, Holzschnitte, Lithographien, Radierungen der Jahre 1905 - 1954, Galerie Hauswedell (Hamburg), 1969.
Schmidt-Rottluff, Gemälde aus den Jahren 1907 - 1961, Galerie Wilhelm Großhennig (Düsseldorf), 1969.
Karl Schmidt-Rottluff, Graphik aus Norddeutschland, Altonaer Museum (Hamburg), 1969.
Karl Schmidt-Rottluff, Kunstverein für die Rheinlande und Westfalen, 1969.
Karl Schmidt-Rottluff, 30 Aquarelle der sechziger Jahre aus dem Besitz des Künstlers, Brücke-Museum (Berlin), 1969/70.
Karl Schmidt-Rottluff, Holzschnitte und Radierungen aus einer Privatsammlung, Jahrhunderthalle Hoechst (Frankfurt a. M.), 1970.
Karl Schmidt-Rottluff, Graphik aus Norddeutschland, Zum 85. Geburtstag des Künstlers, Altonaer Museum (Hamburg), Städtische Kunsthalle Bielefeld, 1970.
Karl Schmidt-Rottluff, Städtische Galerie Freiburg im Breisgau, 1972.
Karl Schmidt-Rottluff, Ölbilder 1912 - 1961 und Druckgraphik, Frankfurter Kunstkabinettt Hanna Bekker vom Rath, 1973.
Karl Schmidt-Rottluff, Holzschnitte 1909 - 1919, Galerie Elfriede Wirnitzer (Baden-Baden), 1973.
Karl Schmidt-Rottluff, Malerei und Grafik aus sieben Jahrzehnten, Städtische Kunstsammlungen Karl-Marx-Stadt, Gemäldegalerie Neue Meister der Staatlichen Kunstsammlungen Dresden, Nationalgalerie der Staatlichen Museen Berlin, 1974.
Karl Schmidt-Rottluff, Das graphische Werk, Zum 90. Geburtstag des Künstlers, Brücke-Museum (Berlin), 1974.
Karl Schmidt-Rottluff, Graphik der Jahre 1906 - 1921, Zum 90. Geburtstag, Hans Thoma-Gesellschaft (Reutlingen), 1974.
Karl Schmidt-Rottluff, Selbstbildnisse, Zum 90. Geburtstag, Frankfurter Kunstkabinett Hanna Bekker vom Rath, 1974.
Karl Schmidt-Rottluff, Gemälde, Landschaften aus 7 Jahrzehnten, Aquarelle aus den Jahren 1909 bis 1969, Altonaer Museum (Hamburg), BAT Cigaretten-Fabriken GmbH Hamburg, 1974.
Karl Schmidt-Rottluff, Die Schwarzblätter, Zum 90. Geburtstag, Staatsgalerie Stuttgart 1974/75.
Karl Schmidt-Rottluff, Kunstblätter der Galerie Nierendorf (Berlin), Heft 34, 1975.
Karl Schmidt-Rottluff, Das nachgelassene Werk seit den zwanziger Jahren, Malerei, Plastik, Kuntshandwerk, Brücke-Museum (Berlin), 1977/78.
Karl Schmidt-Rottluff, Gemälde, Aquarelle, Graphik aus Privatsammlungen, Lippische Gesellschaft für Kunst (Detmold), 1978.
Karl Schmidt-Rottluff, Kunstverein Konstanz im Wessenberghaus, 1978.
Karl Schmidt-Rottluff, Ölbilder, Aquarelle, Galerie Westenhoff (Lübeck), 1979.
Karl Schmidt-Rottluff, Werke 1905 - 1961, Kunstverein Braunschweig, 1980.
Erich Heckel, Karl Schmidt-Rottluff, Rana grafika ekspresionizma, Deutsches Kulturzentrum Belgrad, 1981.
Karl Schmidt-Rottluff, Zum 100. Geburtstag des Künstlers, Gemälde, Aquarelle, Brücke-Museum (Berlin), 1984.
Karl Schmidt-Rottluff, Zum 100. Geburtstag, Verzeichnis der ausgestellten Werke, Schleswig-Holsteinisches Landesmuseum Schloß Gottorf (Schleswig), 1984.
Karl Schmidt-Rottluff 1884 - 1976, Malerei, Grafik, Werke im Besitz der städtischen Kunstsammlungen Karl-Marx-Stadt, 1984.
Karl Schmidt-Rottluff 1884 - 1976, Aquarelle und Zeichnungen, Zum 100. Geburtstag des Malers, Städtische Galerie Würzburg, 1984.
Karl Schmidt-Rottluff 1884 - 1976, Aquarelle, Druckgraphik, Zum 100. Geburtstag, Graphisches Kabinett Kunsthandel Wolfgang Werner (Bremen), 1984.
Lovis Corinth und Karl Schmidt-Rottluff, Zehn Jahre Lovis-Corinth-Preis der Künstlergilde, Galerie der Stadt Esslingen, 1984.
Karl Schmidt-Rottluff, Meisterwerke der Graphik aus Hamburger Sammlungen, BATIG Hamburg, 1984.
Karl Schmidt-Rottluff, Zum einhundertsten Geburtstag, Holzschnitte, Lithographien, Radierungen, Galerie Nierendorf (Berlin) 1984/85.
Karl Schmidt-Rottluff – 80 Aquarelle, Morgner-Haus (Soest), 1985.
Künstler ehren Karl Schmidt-Rottluff zum 100. Geburtstag, Galerie Schmidt-Rottluff (Karl-Marx-Stadt), Staatlicher Kunsthandel der DDR, 1985.
Der Holzstock als Kunstwerk, Holzstöcke Karl Schmidt-Rottluffs von 1905 - 1930, Brücke-Museum (Berlin), 1985.
Karl Schmidt-Rottluff, Holzschnitte, Steindrucke und Radierungen, Altes Rathaus Wittlich, 1985.
Karl Schmidt-Rottluff, Jubiläumsausstellung 40 Jahre Frankfurter Kunstkabinett Hanna Bekker vom Rath, 1987.
Karl Schmidt-Rottluff, Retrospektive, Kunsthalle Bremen, Städtische Galerie im Lenbachhaus (München), 1989.
Karl Schmidt-Rottluff, Aquarelle, Brücke-Museum (Berlin), Städtische Galerie Würzburg, Salzburger Landessammlungen Rupertinum, Städtische Galerie Moritzburg (Halle), Ulmer Museum, Von der Heydt-Museum (Wuppertal), Gerhard Marcks-Haus (Bremen), Wilhelm Hack-Museum (Ludwigshafen am Rhein), 1992.
Karl Schmidt-Rottluff, Der Maler, Städtische Kunsthalle Düsseldorf, Städtische Kunstsammlungen Chemnitz, Brücke-Museum (Berlin), hrsg. von Magdalena M. Moeller und Hans-

Werner Schmidt, 1992/93.
Karl Schmidt-Rottluff, Malerei und Grafik, Bestandskatalog I der Sammlung Malerei und Plastik und des Graphik-Kabinettes der Städtische Kunstsammlungen Chemnitz, 1993.
Karl Schmidt-Rottluff, Musée Matisse (Nizza), 1995.
Karl Schmidt-Rottluff, Tuschpinselzeichnungen, Galerie Jahrhunderthalle Hoechst (Frankfurt a. M.), Kunsthalle zu Kiel, Museum der bildenden Künste Leipzig, Salzburger Landessammlungen Rupertinum, Brücke-Museum (Berlin), 1995/96.